Peter Bechtel
Detlef Friedrich
Andrea Kerres
(Hrsg.)

Mitarbeitermotivation ist lernbar

Mitarbeiter in Gesundheitseinrichtungen motivieren, führen, coachen

Mit 29 Abbildungen

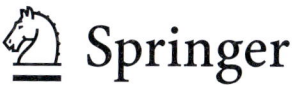

Peter Bechtel
Herz-Zentrum Bad Krozingen
Südring 15, 79189
Bad Krozingen

Detlef Friedrich
contec GmbH, BioMedizinZentrum Ruhr
Universitätsstraße 136
44799, Bochum

Prof. Dr. Andrea Kerres
Kath. Stiftungsfachhochschule (KSFH)
Preysingstr. 83
81667 München

Ihre Meinung ist uns wichtig: www.springer.com/978-3-642-05121-0

ISBN-13   978-3-642-05121-0   Springer-Verlag Berlin Heidelberg New York

Bibliografische Information der Deutschen Nationalbibliothek
Die Deutsche Nationalbibliothek verzeichnet diese Publikation in der Deutschen Nationalbibliografie;
detaillierte bibliografische Daten sind im Internet über http://dnb.d-nb.de abrufbar.

Dieses Werk ist urheberrechtlich geschützt. Die dadurch begründeten Rechte, insbesondere die der Übersetzung, des Nachdrucks, des Vortrags, der Entnahme von Abbildungen und Tabellen, der Funksendung, der Mikroverfilmung oder der Vervielfältigung auf anderen Wegen und der Speicherung in Datenverarbeitungsanlagen, bleiben, auch bei nur auszugsweiser Verwertung, vorbehalten. Eine Vervielfältigung dieses Werkes oder von Teilen dieses Werkes ist auch im Einzelfall nur in den Grenzen der gesetzlichen Bestimmungen des Urheberrechtsgesetzes der Bundesrepublik Deutschland vom 9. September 1965 in der jeweils geltenden Fassung zulässig. Sie ist grundsätzlich vergütungspflichtig. Zuwiderhandlungen unterliegen den Strafbestimmungen des Urheberrechtsgesetzes.

SpringerMedizin
Springer-Verlag GmbH
ein Unternehmen von Springer Science+Business Media
springer.de

© Springer-Verlag Berlin Heidelberg 2010

Die Wiedergabe von Gebrauchsnamen, Handelsnamen, Warenbezeichnungen usw. in diesem Werk berechtigt auch ohne besondere Kennzeichnung nicht zu der Annahme, dass solche Namen im Sinne der Warenzeichen- und Markenschutz-Gesetzgebung als frei zu betrachten wären und daher von jedermann benutzt werden dürften.

Produkthaftung: Für Angaben über Dosierungsanweisungen und Applikationsformen kann vom Verlag keine Gewähr übernommen werden. Derartige Angaben müssen vom jeweiligen Anwender im Einzelfall anhand anderer Literaturstellen auf ihre Richtigkeit überprüft werden.

Planung: Barbara Lengricht, Berlin
Projektmanagement: Ulrike Niesel, Heidelberg
Lektorat: Dr. Sirka Nitschmann, Werl-Westönnen
Layout und Umschlaggestaltung: deblik Berlin
Satz: Crest Premedia Solutions (P) Ltd., Pune, India

SPIN: 12664498

Gedruckt auf säurefreiem Papier   22/2122/UN   5 4 3 2 1 0

Vorwort

»Mitarbeitermotivation ist lernbar« – so ist dieses Buch überschrieben. Wir möchten den Leserinnen und Lesern damit eine breit gefächerte Antwort auf die Frage geben, was Mitarbeitermotivation unter den Bedingungen der Gesundheitswirtschaft heutzutage bedeutet und wie sie in den Unternehmen und Einrichtungen gelebt werden kann.

Eine wesentliche Komponente von Mitarbeitermotivation besteht darin, Mitarbeitern im Arbeitsprozess den Raum zu geben, ihre eigenen Bedürfnisse und Interessen wahrzunehmen und ihre Wertvorstellungen und Neigungen im Beruf wiederzufinden. Dies erscheint uns umso drängender angesichts der Herausforderungen des Demografischen Wandels: Ein Fach- und Führungskräftemangel droht, das Durchschnittsalter der Belegschaften steigt an und altersgerechte und gesundheitsfördernde Arbeitsbedingungen werden immer wichtiger. Es lohnt sich daher für jeden Anbieter von Gesundheitsdienstleistungen, im Spannungsfeld einer hohen Arbeitsverdichtung hin und wieder inne zu halten und den Blick auf die Bedürfnisse des wichtigsten Faktors in seinem Unternehmen zu lenken: den Mitarbeitern.

Um das Thema »Mitarbeitermotivation« aus unterschiedlichen Blickwinkeln zu betrachten, führt dieses Buch eine Vielzahl qualifizierter Autorinnen und Autoren aus verschiedenen Professionen und Aufgabenbereichen des Gesundheitswesens zusammen. Wir sind der Meinung, dass auf diese Weise eine interessante und spannende Gesamtschau entstanden ist, die sich sowohl für eine theoretische Grundlegung als auch für den Einsatz in der Praxis eignet. So hoffen wir, dass dieses Buch dem »Führungskräftenachwuchs« in der Ausbildung als hilfreiches Lehrbuch dient und die »Praktiker« in ihrer Führungstätigkeit immer wieder gerne zur Lektüre greifen, um sich Anregungen für die Gestaltung ihrer Unternehmenskultur zu holen.

Ein herzlicher Dank gilt abschließend den Autorinnen und Autoren für ihre wertvollen Beiträge und dem Springer-Verlag, der die Entstehung dieses Buches ermöglicht hat.

Peter Bechtel, Detlef Friedrich und Andrea Kerres
Freiburg, Bochum, München im März 2010

Inhaltsverzeichnis

I	**Einführung**	1

1	**Einführung in den Kulturbegriff**	3
	Detlef Friedrich	
1.1	Ebenen und Funktion der Organisationskultur	5
1.2	Ethische Aspekte der Organisationskultur	9
1.3	Organisationskultur und ihre Auswirkungen auf Kundenbegriff und Mitarbeiterführung	10
	Literatur	15

2	**Organisationskultur und Motivation**	17
	Gerhard Roth, Erika Regnet und Bernd H. Mühlbauer	
2.1	Motivation aus Sicht der Neurowissenschaften	18
2.2	Motivationstheorien	23
2.3	Motivation aus psychologischer Sicht	36
2.4	Betriebswirtschaftslehre und Motivation	44
	Literatur	47

3	**Motivation im Alltag – Der Mitarbeiter im Spannungsfeld zwischen gelebter und nicht gelebter Kultur**	49
	Irene Hößl, Thomas Behr und Christoph Jaschke	
3.1	Alltag Klinik	50
3.2	Alltag Altenpflegeeinrichtung	57
3.3	Alltag Ambulante Intensivpflege	61
	Literatur	67

II	**Organisationskultur und ihre Auswirkungen auf die Personalpolitik**	67

4	**Organisationskultur und ihre Auswirkungen auf die Personalpolitik**	71
	Sabine Berninger, Susanne Feurich und Stefica Ranogajec	
4.1	Personalpolitik als Aufgabe der PDL	72
4.2	Personalpolitik als Aufgabe der Stationsleitung	79
	Literatur	84

5	**Personalgewinnung**	87
	Thomas Müller	
5.1	Personalbedarfsplanung	89
5.2	Personalbeschaffung	89
5.3	Personalauswahl	100
	Literatur	105

6	**Einarbeitung neuer Mitarbeiter**	107
	Dorothea Theune	
6.1	Phasen der Einarbeitung	108

| 6.2 | Die Beteiligten im Einarbeitungsprozess | 115 |
| | Literatur | 118 |

7 Beurteilung der Mitarbeitenden ... 119
Claus D. Eck

7.1	Grundsätzliche Herausforderungen	120
7.2	Die Beurteilung von Mitarbeitenden – ein distinktes, aber kein isoliertes Instrument des »human ressources management« (HRM)	122
7.3	Die gebräuchlichsten Systeme der Beurteilung	125
7.4	Offene Fragen zur Beurteilung	135
7.5	Kritik an der Mitarbeiterbeurteilung	138
7.6	Von was Effektivität und Nutzen der Mitarbeiterbeurteilung abhängt	139
	Literatur	140

8 Personalentwicklung ... 143
Volker Est

8.1	Theoretische Grundlegung	144
8.2	Gestaltung und Umsetzung eines Personalentwicklungsprozesses	151
	Literatur	158

9 Probleme im Umgang mit Mitarbeiterinnen und Mitarbeitern ... 159
Ursula Geißner

9.1	Ein berufstypischer Konflikt	160
9.2	Konfliktdiagnose	162
9.3	Konfliktanalyse	162
9.4	Konfliktlösung	163
9.5	Hilfen	165
	Literatur	166

10 Kündigung und Abmahnung ... 167
Moritz Ernst

10.1	Beendigungsgründe	168
10.2	Ordentliche Kündigung des Arbeitsverhältnisses	168
10.3	Außerordentliche Kündigung	175
10.4	Sonstige Beendigungstatbestände	177
	Literatur	177

III Organisationskultur und Personalpolitik – Verantwortungsbewusster Umgang mit Mitarbeitern – Welche Unterstützungsmöglichkeiten hat ein Unternehmen? ... 179

11 Stressmanagement und Burnout-Prävention ... 181
Regine Vieweg

11.1	Bekannter Wegbegleiter: Das Phänomen Stress	182
11.2	Burnout – Was darunter verstanden wird und wie es entsteht	184
11.3	Jeder hat Einfluss – Maßnahmen zur Prävention	186
	Literatur	195

12 Kollegiale Beratung, Coaching und Supervision als Erfolgsfaktoren der Mitarbeiterführung ... 197
Christian Loffing
12.1 Das Menschenbild des »complex man« ... 198
12.2 Die Führungskraft und ihr Portfolio an Führungsstilen ... 200
12.3 Coaching und kollegiale Beratung im Führungskontext ... 203
12.4 Raum für Supervision ... 206
Literatur ... 207

13 Work-life-Balance der Mitarbeiter stärken ... 209
Wencke Moog
13.1 Die Work-life-Balance ... 210
13.2 Das Human- und Sozialkapital – oder warum die Work-life-Balance wichtig wird ... 212
13.3 Die verschiedenen Betrachtungsweisen von Work-life-Balance ... 213
13.4 Kompetenzen und Aufgaben von Führungskräften ... 217
Literatur ... 221

14 Auswirkungen der Personalpolitik auf die Organisationskultur und die Motivation der Mitarbeiter ... 223
Ingrid Smerdka-Arhelger
14.1 Bilder von Organisationen – Komplexität und Vernetztheit ... 225
14.2 Personalpolitik – ein Weg, um aus der Vielfalt Ordnung zu schaffen und Vorherrschaft zu verhindern? ... 232
14.3 Wie lässt sich das Konzept der Motivation von Menschen vor dem Hintergrund der bisherigen Ausführungen einordnen? ... 235
Literatur ... 237

Anhang 1: Einarbeitungsstandard ... 239
Dorothea Theune

Anhang 2: Konstruktives Mitarbeitergespräch ... 243
Wencke Moog

Stichwortverzeichnis ... 245

Autorenverzeichnis

Bechtel, Peter
Herz-Zentrum Bad Krozingen
Südring 15, 79189
Bad Krozingen

Behr, Thomas, Dr.
Goethestraße 22
65719 Hofheim i.T.
Lorsbach

Berninger, Sabine
Josefinum Augsburg
Kapellenstraße 30, 86154
Augsburg

Eck, Claus D.
Zugerstrasse 39
CH-8810
Horgen

Ernst, Moritz
BALK Geschäftsstelle
Salzufer 6, 10587
Berlin

Est, Volker
BioMedizinZentrum Ruhr
Universitätsstraße 136
44799
Bochum

Feurich, Susanne
Herz-Zentrum Bad Krozingen
Südring 15, 79189
Bad Krozingen

Friedrich, Detlef
BioMedizinZentrum Ruhr
Universitätsstraße 136
44799
Bochum

Geißner, Ursula, Prof. Dr.
Feldbergstrasse 5, 79274
St. Märgen

Hößl, Irene
Klinikum Fürth
Jakob-Henle-Strasse 1
90766
Fürth

Jaschke, Christoph
Kohlstattstrasse 25
82041
Oberhaching

Kerres, Andrea, Prof. Dr.
Buchenweg 2, 86511
Schmiechen

Loffing, Christian, Prof. Dr.
Pelmanstr. 32, 45131
Essen

Moog, Wencke
BioMedizinZentrum Ruhr
Universitätsstraße 136
44799
Bochum

Mühlbauer, Bernd, Prof. Dr.
bh.m GmbH
Am Brambusch 17
44536
Lünen

Müller, Thomas
BioMedizinZentrum Ruhr
Universitätsstraße 136
44799
Bochum

Ranogajec, Stefica
Herz-Zentrum Bad Krozingen
Südring 15, 79189
Bad Krozingen

Regnet, Erika, Prof. Dr.
Fakultät für Wirtschaft
Hochschule Augsburg
Schillerstraße 100, 86169
Augsburg

Roth, Gerhard, Prof. Dr. Dr.
Institut für Hirnforschung
Universität Bremen
Leobener Str., 28359
Bremen

Smerdka-Arhelger, Ingrid
Im Obstgarten 37a, 21614
Buxtehude

Theune, Dorothea
Herz-Zentrum Bad Krozingen
Südring 15, 79189
Bad Krozingen

Vieweg, Regine
BioMedizinZentrum Ruhr
Universitätsstraße 136
44799
Bochum

Einführung

Kapitel 1   Einführung in den Kulturbegriff – 3
             Detlef Friedrich

Kapitel 2   Organisationskultur und Motivation – 17
             Gerhard Roth, Erika Regnet und Bernd H. Mühlbauer

Kapitel 3   Motivation im Alltag – Der Mitarbeiter im Spannungsfeld
             zwischen gelebter und nicht gelebter Kultur – 49
             Irene Hößl, Thomas Behr und Christoph Jaschke

Einführung in den Kulturbegriff

Detlef Friedrich

1.1 Ebenen und Funktion der Organisationskultur – 5
1.1.1 Ebenen der Organisationskultur – 5
1.1.2 Die Funktion von Organisationskultur – 8

1.2 Ethische Aspekte der Organisationskultur – 9

1.3 Organisationskultur und ihre Auswirkungen auf Kundenbegriff und Mitarbeiterführung – 10

Literatur – 15

Wo immer Menschen sich zusammenschließen, tun sie dies in der Regel, um einen gemeinsamen Zweck zu erfüllen, der den Interessen aller dient. Es entwickelt sich eine Gruppe mit gemeinsamen Werten und Normen, Symbolen und mit Regeln – oft auch mit »ungeschriebenen Gesetzen«. Es entsteht eine Kultur.

Für ein Unternehmen des Gesundheitsdienstes oder der Sozialwirtschaft gilt dasselbe: Eine Unternehmenskultur wird z. T. gezielt entwickelt, z. T. entwickelt sie sich aus der Zusammenarbeit heraus selbst. Die Kultur eines Unternehmens ist oftmals schwer zu fassen, allerdings hat sie ganz konkrete Auswirkungen: Sie beeinflusst die **Ziele und Zielverfolgung** des Unternehmens, die **Mitarbeiterzufriedenheit** und die **Kundenorientierung**. Diese 3 Dimensionen müssen jedoch möglichst gut in Einklang gebracht werden, damit das Unternehmen Erfolg hat. Die Gestaltung der Unternehmenskultur ist daher ein nicht zu unterschätzender Erfolgsfaktor, für den Sie als Führungskraft mit Verantwortung tragen.

Wissensinhalte
Nach Lektüre dieses Kapitels wissen Sie — was mit Organisationskultur gemeint ist — welches die Ebenen und Funktionen der Organisationskultur sind — welche Auswirkungen die Organisationskultur auf den Kundenbegriff und die Mitarbeiterführung hat

Wenn Menschen sich zusammenschließen, um in Gemeinschaft zu leben oder zu arbeiten, verfolgen sie damit einen bestimmten Zweck, den sie gemeinsam besser erfüllen können als Einzelpersonen. Dabei entstehen soziale Gruppen, die mehr oder weniger stark institutionalisiert sind. Es gibt Regeln des Miteinanders, die entweder von Anfang an festgeschrieben werden oder sich im Laufe der Zeit »einbürgern« – oft auch als ungeschriebene Gesetze. Aus der Interaktion der Menschen heraus entwickelt sich also eine ganz eigene Art und Weise, wie Menschen innerhalb dieser Gemeinschaft den gemeinsamen Zweck verfolgen: Es entstehen gemeinsame Werte und Normen, gebilligte und gewünschte Verhaltensweisen. Ebenso werden Mechanismen eingeführt, die unerwünschtes Verhalten sanktionieren. Man identifiziert sich mit einheitlichen Symbolen und macht die Zusammengehörigkeit nach außen hin deutlich: Die Gruppe entwickelt eine eigene Kultur.

Diese Darstellung der Entwicklung von Kultur umfasst natürlich nicht alle wissenschaftlichen Auffassungen des Kulturbegriffs; sie soll Sie nur hinführen zu der für dieses Buch relevanten Abgrenzung des Begriffs der »**Unternehmenskultur**« oder – weiter gefasst – »**Organisationskultur**«, denn in einer solchen Organisation finden Sie sich in Ihrem Berufsleben wieder.

Im weiteren Fortgang des Kapitels wird der Begriff der Organisationskultur ausführlicher vorgestellt. Zunächst erfolgt dazu eine theoretische, auf wissenschaftlichen Veröffentlichungen basierende Grundlegung, die Organisationskultur definiert und ihre Ebenen und Funktionen (▶ Abschn. 1.1) erläutert. Anschließend wenden wir uns ethischen Aspekten der Unternehmenskultur zu (▶ Abschn. 1.2). Vor dem Hintergrund der theoretischen Überlegungen widmet sich ▶ Abschn. 1.3 der Frage, was Unternehmenskultur konkret mit Blick auf die Kunden und Mitarbeiter eines Unternehmens des Gesundheitsdienstes bedeutet.

■ ■ **Organisationskultur: Definition**
Einer der bedeutendsten Wissenschaftler zu diesem Thema definiert Organisationskultur so (Schein, 1995):

» Ein Muster gemeinsamer Grundprämissen, das die Gruppe bei der Bewältigung ihrer Probleme externer Anpassung und interner Integration erlernt hat, das sich bewährt hat und somit als bindend gilt und das daher an neue Mitglieder als rational und emotional korrekter Ansatz für den Umgang mit Problemen weitergegeben wird. «

Oder anders ausgedrückt:

> **Die Organisationskultur umfasst die bindenden Werte und Normen, Überzeugungen und Denkhaltungen, die von den Mitgliedern der Organisation geteilt werden und die ihr Denken, Fühlen und Handeln intern und nach außen hin bestimmen.**

Organisationskultur bestimmt also Ihr Handeln und die Zusammenarbeit mit Ihren Kolleginnen und Kollegen innerhalb des Unternehmens. Sie beeinflusst jedoch auch den Umgang der Mitarbeiter mit Ihren Kunden, Patienten bzw. Klienten und trägt wesentlich dazu bei, wie Ihre Einrichtung bzw. Ihr Unternehmen extern, also in der Öffentlichkeit und am Markt, wahrgenommen wird. Führt man sich dies vor Augen, ist bereits nach diesen Vorüberlegungen einsichtig, dass die Organisationskultur Ihres spezifischen Unternehmens die Grundlage bildet, auf der Sie als angehende oder etablierte Führungskraft und Ihre Mitarbeiter stehen und agieren. Gleichzeitig stellt sie die Voraussetzung für den Erfolg des ganzen Unternehmens dar, wie wissenschaftliche Studien belegen (Sackmann, 2006a).

1.1 Ebenen und Funktion der Organisationskultur

Die Definition von Edgar H. Schein ist auf den ersten Blick kompliziert und schwer zu handhaben. Es stellt sich die Frage, was das konkret ist, die »Unternehmenskultur«. Man ist schnell gewillt, auf oberflächlich wahrnehmbare Dinge, die etwas über ein Unternehmen aussagen, zurückzugreifen, um einen »handfesten« Zugang zur Kultur dieses speziellen Unternehmens zu erhalten. So nimmt ein Außenstehender häufig Broschüren, die ihm das Leitbild eines Krankenhauses oder einer Pflegeeinrichtung darstellen, in die Hand oder befragt Mitarbeiter danach, wie konkrete Abläufe in diesen Einrichtungen durchgeführt werden.

Auch ein Blick in die Räumlichkeiten vermittelt einen Eindruck vom Unternehmen: Man schaut kurz vorbei und erspürt ein wenig die Atmosphäre. Alle diese Dinge können Indikatoren für Unternehmenskultur sein und vermitteln Informationen. Allerdings muss man sich bewusst sein, dass man als externer Betrachter nur Aspekte der spezifischen Kultur an der Oberfläche wahrnimmt. Ein Großteil der Elemente einer Organisationskultur liegt dagegen – wie bei einem Eisberg – unterhalb der Oberfläche und ist schwer wahrzunehmen und zu beeinflussen.

1.1.1 Ebenen der Organisationskultur

Häufig unterscheidet man daher 3 Ebenen der Organisationskultur (Schein, 1995; ◘ Abb. 1.1):
– Artefakte,
– öffentlich propagierte Werte und
– grundlegende unausgesprochene Annahmen.

Diese Unterscheidung hat sich in unterschiedlichen Adaptionen in der Organisationstheorie durchgesetzt.

Ebene 1: Artefakte

> Bei Artefakten handelt es sich um geschaffene, sichtbare Elemente der Unternehmenskultur, also die Dinge, die Außenstehende zuerst wahrnehmen, die »Spitze des Eisbergs«.

Wie oben beschrieben, können das die Broschüren des Unternehmens, das Logo oder andere Symbole, der Internetauftritt oder die Gestaltung der Räumlichkeiten sein. Ebenfalls gehören dazu die sichtbare Organisationsstruktur (ggf. in Form eines Organigramms), die beobachtbaren Prozesse und Betriebsabläufe, Prozessbeschreibungen und Richtlinien. Besondere Rituale in einem Unternehmen wie gemeinsame Feierlichkeiten, wiederkehrende Treffen, Formen der formellen und informellen Kommunikation fallen neuen Mitarbeitern zu Beginn ihrer Tätigkeit besonders ins Auge. Auch eine »Kultur der offenen Türen« oder das übliche »Du« oder »Sie« im gemeinsamen Miteinander sind Artefakte der Organisationskultur.

Alle Elemente dieser Ebene weisen eine **hohe Emotionalität** auf. Sowohl Kunden oder andere Außenstehende als auch die Mitarbeiter selbst werden durch diese Artefakte emotional angesprochen. Die Reaktion darauf kann unterschiedlich sein: Kunden werden eine bestimmte Architektur mögen oder ablehnen, sie stimmen innerlich der Gestaltung einer Broschüre zu und werden ggf. dazu motiviert, sich näher mit der betreffenden Einrichtung zu befassen oder Dienstleistungen in Anspruch zu nehmen. Neue Mitarbeiter setzen sich mit den Regeln, den Symbolen und den Ritualen auseinander und können sich mit ihnen im Idealfall identifizieren. Artefakte führen aufgrund der emo-

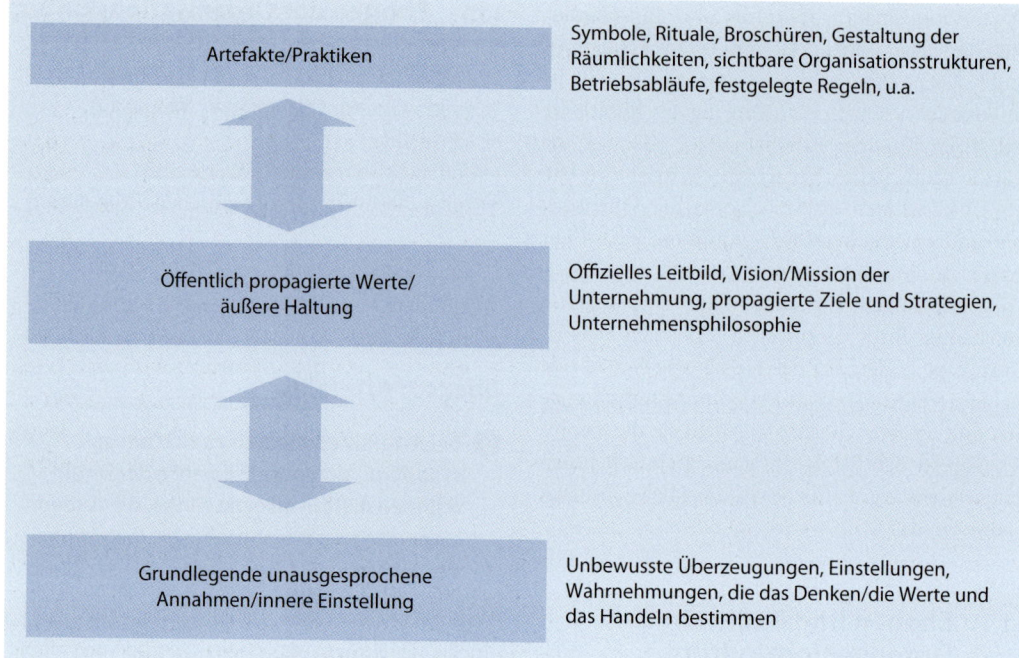

◨ **Abb. 1.1** Die Ebenen der Organisationskultur. (Mod. nach Schein, 1985 und 1995)

tionalen Anreize jedoch häufig dazu, dass man sie bewertet und auf ihrer Basis Rückschlüsse auf die weiteren Ebenen der Organisationskultur zieht.

Diese Schlussfolgerungen sind jedoch nur bedingt zulässig; denn Artefakte weisen auf die weiteren Ebenen nur hin, sie ähneln dabei Verkehrsschildern: Ebenso wie im Straßenverkehr benötigt man weitere Informationen, um zu erkennen, welche tiefere Bedeutung sich hinter dem äußerlich Sichtbaren verbirgt. Dieses Informationsbedürfnis führt zur zweiten Ebene der Kultur.

Ebene 2: Öffentlich propagierte Werte

Als Mitarbeiter in einem Unternehmen des Gesundheitsdienstes erfährt man schnell, welche Werte dieses Unternehmen propagiert. Heutzutage wird häufig vermittelt, dass Teamarbeit einen hohen Wert im Rahmen der gemeinsamen Leistungserbringung darstellt. Auch »**Kundenorientierung**« oder »**Mitarbeiterorientierung**« gehören zu den Bestandteilen der Wertvorstellung eines modernen Dienstleistungsunternehmens. Kunden oder andere Außenstehende entnehmen diese Werte in der Regel den Leitbildern, die das Unternehmen öffentlich kommuniziert. Klassische Elemente von Leitbildern sind Vision und Mission des Unternehmens, Ziele und Strategie oder eine bestimmte Unternehmensphilosophie. In solchen Darstellungen finden Sie häufig Formulierungen wie »**Bei uns steht der Mensch im Mittelpunkt unserer Bemühungen**«, um Werte wie Kunden- bzw. Klientenorientierung, Verantwortung für Mitarbeiter und gesellschaftliche Verantwortung auszudrücken.

In der Gesundheits- und Sozialwirtschaft bieten zu einem großen Anteil kirchliche Träger Dienstleistungen in ambulanten und stationären Einrichtungen an. Der christliche Hintergrund dieser Anbieter findet z. B. seinen Niederschlag in einem spezifisch christlichen Wertekanon, der sowohl Mitarbeitern als auch Kunden und anderen externen Bezugsgruppen kommuniziert wird.

Ebene 3: Grundlegende unausgesprochene Annahmen

Die dritte Ebene der Organisationskultur ist die am wenigsten Greifbare. Sie ist gekennzeichnet durch gemeinsam **erlernte Werte**, **Überzeugungen** und **Annahmen**, die von allen geteilt und für selbstverständlich gehalten werden (Schein, 2003). Diese Annahmen und Überzeugungen stellen die Grundlage dar für das, was Unternehmen an Werten öffentlich propagieren. Sie beeinflussen auch die Artefakte, also die Regeln, Verhaltensweisen, Rituale und Symbole, die im Unternehmen gepflegt werden. Da die Mitglieder einer Organisation diese Grundannahmen nicht reflektieren und eher unbewusst aus ihnen heraus handeln und denken, ist es besonders schwierig, diese Kulturebene genau zu spezifizieren.

Die gemeinsamen Grundannahmen und Überzeugungen müssen sich nicht in jedem Fall mit den öffentlich propagierten Werten decken. Es kann durchaus möglich sein, dass die Ebenen 2 und 3 nicht zueinander passen, d. h. man propagiert Werte, die mit der inneren Haltung und dem daraus resultierenden Verhalten nicht übereinstimmen. Ein solcher Fall kann ein Unternehmen in Schwierigkeiten bringen, weil sowohl Kunden als auch die Mitarbeiter selbst die Diskrepanz zwischen der inneren Haltung der Organisation, dem Denken und Verhalten der Mitglieder, und der äußeren Haltung, den propagierten Werten, schnell erkennen und dementsprechend reagieren. Kunden bzw. Klienten oder Patienten nehmen eine solche Diskrepanz negativ auf und werden ihre Präferenzen für das Unternehmen oder seine Einrichtungen schnell überdenken. Die Mitarbeiter bringt eine solche Diskrepanz in ein Dilemma, das erheblich motivationshemmend sein kann: Sie müssen den Klienten und Patienten gegenüber die äußeren Werte vertreten und zugleich nach den intern akzeptierten und geteilten Überzeugungen handeln. Ein Beispiel einer solchen Dilemmasituation wäre, wenn ein kirchlicher Träger offen die Achtung der Würde des Menschen und den Wert der christlichen Nächstenliebe betonte, intern allerdings die Mitarbeiter sich allein an ökonomischen Zielen orientierten und diesen im Konfliktfall Priorität einräumten.

Ein weiteres Beispiel zeigt, wie Diskrepanzen zwischen den propagierten Werten und der inneren Haltung im Alltag entstehen können. In den Unternehmensleitbildern von 2 Unternehmen ist dokumentiert, dass ein offener Umgang zwischen den Mitarbeitern gepflegt wird. In einer Teambesprechung bricht ein Mitarbeiter auf Grund von Konflikten in Tränen aus.

- Im ersten Unternehmen geschieht folgendes: Die Mitarbeiter in der Teamsitzung gehen aktiv auf den Kollegen zu und thematisieren den Konflikt. Es herrscht folgende innere Haltung vor: Konflikte sind Voraussetzung von Entwicklung. Emotionen sind Quelle nützlicher Energie und gehören dazu.
- Im zweiten Unternehmen wird eine andere Reaktion gezeigt: Die Mitarbeiter in der Teamsitzung schweigen, die Sitzung wird unterbrochen. Es herrscht folgende innere Haltung vor: Konflikte sind höchst unangebracht, emotionale Ausbrüche unangemessen. Jeder sollte sich um Sachlichkeit bemühen.

Im zweiten Unternehmen gibt es eine Diskrepanz zwischen den propagierten Werten und den gemeinsamen Grundannahmen. Gerade im Hinblick auf den zwischenmenschlichen Umgang gibt es in Unternehmen eher unausgesprochene Annahmen.

Die Elemente der Ebene 3, die unausgesprochenen gemeinsamen Annahmen, sind schwer zu beeinflussen, da sie über einen längeren Zeitraum entstanden sind. Edgar H. Schein weist in diesem Zusammenhang auf einen Lernprozess hin, der sehr stark von der Gründerpersönlichkeit oder von langjährigen Leitern eines Unternehmens beeinflusst wird. Diese haben die betreffenden Werte und Überzeugungen ihrem Handeln grundgelegt. Der Erfolg ihres Handelns führt dazu, dass immer mehr Mitglieder der Organisation die Annahmen als richtig und erfolgreich akzeptieren und übernehmen (Schein, 2003). Je länger eine Organisation Erfolg mit etablierten Werte- und Denkmustern besitzt, umso stärker prägen diese sich bei den Mitarbeitern ein und werden an neue Mitarbeiter weiter gegeben.

Bei den grundlegenden gemeinsamen Annahmen handelt es sich um einen unausgesprochenen Konsens in der Einstellung zur Organisation, zu ihrem Umfeld und ihrer Beziehung dazu. Dazu gehören u. a. Annahmen

- über den Menschen (Menschenbild) und menschliche Beziehungen,
- über die Gesellschaft,
- über die Natur,

- über den Sinn und Zweck der Organisation,
- die Ziele der Organisation und den erfolgreichen Weg zur Zielerreichung,
- das gemeinsame Sprach- und Begriffsverständnis, etc.

1.1.2 Die Funktion von Organisationskultur

Die 3 Ebenen der Organisationskultur sind miteinander verknüpft: Die Grundannahmen und Überzeugungen wirken in die öffentlich geäußerten Werte hinein und beeinflussen nicht nur das Denken und Verhalten der Mitglieder, sondern münden auch in Regeln, Abläufe und Zeichen, den Artefakten. Gleichzeitig sprechen Artefakte und propagierte äußere Einstellung des Unternehmens sowohl Kunden als auch Mitarbeiter emotional an, so dass auch die Ebenen 1 und 2 langfristig Rückwirkungen auf die Grundannahmen besitzen.

> **Je länger eine Organisation besteht, umso mehr äußerlich wahrnehmbare Elemente produziert sie und umso stärker ist die Verknüpfung der 3 Ebenen.**

Doch wozu ist das alles gut? Welche Funktion besitzt die Unternehmenskultur? Wir haben gesehen, dass auf Ebene 1 Symbole und Rituale eine Rolle spielen. Diese ermöglichen eine Identifikation der Mitarbeiter mit dem Unternehmen und untereinander. Zusammenhalt und Zusammenarbeit wird gefördert. Die öffentlich propagierten Werte bieten nicht nur Anreize für Kunden, Leistungen des Unternehmens nachzufragen, sondern geben im Rahmen von interner Kommunikation den Mitarbeitern Handlungs- und Verständnishilfen. Die unausgesprochenen geteilten Annahmen, Überzeugungen und Werte hingegen wirken wie ein Grundgerüst für jedes Handeln innerhalb des Unternehmens: Ohne lange zu überlegen, orientieren sich die Mitarbeiter an diesen Grundannahmen und agieren entsprechend. Die Funktion einer Unternehmenskultur besteht daher in

- Orientierung:
  - Die grundlegenden unausgesprochenen Annahmen wirken wie ein mentales Programm, das Wahrnehmung, Denken, Fühlen und Handeln der Organisationsmitglieder steuert.
- Stabilität und Kontinuität:
  - Die Steuerung der Organisationsmitglieder sichert die Existenz und den Fortbestand der Organisation.
- Komplexitätsreduktion:
  - Die Organisationskultur ermöglicht Auswahl, Einsatz und Umsetzung von Verhaltensroutinen. Abstimmungsprozesse werden somit minimiert.
- Sinngebung:
  - Unternehmenskultur ermöglicht Identifikation und gibt Antworten auf die Fragen »Warum bestehen wir? Was unterscheidet uns von anderen? Was macht uns einzigartig?« (Sackmann, 2002; Sackmann, 2006b)

Diese 4 Funktionen bilden die Voraussetzung für eine erfolgreiche Zusammenarbeit in einem Unternehmen: Ein gemeinsames Sprach- und Bedeutungsverständnis, dessen Grundlage die Unternehmenskultur darstellt, ermöglicht erst Kommunikation und Koordination. Andererseits bedeuten die Verhaltensroutinen, die sich entwickelt haben, auch eine Gefahr: Ältere Organisationen greifen auf etablierte Denkmuster und Verhaltensroutinen zurück, obwohl neue externe Anforderungen vielleicht ein verändertes Verhalten erfordern würden. Um dieser Gefahr zu entgehen, ist kultursensibles Management erforderlich, das die Zeichen der Zeit erkennt und behutsam versucht, die Kultur eines Unternehmens weiter zu entwickeln, ohne die Grundlage des gemeinsamen Erfolges zu zerstören.

> **Die erforderliche Anpassung an veränderte Anforderungen bezeichnet man als Change Management.** Sie ist primäre Aufgabe der Unternehmensleitung, erfordert aber in der Umsetzung die Mitwirkung aller Inhaber von Führungspositionen.

1.2 Ethische Aspekte der Organisationskultur

Im Rahmen der Darstellung der Ebenen 2 und 3 der Organisationskultur haben wir von Werten gesprochen: zum Einen von den öffentlich propagierten Werten eines Unternehmens, wie sie sich z. B. in Leitbildern finden, zum Anderen von intern geteilten und gelebten Werten als Teil der unausgesprochenen Grundannahmen aller Organisationsmitglieder. Und wir haben festgestellt, dass zwischen den Werten beider Ebenen Beziehungen bestehen. Um jedoch genau zu verstehen, von welchen Werten hier die Rede ist, werden wir uns im Folgenden mit dem Begriff »Wert« selbst beschäftigen und kommen dabei zu dem Schluss, dass Unternehmenskultur sich besonders durch **ethische** Werte auszeichnet. Dieses Kapitel beschäftigt sich daher mit der Frage, welche Rolle ethische Aspekte in der Organisationskultur von Unternehmen des Gesundheitsdienstes spielen.

Der Begriff »Wert« findet in verschiedenen Bereichen des Lebens häufig Verwendung: Man spricht von »Wertewandel« oder beklagt gern einen »Werteverfall« in der Gesellschaft. Damit ist in der Regel gemeint, dass Menschen sich an veränderten ethischen Normen orientieren oder ihr Verhalten überhaupt nicht mehr an Ethik und Moral ausrichten. Anhand dieser Beispiele wird deutlich, dass der Begriff »Wert« in vielen Fällen als Gegenstand der Ethik in Form eines moralischen Wertes verstanden wird. Dieses Verständnis von Werten ist jedoch nicht zwingend.

> Tatsächlich ist »Wert« in erster Linie ein neutraler Begriff.

Ein Wert ist denk- und handlungsleitend, aber er ist das Ergebnis von Wertsetzung und somit von Menschen gesetzt oder entwickelt, aber nicht von außen absolut vorgegeben. Und ein Wert kann als gut oder schlecht beurteilt werden, je nach Standpunkt des Betrachters. Verständlich wird das, wenn man allein die Wertesysteme in verschiedenen Regionen und Kulturen der Erde sich vor Augen führt. Oft verstehen wir Mitteleuropäer manche Werte, die in China, im Nahen Osten oder in anderen Regionen geteilt werden, nicht oder schütteln sogar über sie den Kopf. Gleiches wird in umgekehrter Richtung mit derselben Berechtigung ebenfalls der Fall sein.

Der Wertbegriff hängt also nicht nur stark von der Gruppe ab, die die Werte gesetzt hat oder teilt, sondern er umfasst unterschiedliche Anwendungs- und Definitionsbereiche, weit über die Ethik hinaus. So spricht man z. B. von Werten in der Ökonomie mit Blick auf Nutzen und Erträge, in der Soziologie mit Blick auf Steuerungsmechanismen gesellschaftlichen Lebens und nicht zuletzt in der Ethik unter der Fragestellung »Was ist gutes Handeln und Leben der Menschen?« (Schweidler, 2001).

Wenn wir also von Werten im Zusammenhang mit Unternehmenskultur in Einrichtungen des Gesundheitsdienstes sprechen, bedarf es einer Erklärung, warum es sich hier besonders um **ethische** Fragestellungen handelt. Ökonomische Werte als Maßstab oder Orientierung zur Erreichung monetärer Unternehmensziele gehören zu jeder Unternehmensführung dazu, und wahrscheinlich müssen auch Sie sich an betriebswirtschaftlichen Größen in Ihrer Arbeit messen lassen.

Ethische Werte und Denkmuster sind aber für eine Einrichtung oder ein Unternehmen der Gesundheitswirtschaft oder der Pflege von besonderer Bedeutung. Der Grund ist einfach: Sie erbringen Dienstleistungen **für und an Menschen**. Im Umgang mit Menschen ergeben sich von selbst ethische Fragestellungen und Probleme. Das beginnt mit der Frage, wie ich auf die Patienten/Klienten/Bewohner zugehe – zeichnet sich mein Verhalten durch Höflichkeit und Respekt aus oder nehme ich die Anderen nur als Einzelne unter Vielen wahr? Und es endet beim Umgang mit Sterbenden: Überlasse ich sie sich selbst oder sorge ich für eine Sterbebegleitung, ggf. seelsorgerische Unterstützung? Unterstütze ich Sterbende, um körperliche Leiden zu mindern? Wie steht das Unternehmen zu den verschiedenen Formen von Sterbehilfe – um die ethische Fragestellung konkret zuzuspitzen.

Doch ethische Fragestellungen spielen nicht nur eine Rolle im Umgang mit Kunden. Auch die Zusammenarbeit von Mitarbeitern untereinander und zwischen Mitarbeitern und Führungskräften ist betroffen. Wie geht man gut miteinander um? Wie stellen wir als Mitglieder des Unternehmens uns das Miteinander vor?

Daher gilt: Für Ihre Unternehmenskultur zentral sind das von den Organisationsmitgliedern geteilte Menschenbild, die akzeptierten ethischen Werte des menschlichen Miteinanders und menschlicher Beziehungen, die Sichtweise von Gesellschaft und Welt. Diese sind grundlegend auch für die Annahmen über Sinn und Zweck und oberste Ziele des Unternehmens.

Propagierte Werte kirchlicher Einrichtungen
Die Leitbilder und propagierten Werte christlicher Einrichtungsträger sind stark geprägt vom christlichen Menschenbild und dem Gedanken der barmherzigen Zuwendung zum Kranken/Pflegebedürftigen. Als Christ den Menschen in seiner Personalität wahrzunehmen, bedeutet, ihn als autonomes Individuum zu verstehen, das jedoch als Geschöpf sich nicht allein sich selbst verdankt und zudem als Teil von Schöpfung verwiesen ist auf andere. Der Mensch ist sowohl zu Beziehung fähig als auch darauf angewiesen, er ist zur Freiheit berufen und geschaffen und doch fehlbar, er kann sich im Denken selbst überschreiten und ist doch stets mit seinen Grenzen (Sterblichkeit) konfrontiert. Ein christliches Verständnis vom Menschen lässt sich also durch die Stichworte Individualität und Autonomie, Geschöpflichkeit und Sozialität, Beziehung, Freiheit und Begrenztheit, Selbstüberschreitung und Sterblichkeit kennzeichnen. Hinzu kommt der Wert der »Nächstenliebe« bzw. »Barmherzigkeit«, der die Motivation für die Entstehung der christlichen Krankenhausbewegung darstellte.

Diese beispielhaft aufgeführten Aspekte des christlichen Menschenbildes und der christlichen Ethik finden neben anderen in der Regel ihren Niederschlag in den Wertesystemen kirchlicher Krankenhäuser und Einrichtungen (Wiemeyer, 2007). Sie gehören fest zu den öffentlich propagierten Werten dieser Unternehmen und sind Bestandteil der Unternehmenskultur. Sie stellen die Vorgaben dar, nach denen auch ökonomische Ziele ausgerichtet werden.

Im Idealfall sollten die propagierten Werte auch unausgesprochen von allen Mitgliedern der Organisation geteilt werden. Ist dies nicht der Fall, so besitzt diese Diskrepanz zwischen äußerer und innerer Einstellung des Unternehmens negative Auswirkungen auf Mitarbeitermotivation und Kundenbeziehung (▶ Abschn. 1.3). Eine Kongruenz beider Kulturebenen ist auch in christlichen Einrichtungen nicht selbstverständlich: Weder die Zugehörigkeit der Mitarbeiter zu einer christlichen Kirche noch ein überzeugtes Glaubensleben, das sich auch in der Arbeitstätigkeit und der inneren Haltung der Mitarbeiter widerspiegelt, können heute als selbstverständlich angenommen werden. Zudem werden aufgrund von Wettbewerbsdruck und nötigen strukturellen Anpassungen ökonomische Ziele auch in kirchlichen Einrichtungen zu Recht immer wichtiger. Dadurch kann es aber zu Zielkonflikten mit den ethischen Werten des Unternehmens kommen. Ähnliches gilt natürlich auch für nichtkirchlich gebundene Einrichtungen.

1.3 Organisationskultur und ihre Auswirkungen auf Kundenbegriff und Mitarbeiterführung

Nach der theoretischen Grundlegung der vorangegangenen Kapitel geht es nun um die konkreten Auswirkungen der Organisationskultur auf die tägliche Arbeit. Im Fokus stehen die 2 Dimensionen »Kunde« und »Mitarbeiter« – also eine externe und eine interne Betrachtungsweise.

Eine erste, kurze Antwort soll gegeben werden auf die Fragen »Wie sehe ich den Kunden/Patienten/Bewohner vor dem Hintergrund der Kultur meines Unternehmens und wie verhalte ich mich dementsprechend ihm gegenüber?« und »Wie helfe ich als Führungskraft meinen Mitarbeitern, die Kultur des Unternehmens zu leben und sich in ihr zurecht zu finden?« sowie »Wie kann ich selbst kulturbewusst meine Mitarbeiter führen?«

Um den praktischen Bezug dieser Fragestellungen vor Augen zu haben, kann ein Beispiel aus dem Krankenhausalltag einen guten Einstieg bieten.

Aufnahme und Diagnostik von Frau Huber
Die Patientin Frau Huber liegt seit 3 Tagen im Krankenhaus, zuerst auf der Inneren Station 2 und seit dem dritten Tag auf der Chirurgischen Station 1. Sie wurde Sonntagabend mit unklaren Schmerzen im Oberbauch eingeliefert. Bei der Aufnahme findet

sie zunächst ihre Versichertenkarte nicht. Die Pflegefachkraft in der Aufnahme, Helga Schmidt, wartet und fragt schließlich: »Wo ist denn nun endlich Ihre Versichertenkarte, damit wir hier weitermachen können?«

Als Frau Huber auf die Station kommt, wird sie von dem Zivildienstleistenden Dirk Schulze empfangen, der ihr hilft, ihre persönlichen Sachen in die Schränke einzuräumen und sich auf dem Zimmer etwas einzurichten. Währenddessen geht die Tür auf, eine Pflegefachkraft fragt Herrn Schulze: »Wo bleibst du denn? – Es ist noch genug zu tun!« und zieht die Tür wieder hinter sich zu. Der Zivildienstleistende verlässt daraufhin das Zimmer von Frau Huber.

Am nächsten Morgen beginnen die Untersuchungen. In der Röntgenabteilung herrscht trotz der Hektik eine positive Stimmung. Die Mitarbeiter stellen sich Frau Huber vor und haben für sie wie für alle Patienten einen kurzen netten Satz.

Zurück auf der Station kommt der Stationsarzt Dr. Sven Meier zu Frau Huber. Er stellt sich ihr allerdings nicht vor. Darauf meint Frau Huber: »Alle auf der Station hier sollten sich mal eine Scheibe vom Umgang beim Röntgen abschneiden.« Der Stationsarzt setzt kommentarlos seine Untersuchung fort. Als die Pflegefachkraft, Schwester Ulrike, mit der Patientenakte kommt, herrscht der Arzt sie im Beisein von Frau Huber mit folgenden Worten an: »Hier fehlen schon wieder die Befunde! Die müssen schon längst da sein. Hätten Sie wohl die Liebenswürdigkeit, sich vielleicht mal darum zu kümmern?«

Am dritten Tag wird Frau Huber auf die Chirurgie verlegt. Die dort diensthabende Pflegefachkraft Gundula Müller stellt sich vor und erklärt die Stationsabläufe und die baulichen Gegebenheiten. Die zuständige Grüne Dame, Erika Weiß, wird informiert und kommt zur Mittagszeit. Sie erklärt noch einmal den Tagesablauf und geht mit Frau Huber die Krankenhausbroschüre durch. Als sie beim Leitbild ankommen und Frau Huber den Satz »Wir pflegen mit unseren Patienten und Mitarbeitenden einen respektvollen Umgang« liest, berichtet Frau Huber von ihren bisherigen Erlebnissen im Krankenhaus und schildert ihre Eindrücke.

Wenn man dieses Praxisbeispiel liest, fällt sofort die eine oder andere Situation auf, in der sich einige Akteure vom Gefühl her besser anders verhalten hätten. Man stellt allerdings auch positive Beispiele fest. Wenden wir uns nun speziell der Kundenperspektive zu.

Auswirkungen auf den Kundenbegriff

Um die Auswirkungen der Kultur auf das Verständnis vom Kunden zu untersuchen, fragen wir einmal Frau Huber, wie sie diese oben geschilderten 3 Tage im Krankenhaus erlebt hat:

Schilderung von Frau Huber

»Ich wurde Sonntagabend mit starken Bauchschmerzen eingeliefert. Bei der Aufnahme fand ich nicht schnell genug meine Versichertenkarte. Die Unruhe und Hektik dort machten mich nervös. Die Schwester in der Aufnahme herrschte mich an: »Wo ist denn nun endlich Ihre Versichertenkarte, damit wir hier weitermachen können?« Das hat mich ziemlich geärgert, zumal meine Schmerzen sehr heftig waren.

Als ich auf die Station kam, hat mich ein sehr netter junger Zivi empfangen und meine Sachen mit mir in meinem Zimmer eingeräumt. Plötzlich ging die Tür auf und die Schwester zitierte ihn recht rüde zu sich. Der Zivi zuckte nur mit den Schultern und ging dann. Ich fand das schade, denn ich konnte seine Hilfe gut brauchen. Und den Ton der Schwester fand ich unmöglich.

Am nächsten morgen kam der Untersuchungsmarathon. Beim Röntgen herrschte trotz aller Hektik eine gute Stimmung. Da fiel mir das Warten leicht. Die Mitarbeiter waren sehr nett und freundlich zu mir. Kaum zurück auf Station kam ein junger Arzt und stellte sich mir noch nicht einmal vor. Da ist mir der Geduldsfaden gerissen und ich habe gesagt, dass sich alle mal eine Scheibe vom Umgang beim Röntgen abschneiden sollten. Die hätten sich alle vorgestellt. Das hat den aber nicht interessiert. Ich hatte das Gefühl, er nimmt mich überhaupt nicht wahr. Und als die Schwester ins Zimmer kam, machte er sie in meinem Beisein runter.

Am dritten Tag wurde ich auf die Chirurgie verlegt. Die Schwester war sehr nett und hilfsbereit erklärte mir erst einmal die Station und wo ich was finde. Dann kam eine »Grüne Dame«, die Frau Weiß.

Sie erklärte mir das Leitbild aus der Krankenhausbroschüre. Als ich den Satz »Wir pflegen mit unseren Patienten und Mitarbeitern einen respektvollen Umgang« las, musste ich laut lachen.«

Aus dem Erfahrungsbericht von Frau Huber stechen einige Aussagen hervor:
— Das hat mich ziemlich geärgert, zumal meine Schmerzen sehr heftig waren.
— Ich fand das schade, denn ich konnte seine Hilfe gut brauchen.
— Und als die Schwester ins Zimmer kam, machte er sie in meinem Beisein runter.
— Ich hatte das Gefühl, er nimmt mich überhaupt nicht wahr.

Die letzte Aussage fasst den Eindruck, der Frau Huber von den meisten Mitarbeitern des Krankenhauses vermittelt wurde, gut zusammen: Von den Beschäftigten beim Röntgen, der Stationsschwester auf der Chirurgie und der »Grünen Dame« abgesehen, hatte sie das Gefühl, dass niemand sie und ihre Bedürfnisse wirklich ernst nahm. Sie kam sich wie eine Nummer oder wie – bei der Aufnahme – ein Störenfried vor.

> Das Bezeichnende an dieser Wahrnehmung ist, dass die Positivbeispiele im Nachhinein nicht einen so dominierenden Eindruck hinterlassen haben wie die Negativbeispiele: Frau Huber findet in ihrer Schlussbewertung den Leitbildsatz vom respektvollen Umgang nur zum Lachen.

Zu betonen ist auch die Tatsache, dass Frau Huber sich nicht nur daran störte, wie mit ihr umgegangen wurde, sondern auch der Umgang von Mitarbeitern unterschiedlicher Hierarchiestufen miteinander – Schwester und Zivi, Arzt und Schwester – hinterließ einen sehr negativen Eindruck. Frau Huber störte sich sowohl an dem Umgangston als auch daran, dass sie als Patientin Zeuge dieser Situationen werden musste – als sei sie gar nicht da.

Dieses Praxisbeispiel zeigt klar auf, wie eine Diskrepanz zwischen öffentlich propagierten Werten (Leitbild) und dem tatsächlichen Verhalten einiger Organisationsmitglieder, dem augenscheinlich andere unausgesprochene Werte und Annahmen zugrunde liegen, dem Unternehmen schaden kann:

Frau Huber wird ihren nächsten Krankenhausaufenthalt, sofern sie ihn planen kann, sicher woanders verbringen. Und was aus Sicht des Krankenhauses vielleicht noch schlimmer ist: Die Organisation ist zumindest in diesem Fall an ihren eigenen Ansprüchen – den propagierten Werten – gescheitert. Diese Ansprüche – hier der respektvolle Umgang – finden sich in den Leitbildern beinahe aller Einrichtungen des Gesundheitsdienstes, so dass sich fragen lässt, wie ein kultursensibler Umgang mit Kunden im Allgemeinen aussehen kann.

Dazu ist ein Blick auf die spezifische Situation eines Patienten im Krankenhaus hilfreich: Der Patient oder die Patientin werden in den meisten Fällen aufgrund akuter Beschwerden eingeliefert. Im Gegensatz zu Kunden anderer Dienstleistungsunternehmen haben sie in einer solchen Situation nicht die Wahl, in welchem Krankenhaus sie aufgenommen werden. Ähnliches gilt auch für ältere Menschen, die aufgrund akuter Vorfälle kurzfristig pflegebedürftig werden und deren Pflege zumeist von Angehörigen organisiert wird. Beide Kundengruppen sind schon zu Beginn der zu erbringenden Dienstleistung in Abhängigkeit. Dieses Gefühl verstärkt sich natürlich durch die körperlichen Schmerzen einer Krankheit oder durch die körperlichen oder psychischen Einschränkungen, mit denen Pflegebedürftige sich konfrontiert sehen. Das Angewiesensein auf andere Menschen bedeutet einen Mangel an Autonomie, Freiheit, Selbstbestimmung. Diese Aspekte sind jedoch wesentliche Merkmale des Menschseins – nicht nur aus christlicher Sicht (▶ oben), sondern allgemein anerkannt. Daher ist es nötig, soweit wie möglich auf die Kunden einzugehen und das Gefühl zu vermitteln, dass sie als Menschen mit ihren Bedürfnissen wahrgenommen werden. Beispielhaft sind folgende konkrete **Faktoren einer kulturbewussten Kundenorientierung** zu nennen:
— Respekt und Freundlichkeit gehören selbstverständlich zum Umgang mit Kunden.
— Teilhabe und Selbstbestimmung des Kunden finden Beachtung.
— Persönliche Hinwendung zum Kunden, auch über »Grüne Damen«, prägt die Pflege.
— Die Beziehungspflege des Kunden wird unterstützt.

– Seelsorgerische Begleitung (ggf. durch Hinzuziehen von Externen) wird ermöglicht.
– Es herrscht eine Offenheit für die »Gender«-Problematik.

Oder allgemein formuliert:
– Der Kunde und seine Bedürfnisse werden wahrgenommen und stehen im Mittelpunkt.
– Es herrscht eine ausgeprägte Dienstleistungsmentalität vor.
– Kunden werden aktiv in die Verbesserung der Dienstleistungen einbezogen.
– Die Steigerung des Kundennutzens und -wohlbefindens wird als hoher Wert von allen geteilt (Doppler, 2005).

Kulturbewusstsein bedeutet in diesem Zusammenhang, dass man nicht aus Marketingüberlegungen heraus auf die Bedürfnisse der Menschen eingeht, sondern dass es der eigenen Überzeugung und dem Zweck der Organisation entspricht. Ziel ist dabei nicht die reine Verhaltensänderung im Einzelfall, denn es wird und kann immer wieder zu spontanem Fehlverhalten von Mitarbeitern kommen, sei es aufgrund akuter Überlastung oder persönlicher Probleme. Es sollten vielmehr die unausgesprochenen Annahmen und Werte der Organisation weiter entwickelt werden, damit auf dieser Basis es unbewusst und grundsätzlich zu einem kundenorientierten Verhalten kommt.

> Es ist Aufgabe von Führungskräften, diese Weiterentwicklung der gemeinsamen Überzeugungen und Annahmen zu begleiten. Wesentliche Voraussetzung dafür ist, sie selbst zu verinnerlichen und den Mitarbeitern vorzuleben.

Auswirkungen auf die Mitarbeiterführung

Nachdem wir betrachtet haben, wie Unternehmenskultur sich im Verhältnis zum Kunden praktisch äußert, ist nun die Frage zu beantworten, wie eine Mitarbeiterführung gestaltet sein muss, damit die Mitarbeiter selbst die Unternehmenskultur verinnerlichen, akzeptieren und sich kulturgemäß verhalten. Dazu hilft wiederum ein Blick auf weitere Stellungnahmen der Akteure unseres Praxisbeispiels.

Schilderung von Stationsarzt Dr. Sven Meier (Station 2, Innere)

»Das wird immer schlimmer auf der 2. Da muss man sich schon von den Patienten anmachen lassen. Die sollten die tägliche Hektik mal mitmachen. Die Stationsschwester ist unfähig, der muss man immer wieder Beine machen. Und der Chefarzt sitzt einem dauernd wegen der Verweildauer im Nacken. Am liebsten würde ich eher heute als morgen aufhören.«

Schilderung von Pflegefachkraft Gundula Müller (Chirurgie)

»Die Arbeit wird in letzter Zeit immer mehr. Doch meine Devise ist, dass davon die Patienten wenig merken dürfen. Ich habe schon einiges umorganisiert und konnte jetzt einige Grüne Damen dafür gewinnen, die Einführung in die Stationsabläufe zu übernehmen. Hier sparen wir wichtige Zeit. Allerdings merke ich, dass die Arbeit mich auch auffrisst. Abends falle ich wie tot ins Bett und kann mich zu privaten Aktivitäten kaum noch aufraffen. In der nächsten Woche stehen wieder die Mitarbeitergespräche auf dem Programm. Ich weiß, wie wichtig die sind, und versuche die Gespräche zu nutzen, um mein Team immer wieder neu zu motivieren. Aber es fällt mir oft schwer. Ein Glück, dass der Chef hinter mir steht.«

Es fällt an diesen Aussagen auf:

Dr. Meier fühlt sich in einer typischen Klemme zwischen 2 Hierarchieebenen. Er hat das Gefühl, dass er von der Schwester nicht angemessen unterstützt wird und gleichzeitig zu viel Druck seitens des Chefarztes bekommt. Dass ihn diese Situation gestresst und erheblich demotiviert hat, ist verständlich. Sein Verhalten gegenüber der Stationsschwester ist damit allerdings überhaupt nicht zu rechtfertigen. Er gibt den Druck – vielleicht die Defizite? – in der Mitarbeiterführung seines Chefarztes einfach weiter.

Schwester Gundula hingegen gibt uns ein positives Beispiel: Trotz starker Arbeitsbelastung hat sie nicht nur die Kundenorientierung verinnerlicht, sondern nimmt sich Zeit für ihre Mitarbeiter und versucht, sie zu motivieren. Sie empfindet es als sehr wichtig und hilfreich, dass sie von ihrem Chef unterstützt wird und er hinter ihr steht.

Anhand der Beispiele lässt sich schon ersehen, dass die Art und Weise des Umgangs der Mitarbeiter untereinander und besonders das Klima zwischen Führungskräften und Mitarbeitern entscheidend dafür sind, wie sich sowohl die Qualität der Arbeit als auch die Mitarbeitermotivation entwickeln. Als ein entscheidender Aspekt im Rahmen der Mitarbeiterführung hat sich in den Aussagen der Beispielakteure die **Kommunikation** herausgestellt.

Sackmann (2006a, 2006b) führt dazu aus: »Neue Untersuchungen zeigen (…), dass Unternehmenskultur indirekt über die Kommunikation und das spezifische Führungsverhalten von Führungskräften auf die Identifikation der Mitarbeiter wirkt, die wiederum zu höherer oder geringerer Leistung bzw. Unternehmenserfolg führt…. Gleichzeitig existiert eine Art Rückkoppelung, da die Kommunikation auch wiederum Rückwirkungen auf die Kultur des Unternehmens aufweist.«

> Die Art der internen Kommunikation resultiert aus der Unternehmenskultur, speziell aus dem unternehmensspezifischen Verständnis von Führung.
> Über die Kommunikation nimmt so die Unternehmenskultur Einfluss auf Mitarbeitermotivation und Unternehmenserfolg. Aufgrund des »Rückkoppelungseffektes« stellt die Kommunikation zudem einen wesentlichen Ansatz dar, im Rahmen der Mitarbeiterführung die Unternehmenskultur weiter zu entwickeln.

Eine angemessene Vorgehensweise in der Weiterentwicklung der Unternehmenskultur über Führung kann wie folgt aussehen:
- Das Topmanagement gibt zentrale Werte vor, formuliert unter Einbezug der Mitarbeiter Leitbilder und legt Richtlinien fest.
- Das Management lebt die zentralen Werte vor und kommuniziert sie persönlich. Nichts beeinflusst die Einstellungen der Mitarbeiter mehr, als das Verhalten und das gesprochene Wort der Führungskräfte.
- Führungskräfte auf allen Hierarchieebenen orientieren sich beispielhaft an folgendem Verhalten (Sackmann, 2002):
    - Sie kommunizieren Wichtiges regelmäßig und verständlich, nach Möglichkeit im persönlichen Gespräch.
    - Sie stellen klare Anforderungen und Erwartungen an ihre Mitarbeiter.
    - Sie erklären Herausforderungen und Entscheidungen und wecken so Verständnis und Unterstützungsbereitschaft.
    - Sie zeichnen sich durch positives Denken aus, gerade auch in Grenzsituationen oder Krisen.
    - Sie geben mit ihrem Verhalten ein Vorbild, insbesondere im Hinblick auf Achtsamkeit, Empathie und Respekt.
    - Sie nehmen sich Zeit für Führungsaufgaben: Mitarbeitergespräche, Wahrnehmen von Kompetenzen und Verbesserungsvorschlägen der Mitarbeiter, Personalentwicklung, etc.
    - Sie greifen auf Prozesse von Belohnung und Sanktionierung zurück bzw. etablieren diese (z. B. durch Zielvereinbarungen, Mitarbeiterbeurteilungen, Vorschlagswesen).
    - Sie haben die Fähigkeit zur Reflexion des eigenen Führungsverhaltens und nehmen externe Hilfestellungen dazu wahr (z. B. Supervision, Feedback von Vorgesetzten und Mitarbeitern).

Die Leserin oder der Leser wird als etablierte oder angehende Führungskraft viele aufgeführte Einzelaspekte bereits kennen bzw. im Idealfall als selbstverständlich ansehen. Es ist jedoch wichtig, sich den Gesamtzusammenhang zwischen Organisationskultur, Mitarbeiterführung und dem Verhalten den Kunden gegenüber vor Augen zu führen. Das Zusammenspiel aller Teilbereiche bestimmt den Gesamterfolg des Unternehmens, nicht nur in monetärer Hinsicht, sondern auch in Bezug auf die ethischen Zielsetzungen. Sie als Führungspersönlichkeit sind in diesem System von entscheidender Bedeutung.

▪▪ Fazit

Ein Unternehmen stellt einen Zusammenschluss von Menschen dar, die einen gemeinsamen Zweck verfolgen. Auf Grundlage ihrer Zusammenarbeit entwickeln sie eine ganz spezifische Art, wie sie gemeinsam tätig sind, um den Zweck des Unternehmens zu erfüllen. Dabei bilden sich geteilte Überzeugungen, Werte und Grundannahmen heraus. Es werden Regeln gesetzt oder sie etablieren sich »wie von selbst«. Abläufe werden festgelegt und äußere Zeichen, mit denen sich die Mitglieder des Unternehmens identifizieren, werden entwickelt. Es entsteht so eine eigene Kultur, die Unternehmens- oder Organisationskultur.

Organisationskultur wird dabei verstanden als die bindenden Werte und Normen, Überzeugungen und Denkhaltungen, die von den Mitgliedern der Organisation geteilt werden und die ihr Denken, Fühlen und Handeln intern und nach außen hin bestimmen.

Man unterscheidet 3 Ebenen der Organisationskultur:
- Artefakte: alles äußerlich Sichtbare, z. B. Symbole, Rituale, Strukturen, Abläufe, Regeln,
- die öffentlich propagierten Werte: Leitbild, Vision/Mission, Strategie, Ziele,
- die grundlegenden unausgesprochenen Annahmen: unbewusste Überzeugungen, Einstellungen, Werte, die das Denken und Handeln bestimmen.

Die Organisationskultur beeinflusst und steuert im Hintergrund das ganze Unternehmen und vermittelt somit Orientierung, Stabilität und Kontinuität, Komplexitätsreduktion und Sinngebung. Die Kultur muss allerdings entwicklungsfähig sein, damit externen Veränderungen durch Kulturentwicklung und -anpassung Rechnung getragen werden kann. Diesen Anpassungsprozess bezeichnet man als »**Change Management**«. Das »Change Management« ist primäre Aufgabe der Unternehmensleitung, erfordert aber die Mitwirkung aller Führungskräfte.

Da Einrichtungen des Gesundheitswesens und der Pflege ihre Dienstleistungen direkt mit und am Menschen erbringen, ist die Leistungserbringung nicht nur von ökonomischen Werten, sondern auch von ethischen Fragestellungen geprägt. Für die Unternehmenskultur zentral sind ethische Werte des Menschenbildes, des menschlichen Miteinanders und menschlicher Beziehungen, der Sichtweise von Natur, Gesellschaft und nicht zuletzt unternehmensbezogene Werte: Was ist der Sinn unserer Tätigkeit, welche nichtmonetären Ziele haben wir uns gesetzt?

Eine schwierige Problematik im Zusammenhang mit Unternehmenskultur ist die Situation, wenn öffentlich propagierte oder von der Unternehmensleitung vorgegebene Werte nicht mit den unausgesprochenen Grundannahmen der Organisationsmitglieder übereinstimmen. Dann kommt es zu einer Diskrepanz zwischen nach außen vertretenen Werten und dem gelebten Verhalten der Mitarbeiter. Dies führt in der Regel zu Qualitätsmängeln in der Leistungserstellung, zu einer schlechten Unternehmenswahrnehmung durch die Kunden und zu Motivationsmängeln bei den Mitarbeitern. Insgesamt wirken sich solche Diskrepanzen also negativ auf den Unternehmenserfolg aus. Kulturbewusstes Verhalten ist daher grundlegend, insbesondere im Hinblick auf die 2 Dimensionen »**Kundenorientierung**« und »**Mitarbeiterführung**«. Erste Dimension erfordert, den Kunden und dessen Bedürfnisse wahrzunehmen, eine Dienstleistungsmentalität zu verinnerlichen und Kunden aktiv in die Leistungserbringung einzubeziehen. Die Steigerung des Kundennutzens sollte von allen Organisationsmitgliedern als hoher Wert geteilt werden.

Kulturbewusste Mitarbeiterführung hat positive Auswirkungen auf Mitarbeitermotivation, Leistungserstellung und Unternehmenserfolg und zeichnet sich insbesondere durch eine gelebte Vorbildfunktion der Führungskräfte und eine transparente und gelungene interne Kommunikation aus. Die Weiterentwicklung der Unternehmenskultur ist daher Aufgabe für die Führungskräfte aller Hierarchieebenen.

Literatur

Doppler K, Lauterburg C (2005) Change Management. Den Unternehmenswandel gestalten. 11. Aufl. Campus, Frankfurt New York

Sackmann A (2002) Unternehmenskultur erkennen, entwickeln, verändern. Luchterhand. Neuwied

Sackmann A (2006a) Betriebsvergleich Unternehmenskultur. Welche kulturellen Faktoren beeinflussen den Unternehmenserfolg? Universität der Bundeswehr, Neubiberg

Sackmann A (2006b) Unternehmenskultur(en) – Begriff, Funktionen, Wirkungen. Beitrag Frühjahrstagung, Bundesanstalt für Arbeitsschutz und Arbeitsmedizin Dortmund

Schein EH (1995) Unternehmenskultur. Ein Handbuch für Führungskräfte. Campus, Frankfurt New York

Schein EH (2003) Organisationskultur. EHP-Verlag Andreas Kohlhage, Bergisch-Gladbach

Schweidler W (2001) Werte im 21. Jahrhundert. Nomos Verlagsgesellschaft, Baden-Baden

Wiemeyer J (2007) Werte – Herausforderungen für moderne Institutionen – Christliche Werte im Krankenhaus heute. In: Dokumentation 4. katholischer Krankenhauskongress 2006 in Leipzig, Katholischer Krankenhausverband Deutschlands Freiburg

Organisationskultur und Motivation

Gerhard Roth, Erika Regnet und Bernd H. Mühlbauer

2.1	Motivation aus Sicht der Neurowissenschaften – 18	
2.1.1	Strukturell-funktionelle Ebenen des limbischen Systems – 19	
2.1.2	Neurotransmitter und Neuropeptide – 20	
2.1.3	Entstehung von Motiven – 21	
2.1.4	Verhaltensänderung – 22	
2.2	Motivationstheorien – 23	
2.2.1	Inhaltstheorien – 26	
2.2.2	Prozesstheorien – 30	
2.2.3	Mischtheorien am Beispiel des Modells von Richards u. Greenlaw – 36	
2.3	Motivation aus psychologischer Sicht – 36	
2.3.1	Motivation und Verhalten – 38	
2.3.2	Handlungsempfehlungen – 41	
2.4	Betriebswirtschaftslehre und Motivation – 44	
2.4.1	Praktische Anwendung von Motivationstheorien in der Betriebswirtschaftslehre – 44	
	Literatur – 47	

Die Frage nach der Motivation ist die Frage nach dem »Warum« des menschlichen Verhaltens. Zum Verständnis werden Ihnen zunächst die neurobiologischen Grundlagen von Motiven aufgezeigt. Hierzu werden die strukturellen Ebenen des limbischen Systems ebenso erörtert, wie die Funktionen der Neurotransmitter, Neuromodulatoren und Neuropeptide. Durch diese neurobiologischen Grundlagen lässt sich nachvollziehen, welche Voraussetzungen für Verhaltensänderungen erfüllt sein müssen.

Bezogen auf die Organisation geht es um die Frage, wie Mitarbeitende – dauerhaft – zu guter Leistung gebracht werden können. Psychologen haben dazu über viele Jahrzehnte viele Forschungsprojekte durchgeführt. Über die daraus resultierenden Theorien, die versuchen, menschliches Verhalten nach seinen Gründen zu erklären, erhalten Sie einen Überblick. Des Weiteren werden ausgewählte aktuelle empirische Ergebnisse erläutert.

> **Wissensinhalte**
>
> Nach Lektüre dieses Kapitels
> - kennen Sie die strukturellen-funktionellen Ebenen des limbischen Systems und die Funktionen der Neurotransmitter und Neuropeptide hinsichtlich ihrer Aufgabe bei Motiven
> - kennen Sie zentrale Motivationstheorien
> - verstehen Sie den Zusammenhang von Motivation – Handlungskompetenz – Belohnung
> - können Sie aktuelle Untersuchungsergebnisse einordnen
> - verstehen Sie den Einfluss und die Rolle des direkten Vorgesetzten im Motivationsgeschehen
> - wissen Sie, wie Mitarbeitende mittel- und langfristig zu motivieren sind

2.1 Motivation aus Sicht der Neurowissenschaften

Gerhard Roth

Motive sind psychische Zustände, die unsere **Handlungsbereitschaft** bestimmen. Über die Zahl und Natur der Grundmotive sind sich Psychologen uneins – die verschiedenen Motivationstheorien geben zwischen 2 und 20 Grundmotive an. Meist wird zwischen **primären** und **sekundären** Motiven unterschieden, wobei es sich bei ersteren um das Streben nach Befriedigung körperlich-physiologischer Bedürfniszustände wie Hunger, Müdigkeit, Sexualität usw. handelt, bei letzteren um psychische bzw. psychosoziale Motive wie Leistung, Macht und Nähe zu Mitmenschen. Ebenso gängig ist die Unterscheidung zwischen **extrinsischer** und **intrinsischer** Motivation; ersteres meint eine durch »äußerliche« positive oder negative Anreize (Belohnung, Drohung, Bestrafung), letzteres eine spontane, durch persönliche Präferenzen (z. B. Erfolgserlebnis, Selbstwirksamkeit) bestimmte Handlungsbereitschaft.

Grundlegend für die Motivation sind das Streben nach Ereignissen, die **positive** Gefühlszustände hervorrufen, und das Vermeiden solcher, die zu **negativen** Gefühlszuständen führen. Anders ausgedrückt heißt dies **Appetenz** (Streben nach Positivem) und **Aversion** (Vermeiden von Negativem). Allerdings beinhaltet ein solcher rein psychologischer Ansatz die Gefahr einer **zirkulären Erklärung**: man nennt diejenigen Gefühlszustände, nach denen Menschen streben, **positiv**, und solche, die sie zu vermeiden suchen, **negativ**, und erklärt anschließend, Menschen strebten nach bestimmten Gefühlszuständen, **weil** sie positiv seien usw. Diese Gefahr lässt sich nur vermeiden, indem man nachweist, **warum** bestimmte Gefühlszustände als positiv und andere als negativ empfunden werden, und **wie** sie unser Verhalten bestimmen. Hierzu ist ein Blick in das Gehirn nötig (◘ Abb. 2.1), und zwar in denjenigen Teil, der unsere Persönlichkeit und damit unsere Emotionen und Motive bestimmt, nämlich das **limbische System**. Dieses System umfasst zahlreiche Zentren, die – sehr vereinfacht dargestellt – auf drei strukturell-funktionalen Ebenen unseres Gehirns angesiedelt sind.

2.1 · Motivation aus Sicht der Neurowissenschaften

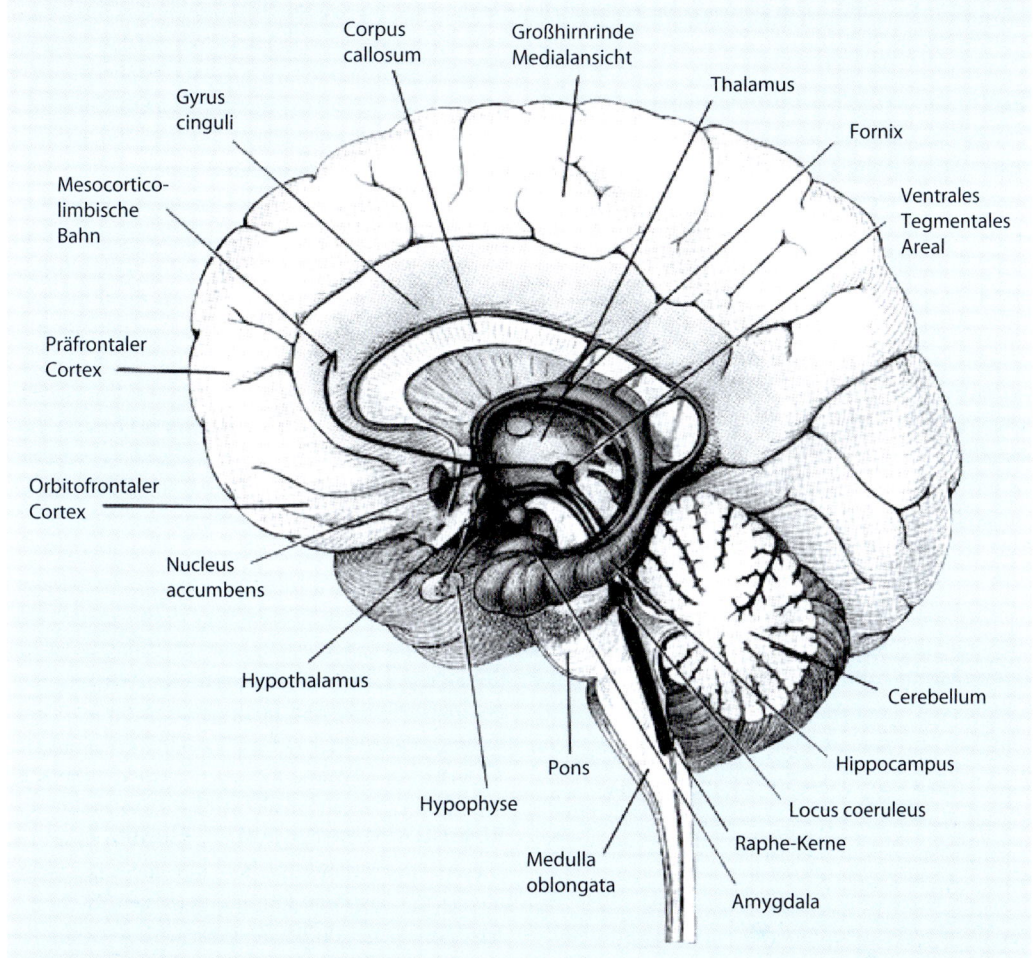

● **Abb. 2.1** Längsschnitt durch das menschliche Gehirn mit den wichtigsten limbischen Zentren. Diese Zentren sind Orte der Entstehung von Affekten, von positiven (Nucleus accumbens, ventrales tegmentales Areal) und negativen Gefühlen und Motiven (Amygdala), der Gedächtnisorganisation (Hippocampus), der Aufmerksamkeits- und Bewusstseinssteuerung (basales Vorderhirn, Locus coeruleus, Thalamus) und der Kontrolle vegetativer Funktionen (Hypothalamus). (Roth, 2009)

2.1.1 Strukturell-funktionelle Ebenen des limbischen Systems

Vegetativ-affektive Ebene

Die unterste Ebene ist die **vegetativ-affektive Ebene**. Sie entsteht in den ersten Wochen der Hirnentwicklung und wird von der **limbischen Grundachse** des Gehirns repräsentiert, die vornehmlich vom Hypothalamus einschließlich der präoptischen Region und der Hirnanhangsdrüse (Hypophyse), der septalen Region und den vegetativen Zentren des Hirnstamms gebildet wird. Die Vorgänge auf dieser Ebene sichern unsere **biologische Existenz** über die Kontrolle des Stoffwechsels, des Kreislauf-, Temperatur-, Verdauungs- und Hormonsystems, der Nahrungs- und Flüssigkeitsaufnahme, des Wachens und Schlafens. Ebenso werden durch diese Ebene unsere spontanen affektiven Verhaltensweisen und Empfindungen wie Angriffs- und Verteidigungsverhalten, Dominanz- und Sexualverhalten, Flucht und Erstarren, Aggressivität, Wut usw. gesteuert. Hieraus ergeben sich die sog. **biogenen Motive**. Auf dieser unteren limbischen Ebene ist auch das angesiedelt, was das »Temperament« eines Menschen ausmacht und weitgehend genetisch bedingt zu sein scheint.

Ebene der emotionalen Konditionierung

Die zweite, darüber angeordnete Ebene, ist die **Ebene der emotionalen Konditionierung** und damit der **psychogenen Motive**. Auch diese Ebene entsteht großenteils vor der Geburt. Sie ist vornehmlich in der Amygdala und im mesolimbische System angesiedelt. Die **Amygdala**, insbesondere der basolaterale Kernbereich, ist mit der erfahrungsabhängigen Verknüpfung negativer oder neuartiger Ereignisse mit Gefühlen der Furcht, Angst und Überraschung befasst. Hier lernen wir meist unbewusst, wovor wir uns fürchten und in Acht nehmen müssen. Grundlage dieses Konditionierungsvorgangs ist die Tatsache, dass die Amygdala Informationen über die Umwelt und den Körper erhält und diese als »gut« und »schlecht«, »positiv« und »negativ« bewertet und mit entsprechenden Gefühlen fest verbindet (▶ unten). Interaktionspartner und gleichzeitig Gegenspieler der Amygdala ist das **mesolimbische System** mit dem ventralen tegmentalen Areal, der Substantia nigra (pars compacta) und dem Nucleus accumbens als Hauptbestandteilen. Dieses System erzeugt einerseits Lustgefühle und stellt damit das **Belohnungssystem** in unserem Gehirn dar. Zum anderen ist es Teil des **Motivationssystems**, und zwar über die Funktionen der Belohnungserwartung und Belohnungseinschätzung.

Diese zweite Ebene repräsentiert zusammen mit der ersten Ebene die unbewusste Grundlage der Persönlichkeit. Diese Ebene bleibt, so eine Annahme über mögliche Wirkungen dieses Systems, ein Leben lang egoistisch-egozentrisch und stellt immer die Frage »Was habe ich davon?«.

Ebene der sozial vermittelten Motivation

Die dritte Ebene umfasst die **limbischen Areale der Großhirnrinde.** Hierzu gehören der orbitofrontale, ventromediale, anteriore zinguläre und insuläre Kortex. In diesen Arealen treffen Faserbahnen aus allen limbischen Zentren außerhalb der Großhirnrinde zusammen, insbesondere von der Amygdala und vom mesolimbischen System. Die hierüber weitergeleiteten Informationen können somit **bewusst** werden. Umgekehrt ziehen massive Faserbahnen von hier aus zu diesen subkortikalen limbischen Zentren zurück. Diese Bahnen haben überwiegend hemmende und zügelnde Funktionen.

Es geht bei den Funktionen des limbischen Kortex generell um soziales Lernen, Einschätzung der Konsequenzen eigenen Verhaltens, ethische Überlegungen (orbitofrontaler und ventromedialer Kortex), um Aufmerksamkeitssteuerung, divergentes Denken, Risikoabschätzung, Belohnungserwartung (anteriorer zingulärer Kortex) und um affektive Schmerz- und Verlustbewertung (insulärer Kortex).

Die limbischen Kortexareale, besonders die rechtshemisphärischen, sind auch der Ort der emotionalen Gesichtererkennung (speziell der rechte superiore temporale Sulcus) und bilden in diesem Zusammenhang die Grundlage von **Empathie**. Diese dritte limbische Ebene entsteht z. T. sehr spät, was den ventromedialen und orbitofrontalen Kortex angeht: Deren Entwicklung zieht sich von der Kindheit bis ins Erwachsenenalter hin. Sie ist die Grundlage unserer **bewussten, überwiegend sozial vermittelten, d. h. soziogenen Motive.** Damit ist diese Ebene auch der entscheidende Einflussort der **Erziehung**.

Kognitiv-kommunikative Ebene

Diesen drei limbischen Ebenen steht als vierte Ebene die **kognitiv-kommunikative Ebene** der assoziativen Areale der Großhirnrinde gegenüber, insbesondere der linken Hemisphäre. Diese Ebene entsteht im Kindesalter bis ins Erwachsenenalter hinein, und zwar parallel zur Entwicklung der oberen limbischen Ebene. Sie umfasst zum einen den präfrontalen Kortex als Sitz von Verstand und Intelligenz. Ebenso gehören zu dieser Ebene die Sprachzentren (Wenicke- und Broca-Areal). Die kognitiv-kommunikative Ebene ist am weitesten von der Persönlichkeit und von der Handlungssteuerung entfernt und hat deshalb keinen direkten Einfluss auf sie.

2.1.2 Neurotransmitter und Neuropeptide

Appetenz und Aversion entstehen dadurch, dass positive und negative Gefühle mit der Ausschüttung bestimmter Substanzen im Gehirn verbunden sind. Sie bilden bei allen Motivationszuständen die gemeinsame physiologische Endstrecke. Bei Gefühlen der Zufriedenheit, der Freude bis hin zu Euphorie und Ekstase geht es um die Ausschüttung des Neurotransmitters **Serotonin** und bestimmter Neuropeptide wie **Endorphine**, **Enkephaline** und **Endocannabinoide**, **Neuropeptid Y**, **vasoaktives intestinales Peptid** (VIP) und **Oxytocin**. Sie rufen unterschiedliche Arten und Stufen von Wohlbefinden hervor. Serotonin wirkt über bestimmte Rezeptoren beruhigend, angstmindernd sowie aggressionshemmend. Das vasoaktive intestinale Peptid fördert Vermeidungslernen und hemmt angstmotiviertes Verhalten. Oxytocin wirkt als »Bindungshormon« zwischen Mutter und Säugling, spielt aber auch in der Paarbeziehung Erwachsener eine große Rolle, evtl. über seine enge Kopplung mit den endogenen Opiaten. Es gibt also nicht das eine »Glückshormon«, vielmehr sind ganz unterschiedliche chemische Substanzen am Zustand der Zufriedenheit, des Glücks, der Freude und der Lust beteiligt.

In entsprechender Weise gibt es Stoffe, die negative Gefühlszustände bewirken. Hierzu gehört v. a. **Substanz P**. Dieser Stoff vermittelt Schmerzsignale (»P« für »pain«, eng. Schmerz), erhöht allgemein die Erregung und Aggressivität und das männliche Sexualverhalten. **Arginin-Vasopressin** reguliert den Blutdruck und steigert bei Männern ebenso wie Substanz P das sexuelle Appetenzverhalten und die Aggression. **Cholezystokinin** kann Panikattacken auslösen, **Corticotropin-Releasing-Hormon** löst über die Produktion von **Cortisol** Stressgefühle und -reaktionen aus. Hinzu kommt die generelle Wirkung von **Noradrenalin** im Zusammenhang mit Stress, Furcht, Angst, der Erhöhung der generellen Aufmerksamkeit und des Bedrohungsgefühls und bei der Konsolidierung negativ-aversiver Gedächtnisinhalte.

Eine besondere Rolle für die Motivation spielt der Neurotransmitter **Dopamin**. Dopamin wird im ventralen tegmentalen Areal und in der Substantia nigra produziert und im Nucleus accumbens und an anderen Hirnorten ausgeschüttet, wenn Menschen eine Belohnung erwarten, oder wenn Objekte oder Ereignisse wahrgenommen werden, die an eine Belohnungssituation erinnern. Nach gegenwärtiger Erkenntnis zeigt die dopaminvermittelte Aktivität im mesolimbische System den **Belohnungswert** sowie die **Belohnungs- bzw. Risikowahrscheinlichkeit** eines Ereignisses oder einer Handlung an. Ebenso registrieren diese Dopaminneurone das Eintreten und die Art der Belohnung und bilden damit das **Belohnungsgedächtnis**. Dabei wird das erfolgreiche Vermeiden von Unlust und Schmerz auch als Belohnung empfunden wird. Ähnlich wirkende Neurone registrieren das Eintreffen von Strafe, Unlust und Schmerz.

2.1.3 Entstehung von Motiven

Das Grundprinzip der Entstehung von Motiven besteht also darin, dass bestimmte Ereignisse in der Umwelt oder im eigenen Körper bewusst oder unbewusst von Zentren des limbischen Systems registriert und dann über den Prozess der emotionalen Konditionierung mit der Ausschüttung der o. g. lust- oder unlusterregenden Substanzen fest verbunden (»assoziiert«) werden. Sie werden damit positiv oder negativ besetzt und bilden das **emotionale Erfahrungsgedächtnis**. Sobald wir dieselben oder ähnliche Ereignisse wahrnehmen, erinnern oder vorstellen, werden die entsprechenden positiven oder negativen Gefühle und Assoziationen aufgerufen und führen dann zu Appetenz- oder zu Aversionsverhalten. Es ist aber nicht das Erleben von Lust und Unlust bzw. die Vermeidung von Unlust, sondern vielmehr die **Vorstellung** bzw. **Erwartung** von Lustzuständen und Unlustvermeidung bzw. -beendigung und dem daraus resultierenden **Streben** danach, das zur Grundlage der Motivation wird, und zwar gleichgültig, ob es um die Befriedigung körperlicher, individualpsychischer oder psychosozialer Wünsche und Ziele geht.

In der Psychologie wird häufig zwischen extrinsischer und intrinsischer Motivation unterschieden. Aus neurobiologischer Sicht ist eine solche Unterscheidung nicht gerechtfertigt, denn eine Person kann – gleichgültig durch welche Anreize – nur motiviert werden, wenn bestimmte psychisch-emotionale **Dispositionen** in der Persönlichkeit vorhanden sind. D. h. niemand kann durch die Aussicht auf Geld oder Macht motiviert werden, wenn nicht seine Persönlichkeitsstruktur auf derartige Anreize hin ausgelegt ist. »Extrinsische«

Motive sind in der Regel solche Motive, die nicht mit Antrieben auf der unteren und mittleren limbischen Ebene, also dem Kern der Persönlichkeit, korrespondieren. Diese wiederum sind die eigentliche Grundlage der »intrinsischen« Motivation. Deshalb haben »extrinsische« Motive eine geringere und kürzere Wirkung als intrinsische.

> **Motive können individuell-egoistisch oder sozial sein und sich auf bewusster oder unbewusster Ebene entweder verstärken oder gegenseitig hemmen.**

Unbewusste individuell-egoistische Motive entstehen auf der unteren und mittleren limbischen Ebene, bewusste und überwiegend sozial vermittelte Motive dagegen auf der oberen limbischen Ebene. Eine bestimmte Motivlage wird dann als besonders dominant erlebt, wenn unbewusste und bewusste Motive in dieselbe Richtung weisen, wenn z. B. individuell-egoistische Antriebe auch sozial verträglich sind: der unbewusste Drang nach »Größe« als Folge von Minderwertigkeitsgefühlen einerseits und ein gesellschaftlich akzeptierter Leistungswille und ein entsprechendes Dominanzstreben im Berufsleben andererseits.

> **Das Übereinstimmen unbewusster und bewusster Motive ist die wichtigste Grundlage von Zufriedenheit.**

Starke psychische Konflikte hingegen sind das Ergebnis des Gegeneinanders unbewusster und bewusster Motive, z. B. wenn auf unbewusster Ebene ein starker Drang nach »Größe« in Konflikt mit sozialen Regeln und Erwartungen gerät. Solche Konflikte sind häufig nicht bewusst, äußern sich aber in inkonsequentem Handeln, Unzufriedenheit und psychischen Störungen bis hin zu antisozialem Verhalten und Selbstverletzung.

Alle Motive beruhen auf teils angeborenen, teils durch Konditionierung erworbenen emotionalen Zuständen. Hingegen gibt es **keine** rein rationalen Motive. Damit bestimmte Gehirnzustände uns motivieren, müssen sie mit Inhalten des emotionalen Erfahrungsgedächtnisses verbunden sein. Entsprechend wirkungslos bleibt der Appell an die Einsicht, wenn er nicht beim Adressaten bewusst oder unbewusst bestimmte Belohnungs- bzw. Straferwartungen hervorruft.

2.1.4 Verhaltensänderung

Die Veränderbarkeit eines Menschen ist an die Änderung seiner Motivationslage gebunden, die wiederum an die Dynamik der Veränderbarkeit der unterschiedlichen Ebenen des limbischen Systems gebunden ist. Die untere Ebene der biologisch-physiologischen Bedürfnisse und des Temperaments kann nicht oder nur schwer verändert werden, die mittlere Ebene der emotionalen Konditionierung nur durch tief greifende individuell-emotionale Einwirkungen, die obere limbische Ebene durch positive oder negative soziale Erfahrungen. Der Grad der Veränderbarkeit steht damit in einem umgekehrten Verhältnis zur Handlungsrelevanz, die bei der unteren limbischen Ebene am größten, bei der oberen am geringsten ist. Die kognitiv-kommunikative Ebene ist besonders leicht veränderbar, hat aber keine eigenständige Handlungsrelevanz, sondern nur in Verbindung mit den drei anderen Ebenen.

Mittel zur Veränderung sind Bestrafung, Strafandrohung, Belohnungsentzug und Belohnung.

Bestrafung ist die am wenigsten geeignete Form der Verhaltenbeeinflussung. Erstens erreicht man durch Bestrafung fast nie eine vollständige Unterdrückung der unerwünschten Verhaltensweise; zweitens wirkt die Beendigung von Strafe als starke Verstärkung, und drittens erregt Bestrafung negative Gefühle beim Bestraften, insbesondere das Gefühl, ungerecht behandelt zu werden, woraus sich meist das Bedürfnis nach Rache ergibt. Die Folgen von Bestrafung sind also unkreativ und weitgehend unkontrollierbar.

Strafandrohung induziert Vermeidungslernen, auch negative Konditionierung genannt, die schnell und stark motivierend ist. Allerdings hat auch dieses Mittel Nachteile, denn hier geht es meist um das Vermeiden bestimmter Situationen und nicht um Verhaltensweisen, die dem Betroffenen positiv erscheinen – es wird ihm eine bestimmte Verhaltensweise aufgezwungen. Auch ändert sich das Verhalten nur so, dass die Strafe gerade vermieden oder der unangenehme Zustand beendet wurde.

Belohnung und **Belohnungsentzug** sind die besten Mittel zur Verhaltensänderung. Aber auch diese Mittel sind in ihrer Anwendung und Auswirkung komplex.

1. Die Art der Belohnung bzw. des Belohnungsentzugs muss an die individuelle Motivstruktur der Person angepasst sein, deren Verhalten man ändern will. D. h. was für den einen eine Belohnung darstellt, ist es für den anderen noch lange nicht. Die Motivstruktur einer Person ergibt sich im Wesentlichen aus den psychischen Verhältnissen auf der unteren und mittleren limbischen Ebene.
2. Die Belohnungsstrategie ist entscheidend. Belohnt man immer dann, wenn der Mitarbeiter das gewünschte Verhalten zeigt, so erfolgt die Verhaltensänderung anfangs sehr schnell, aber nach kurzer Zeit sinkt die Verhaltensbereitschaft deutlich ab, weil sich der Wert der Belohnung schnell abnutzt. Dies ergibt sich vornehmlich aus der schnellen Habituation des mesolimbischen Systems. Deshalb muss man schließlich zu unregelmäßiger Belohnung übergehen.
3. Eine Belohnung wirkt umso stärker, je mehr man sich für sie anstrengen musste. Das Gehirn stellt seine Belohnungserwartung ziemlich genau nach dem zu leistenden Aufwand ein und überprüft dann, ob die Belohnung auch wirklich »gerecht« war. Entsprechend wirkt eine Belohnung für etwas, bei dem man sich gar nicht angestrengt hat, eher kontraproduktiv.
4. Die Aussicht auf Belohnung muss realistisch sein, und ihre Realisierung muss als zeitnah verkündet werden. Die Motivationskraft einer für die fernere Zukunft in Aussicht gestellten Belohnung ist gering, auch wenn die in Aussicht gestellte Belohnung hoch ist.
5. Das Festhalten am Gewohnten, das Weitermachen trägt eine starke Belohnung in sich. Das Gehirn trachtet immer danach, Dinge zu automatisieren und Gewohnheiten auszubilden, und besetzt dies mit deutlichen Lustgefühlen. Geringe Belohnungsaussichten sind deshalb nicht in der Lage, das Verhalten von Personen zu ändern. Eine Verhaltensänderung tritt entsprechend nur dann ein, wenn sie eine wesentlich stärkere Belohnung verspricht, als es das Festhalten am Gewohnten liefert.

2.2 Motivationstheorien

Bernd H. Mühlbauer, Erika Regnet

Was Menschen dazu bewegt, Arbeitgeber oder Unternehmer, Manager, Dienstleister oder Arbeitnehmer zu werden und die damit verbundenen Rollen und Positionen mehr oder weniger motiviert auszufüllen, lässt sich nach Ansicht von Verhaltenstheoretikern retrospektiv aus dem Verhalten ableiten. Beginnen wir, uns mit den einzelnen Facetten aus den persönlichen und den situativen Einflussfaktoren sowie den Diskrepanzen zwischen Person und Situation näher zu beschäftigen (◘ Abb. 2.2). Weil solche Einflussfaktoren als Gründe und Annahmen vielfach ihren Ausgangspunkt für Motivationstheorien bilden, sollen sie im Folgenden jeweils kurz anhand ihrer wesentlichen Aussagen und Autoren vorgestellt werden, die abgeleitet aus allgemeinen Motivationstheorien (◘ Tab. 2.1) in die personalpolitischen Diskussion Eingang gefunden haben. Dabei werden wir uns auf zentrale Verbindungen zwischen den Einflussfaktoren und später der Beziehung zur Leistung beziehen.

Instinkte, Triebe oder Metaphysik?

Während der **Behaviorismus** den Menschen zur »black box« erklärt hatte und Verhaltensvariationen (Reaktion) von Menschen in gleichen (Versuchs)situationen durch unterschiedliche Stimulationen (Reize) auszutesten suchte, zeigt die ◘ Abb. 2.2, dass nunmehr die psychologischen und sozialpsychologischen Faktoren innerhalb des Menschen von besonderer Bedeutung sind. Rein physiologische Voraussetzungen wie Rezeptoren (z. B. Augen, Haut, Nase, Ohr) ermöglichen es, überhaupt Reize aus der Umwelt wahrzunehmen. Ist eine Handlung die Reaktion auf Reize, müssen Verhaltensweisen durch Mimik oder Gestik ausgedrückt werden können. Reaktionen benötigen Effektoren, mit deren Hilfe sich die Reaktion ableiten lässt. Dass der Schluss zwischen **Reiz und Reaktion** selbst in gleichen Situationen von unterschiedlichen Menschen sowohl verschieden als auch gleich sein kann, und dass eine Variation der Situation nicht notwendig unterschiedliches Handeln auslösen muss, ist eine der grundsätzlichen Annahmen, mit denen sich Wissenschaftler unter Zuhilfenahme der Erkenntnisse aus den Disziplinen Medizin, Psychologie,

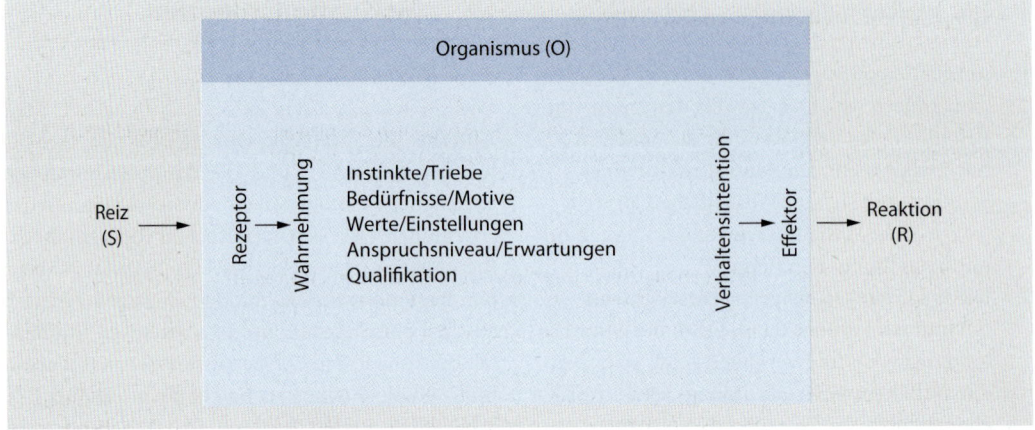

◘ Abb. 2.2 Teilaspekte zur Erklärung menschlichen Verhaltens. (Mod. nach Staehle, 1999)

Betriebswirtschaftslehre, Soziologie und Sozialpsychologie differenziert auseinandergesetzt haben.

Gerade Unternehmer und Führungskräfte haben ein großes Interesse daran, das Verhalten von Menschen in Organisationen auf die arbeitsbezogene **Leistung** zu beurteilen und die Gründe **für Verhaltensdifferenzen** und -variationen zu erkennen. Würden sich hier geradezu gesetzmäßige Zusammenhänge erkennen lassen, wäre es für Unternehmer und Führungskräfte einfach, Mitarbeiter in bestimmter Weise zum Handeln zu bewegen und damit zu hoher oder gehaltvoller Leistung zu bringen oder im negativen Fall jegliche Motivierung zu unterlassen, weil eine genetische Disposition eine solche Einflussnahme erfolglos werden ließe. Dies erklärt auch das große Interesse an einer **anwendungsorientierten Forschung** zu diesem Themenfeld.

▪▪ Motive, Motivation, Inhalts- und Prozesstheorien

Wird nach Einflussfaktoren für das Verhalten von Menschen gesucht, dann können analytisch einzelne Faktoren und Teilaspekte oder ganzheitlich z. B. die Persönlichkeit in ihrer Wirkung auf das Verhalten untersucht werden.

Motive stellen ein theoretisches Konstrukt dar und bezeichnen Beweggründe, Antriebe, Drang, Ursachen, Zwecke und Bestimmungsgründe im Hinblick auf grundsätzlich zielgerichtetes menschliches Verhalten. Sie sind zeitlich relativ konstante, charakteristische Dispositionen eines Menschen (von Rosenstiel, 2003; ▶ Abschn. 2.1): »Ein in der Person angenommenes Motiv wird also dazu verwendet, zu erklären, wieso bei einem Menschen in einer spezifischen Situation besonders oft ein bestimmtes Verhalten auftritt oder warum dieses Verhalten bei ihm häufiger als bei anderen Personen anzutreffen ist«. Motive sind der Fremd- und Selbstbeobachtung nur partiell zugänglich.

Durch bestimmte **äußere Bedingungen** (= **Anreize**, wie Werbung oder Essensduft) oder einen **erlebten Mangel** (z. B. Durst, Müdigkeit) werden die Motive aktiviert. Die Gesamtheit der Motive in ihrer individuellen Ausprägung macht die **Motivstruktur** eines Menschen aus.

Unter **Motivation** versteht man die Wechselwirkung von Anreiz in der konkreten Situation und den Motiven eines Menschen. Zumeist ist nicht ein einzelnes Motiv aktiviert. Vielmehr ergibt sich die Motivation aus dem Zusammenspiel aller angeregten Motive. Die Motivation erklärt somit menschliches Verhalten hinsichtlich seiner Richtung (»Was tue ich?«), Dauer (»Wie lange hält mein Verhalten an?«) und Intensität (»Mit wie viel Energie?«).

> **Die Frage nach der Motivation ist die Frage nach dem »Warum« des menschlichen Verhaltens und Erlebens.**

Motivation dient zur Erklärung von Verhalten. »Dabei wird allerdings vorausgesetzt, dass dieses Verhalten aktiv vom Menschen ausgeht«. Und: Das Verhalten anderer Menschen kann man beobach-

◻ Tab. 2.1 Allgemeine Motivationstheorien. (Mod. aus GEO-Themenlexikon 2007, Bd. 13)

Theorie	Motivationsdefinitionen	Wichtigste Vertreter
Psychoanalytische Triebtheorien (ca. 1900–1920)	Motive speisen sich aus inneren, biologischen Energiequellen, den Trieben. Kulturelle Einflüsse verändern Motive und verschieben ursprüngliche Impulse. Sexuelle Ziele z. B. werden umgelenkt in Arbeit, v. a. wissenschaftliches oder künstlerisches Schaffen.	Sigmund Freud
Gestaltpsychologische Feldtheorie (1920–1940)	Innere Impulse und die aktuellen äußeren Anforderungen einer Situation strukturieren das Handlungsfeld. Hauptmotiv allen Handelns ist, Spannungen zwischen innen und außen abzubauen.	Kurt Lewin
Psycho-physiologische Aktivitätstheorien (ca. 1930–1950)	Der Organismus ist ständig aus sich heraus tätig, um ein gewisses Aktivitätsniveau aufrechtzuerhalten und sein inneres, biologisches Gleichgewicht zu bewahren.	Donald B. Lindsley, Donald O Hebb
Behavioristische Anreiztheorien (ca. 1930–1950)	Handlungsziele, Anreize werden durch Konditionierung gelernt. Ursprünglich ungerichtetes, motivloses Verhalten passt sich allmählich durch Lernen auslösender Reize und Verhaltensfolgen an die Umwelt an. Persönlich gesetzte Motive gibt es nicht.	Clark L. Hull
Biologische Instinkttheorien (ca. 1940–1960)	Motive sind genetisch festgelegte, innere Impulse, die auf direkte Verhaltensäußerung und unmittelbare Bedürfnisbefriedigung drängen. Das Verhalten folgt einem festen biologischen Programm, sobald der Organismus entsprechend gereizt wird.	Konrad Lorenz, Nikolaas Tinbergen
Humanistische Psychologie (ca. 1940–1960)	Es gibt eine Hierarchie von physiologischen und sozialen Motiven. Sind die biologischen erfüllt, verfolgt die Person höhere, selbst gesetzte Ziele (z. B. Gemeinschaft, Sinn), die in der Kultur allgemein hoch bewertet werden.	Abraham Maslow, Carl Rogers
Attributionstheorie (ca. 1940–2000)	Strukturierung von Ereignissen durch Ursachenzuschreibung internaler (innen) oder externaler (außen) Begründung; weitere Attribuierungskategorien sind stabil/instabil (Kompetenzstreben) und kontrollierbar/nichtkontrollierbar (Folgenabschätzung)	William McDougall, Steven Reiss
Erfahrungs-Erwartungs-Theorien (ca. 1950–1970)	Motive entstehen aufgrund von positiven Reaktionen anderer Personen (z. B. Lob, Anerkennung) nach bestimmten Handlungen. So werden Bedürfnisse nach Macht, Leistung oder Gemeinschaft geweckt.	David McClelland
Leistungs-Erwartungs-Theorien (ca. 1960–1980)	Motive sind geistige Vorwegnahmen von Handlungszielen und -alternativen. Die Person wägt ab, welches Ziel positive Folgen verspricht und aufgrund eigener Fähigkeiten gut erreichbar ist.	James W. Atkinson, Heinz Heckhausen
Interaktionistische Theorien (ca. 1970–1990)	Motive wandeln sich durch Wechselwirkungen zwischen Personen und Umwelt. Impulse können sich gruppendynamisch und situationsabhängig abschwächen und verstärken. Aggressionen z. B. steigern sich in Gruppen und in fremder Umgebung (z. B. im Krieg).	Philip Zimbardo
Psychologische Aktivitätstheorien (ca. 1980–2000)	Bestimmte, dauerhaft ausgeübte Tätigkeiten verschaffen positive Empfindungen (z. B. Glück, Flow) und werden dadurch selbst zum Handlungsziel. Das positive Erleben wiederherzustellen, ist bald ein neues Motiv.	Mihaly Csikszentmihalyi

ten, ihre Motive kann man nicht unmittelbar sehen. Man erklärt jedoch das beobachtbare Verhalten, indem man bestimmte Motive dafür angibt (von Rosenstiel, 2009).

Extrinsische Motivation wird an die Zielerreichung gebunden, weil durch sie die Befriedigung des Ziels erreicht wird. **Intrinsische Motivation** liegt vor, wenn bereits der Weg zum Ziel eine Befriedigung verschafft.

Beschäftigen sich Motivationstheorien vorrangig mit den angestrebten Zielen und den Auslösern für menschliches Verhalten, so werden sie als **Inhaltstheorien**, im Falle der Beschäftigung mit dem Weg zur Zielerreichung ohne eine inhaltliche Auseinandersetzung mit den Zielen zu leisten, als **Prozesstheorien** klassifiziert (von Rosenstiel, 1995).

In der Tradition einer Diskussion über die **Beweggründe** menschlichen Handelns werden grundsätzlich **angeborene und erlernte Einflussfaktoren** unterschieden. Die wissenschaftliche Diskussion rankt nicht so sehr um die Tatsache, ob es beide Einflussbereiche gibt. Vielmehr wird einerseits über das Ausmaß des Einflusses immer wieder geforscht und diskutiert, andererseits über die sog. Überlagerung ungelernter Instinkte oder Tendenzen durch erlerntes durch die Kultur überlagertes Verhalten (Lefrancois, 1994). Erste Annahmen über das menschliche Verhalten in Betrieben sind in ihren Grundzügen mit der Rezeption der Schriften von **Darwin** und **Freud** zu erkennen. Nach **Darwin** beeinflussen v. a. angeborene, genetisch bedingte Faktoren das menschliche Verhalten, das auf die Sicherung des Überlebens gerichtet ist.

Freud kommt das große Verdienst zu, zwischen **bewusst und unbewusst motiviertem Verhalten** und zwischen **Instinkt und Trieb** unterschieden zu haben. Triebe sind Kräfte, die menschliches Verhalten auf ein Ziel richten. Instinkte behandeln tierisches Verhalten. Nach seiner Auffassung liegen dem Vorbewusstsein, dem Bewusstsein und dem Unterbewusstsein, nach dem die menschliche Psyche strukturiert sein soll, drei Regulative, das Ich, das Es und das Über-Ich, zugrunde. Diese befinden sich in einem ständigen Regulationsprozess, der durch unterschiedliche Lebens- und Todestriebe stimuliert wird. Die Ergebnisse dieses Regulationsprozesses können nicht immer im Verhalten ausgelebt werden, so dass Menschen ihr Verhalten notwendig steuern, allerdings einen Teil der triebhaften Energie und deren Ausprägungen sublimieren, also auch verdrängen müssen (Storr, 1999). Der Prozess der Verdrängung ins Unbewusste spiegelt sich wegen unbewältigter Konflikte, die durch die zunehmende Verdrängung entstehen können, u. a. in unseren Träumen seltsam verschlüsselt wider und führt bei mangelhafter Bewältigung u. U. zu psychischen Schwierigkeiten (z. B. Neurosen, Abwehrhaltungen, Paranoia, Sadismus, Masochismus, Melancholie), aus denen Krankheiten oder krankhaftes Verhalten resultieren können. Diese können durch psychoanalytische Verfahren (z. B. Hypnose) zur Sprache gebracht und behandelt werden.

Weil es sich bei den Darwinschen und Freudschen Überlegungen um hypothetische Konstrukte handelt, deren Existenz retrospektiv aus dem Verhalten begründet wird, haben die Behavioristen diese Vorstellungen auch als Metaphysik – als reine Gedankenspekulation – zurückgewiesen (Staehle, 1999).

2.2.1 Inhaltstheorien

Die sog. **Inhaltstheorien der Motivation** wollen beantworten, wonach die Menschen streben, was sie antreibt (◘ Abb. 2.3; Staehle, 1999).

Prominenter Vertreter dieser Richtung ist Maslow. In dem von ihm postulierten bedürfnistheoretischen Ansatz wird das Motivspektrum ausgehend vom Menschen selbst diskutiert.

Bedürfnispyramide nach Maslow Maslow (1954) formuliert eine konstante und situationsinvariante Ausstattung mit Bedürfnissen. In seinem Modell differenziert Maslow 5 Bedürfnisklassen, wobei 4 Klassen Defizitmotive und eine Klasse Wachstumsmotive umfassen; diese ordnet er in 5 Stufen an:
1. **Physiologische Motive:** Körperliche Bedürfnisse wie Ernährung oder Schlaf.

Relevanter für den betrieblichen Kontext dürften die weiteren Motivgruppen sein.
2. **Sicherheitsmotive:** Mit Sicherheitsargumenten, konkret der Sicherheit des Arbeitsplatzes, werben (zumindest bisher) viele Großunter-

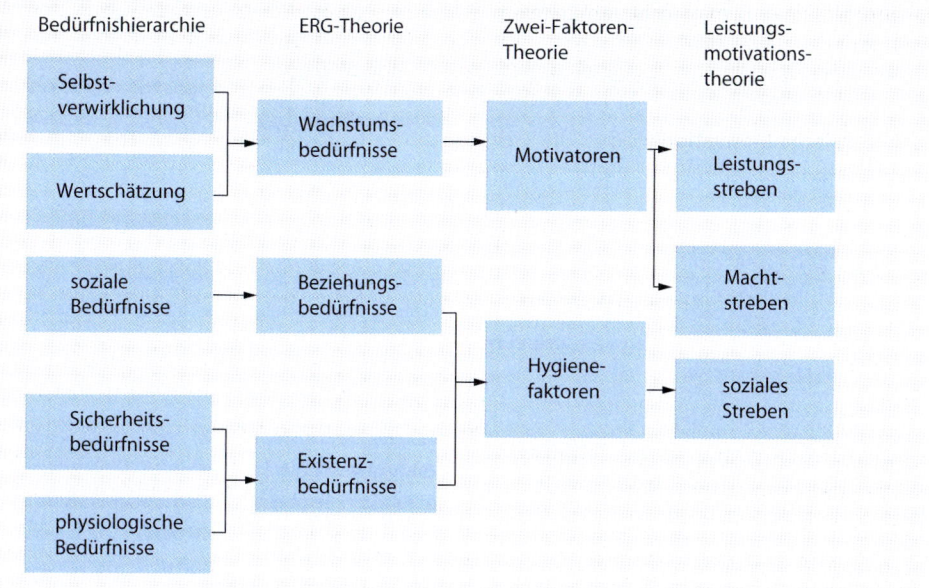

Abb. 2.3 Vergleich der Inhaltstheorien. (Mod. nach Staehle, 1999)

nehmen ebenso wie der öffentliche Dienst. Auch Angebote zur betrieblichen Altersversorgung oder Lohnfortzahlung im Krankheitsfalle etc. erfüllen Sicherheitsbedürfnisse der Menschen.
3. **Soziale Motive:** Diese kennzeichnen die Kontaktbedürfnisse in der Arbeitssituation. Menschen benötigen Kontakt mit anderen, und ein wichtiger Teil ist hierbei auch die Arbeitswelt. Man möchte sich zugehörig fühlen und in einem angenehmen Betriebsklima arbeiten (s. u.). Man will als Mensch und nicht nur als Kostenfaktor gesehen werden.
4. **Ich-Motive:** Sie kennzeichnen den Wunsch nach Anerkennung, Achtung und Wertschätzung. Hier kann man an Lob und Auszeichnungen für die geleistete Arbeit denken. Des Weiteren fallen Statusfaktoren – wie der besondere Titel, Befugnisse oder Vorrechte – in diese Kategorie.

Bei den bisher genannten Bedürfnissen handelt es sich nach Maslow um Defizitbedürfnisse, die in bestimmtem Umfang immer wieder virulent werden und erfüllt sein wollen. Geld, Sicherheit, Anerkennung/Geltung – also die von Maslow bezeichneten Defizitmotive – sind typische Beispiele für **extrinsische Arbeitsmotive**, die durch die Folgen der Arbeit befriedigt werden können.

5. **Selbstverwirklichung als Wachstumsbedürfnis und letzte Stufe:** Sie tritt erst dann auf, wenn die anderen Bedürfnisse erfüllt sind und entspricht der **intrinsischen Motivation**, da die Arbeitstätigkeit selbst motiviert und Befriedigung bietet. Jemand, der Angst um seinen Arbeitsplatz hat, jemand, der sich von den Kollegen abgelehnt und gemobbt fühlt, jemand, der nie ein lobendes Wort hört, wird sich kaum über die Sinnhaftigkeit seiner jeweiligen Aufgaben und seine Weiterentwicklung Gedanken machen. Bei der Selbstverwirklichung geht es darum, dass die Tätigkeit selbst Spaß macht, fordernd, aber nicht überfordernd ist, Chance zur eigenen Weiterentwicklung und zum – beruflichen wie persönlichen – inhaltlichen Wachstum bietet.

Nach Maslows Vorstellung müssen soziale Bedürfnisse auf den unteren Ebenen nur zu 50% erfüllt sein, damit ein Bedürfnis auf der nächsten Ebene dominant werden kann (**Satisfaktions-Progressions-Hypothese**). Unbefriedigte Bedürfnisse wollen demnach befriedigt werden und treiben Menschen so lange an, bis sie weitgehend gestillt sind. Danach motivieren sie dann nicht mehr. Wenn eine Bedürfnisbefriedigung auf der nächst höheren Ebene nicht gelingt, fällt die Person auf die nächst niedrigere Ebene zurück (**Frustrations-Regressions-Hypothese**). Die Wachstumsbedürfnisse stellen den Gipfeln der Pyramide und damit prinzipiell grenzenlose Motive nach Selbstverwirklichung und personaler Entfaltung dar (Steinmann, 2005).

Natürlich kann das Modell von Maslow, bei aller Plausibilität, nicht alle Motivationsphänomene erklären. Ein eindeutiger empirischer Beweis fehlt bis heute. Insbesondere der von Maslow postulierte starre stufenweise Aufbau ließ sich nicht als Regel bestätigen. Maslow verweist jedoch selbst darauf, dass im Einzelfall auch eine Modifikation im Spiegel der Gesamtpersönlichkeit und des sozialen Umfeldes möglich ist (Steinmann, 2005). So gibt es durchaus Menschen, die Sicherheitsmotive zurückstellen, um höherwertige Ziele zu erreichen, z. B. Künstler oder Revolutionäre. Zudem hat Maslow darauf hingewiesen, dass zumeist mehrere Motive gleichzeitig auf den Menschen einwirken. Des Weiteren ist davon auszugehen, dass die Motive nicht statisch sind, sondern sich z. B. in Abhängigkeit vom Lebensalter (Regnet, 2004) und der persönlichen Lebenssituation verändern. Deutlich wird dies z. B. beim Thema Gesundheit: so lange man jung und gesund ist, gilt dies als wenig bemerkenswert. Wenn man jeden Tag mit Schmerzen aufwacht, ist Gesundheit nicht mehr selbstverständlich.

ERG-Theorie nach Alderfer

Alderfer nahm die weitergehenden Überlegungen von Maslow auf und entwickelte seinerseits eine sog. **ERG-Theorie**, nach der **Existenzbedürfnisse** (Existence) von **Sozialbedürfnissen** (Relatedness) und **Wachstumsbedürfnissen** (Growth) in Form dreier Klassen unterschieden werden sollen. Durch die Annahme einer weitgehenden oder teilweisen Befriedigung von Bedürfnissen auf den unteren Ebenen sowie in Bezug auf die Reifung eines Menschen entwickelt sich die Bedürfnispyramide zu einem Gebirge aus sich überlagernden Hügeln. Bereits befriedigte Bedürfnisse wirken bei Alderfer im Unterschied zu Maslow noch motivierend. Menschen reagieren somit unterschiedlich auf Bedürfnisbefriedigung und Nichtbefriedigung, so dass das Modell von Alderfer gegenüber der Maslow-Bedürfnispyramide als offener eingestuft wird (Staehle, 1999).

Zwei-Faktoren-Theorie von Herzberg

Aufgrund von Interviews mit Arbeitern und Angestellten in amerikanischen Firmen gelangte Herzberg mit seinen Mitarbeitern zu einer wirklich neuen Erkenntnis. Für Herzberg stand die Frage nach den Motiven im Vordergrund, die von Mitarbeitern als befriedigend oder unbefriedigend empfunden werden. Dabei stellte er fest, dass die Interviewten ganz unterschiedliche Faktoren nannten, die zu starker Unzufriedenheit oder zu großer Zufriedenheit führten. Für Herzberg konnten demnach **Hygienefaktoren** (wie Unternehmenspolitik, Personalführung, Entlohnung, Arbeitsbedingungen) und **Motivatoren** (wie Leistung, Anerkennung, interessante Arbeitsinhalte, Verantwortung, Aufstieg) unterschieden werden (Staehle, 1999; Herzberg 1968; ◘ Abb. 2.4).

Hygienefaktoren und deren Befriedigung sorgen nach Herzberg für eine Zunahme oder einen Abbau von Unzufriedenheit, nicht aber für eine Variation von Zufriedenheit. Für die **Zu- und Abnahme von Zufriedenheit** waren die sog. **Motivatoren** verantwortlich. Damit wird das klassische Zufriedenheitskonzept mit dem Kontinuum zwischen Arbeitszufriedenheit und Arbeitsunzufriedenheit verlassen: »Das Gegenteil von Unzufriedenheit sei nicht Zufriedenheit, sondern Fehlen von Unzufriedenheit (analog: Keimfreies Wasser verhindert Krankheiten, macht aber nicht gesund).« (Staehle, 1999).

Die Ergebnisse von Herzberg können wie folgt zusammengefasst werden:
— Entlohnung führt bei den meisten Menschen nur kurzfristig, aber nicht dauerhaft zu einer höheren Zufriedenheit, weshalb die Entlohnung zu den Hygienefaktoren gehört.
— Als unzureichend oder ungerecht erlebte Bezahlung führt zu Unzufriedenheit.
— Nur die Motivatoren erzeugen letztlich Motivationswirkung.
— Hygienefaktoren erklären sich aus dem Antrieb heraus, die Last der Arbeit zu verringern. Bessere Arbeitsumstände führen somit nicht

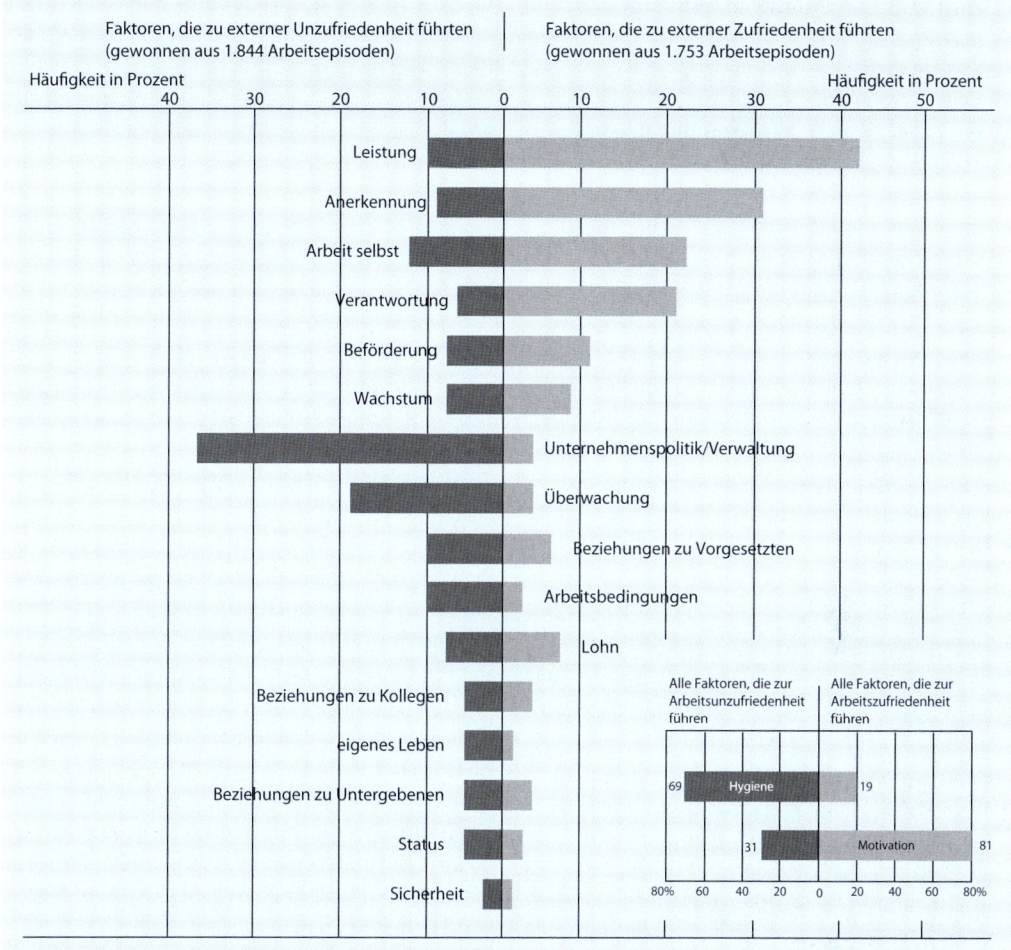

☐ Abb. 2.4 Einflussfaktoren und Arbeitseinstellungen (Ergebnis von 12 Untersuchungen). (Mod. nach Herzberg, 1968)

zu einer größeren Zufriedenheit, sondern eher zu einer geringeren Unzufriedenheit.

Parallelen zu Maslow sind dann zu erkennen, wenn konstatiert wird, dass eine hohe Zufriedenheit nur auf der Basis gesicherter Hygienefaktoren entstehen kann. Allerdings war Maslow der Auffassung, dass jedes Bedürfnis eine Motivation auslösen kann. Es bleibt allein Herzbergs Verdienst, dass er auf die **bedeutende Kraft intrinsischer Motivation** hingewiesen hat und die bis dahin vertretene Ansicht, man könne v. a. mit externen Anreizen Zufriedenheit erreichen, grundlegend revidierte.

Leistungsmotivationstheorie von McClelland/Atkinson

Die meist von Menschen erlernten Bedürfnisse leiten nach McClelland/Atkinson als Grundmotive die menschliche Motivation. Sie setzen sich dabei mit dem **Leistungsstreben** als ein menschliches Grundmotiv im Unterschied zum **sozialen Streben und zum Machtstreben** genauer auseinander (Staehle, 1999). Für das Leistungsstreben sind typische Verhaltensweisen und Persönlichkeitszüge von Bedeutung, die bei besonders leistungsmotivierten Menschen ihren Ausdruck finden in:

- dem Eingehen eines gut kalkulierten Risikos und einer Übernahme persönlicher Verantwortung,
- einer Bevorzugung mittelschwerer Aufgaben, die einen gewissen Neuigkeitsgehalt aufweisen und persönliche Initiative und Kreativität verlangen,
- einer Konzentration auf die Aufgabe oder die Arbeit selbst,
- einer Bevorzugung von Arbeitssituationen, in denen sie selbstständig und eigenverantwortlich arbeiten und ebenso entscheiden können,
- einem unmittelbaren Feedback, das sie benötigen, um häufige eigene und fremde Beurteilungen der Arbeitsergebnisse zu erhalten sowie
- einer hohen Befriedigung, die sie aus der Arbeit selbst beziehen, also intrinsische Motivation.

Die Stärke der Leistungsmotivation ist das Ergebnis ihres Anspruchsniveaus, das aus der vergangenheitsbezogenen Erfolgs- oder Misserfolgserfahrung resultiert und das damit zwischen den Menschen variiert.

> Erfolgsmotivierte sind durch die Hoffnung auf Erfolg, Misserfolgsmotivierte durch die Furcht vor Misserfolg motiviert.

Die Erfolgsmotivierten wählen vorrangig mittelschwere Aufgaben, die Misserfolgsmotivierten wählen entweder sehr leichte oder sehr schwere Aufgaben und sind v. a. durch ihr unterschiedliches Anspruchsniveau von den ersten zu unterscheiden. Menschen als Mitarbeiter müssen wir uns in der Theorie von McClelland/Atkinson als rationale Wesen vorstellen, die Erwartungen laufend an Eintrittswahrscheinlichkeiten und den eintretenden Ist-Ergebnissen in der Realität messen und aus der Erfahrung richtiger und falscher Ergebnisse ihr Anspruchsniveau heben oder senken.

2.2.2 Prozesstheorien

Menschen handeln nicht nur auf der Basis ihrer eigenen Bedürfnisse oder Triebe. Menschliches Handeln ist nicht nur Resultat eigener Bedürfnisse und Triebe oder ihrer spezifischen Lebenswelt. Sie finden ihre eigene Umwelt nicht nur vor, sondern können sie selbst aktiv gestalten. Bedingungsfaktoren, sog. Anreize, und deren Wertigkeit, Valenz, Bedeutung oder deren Aufforderungscharakter aus der materiellen und gesellschaftlichen Umwelt wurden deshalb in die Überlegungen zur Motivation einbezogen. Der Grundgedanke solcher anreiztheoretischer Überlegungen ist ein hedonistischer: Menschen versuchen, Lust zu maximieren und Unlust zu vermeiden. Damit werden solche Anreize bevorzugt, die einen hohen Belohnungswert versprechen und solche vermieden, die Unlusterfahrungen erwarten lassen (Neuberger, 1980; ▶ Abschn. 2.1).

Handlungsmodell als Grundlage der Prozesstheorien

In den Prozesstheorien der Motivation wird neben dem Anreiz, dem Motivinhalt, auch der Ablauf der Handlung betrachtet (◘ Abb. 2.5).

Um die Handlung durchzuführen, benötigt die Person jedoch nicht nur ihre Verhaltensbereitschaft (d. h. Motivation), hinzukommen muss ihr Zutrauen, aufgrund eigener Fähigkeiten das Verhalten auch wirklich ausführen zu können. Bandura (1997) spricht in diesem Zusammenhang von »self-efficacy« (Selbstwirksamkeitserwartung). Natürlich ist das Zutrauen nur die eine Seite, die tatsächliche Handlungskompetenz ist unverzichtbar. Hierbei kann man an eine multiplikative Verknüpfung denken: Mangelnde Kompetenz(erwartung) oder fehlende Erfahrung kann bis zu einem gewissen Grad durch besonderen Einsatz wettgemacht werden.

Umgekehrt kann jemand, der über hohe Kompetenz und Routine verfügt, auch bei geringer Motivation und unterdurchschnittlichem Einsatz noch gute Ergebnisse erzielen. Dies wäre der hochbegabte, aber faule Student.

Jedoch dürfen weder Kompetenz noch Motivation zu gering oder gar »null« werden: Ein hochmotivierter und selbstbewusster, aber unfähiger Mitarbeiter kann Schaden anrichten, und auch der exzellente Kollege mit Null-Bock-Mentalität ist für eine Abteilung wenig hilfreich.

Doch auch eine Handlung, die von einem Menschen grundsätzlich getätigt werden kann, wird

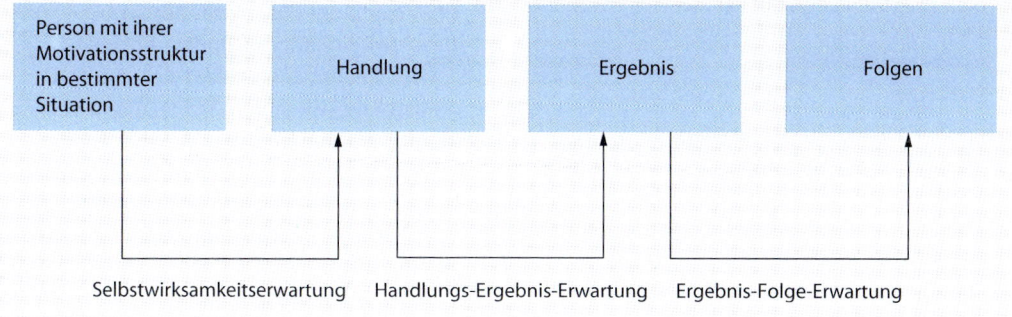

Abb. 2.5 Handlungsmodell. (Mod. nach Heckhausen, 1977)

nur dann initiiert werden, wenn sie mit einer gewissen Wahrscheinlichkeit zu einem gewünschten Ergebnis führt (**Handlungs-Ergebnis-Erwartung**). Doch nicht allein das Ergebnis ist wichtig, sondern die Erwartung, dass das Ergebnis relevante Folgen nach sich zieht (**Ergebnis-Folge-Erwartung**). Das Ergebnis einer Handlung könnte z. B. eine qualitativ besonders hochwertige Lösung sein – doch wenn Vorgesetzte, Kollegen, Patienten dies nicht zu schätzen wissen, wenn das Handlungsergebnis also keine positiven Folgen (=Konsequenzen) nach sich zieht, so dürfte das Verhalten kaum beibehalten werden.

Lerntheorie von Skinner

Nach der Lerntheorie von Skinner können Anreize für menschliches Verhalten dadurch herausgefunden werden, indem »Verstärker« eingesetzt und daraus bestimmte Folgen am Verhalten von Menschen abgelesen werden können. Skinner »interpretiert« nicht das, was sich in den Köpfen der Menschen abspielt, sondern beobachtet ausschließlich einen Zusammenhang (Kontingenz) zwischen dem stimulierten Verhalten und den Folgen (Stimulus-Response-Theorie). Während es bei den bedürfnistheoretischen Anätzen auf Erwartungen, Ziele, Absichten, Motive, Bedürfnisse, Normen usw. ankam, die als Dispositionen oder Anreize fungieren, steht für Skinner allein die stimulierende Bedeutung von generalisierenden Verhaltensverstärkern im Vordergrund. Geld wäre ein solcher Verstärker, der für viele, nicht für alle Menschen, zu erwartbar gleichem Verhalten führen könnte.

Für einen Manager wird es in der Anwendung solcher Überlegungen wichtig sein, herauszufinden, auf welche Weise verschiedene Anreize für unterschiedlich reagierende Menschen einzusetzen sind, um ein erwünschtes Verhalten zu erzeugen. Belohnungen und Bestrafungen können damit als solche extrinsischen Verstärker differenziert eingesetzt werden. Auf Sanktionen kann verzichtet werden, wenn Menschen bereits aufgrund der Identifikation mit dem Arbeitsinhalt oder einer bestimmten Grundhaltung wie Pflichtgefühl oder Ehrlichkeit, ein erwünschtes Verhalten zeigen (intrinsische Motivation).

Austauschtheorien

Anreiz-Beitrags-Theorien, Austausch- oder Gleichgewichtstheorien der extrinsischen Motivation gehen davon aus, dass Menschen Leistung erbringen, wenn ihren Beiträgen entsprechende Belohnungen oder Erträge gegenüberstehen. Das faire Tauschverhältnis zwischen Anreizen und Beiträgen – einem Marktmodell nicht unähnlich – muss deshalb von Führungskräften geschaffen werden. Die Losung: »Gibst du mir, so geb' ich dir«, wird von den Austauschtheoretikern v. a. auf indirekte Tauschbeziehungen fokussiert. Nicht das, was dem Einzelnen direkt von der Organisation gegeben wird und was er demgegenüber als seine eigene Leistung interpretiert, sondern das, was er im Vergleich zu anderen in der Organisation geben und dafür bekommen kann, bestimmt demnach die Motivation. Gerechtigkeitsüberlegungen, die entweder zu einem Gefühl der Benachteiligung bei zu geringen oder zu einem schlechten Gewissen bei zu hohen Belohnungen führen, bestimmen die Motivation.

Im Folgenden wird die bedeutungsvolle Erwartungs-Valenz-Theorie von Vroom besprochen, die den Prozess der Motivation und der Bestimmungsfaktoren für eine kognitiv bestimmte Wahl von Anreizen, Zielen, Wahrscheinlichkeiten über den Eintritt von bestimmten Zielerreichungsgraden vertieft wird.

Valenz-Instrumentalitäts-Erwartungstheorie (VIE) nach Vroom

Der eher mechanistische Gedanke der Anreiztheorie auf der Basis von Stimulus-Response-Überlegungen wird bei kognitiven Theorien weitgehend überwunden. Menschen reagieren nicht mechanisch auf entsprechende Anreize, sondern erkennen und antizipieren mögliche Folgen ihres Handelns. Von ihren Zielen, Erwartungen und subjektiven Bewertungen hängt es ab, inwiefern Menschen unterschiedliches Verhalten zeigen. Altruismus, Nächstenliebe, Liebe als selbstloses Erzeugen von Vertrauen in den Partner (Fromm, 1981) usw. sind vor diesem Hintergrund nur schwer als Belohnungs- und Bestrafungserwartung zu interpretieren.

Die VIE-Theorie von Vroom intensiviert vieles von dem, was bisher über Motivation gesagt wurde. Sie bezieht sich als »Valenzmodell« auf die Bewertung der Handlungs- oder Ereignisfolgen. Menschen zeigen ein entsprechendes (instrumentelles) Verhalten, wenn sie damit bestimmte Ziele erreichen können.

> Der Wert (Valenz) dieser Ziele gilt als Motivator für die Handlungsstimulierung.

Der Wert dieses Ziels wird im »Erwartungs-Valenz-Modell« aber in Abhängigkeit zur Erreichbarkeit dieses Ziels gesehen, weshalb nach Vroom subjektive Erwartungen und Valenzen letztlich die Motivationskraft determinieren.

> Das Verhalten wird am ehesten gezeigt, wenn das Produkt aus subjektiv erwartetem Nutzen (Valenz) × der Wahrscheinlichkeit des Handlungsergebnisses × der Erwartung der Folgen des Ergebnisses (Instrumentalität) besonders hoch ist.
>
> Die Person entscheidet sich dann – nach Abwägung von Chancen und Risiken – für die Handlungsalternative, die die größte Erfolgswahrscheinlichkeit und die subjektiv besten und wahrscheinlichsten Konsequenzen bietet bzw. zu bieten scheint.

Allerdings können solche Nutzen-Wahrscheinlichkeits-Abwägungen durchaus fehlerbehaftet sein, wie Phänome der »self-fullfilling-prophecy« zeigen. Eigene Erwartungen wirken auf das Verhalten zurück, dies gilt auch für das Menschenbild eines Vorgesetzten.

Jeder von uns kennt die Situation des Fahranfängers, der umso unsicherer wird und umso mehr Fehler macht, je mehr der erfahrene Beifahrer seine Kommentare und Angstbekundungen abgibt.

Ähnlich verhält es sich auch im Betrieb: Ein Vorgesetzter, der seinen Mitarbeitenden nichts zutraut, vermittelt ihnen das auch, wenn er sie ständig kontrolliert, keinen Freiraum lässt, bei Fehler strikt zurechtweist etc. Am Schluss sind die Mitarbeiter unselbstständig und trauen sich nicht eigenverantwortlich zu entscheiden – oder sie haben sich woanders hin beworben.

Von Rosenstiel (2009) meint hierzu: »Entsprechend gilt, dass in größerer zeitlicher Perspektive ein jedes Unternehmen und ein jeder Vorgesetzter schließlich die Mitarbeiter hat, die es bzw. er verdient.«

Anscheinend genügt es jedoch nicht, allein von Valenzen und der subjektiven Erwartung eintretender Zielerreichung, sondern auch noch von Erfolgs- und Misserfolgsmotivation als Persönlichkeitserwartung auszugehen. Aus diesem Geflecht verschiedener Elemente und Faktoren eines Motivationsprozesses ergibt sich ein Modell, das im Folgenden unter der modifizierten Nutzung eines Beispiels eingeführt werden soll (Steinmann, 2005; ◘ Abb. 2.6).

Stellen wir uns einen Menschen vor, der zwischen bestimmten Handlungsalternativen ent-

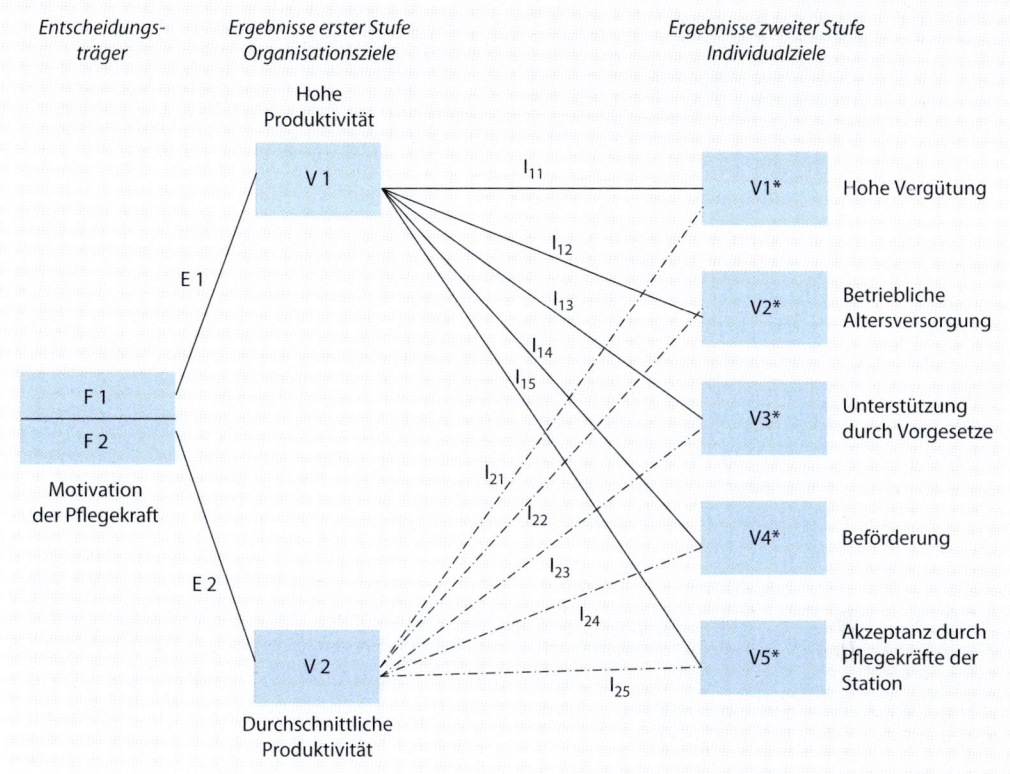

Abb. 2.6 Beispiel für das Entscheidungskalkül in der Erwartungs-Valenz-Theorie nach Vroom. Auf die mathematische Berechnung der einzelnen Variablen haben wir hier verzichtet. (Mod. nach Steinmann, 2005)

scheiden soll. Dabei soll grundsätzlich unterschieden werden zwischen:
- der Ebene der Handlungsalternativen,
- der Ebene der Organisationsziele (oder Ergebnisse erster Stufe) und
- der Ebene der Individualziele (Ergebnisse der zweiten Stufe).

Wenn Menschen nun ihre Präferenzen für die jeweilige Handlungsalternative überprüfen, dann lassen sie sich nach Meinung von Vroom von der Valenz und von der Erwartung und der subjektiven Wahrscheinlichkeit leiten, dass ein Ergebnis der ersten Stufe eintreten wird.

Ein Mitarbeiter eines Krankenhauses überlegt sich beispielsweise, ob seine Handlung F1 oder F2 zu den von der Organisation gewünschten Zuständen hoher Produktivität oder durchschnittlicher Produktivität führen würde (Ergebnis erster Stufe V1 oder V2 für die Valenz des Ergebnisses). Die Motivation des Mitarbeiters, F1 oder F2 zu wählen, hängt einerseits nun davon ab, welche Wertigkeit er der Eintrittwahrscheinlichkeit (E1 oder E2) der Ergebnisse erster Stufe (V1 oder V2) der Organisationsziele einräumt. Seine Entscheidung für die Handlung F1 oder F2 und als Beleg seiner Motivation hängt nun noch von der Instrumentalität der Ergebnisse erster Stufe (Vn) für den Eintritt der Ergebnisse auf der zweiten Stufe (Vn*) ab. Dazu müssen wir uns vorstellen, dass die Ergebnisse zweiter Stufe und die dort genannten Ziele subjektiv von dem Mitarbeiter bewertet und die Instrumentalität (I_{nm}) in der Wahrnehmung des Mitarbeiters ebenfalls berechnet werden können.

Die Handlungsmotivation des Mitarbeiters stellt sich somit unter der Annahme subjektiver Rationalität als ein multiplikativer Zusammenhang zwischen subjektiver Wahrscheinlichkeit und

Valenz dar. Noch präziser: »Die Motivation, eine Handlung F auszuführen, ergibt sich aus dem Produkt von Valenz des Handlungsergebnisses (erster Stufe) und der Höhe der kognizierten Wahrscheinlichkeit, dass Handlung F das Ergebnis (erster Stufe) tatsächlich bewirken kann« (Steinmann, 2005).

So facettenreich und gleichsam interessant die Zusammenstellung von Einflussfaktoren auf die Motivation in Abhängigkeit persönlicher und organisatorischer Ziele und der erwarteten Wahrscheinlichkeit sowie deren Instrumentalität erster und zweiter Ebene auch ist, unterstellt das Modell den rational entscheidenden und seine Alternativen mit allen Wertigkeiten kennenden Mitarbeiter. Dies setzt auch ein hohes Maß an Information voraus, wenn eine Führungskraft z. B. verschiedene Mitarbeiter in einer spezifischen Situation und die Wahrscheinlichkeit hinsichtlich des Eintretens erwünschter Handlungen bei jedem Mitarbeiter einschätzen möchte. Dafür liegen weder genügend Informationen über die Mitarbeiter und ihre Entscheidungskalküle vor, noch könnten diese Informationen im Rahmen von Entscheidungssituationen jeweils erfasst werden.

Der Mitarbeiter ist im Blickwinkel der Erwartungs-Valenz-Theorie ein purer Kopfmensch, der seine Ziele nach einer subjektiven Bewertung in einer Rangfolge bringt und sich dann entlang der gedachten Instrumentalität entsprechend zu entscheiden weiß. Möglicherweise verfügt aber ein Mitarbeiter nicht über die Qualität und die Fähigkeit dieser Rationalität, sondern ist in seiner Rationalität beschränkt. Das Modell zeigt Handlungsprioritäten oder -wünsche auf. Ob sich Mitarbeiter tatsächlich so entscheiden, d. h. ihre Handlungsmotivation tatsächlich umgesetzt wird, hängt von vielen Faktoren ab. Nicht jeder Mitarbeiter hat auch die Wahl zwischen verschiedenen Handlungen. Vielmehr wird von Mitarbeitern auf operationaler Ebene eher erwartet, dass sie bestimmte Handlungen einfach zu vollziehen haben.

Dennoch legt diese Motivationstheorie wichtige Schlussfolgerungen nahe:

- Mitarbeitern sollte die Erreichbarkeit organisatorischer und individueller Ziele und deren Zusammenhang verdeutlicht werden.
- Die Ziele der Organisation müssen auch von den Mitarbeitern hoch geschätzt werden, damit sie sich mit der erwünschten Zielerreichung identifizieren und ihre Motivation danach ausrichten können.
- Die Kenntnis der Erwartungen und der Valenzen von Mitarbeitern könnte Führungskräften grundsätzlich helfen, die Motivationslage der Mitarbeiter zu verstehen. Dazu wären z. B. spezielle Workshops durchzuführen, die der Herausarbeitung von Zielen, Werten, Instrumentalitäten und deren Wertigkeit dienen.

Zieltheorien von Locke und Porter u. Lawler

Die Arbeiten von **Locke** beschäftigen sich vorrangig mit den Ursachen von Arbeitszufriedenheit und dem Einfluss von Zielen auf das Leistungsverhalten (◘ Abb. 2.7; Landy, 1985; Staehle, 1999). Locke spricht in ähnlicher Weise von der Bedeutung von Zielen, wie wir sie zuvor diskutiert haben. Allerdings beeinflussen Ziele die Leistung, weil sie die Richtung, Intensität und Ausdauer des Verhaltens determinieren und somit Zielerreichungsstrategien anregen. Die Identifikation der Mitarbeiter mit den Zielen kann durch eine partizipative Entwicklung der Ziele und durch Geld positiv verstärkt werden. Klare Zielformulierungen und die Fähigkeiten des Mitarbeiters determinieren die Leistung, wobei das Wissen über die Ergebnisse der Bemühungen durch ein Feedback leistungssteigernden Einfluss auf Intensität, Ausdauer und Strategien der Zielverfolgung haben.

Porter u. Lawler erweitern den aufgezeigten Zusammenhang um verschiedene Modellkomponenten und untersuchen den Zusammenhang zwischen Motivation, Leistung und Zufriedenheit (Staehle, 1999). Sie nutzen dazu die Erkenntnisse der Erwartungstheorie und integrieren diese in die zentralen Bestandteile und Einflussfaktoren zwischen Anstrengung, Leistung und Zufriedenheit (◘ Abb. 2.8; Porter, 1968; Staehle, 1999).

Nach der Diskussion der vorherigen Motivationsmodelle erscheinen die Zusammenhänge im Porter-Lawler-Modell unmittelbar einsichtig. Ob sich ein Mitarbeiter im Arbeitszusammenhang anstrengt, ist abhängig von dem Ausmaß an Energie, die vom Mitarbeiter zur Aufgabenerfüllung aufgewendet wird. Die Wertigkeit der Belohnung und die anzunehmende Wahrscheinlichkeit, dass eine

2.2 · Motivationstheorien

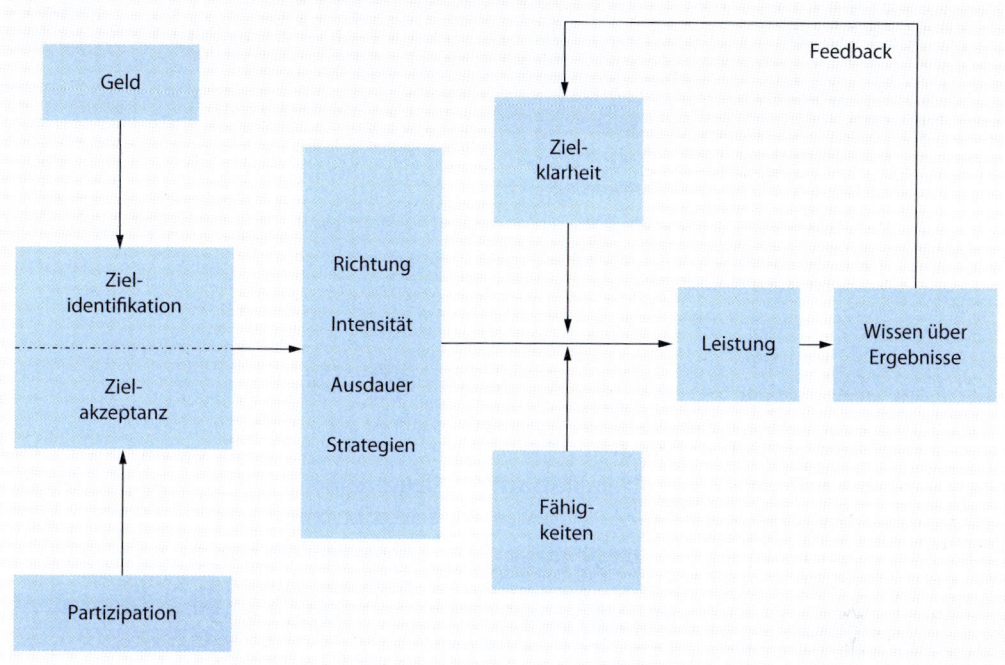

Abb. 2.7 Motivationsmodell von Locke. (Mod. nach Locke, 1968)

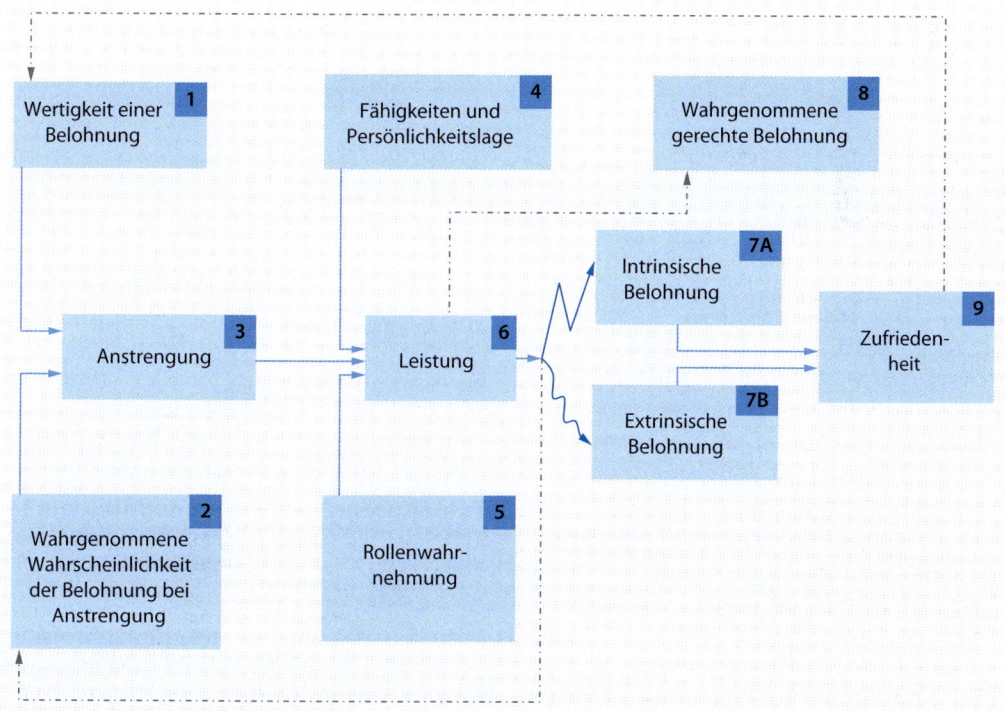

Abb. 2.8 Motivationsmodell von Porter u. Lawler. (Mod. nach Porter, 1968)

bestimmte Belohnung auch eintritt, bestimmen das Ausmaß oder die Intensität seiner Anstrengung.

> Die Leistung stellt den messbaren Output einer Handlung dar, die aufgrund einer bestimmten Anstrengung unter Abhängigkeit von den Fähigkeiten, Fertigkeiten und der Persönlichkeit, ferner durch die Art und Weise der Rollenwahrnehmung in der Arbeitssituation determiniert ist.

Die Zufriedenheit selbst wird hervorgerufen durch eine extrinsische oder intrinsische Belohnung, die Folge des Leistungsverhaltens ist und durch das Ausmaß der subjektiven Wahrnehmung der Gerechtigkeit der Belohnung für ihn selbst als angemessen erscheint. Wird die erlebte und erwartete Belohnung mit der effektiven Belohnung in Übereinstimmung gebracht oder sogar von dieser übertroffen, dann stellt sich Zufriedenheit ein. Zufriedenheit ist hier das Ergebnis der Leistung und nicht umkehrt. Neu sind der Einbezug der persönlichen Rollenwahrnehmung und die deutliche Betonung von Fähigkeiten und Persönlichkeitszügen.

2.2.3 Mischtheorien am Beispiel des Modells von Richards u. Greenlaw

Die vorhergehende Darstellung der verschiedenen Inhalts- und Prozesstheorien zeigt eine zunehmende Zahl von Einflussfaktoren, die im Rahmen der verschiedenen Modelle im Blick auf die Motivation miteinander in Beziehung gesetzt werden. Sog. Mischtheorien versuchen, die wesentlichen Aspekte in ein ganzheitliches Modell zu integrieren. Als Beispiel für eine weitgehend noch unbekannte Mischtheorie kann hier das Modell von **Richards u. Greenlaw** eingeführt werden (◘ Abb. 2.9; Richards, 1966; Steinmann, 2005).

Das Modell zeigt so viele Verbindungen zwischen den bisherigen Überlegungen der verschiedenen Motivationstheoretiker, dass Maslow, Freud, Vroom usw. leicht zu erkennen sind. Darüber hinaus werden aber die anderen Entstehungsgründe für eine Motivlage von Menschen situativ und kulturell genauer verortet, indem sowohl die Lebenserfahrung als auch die Gesellschaftskultur und die Bezugsgruppen soziologisch miteinbezogen werden. Das Modell von Richards u. Greenlaw ist demnach als ein interdisziplinäres erweitertes Modell der Motivation zu bezeichnen.

2.3 Motivation aus psychologischer Sicht

Erika Regnet

Mit der Frage »Was ist Menschen bei ihrer Arbeit besonders wichtig?« haben sich Forscher wie Praktiker seit vielen Jahrzehnten beschäftigt (▶ Abschn. 2.2). De facto sind diese Fragen eine Entwicklung der Neuzeit und der Liberalisierung der Gesellschaft. Erst mit Beginn der Industrialisierung hatten Menschen wirklich eine Möglichkeit zur Wahl ihres Arbeitsplatzes. Zuvor entschieden Geburt und Standeszugehörigkeit über die späteren Karrierechancen wie die zu ergreifende Tätigkeit. Ein Arbeitsmarkt bestand nicht.

Heute kommt durch die Konkurrenz der Arbeitgeber um qualifizierte Arbeitnehmer der Motivierung der Menschen ein deutlicher Stellenwert zu. Die Motivierung eines Menschen im Sinne der Personalführung bedeutet damit, Anreize und

---

◘ **Abb. 2.9** Motivationsmodell von Richards u. Greenlaw. Der komplexe Modellaufbau integriert die Bedürfnishierarchie nach Maslow (I), hierarchisiert verhaltensbestimmend danach das stärkste unbefriedigte Bedürfnis (II), was dann zu Spannungen oder Frustration führt, wenn dieses Bedürfnis nicht befriedigt wird (III). Die Suche nach Spannungsabbau (IV) können problemlösungsorientiertes Verhalten (V) oder auch Abwehrreaktionen (VI) (Rationalisierung, Verdrängung, Aggression) erzeugen. Im unteren Teil der Abbildung wird nun auf verschiedene Einflussfaktoren hingewiesen, die auch in den anderen Motivationstheorien auszugsweise thematisiert wurden. So hängt die relative Stärke des Bedürfnisses, das Anspruchsniveau usw. auch von der Persönlichkeitsstruktur sowie der wechselseitigen Interaktion zwischen Eltern, Familie, Institutionen und Gruppen wie auch der eigenen Lebenserfahrung ab. Konstitutionelle Determinanten der Eltern sowie kulturelle Faktoren nehmen ebenfalls Einfluss auf die Persönlichkeitsstruktur im Rahmen der Sozialisation und sorgen für spezifische Ausprägungen der Motivation – sowohl dessen, was motiviert als auch wie motiviert wird. (Mod. nach Richards u. Greenlaw 1966)

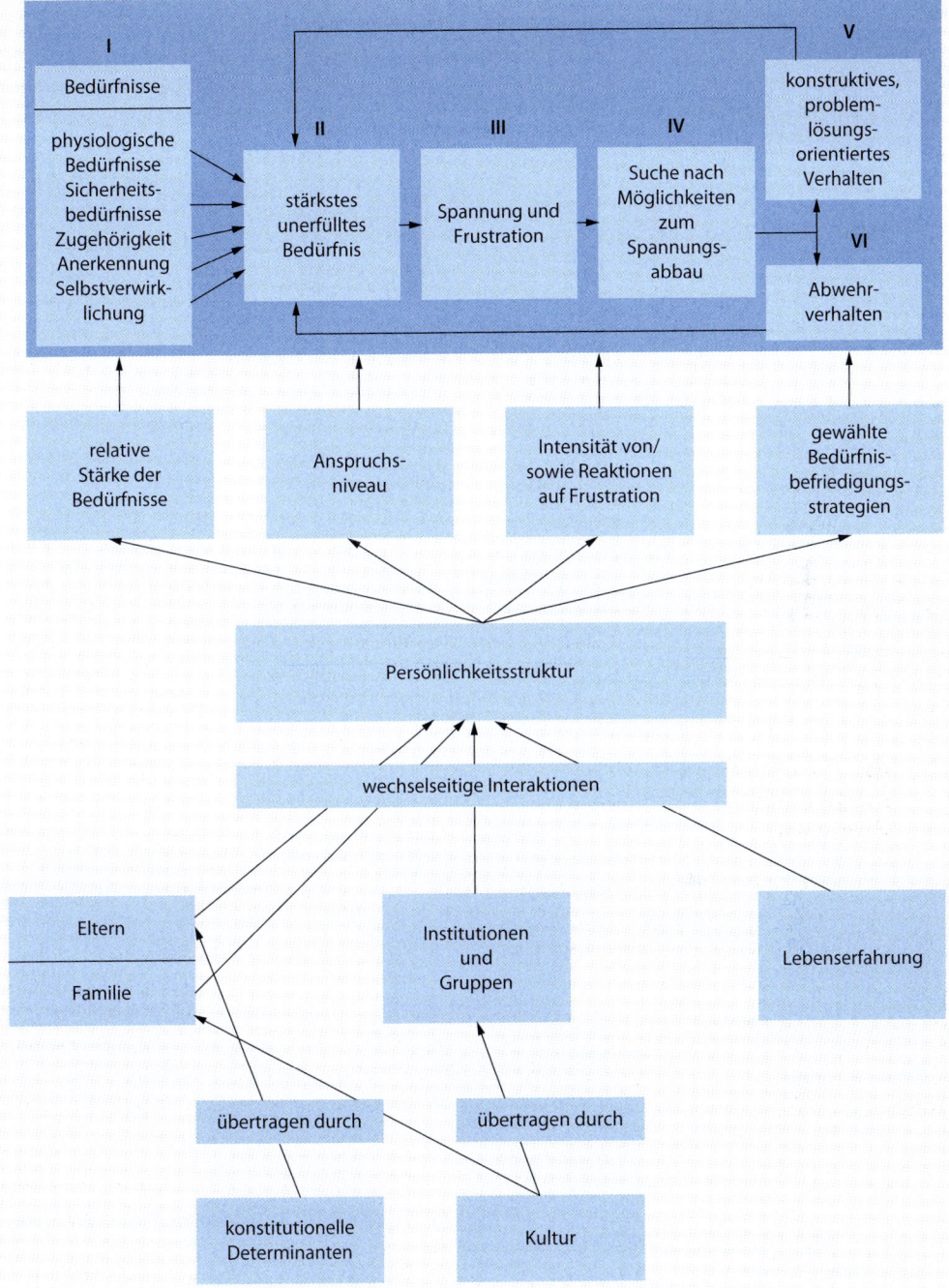

Situationsbedingungen (wie finanzielle Zulagen, aber auch Freiräume, inhaltlich herausfordernde Aufgaben) so zu schaffen, dass sie die Motive der Mitarbeitenden ansprechen, d. h. aktivieren, so dass der Einzelne »Motivation« entwickelt, um die gewünschten Ziele zu erreichen.

2.3.1 Motivation und Verhalten

Mancher mag sich die Frage stellen, ob Motivation der Mitarbeitenden in Phasen hoher Arbeitslosigkeit, im Gegensatz zu der oben erwähnten Konkurrenz um Mitarbeiter, nicht verzichtbar ist? Weiß man doch, dass die Krankheitsraten von Jahr zu Jahr neue Tiefstände aufweisen, auch die Fluktuationsraten sind in den meisten Branchen sehr niedrig. Allerdings sei darauf hingewiesen, dass die demographischen Veränderungen in der Gesellschaft mit weniger jungen, nachwachsenden Menschen bei guter Wirtschaftslage zu einem Fachkräftemangel führen können (Lebrenz, 2009). Dann sind diejenigen Unternehmen im Vorteil, die sich als Arbeitgeber gut positioniert haben und ein herausragendes »employer branding« besitzen. Denn insbesondere die guten Mitarbeiter, die »high potentials« und diejenigen mit gesuchten Spezialqualifikationen, finden schnell berufliche Alternativen. Zum anderen sind Organisationen gerade bei komplexen und anspruchsvollen Tätigkeiten immer auf das Engagement der Stelleninhaber angewiesen (▶ Kap. 3.2) – mit einem »Dienst nach Vorschrift«, also nur das zu tun, was man machen muss und keinesfalls etwas darüber hinaus – lässt sich fast jeder Betrieb lahm legen. Deshalb wünscht man sich heute im Gegenteil »pro-aktives« Verhalten (Parker, 2006). Mitarbeitende sollen nicht nur nach Anweisungen aktiv werden, sondern ihrerseits mitdenken, selbstständig agieren können und wollen, Verbesserungen initiieren etc.

> Die Motivation der Mitarbeitenden ist deshalb unverzichtbar.

Zusammenhang zwischen Motivation und Leistung

In der Organisation interessiert primär die Sicherstellung der erwarteten Leistung, also eines bestimmten Performance-Levels. Der Vorteil ist, dass bei motivierten Mitarbeitenden eine grundsätzliche Leistungsbereitschaft erwartet werden kann. Allerdings kann kein eindeutiger Zusammenhang zwischen Motivation und Leistung hergestellt werden (◘ Tab. 2.2).

Auch bei geringer intrinsischer Motivation der Mitarbeitenden kann eine hohe Leistung erreicht werden. Allerdings erfordert dies einen kontinuierlichen Einsatz von klaren Handlungsvorgaben, Kontrollen und Sanktionsmitteln. Fehlt einer dieser Faktoren, so ist die Führungskraft darauf angewiesen, dass die Mitarbeitenden selbst gute Arbeit leisten wollen, also motiviert sind.

Vorgesetzte, die auf »Zuckerbrot und Peitsche« schwören, müssen in der Lage sein, die notwendigen Handlungsschritte vollständig zu definieren, sie müssen Energie in die Kontrolle stecken und über nennenswerte Sanktionsmechanismen verfügen.

Am Fließband wird die Leistung kontinuierlich – unabhängig von der Motivation der Einzelnen – dadurch erreicht, dass die Handgriffe und Arbeitstempo klar definiert sind. Die Kontrolle erfolgt maschinell oder an den nachfolgenden Arbeitsplätzen, über- bzw. unterdurchschnittliche Leistung wirkt sich in der variablen Leistungszulage aus.

Je komplexer jedoch die Tätigkeit ist, umso schwerer sind die jeweiligen Leistungen und v. a. ihre Qualität zu definieren. Benötig man eigenständiges oder kreatives Arbeiten, so lässt sich dies nicht mehr vorab in einzelne Handlungsschritte aufgliedern.

Im Pflegebereich werden die unterschiedlichsten Aufgaben definiert und zeitlich/finanziell bewertet. Die Gefahr ist hier, dass andere ebenfalls wichtige Tätigkeiten nicht berücksichtigt werden (wie z. B. persönliche Zuwendung oder Gesprächskompetenz) und dann im Alltag auch nicht mehr gezeigt werden.

Die positive Konsequenz: Flow-Erleben

Csikszentmihalyi (1975) beschrieb das Flow-Phänomen als Folge der Situationen, in denen persönliche Fähigkeiten und Interessen optimal mit den Anforderungen der Aufgabe übereinstimmen: »Der Einzelne und seine Aufgabe sind geradezu Eins; die Arbeit geht, verbunden mit einem Hochgefühl wie selbstverständlich von der Hand« (Comelli, 2001).

2.3 · Motivation aus psychologischer Sicht

Tab. 2.2 Darstellung des Zusammenhangs zwischen Motivation und Leistung

	Gutes Leistungsergebnis	Schlechtes Leistungsergebnis
Hohe Motivation	Mitarbeiter ist aus eigenem Antrieb bemüht, gute Arbeit zu leisten; Arbeitsbedingungen sind zumindest nicht störend, fachliche Kompetenz ist vorhanden	Mitarbeitern fehlt die Kompetenz bzw. sie sind zu angespannt (durch Unsicherheit oder »Übermotivation«); Schlechte Rahmenbedingungen (z. B. fehlende Arbeitsmittel) verhindern die Leistungserbringung
Geringe Motivation	Klare Handlungs- und Zielvorgaben und Kontrollen; Sanktionen bzw. Anreize führen zur Leistungserbringung	Intrinsische wie extrinsische Motivation fehlen; Leistungserbringung wird nicht eindeutig definiert und/oder kontrolliert bzw. dies ist nicht möglich

→ Mitarbeiter Engagement

Tab. 2.3 Employee-Engagement-Index von Gallup (2009) für die BRD

Hohe emotionale Bindung – engagierte Mitarbeiter	Geringe emotionale Bindung – unengagierte Mitarbeiter	Keine emotionale Bindung – aktiv unengagierte Mitarbeiter
13%	67%	20%
– sind loyal empfinden die Arbeit als befriedigend – setzen sich ein und arbeiten produktiv	– fühlen sich dem AG nicht verpflichtet – können durchaus produktiv sein (insbesondere bei klaren Zielvereinbarungen und Kontrollen) – keine Loyalität – werden AG verlassen, wenn sich Besseres bietet	– zeigen negative Einstellung zur Arbeit und Arbeitgeber – können per se schlechte Angestellte sein oder haben wg. Frustrationen innere Kündigung vollzogen

Im Flow-Zustand vergisst man die Zeit ebenso wie seine Sorgen, die Arbeit selbst geht quasi mühelos voran. Voraussetzungen sind, dass die Tätigkeit selbst gefällt und die Anforderungen so hoch sind, dass die Aufgaben nicht langweilig werden, sondern die volle Konzentration erfordern. Andererseits dürfen die Arbeitsanforderungen auch nicht zu hoch sein, da sie sonst überfordern und die Mühelosigkeit der Tätigkeit verloren geht. Der Einzelne ist »beyond boredom and anxiety« – so der Buchtitel von Csikszentmihalyi (1975). Sowohl qualitative als auch quantitative Überforderung führen dagegen zu Stress und erhöhen die Gefahr stressbedingter Krankheiten.

Jemand, der in seiner Berufstätigkeit zumindest gelegentlich Flow-Phänomene erlebt, braucht in diesen Phasen keine Motivierung von außen. Vielmehr wirkt sich die geleistete Arbeit auf Arbeitszufriedenheit und weitere Motivation direkt positiv aus.

Die negative Konsequenz: Fluktuation und innere Kündigung

Betrachten wir Befragungen, so ergeben sich ernüchternde Ergebnisse, was die Zufriedenheit und Identifikation mit dem Arbeitgeber und/oder der Aufgabe angeht. Nach repräsentativen Befragungen von Gallup (2009), einer internationalen Managementberatungsgesellschaft, sind im bundesdeutschen Bevölkerungsdurchschnitt gerade einmal 13% aller Mitarbeitenden und Führungskräfte hoch engagierte Organisationsmitglieder, die ihre Arbeit als befriedigend empfinden, sich aktiv einsetzen und loyal zum Arbeitgeber verhalten (**Tab. 2.3**).

Zwei Drittel aller Organisationsmitglieder haben eine geringe emotionale Bindung – wenn auch die von Gallup gewählte Bezeichnung der »unengagierten Mitarbeiter« überzogen erscheint. Diese Mitarbeiter setzen sich bei klaren Zielvereinbarungen, Kontrollen und entsprechender Leistungsanerkennung ein. Leistungsorientierte Bezahlung setzt hier an. D. h. diese Gruppe empfindet keine Loyalität zum Arbeitgeber oder den Kunden/Patienten, sondern betrachtet ihren Job unter Kosten-Nutzen-Kalkülen. So lange sich nichts Besseres bietet und so lange sich die Leistung beim Arbeitgeber lohnt, können sie durchaus gut arbeiten. Diese Gruppe ist weder unengagiert noch leistungsverweigernd – doch für sie gilt: Meine Leistung muss sich auch für **mich** lohnen, und jeder ist sich selbst der Nächste.

Die 3. Gruppe mit immerhin 20% der Berufstätigen umfasst die aktiv Unengagierten – d. h. diejenigen, die aus Frustration in der inneren Kündigung sind, und diejenigen, die niemals leistungswillig waren. Sie haben eine negative Einstellung zu ihrer Tätigkeit und dem Arbeitgeber, zeigen den geringsten Einsatz und fehlen am häufigsten.

Zwar will auch jeder dritte Mitarbeiter ohne emotionale Bindung beim Arbeitgeber bleiben – doch dies ist weniger ein Ergebnis zur Beruhigung, sondern wohl eher Folge von fehlenden beruflichen Perspektiven.

> **Praxistipp**
>
> Deshalb ist es sehr kritisch zu sehen, wenn der neue TVÖD sich in der Praxis als Barriere gegen einen Arbeitgeberwechsel auswirken sollte. Arbeitgebern ist deshalb anzuraten, die im Tarifvertrag genannte »einschlägige Berufserfahrung« nicht allzu eng auszulegen und neue Mitarbeitende nicht grundsätzlich in Stufe 1 der Gehaltsstruktur einzugliedern. Die oben beschriebenen aktiv unengagierten Mitarbeiter bleiben dann zwar in der Organisation, doch von Leistungsbereitschaft kann nicht mehr ausgegangen werden.

Die Fluktuationsneigung ist häufig Ausdruck einer Unzufriedenheit. Martin (2008) konnte bei einer Befragung von 1.650 Fach- und Führungskräften folgende Faktoren herauskristallisieren, die die Wechselbereitschaft beeinflussen (◘ Tab. 2.4).

Im ersten Fall zeigt sich eine für den Arbeitnehmer sehr ungünstige Situation: Das Arbeitsverhältnis wird – aus Sicht des Arbeitnehmers – nicht als fair erlebt, eine emotionale Verbundenheit mit dem Arbeitgeber besteht nicht, weder die aktuelle Position noch die Zukunftsaussichten sind positiv. In diesem Fall wollen 91% der Befragten versuchen, ihren Arbeitgeber zu wechseln. Im umgekehrten Fall wollen dies nur 17%. Vor allem die wahrgenommene Fairness im Umgang mit den Mitarbeitenden scheint besonderen Einfluss auf die Mitarbeiterbindung zu haben (Martin, 2008).

Den größten Einfluss auf die emotionale Bindung der Mitarbeitenden und die Arbeitszufriedenheit haben die direkten Vorgesetzten. Eine Befragung mit 3.500 Teilnehmern ergab, dass die Arbeitszufriedenheit stark zusammenhängt »mit der Zufriedenheit mit dem Chef: Mit ihr können 40% der Arbeitszufriedenheit erklärt werden«. Sehr zufrieden mit ihrer Arbeit waren in dieser Befragung gerade einmal 12% der Befragten, denen 25% ausgesprochen Unzufriedene gegenüber stehen. Erwartungen an den Vorgesetzten bestehen insbesondere in gegenseitigem Vertrauen, Gespür für Stimmungen im Team, fairem Verhalten und einem guten Aufgabenmanagement durch Delegation und Koordination (Pressemitteilung der Ruhr-Universität Bochum vom 17.08.2009). Auch die vermittelte Wertschätzung ist sehr bedeutsam – hier kann man wiederum an die Vorgesetzten, aber auch an das Verhalten von Patienten und Kollegen denken.

Semmer (2009) spricht von sog. »**illegitimen Aufgaben**« als Stressauslöser. Damit meint er nicht ungesetzliche Tätigkeiten, sondern Aufgaben, die zu erledigen sind, obwohl man sie für unnötig/sinnlos oder unzumutbar hält (z. B. sie entsprechen nicht der eigenen Rolle bzw. Qualifikation, man ist dafür nicht zuständig). Semmer berichtet folgende Untersuchung: Krankenschwestern und Pfleger wurden befragt, ob sie Hilfstätigkeiten für einen schwer kranken, gerade operierten Patienten als Belastung empfinden. Dies wird von den Befragten verneint, auch ein wiederholtes Klingen des Patienten mit der Bitte um kleine Hilfen wird als selbstverständlich angesehen und – auch bei Stress – gerne erledigt.

2.3 · Motivation aus psychologischer Sicht

Tab. 2.4 Fluktuationsneigung und ihre Ursachen. (Mod. nach Martin, 2008)

Fairness	Emotionale Verbundenheit	Adäquatheit der aktuellen Stelle	Karrieremöglichkeiten	Fluktuationsneigung
−	−	−	−	91%
+	−	−	−	72%
+	+	−	−	46%
+	+	+	−	26%
+	+	+	+	17%

Anders sieht es aus, wenn derselbe Patient – inzwischen gesundet und kurz vor der Entlassung stehend – weiterhin ständig läutet und Hilfe des Pflegepersonals erwartet. Dies wird als Zumutung empfunden, die Befragten fühlten sich nun zum Dienstpersonal degradiert.

Die zitierten Untersuchungen veranschaulichen starke Motivationsprobleme in den Unternehmen. Führungskräfte sind deshalb gefordert und gut beraten, den Erwartungen ihrer Mitarbeiter so weit wie möglich so entsprechen. Denn bei Demotivation kann allein durch Druck und Angst vor einem Arbeitsplatzverlust kaum dauerhaft ein gutes Ergebnis erzielt werden.

2.3.2 Handlungsempfehlungen

Selbstmotivation

Im Rahmen des **eigenverantwortlichen Motivationsmanagements** geht es zunächst darum, sich ein Umfeld zu suchen, in dem man eine hohe Wahrscheinlichkeit zur Realisierung der eigenen Motive wahrnimmt.

Darüber hinaus zeigt sich in der Praxis jedoch häufig, dass zwar die grundsätzliche Bereitschaft zu einem bestimmten Handeln besteht, man in der Praxis jedoch in alte, vertraute Verhaltensweisen zurückfällt. Man denke an die meist sehr beschränkte Wirkung von Neujahrsvorsätzen oder Schulungen, wo das Gelernte im Alltagstrott schnell wieder in Vergessenheit gerät. Dies macht deutlich, dass zur Handlungserklärung nicht nur Motive wichtig sind, sondern auch Fragen der Handlungssteuerung zu beachten sind.

Gollwitzer (1996) führt in einem Modell der Handlungssteuerung 4 Phasen an:

1. **Wählen**, also das Entscheiden für eine Handlungsoption. Hier sind motivationale Prozesse dominierend.
2. In einer weiteren präaktionalen Phase geht es um das **Planen**. Zielintentionen, konkrete Vorsätze (z. B. wann und wo mache ich etwas) und eine exakte Planung (To-do-Liste) erleichtern die spätere Handlungsinitiierung.
3. In der eigentlichen **Handlungsphase** ist die **Volition, der Wille** zentral. Es geht um die Beibehaltung der initiierten Handlung auch bei Widerständen, also um Fragen der Selbstdisziplin, der Frustrationstoleranz und der positiven Gedankensteuerung (Beispiel: Je mehr man sich vornimmt, nicht an Schokolade zu denken, umso intensiver werden die Gedanken. Psychologische Experimente belegen die Bedeutung der positiven Gedankenausrichtung in die gewünschte Richtung wie »Ich werde bei der bevorstehenden Präsentation ruhig stehen bleiben«).
4. In der abschließenden Phase werden die Handlungsergebnisse bewertet und in Relation zum eigenen Aufwand (Kosten-Nutzen-Überlegung) sowie dem von Kollegen (sozialer Vergleich) gesetzt. Diese **Bewertung** hat als gemachte Erfahrung Einfluss auf die zukünftige Handlungsauswahl.

Adams (1965) betont in seiner **Equity Theory** den **Gleichheits- und Gerechtigkeitsaspekt.** Demnach streben Menschen danach, dass ihre Belohnungen für ihren Einsatz dem entsprechen, was sie bei anderen wahrnehmen. Der eigene Input (Anstrengung) und der eigene Output (Ergebnis und Folgen) werden mit dem der sozialen Vergleichsgruppe verglichen. Das kognitive Gleichgewicht ist sowohl bei einem zu wenig an Belohnung als auch bei einem zu viel an Belohnung gestört. In der Tat lassen sich Praxisphänomene vor dem Hintergrund des sozialen Vergleichs gut erklären. Sind Sicherheits- und physiologische Bedürfnisse durch das erhaltene Gehalt gedeckt, so ist dessen Höhe doch nicht irrelevant – sollte ein Kollege für denselben Einsatz mehr Geld bekommen, sollten Schulkameraden, die sich für eine andere Fachrichtung entschieden haben, finanziell deutlich besser gestellt sein, so fühlt man sich ungerecht behandelt, selbst wenn das erhaltene Gehalt schon sehr hoch sein sollte.

Siegrist (2002) weist darauf hin, dass v. a. eine wahrgenommene Diskrepanz zwischen eigenem hohen Einsatz (effort) und der dafür erhaltenen, als gering erlebten, Belohnung (reward) zu psychologischen Belastungen führen kann und ein höheres Risiko für Gesundheitsbeeinträchtigungen mit sich bringt.

Motivationsmanagement durch die Führung – Beeinflussung von Motivation

Nach dem oben dargestellten Verständnis von Motivation des Einzelnen und Motivierung durch den Personalverantwortlichen ist es möglich und erwünschte Führungsaufgabe, dass Mitarbeiter motiviert werden. Die vorhandenen Motive des Einzelnen lassen sich kaum von außen verändern, aber sie lassen sich durch geeignete Gestaltung der Situation und richtigen Einsatz von Anreizen, die für den Einzelnen attraktiv sind, aktivieren. Motivationsmanagement ist damit eine Ausrichtung auf den Einzelnen. Den Einen mag die angebotene Weiterbildung motivieren, sein Kollege dagegen mag sich von der Aussicht, zukünftig weiterführende Aufgaben und mehr Verantwortung zu übernehmen, überfordert fühlen. Für den Einen ist der Nachtdienst eine gute Gelegenheit, mehr Geld zu verdienen, für den Anderen eine starke Belastung seiner Familie.

Allerdings bedeutet dies auch, dass in der **Personalauswahl** darauf geachtet werden muss, die Mitarbeitenden mit der geeigneten Motivationsstruktur (z. B. hohem Qualitätsanspruch an die eigene Arbeit, Teamorientierung) zu identifizieren und für die eigene Organisation zu gewinnen, da die Motive eines Erwachsenen nur eingeschränkt veränderbar sind.

»Motivierung ist die Ausrichtung von Menschen auf Handlungsziele sowie die Gestaltung der Rahmenbedingungen des Handelns, so dass sie die Ziele erreichen können« (Werth, 2004). Oder wie es in den Führungsleitlinien einer Bank heißt: »Führen heißt anderen helfen, erfolgreich zu sein«.

Wie kann nun ein Vorgesetzter zunächst die spezifische Motivstruktur seiner Mitarbeitenden erkennen? Auch dem Betroffenen selbst sind seine handlungsleitenden Motive nicht immer bewusst. Darüber hinaus werden sozial weniger erwünschte Motive (wie der Wunsch, andere zu übertreffen, Sicherheitsmotive, Anerkennung durch Status, Neid im Vergleich zu Kollegen) kaum offen thematisiert. Hier ist dem Vorgesetzten anzuraten, sowohl auf direkte Befragungen zu vertrauen, als auch die Mitarbeitenden zu beobachten, um zu verstehen, was sie antreibt und was sie abschrecken mag.

Viele Untersuchungen haben ergeben, dass Geld allein die meisten Menschen nicht dauerhaft zu motivieren vermag. Untersuchungen zeigten zudem, dass durch einseitige Orientierung auf finanzielle Anreize zunächst vorhandene intrinsische Motivation verloren gehen kann (Werth, 2004). Auch Sprenger (2007) hat dies in »Mythos Motivation« sehr pointiert herausgearbeitet. Dies heißt allerdings nicht, dass Geld unwichtig wäre. Mit Geld allein kann selten dauerhaft motiviert werden, doch im sozialen Vergleich erlebte schlechte oder ungerechte Bezahlung führt zu Unzufriedenheit und in der Folge zu Leistungszurückhaltung.

Zentrale Aspekte der Motivation, die die Führungskräfte stattdessen beherzigen sollten, um langfristigen Erfolg zu erreichen, sind vielmehr:
- Realistische Zielvereinbarung, wobei die Ideen des Mitarbeitenden mit eingebracht werden können.
- Einsatz der Mitarbeitenden nach ihren Stärken.
- Anerkennung der Leistung, Lob.

- Leistungsorientierung und Qualitätsverständnis in der gesamten Organisation, bei der Führungskraft und den Kollegen.
- Wertschätzung des Mitarbeiters, des Kollegen als Mensch, angemessener Umgang miteinander.
- Sinnvermittlung, man will einen eigenen Beitrag sehen und wissen, warum man etwas tun soll. Nichts frustriert Menschen so wie die Vorstellung, »für den Papierkorb« zu arbeiten und seine Zeit mit sinnlosen Tätigkeiten verbringen zu müssen. Nicht jeder Mitarbeiter lässt sich leicht motivieren. Demotivation ist umgekehrt aber schnell erreicht und muss vermieden werden.
- Weiterbildung, Förderung.
- Wenn möglich Karriereplanung und Aufzeigen beruflicher Perspektiven.
- Mitwirkung bei Entscheidungen, Mitsprache im Sinne einer partizipativen Führung (Comelli, 2001; v. Rosenstiel, 2009).

Anzunehmen ist, dass auch die Forderung nach einer besseren Work-life-Balance – bei Männern wie Frauen – in Zukunft weiter an Bedeutung gewinnt (▶ Kap. 13).

> **Praxistipp**
>
> Konkrete Hinweise für das eigene Führungsverhalten im Umgang mit Mitarbeitenden, geben die Fragen, die im Rahmen des Engagement-Index von Gallup gestellt werden (Buckingham, 2001):
> - Weiß ich, was bei der Arbeit von mir erwartet wird?
> - Habe ich die Materialien und Arbeitsmittel, um meine Arbeit richtig zu machen?
> - Habe ich bei der Arbeit jeden Tag die Gelegenheit, das zu tun, was ich am besten kann?
> - Habe ich in den letzten 7 Tagen für gute Arbeit Anerkennung und Lob bekommen?
> - Interessiert sich meine Führungskraft oder ein Anderer bei der Arbeit für mich als Mensch?
> - Gibt es bei der Arbeit jemanden, der mich in meiner Entwicklung unterstützt und fördert?
> - Habe ich den Eindruck, dass meine Meinungen und Vorstellungen zählen?
> - Habe ich das Gefühl, dass meine Arbeit wichtig ist?
> - Sind meine Kollegen bestrebt, Arbeit von hoher Qualität zu leisten?
> - Habe ich innerhalb der Firma einen guten Freund?
> - Hat in den letzten 12 Monaten jemand in der Firma mit mir über meine Fortschritte gesprochen?
> - Kann ich Neues hinzulernen und mich weiterentwickeln?

❯ **Fördern, fordern und feedbacken sollte die Devise sein.**

Fazit

Wenn Führungskräfte sich fragen, was sie selbst tun können, um ihre Mitarbeitenden zu motivieren, dann bieten psychologische Motivationstheorien wichtige Hinweise, was im konkreten Führungshandeln zu beachten ist. Jedoch bleibt es Aufgabe der Führungskraft, zum Einen die Motivstruktur der eigenen Teammitglieder zu erkennen, um zum Anderen davon wirksame Anreize ableiten zu können. Zudem steht die Führungskraft immer im Spannungsfeld zwischen den Wünschen der Mitarbeitenden und den Anforderungen durch die Organisation bzw. einschränkenden Rahmenbedingungen oder gesetzlichen Vorgaben.

Wenn Mitarbeitende richtig ausgewählt wurden, weil sie sich bewusst für »diese« Organisation entschieden haben, dann bringen sie die nötige Eigenmotivation mit. Nun gilt es Demotivation zu vermeiden, indem gute Arbeitsbedingungen, Freiraum und Weiterentwicklungsmöglichkeiten geboten werden.

2.4 Betriebswirtschaftslehre und Motivation

Bernd H. Mühlbauer

> Eine alles überbietende Regel für die Motivation der Mitarbeiter: Tun Sie als Vorgesetzter das, was der Begriff des Mitarbeiters schon ausdrückt – lassen Sie »Ihre« Mitarbeiter mitarbeiten. Wozu sonst brauchen Sie sie – wozu sonst brauchen sie Sie! Das allerdings lässt sich lernen.«

Ekkehard Kappler, 1989

2.4.1 Praktische Anwendung von Motivationstheorien in der Betriebswirtschaftslehre

Nicht zuletzt am Modell von Richards u. Greenlaw (▶ Kap. 2.2; ◘ Abb. 2.9) beschleicht die Leser vielleicht das Gefühl, das Motivation ein Thema ist, das sowohl von seinen Einflussfaktoren her bis hin zu den Instrumenten, die für die Motivierung von Menschen in betriebswirtschaftlichen Zusammenhängen eingesetzt werden können, unübersichtlich oder praktisch nicht zu handhaben ist. Der Praktiker weiß nicht wirklich, was er mit den verschiedenen Modellen anfangen, an welchem er sich in seiner Motivationsstrategie orientieren soll. Leicht gehen Praktiker dazu über, nur einzelne Versatzstücke aus den Motivationstheorien »aus Erfahrung« einzusetzen, ohne die Implikationen dieser hemdsärmeligen Versuche genauer zu reflektieren. Zu leicht werden Belohnungs- und Zielvereinbarungssysteme, Personalentwicklungsmaßnahmen oder sogar Verfahren der Arbeitsplatzgestaltung (job-rotation, job-enrichment, job-enlargement) eingesetzt, ohne die Bedingungen einer motivationalen Wirkung zu bedenken. Manche pragmatischen Angebote der populären Motivationstheorien basieren nur auf Mythen und verkommen zu Moden ohne wirkliche Modernisierungsrelevanz (Kieser, 1998).

> Motivationsmanagement ist grundsätzlich dem Gedanken der systematischen Planung, Steuerung und Kontrolle betriebswirtschaftlicher Führung verpflichtet.

Im Rahmen strategischer Planung ist es für nationale und globale Aktivitäten von Unternehmen unerlässlich, die weitere Entwicklung sowohl der Umwelt als auch des Unternehmens handelnd zu gestalten. Im Rahmen der zukünftigen Bevölkerungsentwicklung vorrangig in der westlichen Welt mit immer mehr alten und immer weniger jungen Menschen wird es notwendig sein, nicht nur Ziele des Unternehmens im Kontext der gesellschaftlichen Rahmenbedingungen zu bestimmen, sondern v. a. die Personalstrukturen und organisatorischen Bedingungen für Menschen als Führungskräfte und Mitarbeiter so zu gestalten, dass die Gestaltungsabsichten auch für Mitarbeiter einsichtig werden. Die Personalstrukturen unserer Unternehmen werden gerade durch die Bevölkerungsentwicklung immer internationaler werden. »Diversity Management« bildet heute bereits ein Schlagwort für diese Entwicklung, auch mit unterschiedlichen Menschen aus verschiedenen Ländern und Kulturen verstärkt zusammen zu arbeiten.

Flexible Organisationsstrukturen verlangen aber v. a. nicht nach Menschen, die mit Hilfe von Motivationskonstrukten und persönlichen Erfahrungen »dressiert« werden und den hingehaltenen Möhren nur hinterherlaufen (Kappler, 1989). Moderne Unternehmen brauchen Menschen, die sich flexibel, immer neuen Herausforderungen stellend, lernend anpassen können, deshalb über ein ausgeprägtes Methodenwissen verfügen und in einem weitgehend ausgestaltbaren Handlungsspielraum arbeiten und entscheiden können. Führungskräfte werden sich der zunehmenden Individualisierung unserer Gesellschaft auch in der Personalwirtschaft stellen müssen. Die pauschale Führung nach »Menschenbildern«, die eine oberflächliche Vereinheitlichung von Mitarbeitergruppen nahe legen, ist ebenso obsolet wie die Unterstellung einer Mitarbeiterstruktur, die von einer einheitlichen Prädisposition mit bestimmten Motiven ausgeht.

Für die Motivation von Mitarbeitern sind folgende Aspekte wichtig:

- Arbeitsrelevante Motive können aus dem Ich dann kommen, wenn »(…) der Einzelne eine Vision entwickelt, aus der Aufgabe, die einen weiten Handlungsspielraum bietet, aus der Führung, wenn der Vorgesetzte z. B. Akzeptanz für anspruchsvolle und präzise formulierte Ziele bei seinen Mitarbeitern gewinnt, aus der Gruppe, wenn sich in dieser hohe Leistungsnormen entwickeln, aus der Organisation, wenn diese von Mitarbeitern positiv bewertete Ziele verfolgt oder auch der Gesellschaft insgesamt, wenn in dieser eine explizite Aufbruchstimmung herrscht.« (von Rosenstil, 2005). Im Hinblick auf die Zielgestaltung sind die Hinweise wichtig, die von Locke u. Latham auf der Basis von Experimenten herausgearbeitet wurden:
    - Schwierige Ziele führen zu besseren Leistungen als leichte.
    - Spezifische Ziele bringen bessere Ergebnisse als vage Vorgaben.
    - Ziele wirken durch Aufmerksamkeitslenkung, Anstrengungsmobilisierung, Stärkung der Ausdauer und Ausbildung geeigneter Handlungsstrategien.
    - Ziele und Rückmeldungen über das erzielte Ergebnis wirken in Kombination leistungssteigernd.
    - Die Leistung steigt mit wachsender Zielbindung, was z. B. eher für Zielvereinbarungen als für Zielvorgaben spricht.
    - Leistungsbezogene Entlohnung stärkt die Zielbildung (von Rosenstiel, 2005).
- Betriebliche Anreize können sich v. a. auf die Gestaltung von Arbeitsprozessen konzentrieren, die intrinsische Motive befriedigen und Belohnungscharakter haben. Dabei ist darauf zu achten, dass sich extrinsische Belohnungsverfahren und intrinsische Motivlagen nicht gegenseitig ausschließen. Dies wäre z. B. bei der Einführung eines teamorientierten Qualitätsmanagements bei gleichzeitig individuell angelegtem Belohnungssystem der Fall.
- Menschen sind unterschiedlich und reagieren je nach Lebenssituation, Rollenwahrnehmung, Erwartungen usw. anders auf gleiche Anreizsysteme. Anreizsysteme müssen deshalb individualisiert werden. »Cafeteria-Systeme«, bei dem sich Mitarbeiter die Arbeits- und Vergütungsbedingungen möglichst individuell zusammenstellen können, sind bei der Gestaltung der Organisationskultur zu bedenken.
- Von den Mitarbeitern selbst muss eine gewisse Ernsthaftigkeit und Entschlossenheit erwartet werden, dass sie ihre Ziele erreichen wollen. Für die Mitarbeiter sind gerade die soziale Unterstützung durch andere Organisationsmitglieder in sachlicher und emotionaler Hinsicht sowie eine realistische Tätigkeitsvorschau wichtig. Eine klare Information, gerade an junge Berufstätige, was sehr wahrscheinlich auf sie zukommen wird und was möglich und was unmöglich ist, ist als Voraussetzung für eine hohe Motivation wichtig (von Rosenstiel, 2005).
- Führungskräfte, die Motivationsmanagement als Führungsfähigkeit interpretieren, ihren Mitarbeitern zuhören und nicht alles besser wissen, die sich nicht Theorien ausdenken, sondern die (Motivations)theorie in den Köpfen ihrer Mitarbeiter suchen und die Bedingungen ändern, unter denen Mitarbeiter »einfältige Tanzbären« werden, können erfolgreich sein (Kappler, 1989).
- Die stärkere Einbindung eines Mitarbeiters gelingt v. a. durch die Erreichung seiner beruflichen Ziele. Sein Commitment lässt eine Identifikation mit dem Unternehmen wachsen, seine Arbeitszufriedenheit und seine Abwanderungsüberlegungen und mögliche Fehlzeiten werden sich reduzieren. Menschen sollten in Organisationen arbeiten, in denen sie auch arbeiten wollen und nicht müssen oder aus Mangel an Veränderungsmöglichkeiten bleiben. Diese Identifikation mit dem Unternehmen herzustellen, ist auch eine Frage nach dem Sinn unternehmerischer Tätigkeit.
- Früher reichte es, für ein wirtschaftlich erfolgreiches Unternehmen tätig zu sein und dabei gutes Geld zu verdienen. Der Wertewandel in der Gesellschaft hat auch dazu geführt, dass Menschen nachdenklicher mit den Folgen wirtschaftlichen Wachstums für die Gesellschaft und die Welt umgehen. Wirtschaftlichkeit ist kein Selbstzweck. Das Ergebnis wirtschaftlicher Tätigkeit sind Produkte und

Dienstleistungen, mit denen Menschen ihre Lebenssituation verbessern sollten (Ullrich, 2002). In einem Unternehmen zu arbeiten, in dem es gerecht zugeht und das sich für die Verbesserung anerkannter Werte eines besseren Lebens einsetzt, dürften starke Motivationskräfte freisetzen. Gerade kirchlichen Organisationen des Gesundheitswesens haben immer noch nicht erkannt, dass die identitätsstiftende Einstellung von Mitarbeitern nicht nur erwartet, sondern auch durch die Führungskräfte gefördert werden muss.

– Motivierung zum Zweck der besseren Vereinbarung zwischen Organisations bzw. Managementzielen und Mitarbeiterzielen verkommt schnell zu einer Anleitung über die beste Manipulationsmethode, die betriebswirtschaftliche Forschung der Praxis bieten soll. Die Motivierung von Menschen, an der Modernisierung ihrer Gesellschaft aktiv teilzunehmen und sich als aufgeklärter Bürger mit sozialer und individueller Verantwortung zu entwickeln, reicht über die erwünschten Dressurrezepte mancher Praktiker weit hinaus (Sprenger, 2007). Dies war auch eine Erkenntnis, die aus der verhaltenswissenschaftlichen Entscheidungstheorie gewonnen werden konnte.

– Die Menschen, die über positive Arbeitsbedingungen ihre intrinsische Motivation verbessern können, sind auch in der Umwelt von Organisationen die gleichen Menschen, die uns vielleicht als aufgeklärte Eltern, Konsumenten, Wähler, Verkehrsteilnehmer usw. wieder begegnen. Der betrieblichen und beruflichen Sozialisation kommt auch in diesem Sinne eine große Bedeutung bei, die weit über die Grenzen der Organisationsziele hinausgeht. Der Sinn einer Organisation muss sich auch über die Legitimation ihres Handelns und der Legitimität ihrer Leistungen herstellen lassen. Auch hier gilt, dass Menschen durchaus auf ein hohes Prestige, das eine Organisation hat oder auf gesellschaftlich anerkannte Verfahren und Strukturen achten, die eine Organisation bei ihrer Leistungserbringung einsetzt.

Unverkennbar sind auch heute noch Unternehmen – auch Dienstleistungsunternehmen wie Krankenhäuser, Alten- und Pflegeheime – Orte, in denen Menschen mit Macht und Herrschaft konfrontiert sind, über die gut ausgedachte Motivationsmätzchen die Mitarbeiter nicht »hinwegtäuschen« können. Vielleicht verdecken nämlich viele neue Motivationstheorien den eigentlichen Charakter von Produktionsunternehmen nur, um den Mitarbeitern ihre Rolle als Arbeitnehmer »erträglicher« zu machen. In diesem Sinne geben viele Führungskräfte ihren Mitarbeitern »das anästhesierende Gefühl«, gebraucht und nicht verbraucht zu werden und stellen dieses Gefühl über eine positive Organisationskultur oder von »Flow-Erlebnissen« indirekt her (Steinmann, 2005; Csikszentmihalyi 1992; Csikszentmihalyi 2008; ▶ Kap. 2.3).

Möglicherweise werden Motivationskonzepte und -theorien zukünftig viel seltener danach suchen, menschliches Verhalten generalisierend zu erklären, sondern vielmehr versuchen, das Verhalten in allen Facetten des Wollens, Dürfens und Sollens einschließlich aller Irrationalitäten, Zwänge und Möglichkeiten in speziellen Situationen und Organisationen zu verstehen, aber nicht zu verallgemeinern. In fortschrittsfähigen Organisationen führen Menschen andere Menschen nicht nur aus Gründen des ökonomischen Erfolgs über ihre selbstverschuldete Unmündigkeit hinaus in das »unbekannte Land« bislang nicht vorstellbarer Freiheit und Selbstbestimmung. Personal- und Motivationsentwicklung heißt dann, sie als aufgeklärte Mitglieder einer vernünftigen (rationalisierten) und damit modernisierten Gesellschaft mehr und mehr in der Lage sind, ihre Entfremdung zu durchschauen und vielleicht zunehmend abzustreifen (Fromm, 1981; Ullrich, 2002; Steinmann, 1994).

Das allerdings ist ein neues wissenschaftliches Programm zur Motivationstheorie in der Betriebswirtschaftslehre, das die gesetzten Grenzen zwischen Lebens- und Arbeitswelt aufzuheben sucht. Es dient der kommunikativen Verständigung zwischen Menschen, um den Weg zu einer neuen inhaltlichen Bestimmung ökonomisch sinnvollen Handelns und der Motivierung zu ebnen.

Literatur

Literatur ▶ Kap. 2.1

Bandura A (1997) Self-efficacy: The exercise of control. Freeman, New York

Dudel JR, Menzel R, Schmidt RF (2001) Neurowissenschaften. Vom Molekül zur Kognition. 2. Aufl. Springer, Heidelberg Berlin

Kandel ER, Schwartz JH, Jessell TM (1996) Neurowissenschaften. Spektrum, Heidelberg

Kolb B, Wishaw IQ (1996) Neuropsychologie. 2. Aufl. Spektrum, Heidelberg

Kuhl J (2001) Motivation und Persönlichkeit: Interaktionen psychischer Systeme. Hogrefe, Göttingen

LeDoux J (1998) Das Netz der Gefühle. Wie Emotionen entstehen. Carl Hauser, München Wien

Puca RM, Langens TA (2005) Motivation. In: Müsseler J, Prinz W (Hrsg) Allgemeine Psychologie. Spektrum, Heidelberg

Roth G (2003) Fühlen, Denken, Handeln. Wie das Gehirn unser Verhalten steuert. Suhrkamp, Frankfurt

Roth G, Dicke U (2005) Funktionelle Neuroanatomie des limbischen Systems. In: Förstl H, Hautzinger M, Roth G (Hrsg) Neurobiologie psychischer Störungen. Springer, Heidelberg Berlin

Roth G (2009) Persönlichkeit, Entscheidung und Verhalten. Warum es so schwierig ist, sich und andere zu ändern. Klett Cotta, Stuttgart

Schultz W (1998) Predictive reward signals of dopamine neurons. J Neurophysiology 80: 1–27

Tobler PN, Fiorillo CD, Schultz W (2005) Adaptive coding of reward value by dopamine neurons. Science 307: 1642–1645

Weiner B (1994) Motivationspsychologie. 3. Aufl. Beltz, Weinheim

Literatur ▶ Kap. 2.2

Bandura A (1997). Self-efficacy: The exercise of control. Freeman, New York

Fromm E (1981) Gesamtausgabe, Band V. Deutsche Verlagsanstalt, Stuttgart

GEO (2007) GEO-Themenlexikon, Psychologie, Band 13, Stichwort Mensch. Bibliographisches Institut & F.A. Brockhaus. Gruner & Jahr, Mannheim

Heckhausen H (1977) Motivation: Kognitionspsychologische Aufspaltung eines summarischen Konstrukts. Psychologische Rundschau 28: 175–189

Herzberg F (1968) One more time: How do you motivate employees? Harvard Business Review, p 53–62

Lefrancois GR (1994) Psychologie des Lernens. 2. Aufl. Springer, Berlin Heidelberg

Locke EA (1968) Toward a theory of task motivation and incentives. In: Organizational Behavior and Human Performance 3: 157–189

Neuberger O (1980) Motivation. In: Grochla W (Hrsg) Handwörterbuch der Organisation. Poeschl, Stuttgart

Porter LW, Lawler EE (1968) Managerial attitudes and performance. Irwin-Dorsley, Homewood Ill

Regnet E (2004) Karriereentwicklung 40+. Weitere Perspektiven oder Sackgasse? Beltz, Weinheim Basel

Steinmann H, Schreyögg G (2005) Management. 6. Aufl. Gabler, Wiesbaden

Storr A (1999) Freud. Herder, Freiburg i. Br.

Vroom V H (1964) Work and motivation. Wiley, New York

von Rosenstiel L (2003) Motivation managen. Beltz, Weinheim Basel

von Rosenstiel L, Molt W, Rüttinger B (2005) Organisationspsychologie. 9. Aufl. Kohlhammer, Stuttgart

von Rosenstiel L, Regnet E, Domsch ME (2009) Führung von Mitarbeitern. 6. Aufl. Schäffer-Poeschel, Stuttgart

Literatur ▶ Kap. 2.3

Adams JS (1965) Inequity in social exchange. In: Berkowitz L (Hrsg) Advances in experimental social psychology. Vol. 2. Academic Press, New York

Buckingham M, Coffman C (2001). Erfolgreiche Führung gegen alle Regeln. Wie Sie wertvolle Mitarbeiter gewinnen, halten und fördern. Campus, Frankfurt New York

Comelli C, von Rosenstiel L (2001). Führung durch Motivation. Vahlen, München

Csikszentmihalyi M (1975) Beyond boredom and anxiety. Josey-Bass, San Francisco

Gallup Organization (2009). Engagement-Index 2008. Potsdam. www.gallup.de

Gollwitzer PM (1996) Das Rubikonmodell der Handlungsphasen. In: Kuhl J, Heckhausen H (Hrsg) Motivation, Volition und Handlung. Enzyklopädie der Psychologie C/IV/4. Hogrefe, Göttingen

Lebrenz C, Regnet E (2009). Wieder nichts gelernt? Vom Umgang mit dem Fachkräftemangel in Krisenzeiten. Personal 10: 20–23

Martin A (2008) Der Wettbewerb um attraktive Arbeitsplätze. http://www.hanseatisches-personalkontor.de/presse/pdfs/Hapeko_Wettbewerb_2008-15-05-08.pdf.

Parker SK, Williams H, Turner N (2006). Modeling the antecedents of proactive behaviour at work. J Appl Psychol 91: 636–652

Regnet E (2004) Karriereentwicklung 40+. Weitere Perspektiven oder Sackgasse? Beltz, Weinheim Basel

Semmer N (2009) Im Prinzip altbekannt, im Detail kaum erforscht: Die Bedeutung von Selbstwertbedrohung und Selbstwertbestätigung für die arbeitspsychologische Stress- und Gesundheitsforschung. Vortrag am 09.09.2009. 6. Tagung der Fachgruppe Arbeits- und Organisationspsychologie der Deutschen Gesellschaft für Psychologie, Wien.

Siegrist J (2002) Effort-reward Imbalance at Work and Health. In: Perrewe P, Ganster D (eds.) Research in Occupational Stress and Well Being, Vol. 2. Historical and Current Perspectives on Stress and Health. Elsevier, New York

Sprenger RK (2007) Mythos Motivation. Wege aus einer Sackgasse. 18. Aufl. Campus, Frankfurt

von Rosenstiel L, Regnet E, Domsch ME (2009) Führung von Mitarbeitern. 6. Aufl. Schäffer-Poeschel, Stuttgart

Werth L (2004) Psychologie für die Wirtschaft: Grundlagen und Anwendungen. Spektrum, Heidelberg Berlin

Literatur ► Kap. 2.4

Alderfer CP (1972) Existence, relatedness, and growth. Human needs in organizational setting. Free Press, New York/London

Atkinson JW (1975) Einführung in die Motivationsforschung. Wiley, New York

Berger U, Bernhard-Mehlich I (2006) Die Verhaltenswissenschaftliche Entscheidungstheorie. In: Kieser A, Ebers M (Hrsg) Organisationstheorien. 6. Aufl. Kohlhammer, Stuttgart

Cikszentmihalyi M (2008) Flow – Das Geheimnis des Glücks. Klett-Cotta, Stuttgart

Freud S (1974) Über Träume und Traumdeutung. Fischer, Frankfurt a. M.

Kappler E (1989) Motivation? Ein sehr leeres Wort! Junge Berufswelt, Nr. 258, 04.11.1989

Kappler E (1993) Rationalität und Ökonomik. In: Wittmann W, Kern W, Köhler R, Küpper HU, von Wysocki K (Hrsg) Handwörterbuch der Betriebswirtschaftslehre, Teilband 3. Schäffer-Poeschel, Stuttgart

Kieser A, Hegele C (1998) Kommunikation im organisatorischen Wandel. Schäffer-Poeschel, Stuttgart

Maslow A (1954) Motivation and personality. Harper, New York

McClelland DC (1961) The achieving society. Pinceton, NJ

Richards MD, Greenlaw PS (1966) Management decision making. Homewood Ill

Skinner BF (1953) Science and Human Behavior. New York

Sprenger R (2007) Mythos Motivation. 18. Aufl. Campus, Frankfurt

Steinmann G, Löhr W (1999) Unternehmensethik. 2. Aufl. Schäffer-Poeschel, Stuttgart

Ulrich P (2002) Der entzauberte Markt – Eine wirtschaftsethische Orientierung. Herder, Freiburg i. Br.

von Rosenstiel L (1992) Grundlagen der Organisationspsychologie. 3. Aufl. Schäffer-Poeschel, Stuttgart

Vroom V (2000) Work and motivation. Wiley, New York

Motivation im Alltag – Der Mitarbeiter im Spannungsfeld zwischen gelebter und nicht gelebter Kultur

Irene Hößl, Thomas Behr und Christoph Jaschke

3.1	Alltag Klinik – 50	
3.1.1	Motivierung und Motivation – 50	
3.1.2	Motivation im Einfluss der Organisation – 52	
3.1.3	Erwartungen der Patienten bzw. Kunden an die Motivation – 55	
3.1.4	Möglichkeiten der Führungskraft zur Förderung der Motivation – 56	
3.2	Alltag Altenpflegeeinrichtung – 57	
3.2.1	Bedeutung und Wesen der Unternehmenskultur – 57	
3.2.2	Der Ausdruck der Unternehmenskultur im Leitbild – 57	
3.2.3	Die Bedeutung der Unternehmenskultur für die Mitarbeiter – 58	
3.2.4	Der Mitarbeiter im Spannungsfeld von Anspruch und Wirklichkeit – 58	
3.2.5	Die Bedeutung der gelebten Unternehmenskultur für den betrieblichen Erfolg – 60	
3.3	Alltag Ambulante Intensivpflege – 61	
3.3.1	Anforderungen an die Pflegekräfte – 62	
3.3.2	Anforderungen an den Arbeitgeber – 63	
	Literatur – 67	

In den letzten Jahren sind die Anforderungen an Führungskräfte im Krankenhaus erheblich gestiegen. Die Einführung der DRG´s (Diagnosis Related Groups) als pauschaliertes Finanzierungssystem brachte bedingt durch die Verkürzung der Verweildauer der Patienten eine erhebliche Leistungsverdichtung mit sich. Als Führungskraft tragen Sie zunehmend Verantwortung für eine effiziente und wirtschaftliche Gestaltung der Prozessabläufe bei möglichst hoher Qualität in der Patientenversorgung. Die größte Herausforderung für Sie als Führungskraft ist dabei die Mitarbeiter zu motivieren, unter diesen veränderten Bedingungen eine optimale Leistung zu entfalten. Dabei ist den wirtschaftlichen Vorgaben der Klinikleitung ebenso Rechnung zu tragen wie dem Qualitätsmanagement und schließlich den berechtigten Anforderungen der Patienten. Eine gute Mitarbeiterführung und die Kunst des Motivierens sind der Schlüssel für eine erfolgreiche Performance in der Patientenversorgung.

In dem zweiten Teil des Kapitels rückt die Kommunikation als Ausdruck der Kultur einer Organisation in den Mittelpunkt der Betrachtungen. Häufig gibt es zwischen den Ansprüchen an eine gewollte Kultur, wie sie in Leitbildern festgeschrieben wird, und der für die Mitarbeiter erlebten realen Kultur eine Diskrepanz, was die Zufriedenheit, Gesundheit und Motivation der Mitarbeiter negativ beeinflussen kann.

Der dritte Teil des Kapitels befasst sich mit dem relativ jungen Berufsfeld »ambulante Intensivpflege«. Die Anforderungen an die Intensivpflegekraft sind hoch, da sie im häuslichen Umfeld des Klienten alleinverantwortlich arbeitet. Noch mehr als in der Klinik ist sie angesichts schwerer Erkrankungen, tragischer Schicksale, der Verzweiflung der Angehörigen und des Sterbens ihrer Klienten, zu denen sie eine oft Jahre lange Beziehung aufgebaut hat, großen seelischen Belastungen ausgesetzt. Die Motivation, mit der die Pflegekraft den Klienten übernommen hat, ist dann erschöpft, wenn das Gleichgewicht von Nähe und Distanz verloren geht, wenn sie z. B. durch ihr Mitleid selbst keine Lebensfreude mehr empfinden kann. Dem Arbeitgeber kommt die wichtige Rolle zu, die Motivation zu erhalten. Möglichkeiten sind z. B. regelmäßige Überprüfung der Mitarbeiterzufriedenheit durch externe Beobachter, qualifizierende Schulungen, eine leistungsorientierte Bezahlung und ein offenes wertschätzendes Betriebsklima. Seminare und Workshops, in denen die Pflegekraft sich selbst besser kennen und ihre Rolle zu reflektieren lernt, sind besonders wichtig.

> **Wissensinhalte**
>
> Nach Lektüre dieses Kapitels kennen Sie
> - Unterschiede und Zusammenhang der motivierenden Haltung der Führungskraft und der Eigenmotivation von Mitarbeitern
> - den Einfluss der Organisation auf die Motivation, hier kommt der Übereinstimmung zwischen Ansprüchen und Wirklichkeit und der Kommunikation eine hohe Bedeutung zu
> - Motivation im Kontext der Patienten- bzw. Kundenerwartung
> - Ihre Möglichkeiten, die Motivation der Mitarbeiter zu fördern und für eine Ziel führende Patientenversorgung zu nutzen
> - den Einfluss der Qualität der Unternehmenskultur auf Gesund- oder Krankheit der Mitarbeiter

3.1 Alltag Klinik

Irene Hößl

3.1.1 Motivierung und Motivation

Der Begriff Motivation kommt aus dem Lateinischen und leitet sich ab von dem Verb »movere«, bewegen. In diesem Kapitel geht es also um das, was Menschen zu einem bestimmten Verhalten im Pflegealltag bewegt. Vielfältige Aspekte spielen bei der Motivation eine Rolle. Herkunft, Ausbildung, die Sozialisation im Beruf, das soziale Umfeld, Arbeitsbedingungen und die gelebte Kultur im Unternehmen haben Einfluss auf das Verhalten von Mitarbeitern und Führungskräften (▶ Kap. 2). Zunächst werden wir zwei wesentliche Perspektiven beleuchten: die Eigenmotivation des Mitarbeiters und die Motivierung durch die Führungskraft.

Motivation des Mitarbeiters

Unter der Motivation des Mitarbeiters ist dessen Eigensteuerung zu verstehen, seine Bereitschaft sich in der Pflege beruflich einzubringen. Dazu gehören die gezielte Anwendung von Fachwissen und lebenslanges Lernen ebenso wie persönliche Faktoren, z. B. Engagement, Empathie und Teamfähigkeit. Die Motivation jedes Einzelnen ist individuell verschieden.

> **Einflussfaktoren auf die Eigenmotivation der Mitarbeiter in der Pflege**
>
> - **Motivation zur Berufswahl**
>   Bei der Wahl des Pflegeberufes hatte jeder Mitarbeiter individuelle Vorstellungen. Meist liegt die Motivation darin, Menschen helfen und in ihrem Krankheitsgeschehen unterstützen zu wollen. Aber auch medizinisches Interesse oder der Wunsch, langfristig einen sicheren Arbeitsplatz zu haben, können durchaus Motive sein, in der Pflege zu arbeiten.
>
> - **Wertschätzung und Anerkennung des Pflegeberufes**
>   Die Wertschätzung des Berufes im persönlichen Umfeld (Familie, Freunde) spielt für die Motivation eine ebenso große Rolle, wie die Anerkennung im beruflichen Umfeld. Sie fördert die persönliche Identifikation mit dem Pflegeberuf.
>
> - **Eigene Wertvorstellungen**
>   Die Wertvorstellungen jedes Menschen sind geprägt von Herkunft, Erziehung religiöser Prägung und persönlichen Erfahrungen. Berufliche Pflege ist traditionell ebenfalls sehr stark von einer Wertehaltung geprägt. Deshalb ist es für die Motivation einer Pflegekraft wesentlich, in welchem Maß die persönlichen Wertvorstellungen mit den Werten und Leitsätzen im Krankenhaus/in der Station im Einklang stehen.
>
> - **Persönliche Ziele**
>   Jeder Mitarbeiter verbindet mit seiner beruflichen Tätigkeit persönliche Ziele. Auch diese sind sehr individuell. Sie reichen von beruflicher Weiterentwicklung über die Möglichkeit, Beruf und Familie in Einklang zu bringen oder einfach nur Geld zu verdienen.

Motivierung

Motivierung ist das Handeln der Führungskraft mit dem Ziel, die Motivation und das Verhalten des Mitarbeiters im Sinne der Zielsetzung der Klinik oder der Station positiv zu beeinflussen. Im Idealfall gelingt es der Führungskraft, die persönlichen Ziele des Mitarbeiters mit den betrieblichen Zielen in Einklang zu bringen.

Führung wird in der Literatur als die **Steuerung von sozialem Handeln** beschrieben (Schambortski, 2006).

Das bedeutet, die Führungskraft muss Einfluss auf die persönliche Motivation und das Verhalten der Mitarbeiter nehmen, um sie an die betrieblichen Ziele heran zu führen. Diese Art der Fremdsteuerung ist durchaus positiv zu bewerten. Der Mitarbeiter erhält in der Regel eher eine positive Bestätigung, z. B. aus dem Team, von Patienten oder von anderen Berufsgruppen, wenn die Ziele für alle Beteiligten klar formuliert sind und einheitlich gelebt werden.

Die Patientin Frau Huber wird bei der Verlegung in die Chirurgie von der diensthabenden Pflegefachkraft Gündel Müller empfangen. Frau Müller stellt sich vor, erklärt Stationsablauf und die baulichen Gegebenheiten. Die grüne Dame, Erika Weiß, kommt zusätzlich zur Mittagszeit, um nochmals die Abläufe zu erklären und die Krankenhausbroschüre durchzugehen. Dabei wird auch das Leitbild erläutert. Es beinhaltet den Leitsatz »Wir pflegen mit unseren Patienten und Mitarbeitenden einen respektvollen Umgang«. Bereits in der Röntgenabteilung hatte Frau Huber den netten Umgangston erlebt. Bei der Aufnahme und in der ersten Station wurde Frau Huber allerdings sehr kurz angebunden empfangen.

Frau Huber fühlt sich in der Chirurgie gut angenommen. Sie erhält Orientierung und erlebt einen guten Umgangston. Aufgrund der Negativerfahrung in der Aufnahmesituation kann Frau Huber gut differenzieren zwischen den Verhaltensweisen der Mitarbeiter der einzelnen Abteilungen. Sie gibt über die grüne Dame, Frau Weiß, direkt ihr Feedback weiter. Frau Weiß erhält die Bestätigung, dass ihr Handeln im Sinne des Leitbildes erfolgt ist. Ihre Eigenmotivation besteht darin, ehrenamtlich helfen und unterstützen zu wollen. Von der Pflegefachkraft Gündel Müller wurde sie motiviert dies im Bereich der chirurgischen Station zu tun, in dem sie ihr die Aufgabe übertrug Patienten über Stationsabläufe zu informieren.

Die Pflegefachkraft Gündel Müller nimmt als Stationsleitung direkt Einfluss auf das Handeln von Mitarbeitern, in unserem Beispiel auch der ehrenamtlichen. Sie führt regelmäßig Mitarbeitergespräche, um die Stationsziele wie die betrieblichen Ziele zu vermitteln. Die gewünschte Umgangsform mit Patienten lebt sie selbst vor. Sie tut dies in der Gewissheit, dass ihr Vorgesetzter hinter ihr steht.

- Visionen und Ziele als Sinn tragende Inhalte in Worte fassen und vermitteln
- in Ihrer Vorbildfunktion die Visionen und Ziele vorleben
- Ziele mit Ausdauer verfolgen
- glaubwürdig im Sinne des Gemeininteresses auftreten
- Vertrauen in Ihre Mitarbeiter setzen
- die Kompetenzen, Fähigkeiten und Expertisen ihrer Mitarbeiter weiterentwickeln
- den organisatorischen Rahmen zur Umsetzung der Ziele schaffen
- Mitarbeitern ein klares Feedback geben
- Lob und Anerkennung sichtbar werden lassen

Im Beispiel wurde das Leitbild als Zielsetzung des Unternehmens aufgegriffen. Es liegt in der Verantwortung der Führungskraft, die übergeordneten Ziele anzunehmen und in ihrem Verantwortungsbereich umzusetzen. **Kommunikation** ist dabei ein wesentliches Element ihrer Führungsaufgabe. In den Mitarbeitergesprächen kann sie die Eigenmotivation und individuellen Ziele der Mitarbeiter erkennen, Differenzen zu den Zielen der Station bzw. des Krankenhauses aufzeigen und diese aufeinander abstimmen.

> Das Motivieren von Mitarbeitern erfordert Eigenmotivation der Führungskraft.

Die Führungskraft muss ein eigenes Interesse daran haben, ein gemeinsames, betriebliches Ziel zu verfolgen. Dabei ist sie selbst Mitarbeiterin des Krankenhauses, die wiederum von ihrem Vorgesetzten motiviert wird. Im mittleren Management steht die Führungskraft gewissermaßen in einer Sandwichposition. Sie muss ihre Ziele und ihr Handeln mit ihrem Vorgesetzten abgleichen, dessen Ziele auf die Ebene ihres Verantwortungsbereiches herunter brechen und gleichzeitig ihre Mitarbeiter motivieren diese Ziele anzunehmen und zu verfolgen.

Praxistipp

Motivierend wirken Sie als Führungskraft auf Mitarbeiter ein, in dem Sie

3.1.2 Motivation im Einfluss der Organisation

Gerade in den letzten Jahren erlebten wir durch Strukturveränderungen im Gesundheitswesen einen gravierenden Wandel. Die Arbeitsschwerpunkte einer Pflegekraft verändern sich. Neben der reinen Pflegehandlung am Patienten rücken aus ökonomischen Gesichtspunkten Prozesssteuerung und Dokumentation mehr und mehr in den Vordergrund.

Die Verweildauer im Krankenhaus verkürzte sich drastisch, Fallzahlen steigen und parallel dazu die Leistungsdichte für die einzelne Pflegekraft. Einschlägige Studien und Statistiken sagen eine steigende Multimorbidität unserer älter werdenden Gesellschaft voraus. Krankenhäuser müssen sich zunehmend auf ältere Patienten einstellen, die hoch spezialisierte Leistungen in Anspruch nehmen. Zudem übernehmen Akutkrankenhäuser eine wichtige Rolle in der Notfallversorgung unseres Gesundheitssystems. Pflegefachkräften kommt dabei in der Versorgungskette eine Schlüsselrolle als Ansprechpartner und Mittler zu.

Unsere Patientin, Frau Huber, wird am Sonntagabend mit unklaren Schmerzen im Oberbauch eingeliefert. Die Pflegefachkraft in der Aufnahme, Helga Schmidt, steht unter hohem Arbeitsdruck. Viele ambulante Patienten nutzen an diesem Abend die Notaufnahme als Anlaufstelle, weil die ambulante Versorgung durch niedergelassene Ärzte am Wochenende nicht zur Verfügung steht.

Frau Huber ist unsicher und nervös. Für Helga Schmidt steht im Vordergrund, die Fülle an Patienten zu bewältigen und gleichzeitig die administrativen Anforderungen der Verwaltung zu erfüllen. Langes Suchen nach der Versichertenkarte hält nur den Betrieb auf. Die Geduld der Pflegefachkraft ist sehr strapaziert. Ihre Motivation sinkt. Sie steht im Spannungsfeld zwischen Patienten, die aus ihrer Sicht nicht zwingend einer Behandlung im Krankenhaus bedürfen und den Anforderungen der Organisation – Versichertenkarte einlesen, um Daten für die Abrechnung zu haben. Eigentlich wählte Helga Schmidt den Krankenpflegeberuf, weil sie kranken Menschen helfen möchte.

Das Gesundheitswesen unterliegt laufenden Anpassungen im Versorgungssystem an die Erfordernisse der Gesellschaft. Führungskräfte aller Hierarchieebenen sind gefordert, ihre Mitarbeiter durch diese Veränderungen zu führen. Das bedeutet, die obere Führungsebene muss die Rahmenbedingungen durch politische Vorgaben und die Konzepte der Klinikleitung transparent machen. Die Führungskraft im mittleren Management erfüllt eine wichtige Funktion im Veränderungsmanagement. Sie füllt die Konzepte mit Leben, indem sie ihre Erfahrung aus ihrem Praxisbereich einbringt, um diese für die Mitarbeiter vermittelbar und praxisrelevant auszugestalten. Dabei ist sie den Vorgaben der Klinikleitung ebenso verpflichtet wie den gerechtfertigten Ansprüchen von Patienten und Mitarbeitern. Die Führungskraft im mittleren Management nimmt gewissermaßen eine Pufferrolle zwischen oberem Management und Mitarbeiter ein (Schambrowski, 2006).

In unserem Beispiel der Aufnahmeabteilung ist die Pflegefachkraft Helga Schmidt konfrontiert mit den Rahmenbedingungen der Gesamtorganisation des Krankenhauses, den Anforderungen ambulanter wie stationär aufzunehmender Patienten. Sie ist sehr stark gefordert, all diese Anforderungen und Einflüsse bewältigen zu können. Dabei ist sie eingebunden in die Gesamtorganisation der Aufnahmestation. Ihr Umfeld beeinflusst ihre Motivation, den Ansprüchen gerecht zu werden. Die Vorgesetzte, also die Stationsleitung, hat in ihrer Führungsverantwortung eine wichtige Funktion für Helga Schmidt. Sie übt die Vorbildfunktion aus und ist in gewisser Weise das Rollenmodell für die Mitarbeiter, indem sie die Visionen und Ziele der Organisation in Form von Werten und Überzeugungen vorlebt (Weinert, 2004).

Im Leitbild (Fallbeispiel ▶ Kap. 1) ist der Leitsatz des respektvollen Umgangs niedergeschrieben. Die Mitarbeiterin Helga Schmidt erhält ihre Motivation mit der Patientin, Frau Huber, geduldiger und respektvoller zu sprechen, indem sie selbst die gelebte Umsetzung dieses übergeordneten Zieles durch ihre Vorgesetzte erfährt.

> Die Führungskraft ist Mittler zwischen den Zielen der Organisation und den Mitarbeitern. Motivation entsteht, indem sie ihre Vorbildfunktion authentisch wahrnimmt.

Betriebs- und Stationsklima

Das allgemeine Betriebsklima und das Abteilungs- bzw. Stationsklima haben starken Einfluss auf die Motivation der Mitarbeiter. Das allgemeine Betriebsklima kann die Führungskraft nicht oder nur in sehr geringem Maße beeinflussen. Das Stationsklima hingegen wird im direkten Verantwortungsbereich der Führungskraft geprägt. Dabei sind die persönliche Haltung und das Menschenbild der Führungskraft wesentlich. Diese zeigen sich in der Art, wie sie mit dem Mitarbeiter in Beziehung tritt und kommuniziert.

Entscheidend ist für die Motivation, ob der Mitarbeiter lediglich als Mittel zum Zweck angesehen wird oder als Subjekt mit Interessen und Bedürfnissen, eigenständiger Motivation und Verantwortung (Schambrowski, 2006).

Frau Huber wird in der Station 2 von dem Zivildienstleistenden, Dirk Schulze, empfangen. Er räumt mit ihr gemeinsam ihre Sachen ein. Die Tür geht auf und eine Pflegefachkraft fragt: »Wo bleibst Du denn, es gibt noch genug zu tun« und zieht die Tür wieder hinter sich zu.

Am nächsten Tag, in der Röntgenabteilung, erlebt Frau Huber hingegen ein sehr positives Umfeld. Trotz Hektik herrscht eine tolle Stimmung. Die Mitarbeiter haben für jeden einen netten Satz parat.

Die Haltung der Pflegefachkraft im Beispiel ist geprägt von einem Bild der Pflege, vergleichbar mit der Arbeit in einem Produktionsprozess. In Zeiten maximaler Leistung geht es in dieser Station im Wesentlichen darum, die Menge Patienten »abzuarbeiten«. Die persönliche Einstellung und Wertehaltung des Zivildienstleistenden – helfen zu wollen – wird nicht beachtet. Er hat sich in den Prozess einzuordnen.

In der Röntgenabteilung ist das Klima bestimmt von einer ganz anderen Wertehaltung. Der Umgang miteinander ist geprägt von gegenseitigem Respekt. Menschen werden mit ihren Bedürfnissen angenommen. Diese Haltung entsteht, indem die Führungskraft die vertrauensvolle Zusammenarbeit und einen offenen Umgang unter den Mitarbeitern fördert. Ihr gelingt es, Identifikation zu schaffen mit einem gemeinsamen Ziel – dem wertschätzenden Umgangs mit Patienten – indem sie auch den Mitarbeitern gegenüber Vertrauen und Wertschätzung zeigt.

Die Rolle der Stationsleitung im multiprofessionellen Team

Das Zusammenspiel der unterschiedlichen Berufsgruppen im Krankenhaus hat einen wesentlichen Einfluss auf die Zufriedenheit und Motivation der Mitarbeiter. Der Pflege als Querschnittsdisziplin kommt eine Schlüsselrolle in der Prozessorganisation im multiprofessionellen Team zu. Die Stationsleitung trägt Verantwortung für die Strukturierung der Stationsabläufe. Sie ist gefordert für die Beteiligten am Behandlungsprozess einen geeigneten Rahmen zu schaffen, in dem jeder zur richtigen Zeit am richtigen Ort die relevanten Informationen erhält.

In der Station 2 kommt der Stationsarzt Herr Dr. Sven Meier zu Frau Huber. Als die Pflegefachkraft Ulrike Nipitsch mit der Patientenakte kommt, herrscht er sie im Beisein von Frau Huber an: »Hier fehlen schon wieder die Befunde! Die müssen schon längst da sein. Hätten Sie wohl die Liebenswürdigkeit sich mal darum zu kümmern?«

Dr. Meiers Motivation leidet unter der mangelnden Organisation in der Station. Er steht aufgrund der ökonomisch orientierten Vorgaben unter Arbeitsdruck. Die Verweildauer der Patienten muss im Rahmen der DRG-Grenzen gehalten werden. Diagnostik und Behandlung müssen in einem möglichst kurzen Zeitfenster abgearbeitet werden. Seine Frustration äußert sich in seinem ungehaltenen Ton gegenüber der Pflegefachkraft im Beisein der Patientin. Sein Verhalten wiederum führt zur Demotivation der Pflegekraft.

Ein motivationsförderndes Klima entsteht, wenn die Mitarbeiter aller Professionen und Abteilungen ihre verschiedenen Kompetenzen gleichberechtigt und zielgerichtet einbringen können. Das Ziel sollte dabei immer eine möglichst optimale Versorgung der Patienten sein. Die Stationsleitung prägt die Qualität der multiprofessionellen Zusammenarbeit durch ihre Organisations- und Kommunikationskompetenz. Sie trifft Absprachen und kommuniziert diese an alle am Prozess Beteiligten. Eine transparente Informationskultur schafft dabei Vertrauen und Akzeptanz. Am Besten werden Regelungen im Stations- oder Qualitätshandbuch schriftlich fixiert.

In unserem Beispiel sind Arzt und Pflegekraft gefangen in einer mangelhaften Organisations- und Kommunikationskultur. Es liegt in der Verantwortung der Führungskräfte, Chef- bzw. Oberarzt und Stationsleitung, eine Veränderung herbeizuführen. Die Reorganisation der Abläufe allein wird voraussichtlich wenig Wirkung entfalten. Die gelebte Kultur hat sich längst verfestigt. Die negativ geprägte Art des zwischenmenschlichen Umgangs wird in der Umsetzung neuer Abläufe immer wieder Rückschläge auslösen. Deshalb ist es wichtig, die Betroffenen, also die Mitarbeiter beider Berufsgruppen, zu Beteiligten der Veränderung zu machen. Mitarbeiter wünschen sich Freiraum für ihre Arbeit und die Möglichkeit zur Mitgestaltung. Als Führungskraft fördern Sie die Motivation der Mitarbeiter, indem Sie ihnen Einflussmöglichkeiten und das Recht zur Mitsprache einräumen (Weinert, 2004).

> **Praxistipp**
>
> Die Einrichtung von Qualitätszirkeln als integrative Technik bietet Führungskräften eine gute Möglichkeit, Mitsprache und Einflussmöglichkeit der Mitarbeiter zu fördern.

> Besonders effektiv sind Qualitätszirkel für die Prozessorganisation, wenn sie im multiprofessionellen Team durchgeführt werden.

3.1.3 Erwartungen der Patienten bzw. Kunden an die Motivation

Patienten haben berechtigt die Erwartung, im Krankenhaus von motivierten Mitarbeitern aufgenommen, behandelt und versorgt zu werden. Patientenzufriedenheit hängt in hohem Maße von der Freundlichkeit und einem angemessenen Maß an Zuwendung durch die Mitarbeiter. Die fachliche Qualität der medizinischen und pflegerischen Leistung können Patienten nur bedingt beurteilen. Grundsätzlich gehen sie von hoher Professionalität und einer Fachlichkeit auf dem aktuellen Stand der wissenschaftlichen Erkenntnisse aus.

Die Erwartungshaltung von Patienten setzt einen menschlichen Umgang und eine zugewandte Haltung voraus. Das bedeutet: Patienten erwarten, dass die Eigenmotivation der Mitarbeiter von dem Wunsch geprägt ist, Menschen in ihrem Krankheitsgeschehen zu unterstützen. Sie mit ihren Sorgen und Ängsten anzunehmen und sie sicher und zielgerichtet im Behandlungsverlauf zu begleiten. Dabei spielen Empathie der Mitarbeiter, einheitliche und verständliche Information sowie eine zielführende Beratung eine große Rolle. Für Patienten ist es wichtig, klare Ansprechpartner zu haben und diese auch zu kennen, um Vertrauen in die Institution Krankenhaus zu entwickeln. Für Patienten sollten die Führungskräfte ebenso erkennbar und präsent sein, wie die unmittelbar für die Versorgung zuständigen Mitarbeiter.

> **Patienten erwarten von Mitarbeitern des Krankenhauses**
> - eine erkennbare Motivation, sich zugewandt um Patientenbedürfnisse zu kümmern
> - fachliche Kompetenz
> - professionelles Handeln
> - eindeutige und verständliche Information und Beratung
> - strukturierte und nachvollziehbare Behandlungs- und Versorgungsabläufe
> - Empathie der Mitarbeiter
> - klare Ansprechpartner

Es ist wohl die vornehmste Aufgabe der Führungskraft, ihre Personalentwicklung auf die Bedürfnisse und Anforderungen der Patienten auszurichten. Dabei ist es wichtig für sie, die Erwartungen und den Grad der Zufriedenheit zu kennen. In vielen Kliniken gibt es regelmäßige Patientenbefragungen oder ein strukturiertes Beschwerdemanagement. Diese geben einen guten Überblick sowie ein Feedback, in welcher Form die Arbeitsleistung bei Patienten ankommt und wahrgenommen wird. Die Ergebnisse sind ein hervorragendes Medium, um Mitarbeitern ein Feedback zu geben. Sie lassen sich gezielt nutzen in der individuellen Personalentwicklung, z. B. in Förder- oder Kritikgesprächen, wie auch in der Teamentwicklung.

Strukturiert aufbereitete Patientenrückmeldungen wirken wie ein Barometer und zeigen, wenn sie in regelmäßigen Abständen kommuniziert werden, wie sich die Abteilung in eine positive oder auch negative Richtung entwickelt hat. Die Art und Weise der Kommunikation derartiger Ergebnisse ist jedoch ebenso ausschlaggebend für die Förderung der Mitarbeitermotivation wie die Tatsache der Kommunikation an sich. Es ist die Kunst einer guten Führungskraft, positive Tendenzen als Lob auszudrücken und negative als Chance zur Weiterentwicklung. Mitarbeiter brauchen Lob. Konstruktive Kritik hingegen ist in einer wertschätzenden Führungskultur sozusagen ein Motivationsmotor zur Weiterentwicklung der Qualität.

> **Die Personalentwicklung sollte immer gezielt auf die Bedürfnisse und Anforderungen des Patienten zugeschnitten sein. Strukturiert erhobene Patientenrückmeldungen sind in einer wertschätzenden Führungskultur ein Motivationsmotor.**

3.1.4 Möglichkeiten der Führungskraft zur Förderung der Motivation

Führungskräfte in der Pflege haben in der Regel nur sehr eingeschränkte Möglichkeiten die Motivation der Mitarbeiter durch materielle Anreize zu fördern. Sie sind meist in Gesundheitsunternehmen beschäftigt, die einer Tarifbindung unterliegen. Die einschlägigen Tarifverträge bieten hier v. a. dem mittleren Management kaum Instrumente finanzielle Anreize zu setzen. Deshalb verbleiben im Wesentlichen die immateriellen Belohnungen als motivationssteigernde Instrumente.

In der einschlägigen Literatur (Weinert, 2004) zählen hierzu:
- Lob und Anerkennung,
- Auszeichnungen,
- Autonomie und Freiheit.

Aus der praktischen Erfahrung heraus sind jedoch noch das **Vertrauen der** Führungskraft in die Mitarbeiter und der Rückhalt im Team zu nennen. Eine wertschätzende Führung durch den direkten Vorgesetzten und ein gutes Team werden sehr häufig als Grund für die Wahl des Arbeitsplatzes genannt.

Unter den immateriellen Motivatoren nehmen **Autonomie** und **Einflussmöglichkeit** einen hohen Stellenwert ein. Für die Führungskraft bedeutet dies, ein Arbeitsumfeld zu schaffen, in dem der Mitarbeiter Entscheidungsfreiheit hat und eigenständig arbeiten kann. In den 1980er Jahren wurde in vielen Kliniken bzw. Abteilungen die Bereichspflege eingeführt. Heute werden eher Organisationsformen wie die Bezugspflege oder die Primärpflege (»primary nursing«) gewählt. Führungskräfte, die eine dieser Organisationsformen mit Leben füllen wollen, müssen besonders Wert legen auf eine gezielte Personalentwicklung. Mitarbeiter können einen Rahmen, der ihnen Autonomie im Handeln und Entscheidungsfreiheit einräumt, am Besten ausfüllen, wenn sie eine besonders hohe fachliche wie persönliche Kompetenz entwickeln konnten. Über regelmäßige Personalentwicklungsgespräche kann die Führungskraft das Potenzial des Mitarbeiters erkennen und die Zielsetzung für die individuelle Weiterentwicklung mit ihm vereinbaren.

Mitarbeiter wünschen sich Mitsprache v. a. in Veränderungsprozessen. Die Führungskräfte aller Hierarchieebenen sind gefordert möglichst frühzeitig notwendige und gewünschte Veränderungen sowie übergeordnete Ziele offen zu kommunizieren. In einer positiven Führungskultur können Mitarbeiter ihre Ideen einbringen und die Umsetzung übergeordneter Ziele praxisorientiert unterstützen.

Ein weiterer Motivationsfaktor für Mitarbeiter ist die Verwirklichung **persönlicher Freiräume**. Dazu zählt z. B. die Flexibilisierung der Arbeitszeit. Gerade in einem »Frauenberuf« wie der Pflege ist die Möglichkeit Familie und berufliche Weiterentwicklung in Einklang zu bringen ein wichtiger Motivationsfaktor. Unter diesem Aspekt sind auch Konzepte für ältere Mitarbeiter zu nennen, die ein Verbleiben im Beruf trotz gesundheitlicher Einschränkungen ermöglichen.

Ein regelmäßiges **Feedback** über die Arbeitsleistung entfaltet ebenfalls eine motivationsfördernde Wirkung. Mitarbeiter wollen wissen, wo sie stehen. Lob und konstruktive Kritik spielen dabei eine entscheidende Rolle. Lob sollte immer ehrlich sein. Kritik soll in einer wertschätzenden Kommunikation stattfinden und als Chance zur Entwicklung verstanden werden. Wichtig ist dabei das authentische Verhalten der Führungskraft in der Kommunikation wie auch in ihrer Vorbildfunktion.

Eine erfolgreiche motivierende Führung zeichnet sich dadurch aus, dass die Mitarbeiter befähigt werden, eigenständig Verantwortung für ihr Handeln zu übernehmen. Dazu müssen Mitarbeiter ausreichend mit Ressourcen, Fähigkeiten und Wissen ausgestattet sein.

> **Motivationsfördernde Faktoren und Instrumente**
> - Rahmen schaffen für Autonomie und Einflussmöglichkeit der Mitarbeiter
> - Mitsprache bei Veränderungsprozessen
> - Möglichkeit zur Verwirklichung persönlicher Freiräume
> - regelmäßiges Feedback
> - Lob und Anerkennung
> - Perspektiven eröffnen zur persönlichen Weiterentwicklung

- Mitarbeiter befähigen, Verantwortung zu übernehmen
- Qualitätszirkel als integrative Technik

3.2 Alltag Altenpflegeeinrichtung

Thomas Behr

3.2.1 Bedeutung und Wesen der Unternehmenskultur

Die Unternehmens- oder Organisationskultur ist die Summe der in einer Organisation von deren Mitgliedern als bindend erlebten Werte, Normen, Überzeugungen und Denkhaltungen. Das Denken und Handeln der Organisationsmitglieder wird durch die Kultur entscheidend geprägt und bestimmt. Allgemein ist davon auszugehen, dass es 2 Ebenen der Organisationskultur gibt:
- die Basisannahmen, damit sind Interpretations-, Wert und Denkmuster über die Umwelt gemeint, Muster der Erfassung der Realität und z. B. allgemeine Verhaltensorientierungen, und die
- auf die Basisannahmen aufbauende Werte und Normen sowie Zeichen, Symbole und Rituale, in denen sich die Basisannahmen ausdrücken und sie gleichzeitig vermitteln und stabilisieren.

Bezogen auf die Bedeutung für die Motivation der Mitarbeiter im beruflichen Alltag sollen hier einige wenige Aspekte der Organisationskultur verdeutlicht werden.

Zunächst gibt es in Betrieben und Organisationen keinen Zustand ohne Kultur. Kultur gibt es immer, allerdings ist damit noch nichts über die Qualität der jeweiligen Kultur ausgesagt. So kann es eine wertschätzende, förderliche und hilfreiche Kultur geben, aber leider ebenso eine Kultur der Missachtung und Geringschätzung.

Egal wie die qualitative Ausrichtung der Kultur geartet ist, ist Organisationskultur immer Kommunikation, denn Werte, Normen und Rituale werden in den Betrieben immer zwischen Menschen verbal oder nonverbal kommuniziert.

Die qualitative Ausprägung der Organisationskultur ist im Betrieb immer spürbar. Meist drückt sie sich schon in der Atmosphäre aus, die ein Besucher einer Einrichtung beim Erstkontakt hat oder etwa ein Bewerber beim Vorstellungsgespräch. Der Besucher spürt, wie man im Betrieb miteinander umgeht, wie man miteinander spricht und wie der Umgang mit den Bewohnern und Patienten durch die Mitarbeiter ist. Also: Organisationskultur kann man zwar nicht anfassen, aber spüren kann man sie immer.

Die Qualität der Organisationskultur hat auch immer Wirkungen. Sie beeinflusst maßgeblich das Verhalten und die Kommunikation der Mitarbeiter und hat so einen entscheidenden Einfluss auf die Stimmung, die Arbeitshaltung, das Engagement der Mitarbeiter und ist somit eine entscheidende Größe in Bezug auf die Ergebnisqualität der pflegerischen Arbeit.

Leider trifft für die in einem Betrieb vorzufindende Kultur ein altes Sprichwort fast immer zu: »Der Fisch stinkt am Kopf zuerst«. Die Qualität der Kultur wird immer ganz entscheidend durch die oberste Leitung einer Organisation oder eines Betriebes geprägt und bestimmt und ist in aller Regel auch nur durch diese zu ändern. Meist ist es so, dass die Kultur im Betrieb durch das geprägt wird, was der Leiter einer Organisation vorlebt und demonstriert und weniger durch das, was im Betrieb in Schriftform verbreitet wird.

3.2.2 Der Ausdruck der Unternehmenskultur im Leitbild

Eine wesentliche Funktion von Leitbildern ist es, zentrale Themen des Betriebes ausdrücklich zu benennen und zu beschreiben. Leitbildkulturen können als Führungsinstrument ein Mittel eines werteintegrierten Managements sein, in dem es darum geht die Ausrichtung und Steuerung am eigentlichen Sinn der Organisation zu orientieren und damit die Identitätsbildung der Organisation zu fördern.

> Die in einem Leitbild formulierten Ziele vermitteln den Mitarbeitern die maßgebliche betriebliche Orientierung und geben Auskunft darüber, was im Rahmen der betrieblichen Wertekultur auf der strategischen und inhaltlichen Ebene geplant und umgesetzt werden sollte.

Leitbilder sind eine Art Unternehmensverfassung mit Aussagen zur Werteorientierung, Geschichte, Vision, Zielen und Zwecken. In ihrer Funktion schaffen Leitbilder für die Mitarbeiter Ordnung, geben Orientierung und weisen auch visionär in die Zukunft. Dabei ist ein gutes Leitbild das schriftlich formulierte Bindeglied zwischen der Philosophie und den Werten eines Betriebes einerseits und den Zielen und Strategien andererseits.

Für ihre Wirksamkeit ist es für Leitbilder von großer Bedeutung, das sie einfach zu verstehen und wahr sind und sich an der betrieblichen Realität orientieren. Die Wahrheitsfunktion von Leitbildern ist in der verbindlichen Schriftform zentraler Aussagen zur Unternehmenskultur sowohl von kulturbindender als auch von kulturbildender Wichtigkeit.

Der Aspekt der kulturbildenden Wirkung von Leitbildern muss als ein bedeutender Faktor im Zusammenhang von Arbeitszufriedenheit, Motivation und dem betrieblichen Erfolg angesehen werden. An anderer Stelle werden wir an konkreten Beispielen zeigen, welch große Probleme es für Betriebe und Organisationen geben kann, wenn sich die Aussagen des Leitbildes für die Mitarbeiter in der betrieblichen Wirklichkeit nicht wieder finden lassen oder gar ad absurdum geführt werden (▶ Kap. 1, Beispiel).

3.2.3 Die Bedeutung der Unternehmenskultur für die Mitarbeiter

Die Unternehmenskultur hat, egal in welcher Ausprägung, immer großen Einfluss auf das, was in einem Betrieb von den Mitarbeitern als richtig und wichtig erachtet wird und was an Werten und Traditionen gelebt und gepflegt werden soll.

> Somit beeinflusst die Unternehmenskultur maßgeblich das Betriebsklima, die Stimmung, die Einstellung zur Arbeit wie auch gerade das Sozialverhalten der Mitarbeiter.

Die Unternehmenskultur kann, da sie immer in ihrer Spürbarkeit an verbale oder nonverbale Kommunikation aller am betrieblichen Geschehen Beteiligten gebunden ist, an jedem Ort und zu jeder Zeit im Betrieb wahrgenommen werden und ist bei allen Arbeitsprozessen im Betrieb prägend.

An dieser Stelle soll ein besonderer und bisher zu wenig bedachter Aspekt der Unternehmenskultur in ihrer Bedeutung für die Mitarbeiter angesprochen werden: Die Art und Qualität der Unternehmenskultur hat einen entscheidenden Einfluss auf die Gesundheit der Mitarbeiter. Eine insgesamt förderliche Kultur wird die Gesundheit eher fördern, eine abwertende und missachtende Kultur wird die Gesundheit der Mitarbeiter eher schädigen und gefährden.

Wenn wir uns noch einmal vergegenwärtigen, dass die in einem Betrieb gelebte Kultur wesentlich die Kommunikation aller im betrieblichen Geschehen eingebundenen Menschen prägt und dass die Art der Kommunikation immer die Arbeitsatmosphäre wie auch die Arbeitsabläufe in ihrer Qualität beeinflusst, wird deutlich, dass die Art der Kultur eher angenehme und die Gesundheit fördernde oder aber eher unangenehme und die Gesundheit gefährdende Bedingungen für die Mitarbeiter eines Betriebes schafft.

Somit ist eine wichtige Bedeutung der Unternehmenskultur für die Mitarbeiter ihre Wirkung auf die Gesundheit. In einer guten Unternehmenskultur sind in der Regel alle Arbeitsprozesse, die Arbeitsorganisation aber auch die Arbeitsplatzsituation auf eine Gesundheitsförderung ausgerichtet. Häufig ist ein praktiziertes Gesundheitsmanagement Ausdruck einer förderlichen Gesamtkultur.

3.2.4 Der Mitarbeiter im Spannungsfeld von Anspruch und Wirklichkeit

»Die sollen bloß endlich ihre Leitbilder abhängen. Da glaubt doch sowieso niemand mehr dran.«, so eine offensichtlich ziemlich frustrierte Stationsleitung eines Krankenhauses, die einmal mehr über einen Sachverhalt nicht informiert wurde. Oder: »Meine Pflegedienstleitung spricht schon seit einem Jahr nicht mehr mit mir, ich bekomme nur noch Anweisungen über Zettel.«, so eine Wohnbereichsleitung in einer Fachfortbildung. Auch »Unser Heimleiter rennt morgens erst einmal durch das Haus und faltet zusammen, was ihm über den Weg läuft!«, so eine Mitarbeiterin eines Altenheims. Aber es geht auch anders: »Hier wird das Leitbild auch gerade von der Geschäftsführung vorgelebt!«, so eine ziemlich zufrieden wirkende Heimleiterin.

Das Leben in Unternehmenskulturen kann also sehr unterschiedlich sein. Im Folgenden soll an 4 praktischen Beispielen das für die Mitarbeiter erlebbare Spannungsfeld von kulturellem Anspruch und betrieblicher Wirklichkeit als auch das Problem von gelebter und nicht gelebter Kultur verdeutlicht werden.

Der Betrieb mit einer schlechten Kultur ohne Leitbildorientierung
Eine große Pflegeeinrichtung, die einem Kreisverband eines großen Wohlfahrtsverbandes gehört. Die Vorsitzende des Kreisvorstandes hat ihr Büro in der Pflegeeinrichtung und wirkt massiv und autoritär auf das Geschehen im Betrieb ein. Die Vorsitzende hat ihre »Lieblinge«, die sie pflegt und mit besonderen Vergünstigungen versieht. Ansonsten ist ihr Umgangston rau und barsch, sie ordnet an und befiehlt auf allen Ebenen und in allen Bereichen. Die Heimleitung ist auf Grund des Spannungszustandes langfristig erkrankt, der Verwaltungsleiter am Rande eines Nervenzusammenbruchs, die Sachbearbeiterin in der Finanzbuchhaltung hat ein Alkoholproblem und ihre Kollegin ein »Burnout-Syndrom«. Die meisten Mitarbeiter in der Pflege sind überarbeitet, da der Vorstand das Personal aus Kostengründen stark reduziert hat. Es herrscht Unmut und Verärgerung über die Zustände, die Arbeit wird meist sehr unmotiviert verrichtet.

Die Folge der schlechten kulturellen Bedingungen: Unmotivierte und überarbeitete Mitarbeiter, eine schlechte Stimmung, hohe Krankenstände, 5000 Überstunden. Die Ergebnisqualität wird von den Bewohnern so schlecht beurteilt, dass die Heimaufsicht androht, die Einrichtung zu schließen, wenn nicht umgehend ein Interimsmanagement die Gesamtverantwortung übernimmt und die Missstände termingebunden beseitigt werden.

Eine Organisation mit anspruchsvollem Leitbild und schlechter Unternehmenskultur
Die Organisation betreibt über 15 Pflegeeinrichtungen und verfügt über ein anspruchsvolles Leitbild, in dem von Würde, Respekt, Achtung, Toleranz und dem Mitarbeiter als wichtigster Ressource die Rede ist. Das Leitbild hängt in allen Einrichtungen an markanten Stellen aus und wird auch sonst öffentlich kommuniziert. Unter zunehmendem wirtschaftlichem Druck werden die Ansprüche des Leitbildes für die Mitarbeiter immer weniger spürbar. Nicht nur, dass das Personal deutlich dezimiert wird und das Restpersonal durch eine erfolgte Zertifizierung deutlich mehr Arbeitsaufwendungen zu erfüllen hat. Die Mitarbeiter erhalten über Monate ihren Lohn und ihr Gehalt deutlich verspätet ausgezahlt, die Zuwendungen werden gestrichen und durch eine Tarifänderung werden die Gehälter zudem deutlich abgesenkt. Über diese Dinge werden die Mitarbeiter nur kurz und lapidar informiert. Immer häufiger kommt es zu Unmutsäußerungen der Mitarbeiter, auch weil zunehmend viele Mitarbeiter in finanzielle Notlagen geraten. Immer häufiger kommt es zu Äußerungen wie: »Den da oben glauben wir nichts mehr.«, »Was denken die denn, was die mit uns noch alles machen können.«, »Die sollen sich doch mal ihre Leitbilder anschauen.« und »Am besten man hängt die Leitbilder ab, ist doch alles bloß Lüge.«.

Die Folge in dieser widersprüchlichen Situation: Die Motivation der Mitarbeiter wird stark beschädigt. Wo sie noch trägt ist dies durch die starke Bindung an »ihren« Betrieb, ihre Heimleitung und Pflegedienstleitung oder ihr Team begründet. Allgemein sinkt die Identifikation mit der Gesamtorganisation, weil sich die Mitarbeiter zwischen einem hohen kulturellen Anspruch und einer desillusionierenden Wirklichkeit in die Irre geführt sehen.

Eine gute Unternehmenskultur ohne Leitbild
Ein kleines Pflegeheim in einer ländlichen Region. Ein Familienbetrieb geführt vom Ehepaar F. Herr F.

kümmert sich um die betriebswirtschaftliche Steuerung und Frau F. um die fachlichen Inhalte und das Personal. Das Heim genießt im Ort einen sehr guten Ruf und wird allgemein wegen der familiären Atmosphäre, der Freundlichkeit der Mitarbeiter, der guten Stimmung und der guten Fachlichkeit gelobt. Ein Leitbild hängt hier nirgends, aber Werte wie Freundlichkeit, Respekt, Achtung und Toleranz werden vom Ehepaar F. vorgelebt und sie erwarten diese Grundhaltung auch von ihren Mitarbeitern. Für Besucher des Heims ist die stimmige Kultur schon in der Eingangshalle zu spüren. Man fühlt sich hier sofort wohl und die dort sitzenden Bewohner machen alle einen zufriedenen Eindruck.

Die Folge der kulturellen Stimmigkeit für das Heim: Die Mitarbeiter sind motiviert und engagiert und sehr stark mit dem Haus verbunden. Die Personalfluktuation ist genau so niedrig wie die Krankenstände. Der Umgang miteinander ist freundlich. Man spürt, dass in diesem Haus gerne gearbeitet wird. Das Haus hat wegen der guten Atmosphäre und Pflege einen sehr guten Ruf und ist somit immer voll belegt und wirtschaftlich erfolgreich.

Eine gute Unternehmenskultur mit Leitbildorientierung
In der zentrale der kirchlichen Organisation mit vielen Pflegeeinrichtungen hängt schon am Eingang das Leitbild. Anspruchsvoll in der Gestaltung und anspruchsvoll im Inhalt. Hier wird dem Besucher das Grundverständnis zur Pflege und Betreuung pflegebedürftiger Menschen genauso beschrieben wie der Anspruch des Umgangs mit Mitarbeitern. Es ist von Werten wie menschlicher Würde, Achtung vor der Eigenart des Menschen, Toleranz und dem Willen zur im Alltag praktizierten Hilfe zu lesen. In den Geschäftsräumen findet man Mitarbeiter, die in entspannter Stimmung engagiert arbeiten. Als der Geschäftsführer durch die Räume geht, begrüßt er jeden Mitarbeiter mit seinem Namen und reicht die Hand. Es gibt hier und da auch eine Nachfrage zur persönlichen Situation. Interesse am Menschen ist spürbar. Das ist auch der prägende Eindruck in den Pflegeeinrichtungen des Trägers: Interesse am Menschen. Genau wie es im Leitbild steht.

Die Folge für diese Organisation: Die im Leitbild, das vor Jahren auf einer großes Gesamtkonferenz mit den Mitarbeitern erarbeitet wurde, beschriebenen Werte und Grundhaltungen finden sich im gelebten Alltag in der Zentrale aber auch in den Pflegeheimen wieder. Die Mitarbeiter können sich an erklärten kulturellen Zielen orientieren und im Alltag ausrichten. Da die Geschäftsführung die Werte vorlebt und dies auch in schwierigen Situationen tut, werden die Werte und Regeln von allen Mitarbeitern als verbindlich und glaubwürdig erlebt. Die Organisation pflegt eine Unternehmenskultur, in der Anspruch und Wirklichkeit für alle Mitarbeiter kongruent sind. Die Mitarbeiter sind mit der Organisation identifiziert und sind motiviert. Die Organisation hat Erfolg, weil motivierte Mitarbeiter eine Arbeit von hoher Qualität machen, die zu einer hohen Kundenzufriedenheit führt.

3.2.5 Die Bedeutung der gelebten Unternehmenskultur für den betrieblichen Erfolg

Nach den oben angeführten Beispielen aus 4 Pflegebetrieben und Organisationen kann man verkürzt sagen: eine werteorientierte und zwischen kulturellem Anspruch und der betrieblichen Wirklichkeit kongruente Unternehmensführung ist der beste Garant für motivierte, mit der Organisation identifizierte und zudem gesunde Mitarbeiter und somit eine entscheidende Voraussetzung für den betrieblichen Erfolg.

In personenbezogenen Dienstleistungsbetrieben, wie es Pflegeheime und Krankenhäuser sind, entsteht die Ergebnisqualität im direkten Kontakt der Mitarbeiter zu den Bewohnern und Patienten. Je zufriedener und motivierter die Mitarbeiter sind, desto besser ist die Arbeitsatmosphäre. Hieraus resultiert eine hohe Qualität im Umgang mit den Kunden. Durch die häufig wertschätzende Zugewandtheit ist der Kunde in der Regel zufrieden. Zufriedene Kunden in der Pflegebranche sichern die Auslastung und Belegung der Betriebe und somit auch den betrieblichen Erfolg.

All dies ist gewährleistet, wenn die im Leitbild verankerten Werte, Regeln und Ziele von der obersten Leitung für alle Mitarbeiter Kultur prägend vorgelebt werden, und dies auch gerade in kritischen und problematischen Situationen.

In den oben angeführten Beispielen ist somit das 4. Beispiel (gute Unternehmenskultur mit Leitbildorientierung) das Beste. Hier gibt es eine Deckung von Anspruch und Wirklichkeit in Bezug auf die Unternehmenskultur. Auch das 3. Beispiel (gute Unternehmenskultur ohne Leitbild), wo ohne eine Leitbildorientierung tragende Werte durch die Leitung prägend vorgelebt werden, kann als gut und förderlich bezeichnet werden. Beide positiven Beispiele findet man häufig bei erfolgreichen Pflegeunternehmen.

Das 1. Beispiel (schlechte Kultur ohne Leitbildorientierung) ist mit Sicherheit die schlimmste Ausprägung einer Unkultur. Alles basiert hier auf Macht und Gehorsam. Die Wirkung im Betrieb ist »innere Kündigung«, ein hoher Krankenstand, viele Überstunden, eine Unkultur der Intrigen und leider für die Bewohner eine schlechte Pflege und Betreuungsqualität. Aber man muss dieser Unkultur zugute halten, dass sie in bedauerlicher Weise ehrlich ist. Es gibt keine über ein Leitbild proklamierten Werte. Die Mitarbeiter erleben ehrlich und ungeschminkt eine schlimme Form der Kultur im Betrieb.

Die schlechteste aller Möglichkeiten wird im 2. Beispiel (anspruchsvolles Leitbild und schlechte Unternehmenskultur) beschrieben. Hier werden den Mitarbeitern zwar über ein umfassend kommuniziertes Leitbild Werte, Regeln, Ziele und Grundverständnisse des Umgangs miteinander vermittelt, aber die oberste Leitung und viele führende Mitarbeiter halten sich nicht an diese Vorgaben, sodass für die Mitarbeiter eine ganz andere, d. h. deutlich schlechtere Kultur spürbar wird. Die Mitarbeiter werden in die Irre geführt: Sie wissen nicht, woran sie sind, an was sie glauben sollen. Die Folge ist ein Verlust der Identifikation mit der eigenen Organisation, eine nachlassende Motivation, eine sinkende Arbeitsmoral und leider auch ein hoher Krankenstand, weil viele Mitarbeiter in solchen widersprüchlichen Arbeitssituationen gesundheitlich Schaden nehmen. Für die Organisation bedeutet dies leider auch eine verschlechterte Ergebnisqualität, d. h. die Kundenzufriedenheit sinkt, die Belegung der Einrichtungen ist rückläufig, der wirtschaftliche Erfolg gefährdet.

> Für die Förderung und Pflege der Motivation der Mitarbeiter im Alltag von Pflegeeinrichtungen ist eine wertestarke Unternehmenskultur notwendig, in der der Mitarbeiter nicht im Spannungsfeld von Anspruch und Wirklichkeit steht, sondern in der die kulturellen Ansprüche der Organisation im betrieblichen Alltag eindeutig erlebbar und spürbar sind.

3.3 Alltag Ambulante Intensivpflege

Christoph Jaschke

Die ambulante Intensivpflege ist relativ neu. Die Polioepidemie in der Mitte des vergangenen Jahrhunderts, die bei vielen Menschen die Lähmung der Atemmuskulatur zur Folge hatte, führte in den Kliniken zu dem vermehrten Einsatz von Negativdrucksystemen, bekannter unter dem Namen »eiserne Lunge«. Dank des Fortschritts in der Medizintechnik wurden die Beatmungsgeräte effizienter, kleiner und leichter zu bedienen. Seit 1980 gibt es Beatmungsmasken. Die Möglichkeiten für die ambulante Intensivpflege waren damit geschaffen. Aufladbare Akkus, die mitgeführt werden können, verbesserten die Lebenssituation so gravierend, dass die Klienten oft wieder am gesellschaftlichen Leben teilnehmen können, d. h. mit Assistenz sind Schulbesuch, Studium, Berufstätigkeit, Reisen etc. möglich.

Die Aufgaben der ambulanten Intensivpflegekraft werden damit immer vielfältiger. Die Gesellschaft ist – im Gegensatz zu den Betroffenen, ihren Angehörigen und den Pflegexperten – allerdings noch nicht bei dem Gedanken angekommen, dass häusliche Intensivpflege, wo sie möglich ist, weitaus mehr Lebensqualität bedeutet als die stationäre Unterbringung. Deutschlandweit gibt es, wie die erste Versorgungslandkarte zeigt, inzwischen zahlreiche Anbieter von ambulanter Intensivversorgung (Intensive Home Care Consulting GmbH, 2009). Allerdings wird die hervorragende Arbeit der ambulanten Intensivpflegekräfte in der Öffentlichkeit kaum wahrgenommen. Umso wichtiger ist es, dass innerhalb des Unternehmens von den Führungskräften und im Kollegenkreis das große

Engagement und die Leistungen der Intensivpflegekräfte geschätzt werden.

3.3.1 Anforderungen an die Pflegekräfte

Der Arbeitgeber eines ambulanten Intensivpflegedienstes stellt im Interesse seiner Klienten hohe Anforderungen an die Pflegekräfte. Nach ihrer Krankenpflegeausbildung müssen sie Erfahrungen im Bereich der Intensivpflege oder der Heimbeatmungspflege nachweisen. Die ethischen Regeln der Intensivpflegenden, die die Deutsche Gesellschaft für Fachkrankenpflege und Funktionsdienste e.V. (DGF) verabschiedet hat, legen fest: »Neben qualifizierten Dienstleistungen, exklusivem Fachwissen, fachlicher Autonomie und geregeltem Zugang zum Beruf, sind berufsethische Standards Merkmale, die Professionalität ausmachen« (Strunk, 1995). Demnach nehmen die Intensivpflegenden eine »herausragende Rolle« in der Intensivmedizin ein.

Lebenserhaltung ist das Primärziel in der häuslichen Intensivpflege, gefolgt von Verbesserung der Lebensqualität, Linderung der Symptome und Verlängerung des Lebens. Oft ist ambulante Intensivpflege letztlich palliativ. Die elementare Verantwortung der Intensivpflegenden ist die Bereitstellung optimaler Pflege für die Klienten und beinhaltet die ständige Unterstützung aller Lebensaktivitäten und rehabilitative Maßnahmen. Laut Ethikkodex »werden Menschen in ihrer Ganzheit aus physischen, psychischen und spirituellen Bedürfnissen sowie in ihren sozialen und kulturellen Bezügen lebend betrachtet. Sie erfahren Respekt, Zuwendung und Anteilnahme, unabhängig von Alter, Geschlecht, nationaler der sozialer Herkunft, Hautfarbe, Religion oder politischen Anschauung.« (Strunk, 1995).

Die Pflege kann von einer intensiven Kurzeitpflege in eine langdauernde Behandlungspflege übergehen, bei der die ambulante Intensivpflegekraft über längere Zeit, oft auch 8 h täglich weitgehend selbständig arbeitet. Ambulante Intensivpflege ist »Bereichspflege« in Reinkultur, d. h. diese Art von Pflege ist nicht in kleine Einheiten zerstückelt. Die Pflegekraft wird damit intensiv mit den Problemen und Konflikten des Klienten konfrontiert, der – je nach Schwere der Erkrankung – Bedürfnisse, Ängste und Sorgen nicht ausdrücken kann. In vielen Situationen muss die Pflegekraft eigenverantwortlich Entscheidungen fällen. Fachkenntnisse sind ebenso wichtig wie die Routine in Pflegeleistungen, die mit der Beatmung zusammenhängen, Krankheitsverläufe müssen richtig eingeschätzt und Symptome korrekt gedeutet werden (Paris, 2003). Dies macht ca. 30% der Tätigkeit einer Pflegekraft in der ambulanten Intensivpflege aus. 70% sind psychosoziale Betreuung, die eine hohe soziale Kompetenz der Pflegekraft erfordert. Denn die Klienten sind oft kritisch, besonders schutzbedürftig und verletzlich. Diese Tatsache kann langfristig die Motivation der Pflegekraft schwächen, wenn sie sich nicht bewusst macht, dass die Wahrnehmung des Klienten eine andere ist als die ihre.

Im Gegensatz zur stationären Pflege ist die ambulante Intensivpflegekraft nicht ständig von einem Team umgeben, d. h. Pausen, in denen man sich mit den Kollegen austauschen kann, gibt es nicht. Bei der typischen Tourenpflege, den Fahrten von einem Klienten zum anderen, gibt es viele Außenreize, die Abwechslung schaffen. Die ambulante Intensivpflegekraft aber arbeitet an einem einzigen Ort, an dem ihre volle und stetige Konzentration gefordert ist. Während ihrer Pflegetätigkeit in der häuslichen Umgebung, in der Wohnung des Klienten oder in einer Wohngemeinschaft, gibt es auch keine Rückzugsmöglichkeit. Sie muss wegen der lebensbedrohlichen Situation ihres Klienten ständig präsent sein.

Die enge Kooperation mit den Angehörigen ist sowohl erwünscht als auch notwendig. Die ununterbrochene Anwesenheit kann jedoch zu Spannungen führen, insbesondere dann, wenn die Angehörigen selbst von der Situation überfordert sind oder z. B. Probleme mit ihrem Arbeitsplatz, in partnerschaftlicher Hinsicht (viele pflegende Angehörige leben ohne Partner) haben. Die Problemsituationen sind vielfältig. Es besteht die Gefahr, dass dies die Pflegekraft extrem belastet und sie das Gefühl hat, selbst von denen, für die sie sich so einsetzt, zu wenig geschätzt zu werden.

Mangelnde Anerkennung demotiviert ebenso wie die ständige Wiederholung von immer gleichen Handgriffen. Auch die unumkehrbare Situation des Klienten ist gerade für sehr hoch motivierte Pflegekräfte schwer anzuerkennen. Und darf sie das dem

Klienten und den pflegenden Angehörigen zeigen, wo es doch »auf keinem Gebiet wichtiger (ist), dem Patienten Lebensmut zu vermitteln« und erhaltene Ressourcen zu fördern? Geht es doch »auch darum, Aktivitäten zu ermöglichen, die Normalität zurückgeben«. Es verlangt der Pflegekraft Kreativität, Organisationstalent und Lebensfreude ab, wenn sie die Teilhabe des Klienten am gesellschaftlichen Leben in Form von Ausflügen, Kinobesuchen oder Reisen unterstützen möchte. Denn erst die Schaffung von Strukturen und die Ermöglichung von außergewöhnlichen Erlebnissen machen den besonderen Wert der ambulanten Intensivpflege aus!

Ein hoher ethischer und humaner Anspruch sind die Motive, warum junge Menschen den Beruf einer ambulanten Intensivpflegekraft wählen. Mit großer Fachkompetenz und viel Elan startet die fertige Intensivfachpflegekraft in ihrem Beruf. Sie ist hoch motiviert und bereit, ihre Lebensenergie in die Pflege fließen zu lassen. Denn sie selbst ist gesund und will ihr Bestes geben. Ohne die Reflektion über die eigene Arbeit gerät die Pflegekraft früher oder später in das »Hamsterrad« der Pflege. Die Problematik von Burnout und Boreout bei pflegenden Berufen ist bekannt und wird weiterhin eingehend diskutiert (Schmidbauer, 2002; Bennerscheidt, 2009; Friedrichs, 2009). Nicht zu unterschätzen sind die bereits erwähnten hohen seelischen Belastungen.

> **Mögliche Kompensationsmechanismen (Mittermeyer, 2005)**
> - Distanziertes Verhalten nach außen, oft fälschlich als Arroganz ausgelegt
> - Späße und Lachen in scheinbar unpassenden Situationen
> - Versachlichung der Ereignisse in betontem Fachjargon
> - Flucht in Routinetätigkeiten
> - Verdrängung belastender Ereignisse

3.3.2 Anforderungen an den Arbeitgeber

Ein vorausschauender Arbeitgeber in der ambulanten Intensivpflege kennt diese Kompensationsmechanismen und die Anzeichen von »Burnout« und »Boreout«. Klagen im Sinne von »ich kann mich nicht mehr weiter entwickeln«, »ich bekomme zu wenig Anerkennung«, Suchtmittelmissbrauch und familiäre Probleme sind für den Arbeitgeber immer Alarmzeichen. Wichtige Indikatoren liefern persönliche Gespräche, Gesprächsrunden und Mitarbeiterbefragungen zur Zufriedenheit durch externe Beobachter.

Institute wie das »Great Place to Work Institute Deutschland« ermittelt, wie die Mitarbeiter ihren Arbeitsplatz einschätzen, wie gut die Zusammenarbeit mit den Vorgesetzten und im Kollegenkreis ist. Die Fragebögen mit 60 Fragen zeigen die vielen Faktoren, von denen Zufriedenheit und Motivation der Mitarbeiter abhängen. Im Zuge einer Datenerhebung haben im Jahr 2007 z. B. 136 Mitarbeiter des Heimbeatmungsservice Brambring Jaschke GmbH anonym den Fragenkatalog zu den Hauptdimensionen Glaubwürdigkeit, Respekt, Fairness, Stolz und Teamorientierung am Arbeitsplatz beantwortet. Zusätzlich bewerteten sie vorgegebene Aussagen und wurden zu Kommentaren aufgefordert. Motivierte Mitarbeiter treffen Aussagen wie diese: »Das Management hält mich über wichtige Fragen und Änderungen auf dem Laufenden.«, »Die Mitarbeiter erhalten hier viel Verantwortung« und »Wir sind eine großartige Familie« (psychonomics AG, 2007). Dies bestätigt die von Claudia Mittermayer, selbst Intensivpflegekraft, in ihrem Buch (2005) aufgestellte Forderung: »Gegenseitige Hilfe, Anregung und Unterstützung fördert die Qualität der Arbeit, unterhält den permanenten Lernprozess und hilft dabei, eine positive Berufseinstellung zu bewahren. Voraussetzungen für eine angemessene Berufszufriedenheit sind Fachkompetenz, Anerkennung im Team und geeignete Rahmenbedingungen.«

Die Wertschätzung der Pflegekraft und gegenseitiger Respekt spielen also eine entscheidende Rolle für das gute Betriebsklima in einem ambulanten Intensivpflegedienst. »Die/der Intensivpflegende behandelt Kolleginnen und Kollegen mit

Gerechtigkeit, Einheitlichkeit, Glaubwürdigkeit, Ehrlichkeit, Verlässlichkeit und Aufrichtigkeit und trägt individuell dazu bei, die Kollegialität im Gesundheitswesen zu verbessern. Die/der Intensivpflegende gibt Wissen, Erfahrungen und Fachautorität an Kolleginnen und Kollegen weiter, um die professionelle Kompetenz entsprechend der Bedürfnisse weiter zu entwickeln«, heißt es auch in den ethischen Regeln der Intensivpflegenden (Strunk, 1995).

> **Der Arbeitgeber lebt diese Ethik nicht nur vor, er trägt Sorge dafür, dass die Pflegekraft ihre Rolle reflektiert und er versetzt sie in die Lage, sich vor »Burnout« oder »Boreout« zu schützen. Kritische Anmerkungen bei einer externen Mitarbeiterbefragung sind für den Arbeitgeber Anstoß zu spürbaren Veränderungen.**

Konkrete Motivationsfaktoren

> **Die Hauptdimensionen Glaubwürdigkeit, Respekt, Fairness, Stolz und Teamorientierung müssen in einem Unternehmen auf einem hohen Level vorgelebt werden.**

Konkret sind die Intensivpflegekräfte dann motiviert, wenn:
- in einem Unternehmen ein Klima gegenseitiger Wertschätzung herrscht,
- die Mitarbeiter vom Arbeitgeber über Dienstbesprechungen, monatliche teamübergreifende Mitarbeiterkonferenzen, bei denen die Belange der Klienten, der Mitarbeiter und des Unternehmens zur Sprache kommen, gut informiert sind,
- Arbeitgeber und die Führungskraft gut und unkompliziert erreichbar sind,
- Verständnis für die privaten Interessen der Pflegekraft und deren Wunsch, das Familienleben mit den Anforderungen der Arbeitswelt über flexible Arbeitszeiten in Einklang zu bringen,
- es für Vollzeitmütter Teilzeitjobs und Arbeitsplätze gibt, bei denen Familienpflichten und Arbeitszeiten miteinander vereinbar sind, und das Unternehmen z. B. bei der Vermittlung zuverlässiger Tagesmütter behilflich ist,
- die außerklinische Versorgung schwerkranker Menschen gut organisiert ist. Gute Organisation zeichnet sich dadurch aus, dass beispielsweise die Dienstplangestaltung passgenau die zu erledigenden Aufgaben auf die verfügbaren Mitarbeiter verteilt,
- Entlohnung nach dem LOB-Konzept erfolgt. Die Entlohnung ist aus der Sicht der Arbeitgeber das wesentliche Mittel, Anerkennung zu vermitteln und Engagement zu fördern (IHCC, 2009),
- das Unternehmen regelmäßig an einer externen Mitarbeiterbefragung zur Ermittlung der Zufriedenheit teilnimmt und Kritik ernst nimmt,
- Ankündigungen verbindlich sind und Zusagen eingehalten werden,
- Mitarbeiter in die fachliche Entscheidungsfindung einbezogen werden. Die Expertise von Ärzten und Pflegekräften sollte in der Regel nicht hierarchisch, sondern komplementär erfolgen, denn beide sind aufeinander angewiesen und haben das gemeinsame Ziel: die Verbesserung der Lebensqualität des Patienten,
- die Pflegekraft durch den Arbeitgeber zu einem Lebenskonzept angeleitet wird, das ihr Selbstbewusstsein, Lebensfreude und Selbstverwirklichung schenkt,
- der Arbeitgeber durch seine unternehmerische Tätigkeit und Öffentlichkeitsarbeit dazu beiträgt, dass die Integrität des Berufsbildes in der Gesellschaft wahrgenommen wird und die Leistungen der ambulanten Intensivpflege mehr Anerkennung finden. Kongresse wie der Münchner Außerklinische Intensiv Kongress (MAIK), Öffentlichkeitsarbeit, Messeauftritte, Tage der Offenen Tür und Vernissagen verbessern das Images der ambulanten Intensivpflege und das Selbstbild der Pflegekraft.

Verantwortungsvolles Vorgehen von Führungskräften

Typische Situation: Nach 3 Jahren Tätigkeit in der ambulanten Intensivpflege kommt ein Mitarbeiter in das Büro des Arbeitgebers. Seine Körpersprache verrät Erschöpfung, Lustlosigkeit und Resignation.

- MITARBEITER (M): Ich glaube, es ist das Beste, wenn ich aus dem Beruf aussteige. Stellen Sie sich schon mal darauf ein.
- PFLEGEDIENSTLEITUNG (PDL): Das überrascht mich. Sie sind nun 3 Jahre bei uns und haben tadellose Arbeit geleistet. Was ist passiert?
- M: Ich kann mich nicht weiter entwickeln. Tag für Tag fahre ich zur Familie K., überwache die Atmung der 9jährigen Kerstin und sehe, dass sich letztlich nichts verändert. Die Mutter empfängt mich morgens weiterhin mit verquollenen Augen, ist oft aggressiv, wenn ich die Wohnung betrete. Sie ist aus meiner Sicht alkoholabhängig. Die gesunde Schwester muss sich selbst behelfen und geht meist ohne Frühstück und Pausenbrot zur Schule. Ich sehe, wie sehr das 12jährige Mädchen leidet, ich sehe schon voraus, dass es irgendwann an der Situation zerbrechen wird – und ich kann daran nichts ändern. Die tägliche Konfrontation mit dieser Situation bricht mir selber schon fast das Herz, und wenn ich abends nach Hause fahre, geht mir das alles immer noch durch den Kopf. Nachts wache ich schweißgebadet auf, weil ich sogar schon davon träume.
- PDL: Und der Vater?
- M: Ihn bekomme ich nie zu Gesicht. Ich höre nur ab und zu, dass er am Wochenende da ist. Wenn ich am Montag komme, ist es besonders schlimm. Ich fühle mich nicht willkommen, sondern werde mit einem mürrischen Blick empfangen. Keiner dankt es mir, dass ich mich so engagiere. Verstehen Sie, für mich ist das nicht irgendein Job, mit dem ich meinen Lebensunterhalt verdiene. Ich möchte etwas bewirken!
- PDL: Wie geht es eigentlich Ihrer Familie?
- M: Wenn ich abends nach Hause komme, möchte ich nur noch meine Ruhe haben. Ich bin froh, wenn die Kinder schon im Bett sind und ich vor dem Fernseher abschalten kann. Meine Frau will mich in Gespräche verwickeln. Aber ich ertrage das einfach nicht. Meine Ehe? Wir haben uns auseinander gelebt. Aber warum fragen Sie? Das gehört meiner Meinung nach nicht zum Thema.
- PDL: Wäre es Ihnen lieber, ich würde sagen: »Stellen Sie sich nicht so an« oder »Das wird schon wieder!«? Oder soll unser Unternehmen den Versorgungsvertrag auflösen? Ich könnte Sie auch von diesem Klienten abziehen und eine andere Pflegekraft dorthin schicken. Aber glauben Sie, dass ein anderer Klient Ihre Probleme lösen würde?
- M: Würden Sie mich auffordern, ich solle mich nicht so anstellen, hätte ich das Gefühl, dass Sie mich nicht ernst nehmen. Wenn wir den Versorgungsvertrag auflösen, lassen wir die Familie im Stich. Das will ich nicht. Wenn Sie mich so fragen, glaube ich, dass der Wechsel zu einem anderen Klienten für mich auch nichts ändert.
- PDL: Ich kann Ihnen eine Auszeit anbieten, in der Sie sich erholen. Sie können auch eines unserer Coachingseminare besuchen, in dem Sie etwas für Ihr Leben lernen. Sie werden dort Ihren eigenen Weg finden, um neue Kraft aufzutanken. Die einen erreichen das über Sport, andere über Meditation. In unserem Seminar werden Sie auf Entdeckungsreise geschickt!

> **Die Pflege ist nur dann gut, wenn die Mitarbeiter zufrieden und motiviert sind.**

Motivierte Mitarbeiter
- wissen, wer sie sind, wenn sie nicht in der Rolle des Helfers sind und haben klare Vorstellungen, wie sie ihr Privatleben für sich uns ihre Familie freudvoll gestalten.
- wissen um ihre Möglichkeiten, sich weiter zu entwickeln und suchen nach kreativen Lösungen.

Das Unternehmen schätzt seine Mitarbeiter als wertvolle einmalige Menschen, die etwas bewirken möchten. Das Unternehmen und seine Führungskräfte unterstützen die Mitarbeiter in ihrer beruflichen und persönlichen Weiterentwicklung.

Leistungsfördernde Seminarangebote

Der Mensch ist der Erfolgsfaktor eines Unternehmens, das sich in seinem Pflegeleitbild verpflichtet hat, den »Ethischen Regeln der Intensivpflegenden« zu folgen. Die Führungskräfte tragen die Verantwortung dafür, dass sie geeignete Pflegekräfte einstellen, eine wertschätzende Gesprächskultur innerhalb des Unternehmens stattfindet, die Pflege optimal durchgeführt wird und Missstimmungen und Demotivation gar nicht erst aufkommen. Eine gute Mitarbeiterführung gehört (nachgewiesen) zu den wichtigsten Erfolgsfaktoren in einem Unternehmen.

Schulungen für Pflegekräfte

Folgendes Spektrum an Seminarangeboten verbessert nachhaltig die Leistungen eines Anbieters von ambulanter Intensivpflege:

Persönlichkeitstraining, mit dem Ziel, die eigenen Stärken und Tendenzen, die eigenen Bedürfnisse und die anderer besser erkennen zu lernen. Die Seminarteilnehmer werden sich ihrer Grundverhaltensweisen bewusst, erkennen ihren Arbeitsstil und die Art und Weise, wie sie mit anderen umgehen. Diese Kenntnisse sind in allen Lebensbereichen hilfreich.

Der Spagat zwischen professionellem Dienstleister, Bekanntem, Freund der Familie und zuhörendem Gesprächspartner führt oft zur Selbstüberschätzung und bringt viele Pflegekräfte an den Rand dessen was sie leisten wollen und können. Seminare zur **Rolle der Pflegekraft** dienen dazu, sich der eigenen Rolle bewusst zu werden und Prioritäten zu setzen, um sich besser abzugrenzen. Die Pflegekraft lernt wertvolle Strategien und Maßnahmen, wie sie ihre Rolle Pflegekraft in diesem Spannungsverhältnis optimal und erfolgreich ausfüllen und ein gesundes Gleichgewicht herstellen kann.

Schulungen für Führungskräfte

Wirkungsvolle Führung beginnt damit, sich über den Sinn und den Zweck des eigenen Handelns klar zu werden. Deshalb sollten sich Führungskräfte mit ihrem eigenen Führungsverhalten und ihrer Rolle sowie den Erwartungen an sie auseinandersetzen. Delegierendes Führungsverhalten steht hierbei ebenso im Mittelpunkt wie die Förderung der Motivation und die Unterstützung der Mitarbeiterentwicklung.

Weitere Themen sind: Was macht eine wertschätzende Kommunikation aus, die zu gemeinsamen Lösungen führt? Welchen Kommunikationsstil habe ich, wie wirke ich, wie kann ich meinen Gesprächspartner besser verstehen? Diese Fragen sind entscheidend, ob Kommunikation gelingt oder scheitert.

Die Führungskräfte werden in ihrer Wahrnehmung geschult, reflektieren ihre eigene Sprache und lernen, mit positiven Formulierungen Gespräche positiv zu steuern. Führungskräfte stellen mit ihren Personalentscheidungen oft für viele Jahre die Weichen in einem Unternehmen. Wie definiere ich meine Anforderungskriterien optimal, wie sichte ich die Bewerbungsunterlagen, wie kann ich vorselektieren und wie gestalte ich das Bewerbungsgespräch? Wie interpretiere ich die Körpersprache der Bewerber und die eigenen Körpersignale? Bin ich mir meiner Körpersignale bewusst? Welche Beurteilungsfehler können auftreten? All dies kann und sollte man lernen!

> ■■ **Fazit**
>
> »In allen Ländern der Welt sind es in erster Linie die Pflegekräfte, die mit großer Kompetenz und enormem Einsatz die Versorgung kranker und pflegebedürftiger Menschen sicherstellen«, sagt Gudrun Gille, Präsidentin des DBfK. Ein positives Selbstwertgefühl ist »das Immunsystem des Bewusstseins, das uns Widerstandsfähigkeit, Kraft und die Fähigkeit gibt, uns immer wieder zu erholen (Branden, 2009).« Wenn es den Führungspersönlichkeiten eines ambulanten Pflegedienstes gelingt, das Selbstwertgefühl der Pflegenden dahingehend zu stärken, dass diese erkennen, wann sie durch das Helfen Schaden zu nehmen drohen, werden sie sich rechtzeitig schützen, kreative Lösungswege suchen und finden, aber auch ihre Grenzen erkennen.
>
> Intensivpflege ist ein vielseitiges Arbeitsgebiet, das »Motivation, fundiertes Wissen und manuelles Geschick, aber auch die Fähigkeit (erfordert), die Grenzen der Intensivtherapie bei unheilbaren und aussichtslosen Verläufen anzuerkennen und eigene Kompetenzgrenzen zu respektieren (Mittermayer, 2005).« Die spezifischen Anforderungen in der ambulanten Intensivpflege werden dann weiterhin eine Herausforderung für die Pflegekraft bleiben, in der sie sich beruflich und privat weiterentwickeln kann.

Literatur

Literatur ▶ Kap. 3.1

Schäfer W, Jacobs P (2002) Praxisleitfaden Stationsleitung. Kohlhammer, Stuttgart

Schambrovski H (2006) Mitarbeitergespräche in der Pflege. Praktischer Ratgeber für das Management. Elsevier, Urban & Fischer, München

Weinert A (2004) Organisations- und Personalpsychologie. Beltz, Weinheim Basel

Literatur ▶ Kap. 3.2

Behr T (2006) Betriebliche Gesundheitsförderung als Unternehmensziel. Zur Bedeutung einer leitbildorientierten Sozialkampagne. In: Berger G, Kämmer K, Zimber A (Hrsg) Erfolgsfaktor Gesundheit. Vincentz, Hannover

Behr T (2005) Personalführung und Personalentwicklung. Vincentz, Hannover

Vilain M (2003) Leitbilder und Krisen – Innerbetriebliche Kommunikation entscheidet. In: Reiss HC (Hrsg) Krisen und Insolvenzen. Vom Nutzen von Visionen und Leitbildern. Mainz

Literatur ▶ Kap. 3.3

Bennerscheidt M (2009) Mitarbeitermotivation vs. Arbeitsbedingungen. Vortrag beim Zweiten Münchner Außerklinischen Intensiv Kongress (MAIK) vom 30./31.10.2009

Branden N, Pott A (2009) Die 6 Säulen des Selbstwertgefühls. Erfolgreich und zufrieden durch ein starkes Selbst. 8. Aufl. Piper, München Zürich

Friedrichs M (2009) »Boreout« vs. »Burnout«. Vortrag beim Zweiten Münchner Außerklinischen Intensiv Kongress (MAIK) vom 30./31.10.2009

Gille G (2009) Internationalen Tages der Pflegenden am 12.05.2009. Deutscher Berufsverband für Pflegeberufe (DBfK) e.V., Berlin

Hitzig A (2009) »Putzteufel vs. Schlendrian«. Vortrag beim Zweiten Münchner Außerklinischen Intensiv Kongress (MAIK) vom 30./31.10.2009

Jaschke C (2009) Intensive Home Care Consulting GmbH (IHCC), Unterhaching http://www.ihcc.mobi/

http://www.intensiv-kollegen-gesucht.de

http://www.heimbeatmung.com

http://www.ihcc.mobi/consulting/leistungsorientierte-bezahlung/

http://www.ihcc-landkarte.de

Mittermayer C (2005) Die Pflege des beatmeten Menschen. 2. Aufl. Schlütersche, Hannover

Paris S (2003) »Die häusliche Intensivpflege«, Facharbeit vom 17.12.2003, Städtische Kliniken Kemperhof

psychonomics AG (2007) Beste Arbeitgeber im Gesundheitswesen 2007. Standard Benchmark Report Heimbeatmungsservice Brambring Jaschke GmbH. Durchgeführt von psychonomics AG als Vertreter des Great Place to Work Institute Deutschland

Schmidbauer W (2002) Helfersyndrom und Burnoutgefahr. Elsevier, München

Strunk H (1995) Ethische Regeln der Intensivpflegenden (Ethikkodex). Deutsche Gesellschaft für Fachkrankenpflege und Funktionsdienste e.V. (DGF), verabschiedet vom Vorstand der Deutschen Gesellschaft für Fachkrankenpflege e.V., Frühjahr 1995. http://www.dgf-online.de/wDeutsch/publicationen/Ethik-Kodex.php

UN-Konvention über die Rechte von Menschen mit Behinderungen (2008) Gesetz zu dem Übereinkommen der Vereinten Nationen vom 13.12.2006 über die Rechte von Menschen mit Behinderungen sowie zu dem Fakultativprotokoll vom 13.12.2006 zum Übereinkommen der Vereinten Nationen über die Rechte von Menschen mit Behinderungen, Bundesgesetzblatt Jahrgang 2008 Teil II Nr. 35, ausgegeben zu Bonn am 31.12.2008

Organisationskultur und ihre Auswirkungen auf die Personalpolitik

Kapitel 4 Organisationskultur und ihre Auswirkungen auf die Personalpolitik – 71
Sabine Berninger, Susanne Feurich und Stefica Ranogajec

Kapitel 5 Personalgewinnung – 87
Thomas Müller

Kapitel 6 Einarbeitung neuer Mitarbeiter – 107
Dorothea Theune

Kapitel 7 Beurteilung der Mitarbeitenden – 119
Claus D. Eck

Kapitel 8 Personalentwicklung – 143
Volker Est

Kapitel 9 Probleme im Umgang mit Mitarbeiterinnen und Mitarbeitern – 159
Ursula Geißner

Kapitel 10 Kündigung und Abmahnung – 167
Moritz Ernst

Organisationskultur und ihre Auswirkungen auf die Personalpolitik

Sabine Berninger, Susanne Feurich und Stefica Ranogajec

4.1	Personalpolitik als Aufgabe der PDL – 72
4.1.1	Personalpolitik als tägliche Herausforderung – 72
4.1.2	Organisationskultur und Personalpolitik – ein wichtiges Zusammenspiel – 75
4.2	Personalpolitik als Aufgabe der Stationsleitung – 79
4.2.1	Was ist Personalpolitik – 79
4.2.2	Personalpolitik als Mittel der Mitarbeiterförderung – 82
4.2.3	Personalpolitik bei Mitarbeiter mit gesundheitlichen Einschränkungen – 82
4.2.4	Durch Personalpolitik zur Selbstständigkeit der Mitarbeiter – 84
	Literatur – 84

Die Einrichtungen des Gesundheitssystems unterliegen einem fortwährenden strukturellen Wandel. Infolgedessen ändern sich auch die Anforderungen hinsichtlich der Personalpolitik. Hatte früher nur die kaufmännische Leitung oder die Leitung der Personalabteilung Einfluss auf die Personalpolitik, so sind dies heute die Pflegedienstleitung und im zunehmendem Maße auch die Stationsleitungen. Die Personalpolitik hat grundlegende Auswirkungen auf die Entwicklung und den Erfolg eines Unternehmens, da sie direkt die Mitarbeiterzufriedenheit und deren Leistungsfähigkeit beeinflusst.

Die Pflegedienstleitungen sind von »Ansprechpartnern für Probleme« zu »Managern« ihres Aufgabenbereichs geworden und tragen neben anderen Bereichen mittlerweile v. a. Verantwortung für Gestaltung und Umsetzung der Personalpolitik in der Pflege (► Abschn. 4.1). Den Stationsleitungen wird durch die Umsetzung der Personalpolitik im Team ein immer höherer Stellenwert beigemessen. Die adäquate Gestaltung der Personalpolitik ist heute eine der wichtigsten Führungsaufgaben der Stationsleitungen (► Abschn. 4.2).

> **Wissensinhalte**
>
> Nach der Lektüre dieses Kapitels kennen Sie
> - den Begriff der Personalpolitik mit seinen wichtigsten Bestandteilen
> - Zusammenhänge zwischen Organisationskultur und Personalpolitik
> - die Aufgabenfelder der Personalpolitik in enger Verknüpfung mit der Organisationskultur
> - die Aufgaben einer Stationsleitung im Bezug auf »Personalpolitik« in der jeweiligen Institution
> - Implementations- und Umsetzungsmöglichkeiten von organisatorisch neuen oder veränderten Strukturen im Team bzw. auf der Station
> - Möglichkeiten der individuellen Mitarbeiterförderung, bei Erhalt der Flexibilität, um auf neue Anforderungen schnell reagieren und sie adaptieren zu können

4.1 Personalpolitik als Aufgabe der PDL

Sabine Berninger

Einrichtungen des Gesundheitswesens unterliegen dem Wandel der Zeit mit immer neuen Herausforderungen – sei es von Seiten des Gesundheitsmarktes, der Politik oder im Rahmen interner Anforderungen. Neben der Patienten-, Kunden- und Mitarbeiterorientierung rücken Effizienz- und Prozessorientierung sowie die Lernfähigkeit und Flexibilität von Organisationen zunehmend in den Vordergrund des täglichen Handelns.

Entsprechend dieser Tendenzen hat sich das Berufsbild der Pflegedienstleitung gewandelt. Dies zeigt sich nicht nur an den neuen Ausbildungsmöglichkeiten von Weiterbildungen bis hin zu verschiedenen Studiengängen, sondern auch an einer klaren Veränderung des Aufgabenfeldes und der Verantwortlichkeit von Pflegedienstleitungen in Krankenhäusern, Alten- und Pflegeeinrichtungen oder Pflegediensten. Eines dieser neuen Aufgabenfelder stellt das gesamte Spektrum der Personalpolitik dar. Was dies im Detail für eine Pflegedienstleitung bedeutet, wird im Folgenden aufgezeigt.

4.1.1 Personalpolitik als tägliche Herausforderung

Personalpolitik als Aufgabe der Pflegedienstleitung ist als voraussehende und zielführende Personalwirtschaft in einem Unternehmen des Gesundheitswesens – entsprechend der unternehmenskulturellen und strategischen Ausrichtung der Organisation – zu verstehen. Beides ist in der Praxis eng miteinander verknüpft: Unternehmenskultur beinhaltet nicht nur das Erscheinungsbild nach innen und außen, sondern spiegelt sich auch in strategischen Überlegungen zur Unternehmenskonzeption wieder. Sie bietet den Hintergrund, das Unternehmen und seine Leistungen zu verstehen und zu steuern (Bögel, 2003) – folglich auch den gesamten Bereich der Personalpolitik.

Als Leitsatz der Personalpolitik könnte man folgendes Credo benennen: den richtigen Mitarbeiter zur richtigen Zeit mit den richtigen Qualifikationen am richtigen Ort einzusetzen. Insofern steht

4.1 · Personalpolitik als Aufgabe der PDL

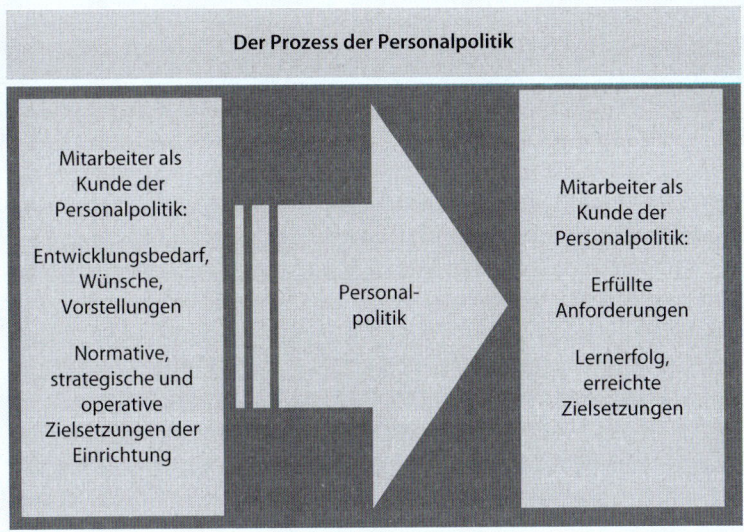

Abb. 4.1 Prozess der Personalpolitik in einem Unternehmen

der Mitarbeiter immer im Mittelpunkt der Personalpolitik und man kann sie auch, wie in Abb. 4.1 aufgezeigt, als Dienstleistung am Mitarbeiter im Sinne des Unternehmens verstehen.

Wo beginnt der Prozess der Personalpolitik und wo endet er?

Start ist immer der Anstellungsprozess mit der quantitativen und qualitativen Personalbedarfsbestimmung und -beschaffung sowie der daraus resultierenden Personaleinsatzplanung. Im Verlauf des Beschäftigungsverhältnisses folgt die Anpassungs- und Aufstiegsplanung und -bildung, ein wichtiges Arbeitsfeld für die Personalentwicklung (Neuberger, 1994; ▶ Kap. 8). Aber auch die Freisetzung von Mitarbeitern bzw. die Beendigung von Arbeitsverhältnissen dürfen nicht vergessen werden. Zusammenfassend kann mit dem Begriff der Personalpolitik als Aufgabe der Pflegedienstleitung der gesamte strategisch ausgerichtete Prozess der Personalwirtschaft in einem Unternehmen bezeichnet werden: von der Einstiegs- über die Beschäftigungs- hin bis zur Austrittsphase der Mitarbeiter in der Pflege.

Was bedeutet dies ganz konkret an Aufgabenfeldern für eine Pflegedienstleitung in einem Unternehmen des Gesundheitswesens?

Pflegedienstleitungen haben immer Führungspositionen inne – je nach Struktur, organisatorischem Aufbau und Größe der Einrichtung im oberen oder im mittleren Management. So ist es Aufgabe einer Pflegedienstleitung, den Prozess der Personalwirtschaft systematisch, entwicklungs- und zukunftsorientiert zu planen und umzusetzen. Im Rahmen des Kompetenzbereichs werden neben dem Tagesgeschäft (**operativer Bereich**) auch Grundsatzentscheidungen erwartet (**strategischer Bereich**) – abgestimmt auf übergeordnete Konzeptionen und Rahmenbedingungen sowie unternehmenskulturellen Vorgaben (**normativer Bereich**; Abb. 4.2).

Dies beginnt schon bei der Personalbedarfsbestimmung, Personalanpassung und Personaleinsatzplanung:

Als Instrumente zur Erhebung des Personalbedarfs und der Personaldeckung liegen Berechnungsformeln vor, die an die Besonderheiten des Unternehmens angepasst werden: so benötigt trotz gleicher Bettenanzahl ein Bereich mit 50 Planbetten sicher weniger Pflegepersonal als 2 Bereiche mit 30 und 20 Planbetten. Auch für die Fachkraftquote

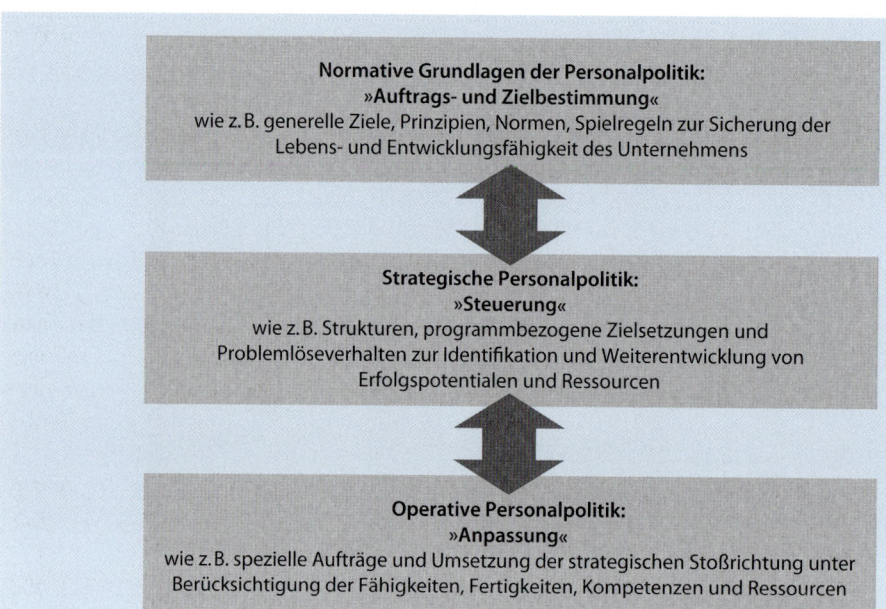

Abb. 4.2 Personalpolitik. (Mod. nach Schuster/Böckl, 2006 und Bleicher, 2004)

existieren gesetzliche Vorgaben, die intern reflektiert werden müssen.

> **Wenn Leitlinien die Wertschätzung des Patienten im täglichen Umgang propagieren und einen kompetenten Ansprechpartner im Behandlungsprozess versprechen, muss auch entsprechend qualifiziertes Personal bereitgestellt werden.**

Sonst werden Erwartungen geweckt, die nicht erfüllt werden können und dies ist kontraproduktiv. Folglich kann als Qualitätskriterium intern eine höhere Fachkraftquote als der Berechnungsstandard definiert sein – und sich durch die Patientenakzeptanz auch gegen rechnen. Denn man darf nie vergessen wie es in der Umgangssprache heißt: die Patienten stimmen mit den Füßen ab.

Ein zielgerichtetes und unternehmensangepasstes Agieren ist schon bei der Ausschreibung und Besetzung von Planstellen notwendig. Das Vorstellungsgespräch muss gezielt genutzt werden, um die Werte, die Lebens- und Arbeitseinstellung und die Zukunftsplanung sowie die Wünsche und Vorstellungen des Bewerbers abzufragen und mit den Leitlinien und den strategischen Ausrichtungen des Unternehmens abzugleichen – hier findet sich sozusagen der erste Schritt in der personalpolitischen Ausrichtung einer Einrichtung wieder.

Ein Aufgabenfeld, an dem sich die Grundhaltung der Personalpolitik offen zeigt, ist wie mit Umsetzungen und Versetzungen sowie der internen Besetzung freier Stellen umgegangen wird. Hier wird sichtbar, inwieweit Mitarbeiterorientierung und Mitarbeiterpartizipation gelebt werden und ob und wann eigenes Personal die Chance erhält, sich weiterzuentwickeln.

Aussagekräftig ist auch die Einführungsphase für neue Mitarbeiter oder unternehmensinterne Mitarbeiter in neuen Aufgabenbereichen. Wie viel Zeit wird eingeplant, wie wird der Ablauf der Einführung gestaltet und wie erfolgt die gemeinsame Reflexion? Alles gemeinsam sagt sehr viel über die Wertigkeit des Menschen im Unternehmen aus und über den Respekt, den man Lernprozessen zuschreibt.

Die Personaleinsatzplanung wird je nach Größe des Unternehmens auf verschiedenen Ebenen praktiziert. In größeren Einrichtungen erfolgt sie meist durch Stations- oder Bereichsleitungen. Die Pflegedienstleitung legt dort lediglich den Rahmen fest. In kleineren Einrichtungen wie z. B. Pflegediensten kann die Einsatzplanung auch direkt durch die Pflegedienstleitung erfolgen. Ausschlaggebend in Bezug auf Personalpolitik ist hier, inwieweit Mitarbeiter in Planungen einbezogen werden und Wünsche äußern dürfen, ob familiäre Belange wie Kindergartenzeiten berücksichtigt sind oder inwieweit die Kontrollfunktion der Pflegedienstleitung ausgeübt wird.

Neben der gelebten Kultur einer Einrichtung kann sich in den bereits genannten Punkten der Einstiegsphase aus personalpolitischer Sicht eine Außenwirkung in Bezug auf neue Mitarbeiter entwickeln, die sich in Zeiten des Pflegenotstandes sehr positiv für das Unternehmen und seine Mitarbeiterbindung auswirkt.

Wenn jeder Mitarbeiter seinen Platz gefunden hat und alle Planstellen adäquat besetzt sind, darf die Personalarbeit nicht enden: das vorhandene Personal muss gehalten, gefördert und im Sinne des Unternehmens weiterentwickelt werden – im Fachjargon die sog. Anpassungs- und Aufstiegsbildung.

> **Im Mittelpunkt steht, den Mitarbeiter zu motivieren, sein Können und Wissen sowie seine Fähigkeiten und Fertigkeiten in das Unternehmen einzubringen und sich selbst – und somit auch das Unternehmen – weiterzuentwickeln.**

Schlagworte könnten hier die Bindung des Mitarbeiters an das Unternehmen, die gelebte Lern- und Fehlerkultur, die Grundwerte und Umgangswerte der Einrichtung, Wiedereingliederungsmanagement und Controlling im Personalmanagement sowie die Gestaltung von Veränderungs- und Anpassungsprozessen sein.

Hauptaufgabe der Pflegedienstleitung ist in diesem Bereich der Personalpolitik, die Mitarbeiter zu befähigen, im Sinne des Unternehmens und der persönlichen Interessen Verantwortung für ihr tägliches Handeln zu übernehmen und die notwendigen Kompetenzen zu erwerben. Ein Instrument dazu stellt u. a. eine, der Organisationskultur angepasste, Bildungssteuerung dar. Wenn z. B. Fort- und Weiterbildung im Unternehmen gefördert wird und Mitarbeiterpartizipation als Wert formuliert ist, darf das Bildungsprogramm nicht ausschließlich den strategischen Bedarf abdecken und einen reinen Soll-Ist-Abgleich darstellen. Eine direkte Bildungsabfrage der Mitarbeiter und die Teilnahme von einzelnen Mitarbeitern an der Entwicklung des Bildungsprogramms wäre ein schlüssiges Vorgehen.

Letztendlich sind auch die Bereiche Mitarbeiterfreistellung und die Beendigung von Arbeitsverhältnissen ein Teilbereich der Personalpolitik. Auch wenn ungern darüber gesprochen wird: teilweise sind Kündigungen notwendig – sei es, dass man sich im Auswahlverfahren getäuscht hat, der neue Mitarbeiter nicht in das Team oder in das Unternehmen passt oder aber strukturelle Veränderungen mit Personalanpassungen geplant sind.

Des Weiteren sollte im Unternehmen klar sein, wie mit ausscheidenden Mitarbeitern umgegangen wird. Gibt es z. B. eine offizielle Verabschiedung in den Ruhestand? Auch diese oft nicht aufwändigen Gesten sind Ausdruck der gelebten Wertschätzung gegenüber dem Menschen und seiner über viele Jahre erbrachten Arbeitsleistung und setzen klare Signale in der Personalpolitik.

Die genannten Bereiche der Personalpolitik decken sicher nicht das gesamte Spektrum einer Pflegedienstleitung ab, geben aber einen Einblick in die Komplexität der verschiedenen Tätigkeiten und in das enge Zusammenspiel zwischen persönlichem Verhalten der Führungskraft, den Normen und Werten im Unternehmen sowie der strategischen Ausrichtung. Im Folgenden wird diese enge Verknüpfung und gegenseitige Abhängigkeit aufgezeigt und anhand eines praktischen Beispiels vorgestellt.

4.1.2 Organisationskultur und Personalpolitik – ein wichtiges Zusammenspiel

Organisationskultur stellt einen normativen Wert im Unternehmen dar (▶ Kap. 1). Im Allgemeinen bietet sie einen Leitfaden für betriebliches Handeln und somit eine Art Sinnsystem im Unternehmen: die gültigen Werte sollen als kollektive Werte anerkannt und in das individuelle Wertesystem integriert werden und sich letztendlich im täglichen Verhalten wieder finden. Interessen, Werte und Bedeutungszusammenhänge gilt es in diesem Zusammenhang zu bestärken oder ggf. zu verändern (Schuster, 2006). Dies stellt für eine Pflegedienstleitung eine der Hauptaufgaben im Zusammenspiel mit der Personalpolitik dar.

Doch der Kern von Kultur in einem Unternehmen kann nicht einfach geschaffen oder willkürlich verändert werden – er entsteht aus Traditionen und kann über veränderte Werthaltungen oder neue Anforderungen des Marktes modifiziert werden (Rosenstiel, 2003). Auch personalpolitische Entscheidungen verändern die Organisationskultur nur schrittweise oder bestärken sie.

Die Zusammenhänge zwischen Personalpolitik und Organisationskultur werden im Folgenden an der persönlichen Weiterentwicklung von Stationsleitungen in einem Krankenhaus näher betrachtet (▶ Abschn. 4.2).

Stationsleitungen nehmen Schlüsselpositionen in einem Krankenhaus ein und sind somit wichtiges Bindeglied in der Personalpolitik – sie sind die Vernetzung zwischen Pflegedienstleitung und den Mitarbeitern vor Ort. Folglich ist es wichtig, dass sie die Personalpolitik des Hauses repräsentieren und im Alltag leben.

Das Praxisbeispiel aus ▶ Kap. 1 beschreibt deutlich, wie die Rolle der Stationsleitung in Bezug auf das Wohlbefinden von Patienten und Mitarbeitern sichtbar wird: die Aufnahme und Station 2 wurden von Ungeduld, schlechten Umgangsformen und unzufriedenen Mitarbeitern geprägt. Die Patientin Frau Huber hat sich wie ein »lästiges Übel« gefühlt und über das Leitbild nur lachen müssen. Auf Station 1 und im Röntgen herrschte ein anderer Umgang mit der Patientin: sie wurde freundlich empfangen und mit ihren Sorgen und Nöten ernst genommen. Ein Faktor hierfür ist sicher die Stationsleitung Frau Müller, die trotz der gleichen Arbeitsbelastung wie alle anderen Kollegen, dies die Patienten nicht spüren lassen möchte und dank des Rückhalts durch den Chefarzt die Kolleginnen motiviert, dasselbe zu tun.

Wenn nun eine Pflegedienstleitung dieses Verhalten aufgreift und das Verhalten von Frau Müller als Grundsatz in der Personalpolitik definiert, bedeutet dies für Führungskräfte im Kontext der Einrichtung neben wirtschaftlichen, fachlichen und sozialen Kompetenzen auch bestimmte Wertekompetenzen

zu verinnerlichen, immer wieder aufs Neue zu reflektieren und sie im täglichen Führungsverhalten zu leben. Diese speziellen Anforderungen an das Menschenbild und die dahinter stehenden Werte müssen thematisiert und im Sinne eines ständigen Lernprozesses weiterentwickelt werden.

> Eine Verhaltenssteuerung und Einstellungsbeeinflussung im Sinne des gewünschten Umgangs mit Patienten kann nicht vom Management eines Unternehmens übergestülpt werden, sondern muss in reflektierenden Lernprozessen erworben und weiterentwickelt werden.

Durch Reglementierungen und festgeschriebene Anweisungen kann kein authentisches Verhalten gelingen. Dies ist nur durch die Auseinandersetzung mit den Grundwerten und der Auftrags- und Zielbestimmung des Unternehmens zu erreichen. So wird nun in Stichpunkten ein sich selbst reflektierender strategischer Lernprozess dargestellt, der es den Mitarbeitern ermöglicht, ihre Selbst- und Wertekompetenz weiterzuentwickeln – immer ausgerichtet an der Personalpolitik des Unternehmens und der gelebten Organisationskultur.

Punktuelle Schulungen als Instrument der Personalpolitik alleine sind im genannten Fall nicht ausreichend, sondern nur gekoppelt mit der Einleitung organisationsübergreifender Lernprozesse im Sinne des organisationalen Lernens zielführend. Es muss versucht werden, ein Wir-Gefühl und eine Vertrauenskultur aufzubauen, die es erlaubt, die gewünschten Grundwerte zu diskutieren und dadurch die Erfolgspotenziale der Mitarbeiter zu wecken und Motivation für Leistung und Weiterentwicklung entstehen zu lassen.

> Da es hier um Werte und Einstellungen geht, stehen primär keine materiellen Ziele im Vordergrund, sondern Visionen und Ziele im Umgang mit den Patienten und untereinander.

Bevor Bildungsmaßnahmen – auch im Bereich der Selbst- und Wertekompetenz – initiiert werden, soll im Sinne der strategischen Ausrichtung eine Bedarfserhebung erfolgen, d. h. die Diskrepanz zwischen dem Ist- und dem gewünschten Sollzustand erhoben werden. Dies hat zur Folge, dass sich die Pflegedienstleitung damit auseinandersetzt, welche Bildungsziele gewünscht sind, welcher aktuelle und künftige Bildungsbedarf besteht, wer den Bedarf definiert, wo die Schwerpunkte gesetzt werden und wie die inhaltlichen Zielsetzungen formuliert werden (Neuberger, 1994). Erst wenn diese Erhebung und deren Analyse sorgfältig abgeschlossen sind, können Methoden der Personalentwicklung im Sinne einer geplanten und zielgerichteten Gesamtkonzeption zum Einsatz kommen.

Die Erhebung von Bildungsbedarf kann z. B. durch Abfragen und gemeinsam erarbeitete oder vorgegebene Lernzielkataloge erfolgen, aufgrund aktueller Fragestellungen initiiert oder durch Befragungen erhoben sowie im Rahmen von Mitarbeiterfördergesprächen eruiert werden. Auf Basis dieser Analysen steht die Entscheidung an, Brennpunkte zu identifizieren, Schwerpunkte zu setzen, konkrete Bildungsziele zu formulieren und den Handlungsbedarf festzulegen. Dabei umfassen diese strategischen Entscheidungsprozesse sowohl punktuelle Schulungen und Weiterbildungen als auch die Einleitung von langfristigen Lern- und Entwicklungsprozessen im Sinne der Personalpolitik des Hauses.

Was heißt das nun in Bezug auf die Führungskräfteentwicklung im personalpolitischen Kontext?

Im Beispiel eines konfessionellen Krankenhauses ist in Bezug auf die Führungsfunktion die Soll-Definition durch das christliche Menschenbild, ein übergeordnetes Leitbild und detailliert ausgearbeitete Funktionsbeschreibungen erfolgt. Zur kontinuierlichen Weiterentwicklung werden regelmäßig in festgelegten Abständen der Bildungsbedarf erhoben, Rahmenbedingungen für Lernprozesse in Stationsleitungsrunden diskutiert und Strategieworkshops zur proaktiven Lern- und Aufgabengestaltung durchgeführt. Aufgrund von Profildiskussion kirchlicher Einrichtungen im obersten Management und der erhaltenen Rückmeldungen wurde das Thema »Führen in einem christlichen Krankenhaus« als Bildungsbedarf definiert und ein Maßnahmenplan für punktuelle Schulungen und die Initiierung eines kontinuierlichen Lernprozesses erstellt (◘ Abb. 4.3).

Im Bereich des Kompetenzerwerbs von Selbst- und Wertekompetenz wird ein Seminar zur Persönlichkeits- und Individualentwicklung angeboten, das einen Lern- und Entwicklungsprozess initiieren soll. Diese Bildungsmaßnahme wird für Führungskräfte im Rahmen eines Strategieworkshops mit dem Thema »Führen und Leiten in einem christlichen Haus« angeboten. Die Konzeption und Durchführung erfolgt gemeinsam von der Pflegedienstleitung, deren Stellvertretungen sowie einem Diplomtheologen, der in der Personalabteilung des Trägers beschäftigt ist. Somit ist eine Vernetzung des normativen Rahmens des Trägers, dem Management der Einrichtung und dem Praxisgeschehen vor Ort sichergestellt. Durch die Teilnahme aller Führungsebenen, auch der direkt am Patienten, ist eine Authentizität der Lerninhalte gesichert sowie das Problem des Lerntransfers verringert. Im Rahmen der didaktisch-methodischen Planung der Bildungsmaßnahme wurden folgende Ziele definiert:

- Erhebung der Erwartungen an die Lernprozesse zur konkreten Reflexion der Inhalte der Veranstaltung und zur Gestaltung von Folgeseminaren,
- Reflexion der eigenen Führungsmotivation der Teilnehmer,
- aktive Auseinandersetzung mit den Fragen und Grundsätzen eines Krankenhauses als kirchliche Einrichtung,
- Diskussion von Möglichkeiten praktischer Umsetzung und Erstellen einer Checkliste »der idealen Führungskraft in einem christlichen Haus«,
- Initiierung von Lernprozessen die gemeinsam mit den Mitarbeitern vor Ort gestaltet werden sollen,
- Reflexion der Veranstaltung sowie
- Klärung und Benennung offener Fragen.

Die Veranstaltung ist als Beginn eines organisationsübergreifenden Lernprozesses gewertet worden, den es nun in die Teams zu tragen gilt. Gemeinsam wurden die Schwerpunkte von Folgeveranstaltungen entwickelt und es ist nun Aufgabe der Pflegedienstleitung, dies gemeinsam mit den Stationsleitungen entsprechend einem Maßnahmenplan umzusetzen.

Agenda des Seminars »Führen und Leiten in einem christlichen Haus«			
Uhrzeit	TOP	Methode	Referenten
10:00	Beginn		
10:00 – 10:30	Begrüßung und Einführung	• Vorstellung Agenda • Präsentation	S. B.
10:30 – 12:30	Führen und Geführt werden	• Impulse • Gruppenarbeit	D. M.
12:30 – 13:30	Mittagspause		
13:30 – 14:00	XY – ein christliches Haus	• Vortrag • Gespräch	B. K.
14:00 – 15:30	Führen und Leiten	• Einführung • Gruppenarbeit	B. B.
15:30 – 15:45	Pause		
15:45 – 16:15	Sammlung der Ergebnisse	• Präsentation	TeilnehmerInnen
16:15 – 16:30	Reflexion und Abschluss	• Zusammenfassung • Maßnahmenplan	S. B.
16:30	Ende		

Abb. 4.3 Agenda des Seminars »Führen und Leiten in einem christlichen Haus«

Im Rahmen der Personalpolitik einer Einrichtung des Gesundheitswesens sind Entwicklungsprozesse wie der Beschriebene notwendig, um immer wieder aufs Neue die Personalarbeit an die normativen und strategischen Prozesse im Unternehmen anzupassen. Nur so kann es gelingen, dass in einem Krankenhaus ein übergreifender »Geist weht« – als Grundlage des Alltagshandelns, aus dem die Mitarbeiter Zufriedenheit Motivation schöpfen und somit ihren Teil zum Erfolg des Unternehmens beitragen können.

■■ Fazit
Normatives und strategisches Management stehen im Allgemeinen für die übergeordneten und innerbetrieblichen Konzeptionen und Rahmengestaltungen. Das operative Management beinhaltet die praktische Umsetzung in die organisatorischen Prozesse, die Aufträge und das direkt gezeigte Führungsverhalten (Abb. 4.2; Bleicher, 2004). Personalpolitik als Aufgabe einer Pflegedienstleitung beinhaltet alle 3 Ebenen des Managements, die es kontinuierlich zu reflektieren und in den Führungsalltag zu integrieren gilt.

Personalpolitik kann somit auch als sach- und personenbezogenes zielorientiertes Vorgehen verstanden werden, um das Verhalten der Mitarbeiter auf ein bestimmtes Ergebnis hin zu beeinflussen wie z. B. Planung, Organisation und Kontrolle mit dem Ziel der bestmöglichen wirtschaftlichen und sozialpsychologischen Effizienz. Personalpolitik ist genauso wie die Führung vor Ort ein dauernder sozialer Aushandlungsprozess, der sich im Rahmen der betrieblichen Strukturen abspielt und meist zwischen dem jeweiligen Vorgesetzten und seinen direkten Mitarbeitern stattfindet (Schanz, 2000).

Doch Personalpolitik ist nicht allein durch die Person der Pflegedienstleitung definiert. Im Sinne moderner und partizipativer Personalarbeit spielen immer die Mitarbeiter die umsetzende Rolle. So wird die personalpolitische Führungsaufgabe als Befähigung der Mitarbeiter, ihre Rolle als ein Mitglied in der Institution zu gestalten und sich aktiv ins Unternehmen einzubringen, definiert (Sprenger, 1998):

> ... den Mitarbeitern die Wahl nicht abnehmen. Die Mitarbeiter ihre eigenen Antworten finden

lassen. Führung ist dann verantwortlich dafür, einen Rahmen zu gestalten, der jeden Mitarbeiter ermutigt und befähigt, Verantwortung für seine Leistung zu übernehmen … «

> Wenn Mitarbeiter sich mit Wertesystemen und deren Eingliederung in normative, strategische und operative Führungssysteme auseinandersetzen und sich dafür entscheiden, sich und ihre Kompetenzen in ein Unternehmen einzubringen, sind dies die besten Voraussetzungen für Personalpolitik verknüpft mit einer gelebten Organisationskultur.

Folglich kann das Aufgabenfeld der Pflegedienstleitung nicht mehr nur die lineare Steuerung sein, sondern das Personalmanagement im Sinne der Implementierung und Gestaltung lernförderlicher Prozesse innerhalb der Unternehmensstruktur und dem Auftrag des Unternehmens. Nur so kann jedem einzelnen Unternehmensmitglied ermöglicht werden, sich mit dem Unternehmen, seiner Aufgabe und seiner personalpolitischen Ausrichtung zu identifizieren – und so in Folge Kraft und Motivation zu schöpfen, den eigenen Arbeitsplatz mit zu gestalten und aus der täglichen Aufgabe Arbeitszufriedenheit zu schöpfen.

4.2 Personalpolitik als Aufgabe der Stationsleitung

Susanne Feurich, Stefica Ranogajec
Die Krankenhäuser sind heutzutage als moderne Wirtschaftsunternehmen zu sehen. Sie unterliegen entsprechend den ökonomischen Zwängen und den gesellschaftlichen Erwartungen einem großen strukturellen Wandel. Daraus folgt, dass die Personalpolitik immer mehr zum zentralen Thema und somit zu einer wichtigen Aufgabe der Stationsleitung wird.

Thomas Meyer beschreibt: »Politik ist die Gesamtheit aller Aktivitäten zur Vorbereitung und Herstellung gesamtgesellschaftlich verbindlicher und/oder am Gemeinwohl orientierter und der ganzen Gesellschaft zugute kommender Entscheidungen.«

Die normativen Vorstellungen über die Wege, das gemeinsam angestrebte Ziel zu erreichen, werden aufgrund begrenzter Mittel (Ressourcenknappheit), zwischen dem Personal und dem Wirtschaftsunternehmen »Krankenhaus« unterschiedlich sein. Im Sinne der Stabilität des gesamten Systems sind Kompromisse notwendig. Hier ist die Stationsleitung als Vermittler gefragt.

4.2.1 Was ist Personalpolitik

(Grundlagen zur Personalpolitik ▶ Abschn. 4.1)
Zunächst stellen sich für Stationsleitungen die Fragen: »Ist Personalpolitik wichtig?« »Wo beginnt sie und wie kann ich sie praktisch für die eigene Arbeit umsetzen?«

Das folgende Praxisbeispiel soll Ihnen zeigen, wie schnell ein Team durch Neuerungen und Entwicklungen beeinflusst wird. Es soll demonstriert werden, welche Aktivitäten und Standfestigkeit der Stationsleitung notwendig sind, um die interne Kommunikation so zu gestalten, dass die Mitarbeitermotivation entscheidend positiv beeinflusst wird. Auf diese Art und Weise können Rückkopplungseffekte erzielt werden, die zum wirtschaftlichen Erfolg des Unternehmens beitragen.

Das Herzzentrum Bad Krozingen ist ein Krankenhaus der Akutversorgung. Die räumliche Kapazität wurde durch den Bau eines neuen Gebäudes erweitert. Die Expansion beeinflusste die Privatstation, über die ich berichten möchte, entscheidend.

Diese betreue ich als Stationsleitung seit ca. 13 Jahren. Die Organisation der Station läuft seit 2003 aufgrund baulicher Bedingungen über 2 Stockwerke. Wir versorgen und betreuen Patienten mit den Krankheitsbildern der Kardiologie, Rhythmologie und Angiologie. Das bedeutet, mein Team hat ein umfassendes Expertenwissen in allen Bereichen, die das Herz-Kreislauf-System umfassen.

Durch die Umstrukturierung des Herzzentrums, die positiv zu bewerten ist, ergaben sich für die Privatstation starke Veränderungen. Diese wirkten sich in einer Reduktion der Bettenanzahl von 36 auf 23 aus, da auf der Privatstation nur noch Patienten mit

Wahlleistung Einbettzimmer aufgenommen werden. Patienten mit Wahlleistung Zweibettzimmer werden seitdem im Neubau untergebracht.

Die Reduktion der Bettenzahl und die stark wechselnden Belegungszahlen zogen Auswirkungen hinsichtlich der Personalpolitik der Station nach sich. Von der Geschäftsführung wurde die Option kommuniziert, eine Reduzierung des Personalstandes in Form eines flexiblen Einsatzes im Haus vorzunehmen. Die Situation wurde durch die Abwesenheit des ärztlichen Direktors als Hauptansprechpartner zudem noch erschwert.

In dieser Situation war ich als Stationsleitung personalpolitisch gefordert. Ich bediente mich hier eines Vorgehens in 4-Stufen:
- Analyse,
- Planung,
- Umsetzung,
- Evaluation.

Analyse Wie sehen meine Rahmenbedingungen (Qualitätsanspruch der Organisation) aus und wo sind die Grenzen (Interesse und Forderungen der Mitarbeiter)?

Im oben beschriebenen Beispiel ergab sich eine vollkommen neue Situation für »meine Station«.

Der Bettenbestand reduzierte sich um 13. Das bedeutet, ich habe einen Personalüberschuss. Die Überstundenzahl aus den vorangegangenen Monaten und der aktuelle Krankenstand waren sehr hoch, d. h. effektiv lag keine Überbesetzung vor. Dennoch bestand die Forderung einsatzfähiges Personal in den Neubau zu versetzen.

Probleme, dies sich daraus ergeben:
- Das Team wird auseinander gerissen.
- Es sind Auswirkungen zu befürchten (Teamgeist, Motivation).
- Wie geht man mit den Ängsten und den Verunsicherungen des Teams um?
- Wie mit den veränderten Arbeitsbedingungen?

Planung Die Planung umfasst das Aufstellen des Personalbedarfsplanes und die Erarbeitung der Stationsabläufe unter Berücksichtigung der in der Analyse erarbeiteten Rahmenbedingungen.

Die Stationsabläufe und die Stationsstrukturen (bauliche Einrichtung, Arbeitsmittel) sollen so gestaltet werden, dass man mit den wertvollen Ressourcen »Personal« und »Zeit« agieren kann und nicht reagieren muss.

Zur optimalen Auswahl und Einstellung neuer Mitarbeiter auf der Station ist zu überlegen, welche Anforderungen (Qualifikationen, soziale Kompetenzen, Entwicklungsziele, Flexibilität etc.) benötigt werden, wie ist das Verhältnis zwischen »jungen« und »erfahrenen« Mitarbeiter.

Aus dem Beispiel ergeben sich für die für die Stationsleitung folgende Planungsoptionen.

Zunächst habe ich den Personalbedarfsplan für die neue Bettenzahl erstellt. Ich musste mir im Klaren werden, wie die Prozessstrukturen verändert werden müssten, um auch mit dem reduzierten Personal (bei Krankheitsausfall und Überstundenabbau) eine entsprechende Qualität zu erreichen und festzustellen, wie die Personalzusammenstellung hinsichtlich der Qualifikationen auszusehen hat. Welche Kriterien setze ich für die Umstellung des Teams an?

Des Weiteren habe ich über andere Wege (ob eine Erweiterung der Bettenzahl auf der Privatstation möglich wäre, damit alle Privatpatienten zusammen versorgt werden können) nachgedacht.

Probleme, die in der Planung zusätzlich eine große Rolle spielen sind, auf:
- Leitungsebene:
  - Welches Personal bleibt auf Station, um noch flexibel zu bleiben?
  - Wer soll aushelfen oder versetzt werden?
  - Transparenz zu den anderen Stationen, da durch den hohen Krankheitsausfall und den hohen Überstunden nur wenige Möglichkeiten bestehen, auszuhelfen.
  - Verlust von Qualifikationen aus dem bestehenden Team.
  - Aufgeben von hart erkämpften Zielen (Versorgung von Privatpatienten mit hohem Serviceniveau, Rekrutierung ausländischer Patienten etc.).
- Mitarbeiterebene:

- Die fehlende Bereitschaft zu wechseln oder auszuhelfen.
- Unverständnis der Situation, Angst und Unsicherheit.
- Verlieren von lieb gewonnenen Gewohnheiten.
- Verlust von emotionalen Bindungen.
- Patientenebene:
  - Die Patienten hatten sich mit der »alten« Privatstation sehr gut identifiziert.
  - Die bisherigen Serviceleistungen müssten im Neubau erst eingeführt werden.

Umsetzung Nach der Analyse und der Planung erfolgt nun die Umsetzung. Das beinhaltet die Optimierung des Organisationsprozesses zur Freisetzung von Ressourcen, den notwendigen Bedarf an Personal und Arbeitsmitteln bei dem Pflegedirektor einzufordern und die Mitarbeiter bei Personalknappheit zur Kompensation des erhöhten Arbeitsaufwandes zu motivieren.

Es erfolgten viele Gespräche mit der Geschäftsführung, dem Pflegedirektor und dem Team. Dabei wurden die Situation, die Probleme und Lösungsvorschläge/Perspektiven offen kommuniziert und diskutiert. Es wurde von mir gegenüber der Geschäftleitung der Vorschlag unterbreitet, die Privatstation zu vergrößern und somit alle Privatpatienten zusammen zu versorgen.

Für mich als Stationsleitung war das Schwierigste, dass ich mich in einer typischen »Sandwich-Position« befand.

»Politik ist der Kampf um die Veränderung oder Bewahrung bestehender Verhältnisse.« (Graf von Krockow, 1976), so auch in der Personalpolitik.

Evaluierung Das gesamte System befindet sich in einem steten Wandel. Daher ist es notwendig, die eigenen Strukturen, Konzepte hinsichtlich der Pflegeorganisation und die sich daraus ergebenden Anforderungen regelmäßig zu überdenken und ggf. neu zu strukturieren.

Wie werden die Strukturen und Konzepte durch die Stationsleitung evaluiert?

- Top down (Stationsmitarbeiter):
  - Schichtbegleitung nach Bedarf,
  - kontinuierliche Patientenbefragungen,
  - Beschwerdemanagement (jede Rückmeldung wird besprochen und ausgewertet und neue Vorschläge werden aufgenommen),
  - Mitarbeiterbefragungen alle 3 Jahre im gesamten Haus,
  - Mitarbeitergespräche durch die Stationsleitung einmal jährlich,
  - Stationsbesprechung, einmal monatlich, mit der Reflexion über die vorgenommenen Veränderungen; Diskussion über die Ideen der Mitarbeiter,
  - Wochentags um 13:00 Uhr findet eine Kurzbesprechung zur Erhebung der Arbeitsanforderungen des Tages, um ressourcenorientiert das Personal zu organisieren, statt.
- Buttom up (Pflegedirektor):
  - Mitarbeitergespräch mit dem Pflegedirektor einmal jährlich, bei dem Entwicklungsziele der Station und die daraus sich ergebenden personellen Konsequenzen besprochen werden.
  - Stationsentwicklungsgespräch mit dem Pflegedirektor und dem Leitungsteam der Station einmal jährlich.
  - Monatliche Stationsentwicklungsgespräche zwischen Stationsleitung und der stellvertretenden Stationsleitung.

Hier kam es nicht nur zu einer Evaluation auf Stationsebene, sondern auch auf der gesamten operativen Ebene des Herzzentrums. Dabei wurde festgestellt, dass es durch die Trennung der Privatpatienten zu Problemen auf ärztlicher und pflegerischer Seite sowie auf Patientenebene kam. Das Ergebnis der Evaluation ergab, dass eine Zusammenlegung der Privatpatienten am vorteilhaftesten wäre. Somit wurde die Privatstation um ein weiteres Stockwerk erweitert, welches eine neue Situation mit der Notwendigkeit der erneuten Umstrukturierung der Station nach sich zog.

try and error

Dieses Prinzip muss nicht primär als negativ betrachtet werden. Keiner ist in der Lage alles vorherzusagen und es ist allemal besser Veränderungen, die nicht den erhofften Effekt gebracht haben, rückgängig zu machen und nach neuen Wegen zu suchen, als krampfhaft an unvorteilhaften Lösungen festzuhalten.

Das Beispiel hat gezeigt, wie komplex die Personalpolitik sein kann. Derartige Probleme kommen nicht nur bei so großen Projekten zum Tragen, sondern begleiten uns auch in unserer alltäglichen Arbeit. Umso wichtiger ist es Personalpolitik nicht nur als Mittel der Reaktion auf anstehende Veränderungen zu sehen, sondern auch als Werkzeug zur positiven Gestaltung seines Umfeldes zu nutzen.

4.2.2 Personalpolitik als Mittel der Mitarbeiterförderung

In unserem Haus gibt es ein Patienteninformationszentrum (PIZ). Dies ist eine Einrichtung, in der die Beratung, Information und Schulung von Patienten durchgeführt wird (Patientenedukation). Personell wird das PIZ mit fest angestellten Pflegekräften von Station besetzt, die etwa 20% ihrer jeweiligen Arbeitszeit hier eingesetzt werden. Dies bedeutet ein erneutes Konfliktpotential auf der Station, da die Mehrarbeit (ca. 4–5 Arbeitstage monatlich) von den restlichen Mitarbeitern kompensiert werden muss. Oberflächlich betrachtet stellt sich diese Situation für die Station selbst nachteilig dar und sollte personalpolitisch abgelehnt werden.

Ein Patient hatte vor 2 Tagen wegen seiner Rhythmusstörungen eine Intervention (Pulmonalvenenisolation) bekommen. Er nimmt Marcumar ein und wurde auf Grund der Intervention unterhalb seines Zielbereiches (INR 2,0–3,0) eingestellt. Für heute ist die Entlassung geplant. Am Morgen erfolgt noch eine Blutentnahme und es zeigte sich, dass bei dem Patient der Ziel-INR nicht erreicht ist. Das Bett des Patienten ist schon vergeben, der Zugang steht bereits in der Tür und nun ist die Bereichsschwester gefordert, dem Patienten das subkutane Spritzen schnell beizubringen.

Bei genauerer Analyse stellt sich ein enormes Entlastungspotential dar, da zeitaufwendige Patientenschulungen bzw. Beratungen (z.B. Anleitung zum subkutanen Spritzen, Beratung zu Gesundheitsfragen und Prävention etc.) aus dem Stationsalltag herausgenommen werden können und somit wertvolle Zeit für andere Pflegeaufgaben geschaffen werden kann. Der zweite Effekt ist, dass durch die ständigen Fortbildungen der PIZ-Mitarbeiter zeitnah die neuesten Erkenntnisse an die Stationsmitarbeiter vermittelt werden.

Durch die Einrichtung des PIZ konnte der Patient dort in aller Ruhe in die Technik des subkutanen Spritzens eingeführt werden und die Bereichspflegekraft konnte ihren anstehenden Pflegeaufgaben ohne Zeitverlust nachkommen.

Diese Vorteile können auch in den Bereichen der Wundversorgung, des Schmerzmanagement und der Diabetestherapie mit großem Erfolg genutzt werden. Hier haben auch die Mitarbeiter eine Plattform, sich nach ihren persönlichen Vorstellungen und institutionellen Vorgaben zu qualifizieren.

4.2.3 Personalpolitik bei Mitarbeiter mit gesundheitlichen Einschränkungen

Im stationären Pflegealltag kommt es immer wieder vor, dass Mitarbeiter aus unterschiedlichen Gründen ihre volle Leistung nicht mehr abrufen können. Hier wird jede Leitung vor ein multifaktorielles Problem gestellt, für das es keine Patentlösung gibt. Man muss sich fragen, ob das Team den Leistungsverlust kompensieren kann und will bzw. das Teammitglied sich von den restlichen Mitarbeitern »durchschleppen« lassen will. Es ist notwendig eine für alle akzeptable Lösung zu finden. Wichtig ist darauf zu achten, dass die Mitarbeiter trotz gesundheitlichen Einschränkungen im Vergleich zu anderen Mitarbeiter nicht »übervorteilt« werden.

Auf meiner Station hatte eine Mitarbeiterin eine Bandscheibenoperation. Nach Ihrer teilweisen Genesung und der abgeschlossenen Wiedereingliederung trat diese Ihren Dienst wieder an. Es bestand jedoch die Einschränkung, dass sie nicht mehr wie 5 kg heben durfte und somit bei der Einzelbesetzung auf der Station im Regeldienst (Nachtschicht, Wochenenddienst

etc.) nicht einsetzbar war. Eine ihrer Qualifikation entsprechender Ausweichtätigkeit gab es auf der Station nicht. Was für Möglichkeiten bieten sich mir in dieser Situation?
- Lege ich der Mitarbeiterin einen Wechsel nahe?
- Behalte ich die Mitarbeiterin zu Lasten des Teams?
- Gibt es andere, sozialverträgliche Ansatzpunkte?

Hier befinden wir uns in einer »personalpolitischen Zwickmühle«. Lege ich der Mitarbeiterin einen Wechseln oder eine Umschulung nahe, so muss ich bedenken, dass dies ihre soziale Sicherheit gefährden kann (Arbeitslosigkeit, Sozialhilfe etc.). Behalte ich die Mitarbeiterin, so wäre das ein fruchtbarer Nährboden für Konflikte im Team (Erhöhung des Krankenstandes durch die Mehrbelastung, Unzufriedenheit bei den Mitarbeitern etc.).

Die meisten Entscheidungen werden von den unterschiedlichen Parteien auch unterschiedlich beurteilt. Bei der Beurteilung geht es nicht um die Frage der besten Personalpolitik, sondern darum, wer an den politischen Entscheidungsprozessen mit beteiligt war und was für wen dabei herausgekommen ist.

Ich habe mich für den 3. Punkt (sozialverträgliche Ansätze) entschieden und mich in unserem Hause umgehört, ob es Alternativen gibt. Die gab es in Form der Versetzung als »Study-Nurse«. In einem Gespräch mit der Mitarbeiterin wurde diese Möglichkeit aufgezeigt, womit sie einverstanden war.

Solche sozialverträgliche Lösungsansätze sind zu bevorzugen. Die Frage stellt sich nur um welchen Preis? Hier ist jetzt personalpolitisches Fingerspitzengefühl gefragt, d. h. welche Kompromiss bin ich breit einzugehen und welche Kompromisse fordere ich ein?

Jetzt kam der schwierigste Part, um dieses Problem zu lösen. Die Bewerbung der Mitarbeiterin war erfolgreich. Die Mitarbeiterin sollte gleich ihre Tätigkeit als »Study-Nurse« aufnehmen. Für die Station kam die sofortige Versetzung nicht in Frage. Der Dienst und der Urlaubsplan standen fest, es gab keine freien personellen Ressourcen. Für die Mitarbeiter war es auch eine Zwickmühle. Einerseits wollten sie der Kollegin ihre Chance nicht verbauen, anderseits war die Bereitschaft, dies mit Überstunden und Verkürzung des Urlaubs zu kompensieren, nicht groß. (Eine Mitarbeiterin sprach sogar von Erpressung). Die betroffene Mitarbeiterin bekam Angst um ihre neue Stelle. Der Betriebsrat und der Personalleiter drängten auf eine schnelle Entscheidung. Nachfolgend der Auszug der E-Mails, die den Verhandlungsprozess abbilden:
- Chefarzt (CA): Frau X, Pflegekraft auf Station Y hat sich bei mir als »Study-Nurse« beworben und ich habe Ihr im Juni bereits die Stelle zugesagt. Nun kommen von der Station Signale, dass sie erst zum Oktober freigestellt werden könne. Gibt es da keine frühere Option, die Stelle auf Station Y früher nach zu besetzen? Die Studien, die Frau X betreuen soll, laufen bereits und ich müsste ggf. doch einer anderen Bewerberin den Vorzug geben, was schade wäre.
- Pflegedirektor (PD): Mir ist über Stationsleitung bekannt, dass Frau X zu Ihnen in die Abteilung wechselt. Ich hatte sofort reagiert und Bewerberbungen, die mir bereits vorlagen, an die Stationsleitung weiter gegeben. Die Entscheidung für eine Bewerberin fiel sehr schnell und die Zusage ist auch bereits erfolgt. Allerdings kann die Bewerberin, wie übrigens all die anderen Bewerber auch, erst zum 01.10.2009 bei uns anfangen. In Sachen Kündigung sind wir immer noch in den Zwängen der Quartalsende, daher kommt erst der 01. Oktober in Betracht. Wir gehen jetzt bzw. sind schon in der Haupturlaubszeit. Daher könnte es schwierig werden, dass Frau X früher wechseln kann. Ich werde aber noch mit der Stationsleitung reden und mich dann wieder bei Ihnen melden. Allerdings fände ich es sehr schade, wenn aufgrund der zeitlichen Problematik die Stelle anderweitig vergeben würde.
- Stationsleitung (SL): Vielen Dank für Ihre Unterstützung. Es ist in der Tat sehr schwierig. Ich wäre noch bereit sie ab den 01.09.2009 frei zu geben, wenn die Urlauber etwas kürzer treten. Aber Frau X müsste auch ihren Beitrag leisten und bei dem Wechsel auf ihren Urlaub im September (3 Wo) verzichten. Das will sie nicht. Wir können uns noch darüber unterhalten. Vielleicht gibt es jemanden der bei uns 2 Monate hospitieren möchte?

- PD: Könnten Sie vielleicht dazu direkt Kontakt mit dem Chefarzt aufnehmen?
- CA: Vielleicht können wir eine Zwischenlösung (Freistellung für studienrelevante Meetings etc.) vereinbaren.
- PD: Ich denke schon, dass wir eine Zwischenlösung finden müssen. Wichtig wäre mir, dass Frau X die Stelle bei Ihnen bekommt, da sie wirklich eine sehr gute Mitarbeiterin ist. Ich werde mich heute nochmals mit der Stationsleitung unterhalten. Sie wird sich dann direkt mit Ihnen in Verbindung setzen.
- SL: Wie sieht die Freistellung aus? Personalleiter und der Betriebsrat drängen mit der Entscheidung. Der Chefarzt hat aber erst morgen Zeit für ein Gespräch.
- PD: Wenn möglich, sollten wir Frau X in dem beschränkten Rahmen freistellen und die Versetzung für den 01.09.2009 fixieren!

Nach langwierigen Verhandlungen wurde so eine Lösung gefunden, bei der alle Seiten Kompromisse eingegangen sind. Auch dieses Beispiel zeigt, wie vielseitig und anspruchsvoll die Aufgaben der Stationsleitung in dem Bereich der Personalpolitik sind. Wie in der richtigen Politik ist diplomatisches Geschick Grundvoraussetzung für das »Überleben«.

4.2.4 Durch Personalpolitik zur Selbstständigkeit der Mitarbeiter

Wir als Leitungsteam sind immer bestrebt, die Personalpolitik transparent zu machen. Wir haben es mittlerweile geschafft, dass die Mehrheit unserer Mitarbeiter unsere Entscheidungen nachvollziehen können. Durch die Sensibilisierung für die personalökonomischen Prozesse sind die Mitarbeiter in der Lage, die Ressourcen selbstständig zu erkennen und zu steuern.

Zur Mittagsübergabe zeigte sich, dass auf einer der 3 Stationen durch viele Pflegefälle ein unverhältnismäßig höherer Arbeitsaufwand bestand. Die Mitarbeiter legten selbstständig fest, dass eine Pflegekraft der einen Station vollständig zur Unterstützung auf der anderen Station abgestellt wurde.

An einem Wochenendtag war eine sehr geringe Stationsbelegung, sodass das Pflegepersonal nicht ausgelastet war. In dieser Situation wurde von dem Pflegepersonal selbstständig entschieden, dass zwei Stationen zusammengelegt werden und somit eine Pflegekraft ihre Überstunden abbauen konnte.

Dieses Beispiel zeigt, dass sich die Mitarbeiter mit der Station, dem Arbeitgeber und der Personalpolitik identifizieren können und somit zu einer erheblichen Leistungssteigerung beitragen.

▪▪ Fazit

Die Aufgabe des Leitungsteams besteht darin, mit einer »guten« Personalpolitik die Mitarbeiter zu neuen Höchstleistungen zu führen, welche für das Überleben des Unternehmens bei immer knapper werdenden Ressourcen und höheren Ansprüchen unabdingbar sind.

Ein wichtiges Instrument der Personalpolitik ist die offene Kommunikation und Transparenz sowohl zur Pflegedirektion und Geschäftsleitung als auch zum Mitarbeiter.

Es gibt nicht die »eine« richtige Personalpolitik, denn diese unterliegt so vielen bekannten und unbekannten Einflüssen. Diese Vielschichtigkeit der Aspekte ermöglicht viele denkbare Lösungen ohne ein klares »richtig« oder »falsch«. Entscheidend ist, dass die Mitarbeiter mit in die Personalpolitik einbezogen werden und dass Entscheidungen, die nicht den erhofften Effekt bringen, auch korrigiert werden.

Literatur

Literatur ▶ 4.1

Bleicher K (2004) Das Konzept integriertes Management. 7. Aufl. Campus, Frankfurt, New York.

Bögel R (2003) Organisationsklima und Unternehmenskultur. In: Rosenstiel L von, Regnet E, Domsch M (Hrsg) Führung von Mitarbeitern. 5. Aufl. Schäffer-Poeschel, Stuttgart

Neuberger O (1994) Personalentwicklung. 2. Aufl. Enke, Stuttgart

Rosenstiel L von (2003) Grundlagen der Führung. In: Rosenstiel L von, Regnet E, Domsch M (Hrsg) Führung von Mitarbeitern. 5. Aufl. Schäffer-Poeschel, Stuttgart

Schanz G (2000) Personalwirtschaftslehre. 3. Aufl. Vahlen, München

Schuster N, Böckl I M (2006): Führen in sozialen Organisationen. In: Bechtel P (Hrsg) Klinikmanager Pflege – praktisches Wissen. CD-Rom. Wolters Kluwer, Starnberg

Sprenger RK (1998) Selbstverantwortung für die Leistung. In: Weber PW (Hrsg) Leistungsorientiertes Management. Campus, Frankfurt

Literatur ▶ 4.2

Graf von Krockow Zitat aus www.wikepedia.de

Meyer T Zitat aus www.wikepedia.de

Personalgewinnung

Thomas Müller

5.1 Personalbedarfsplanung – 89

5.2 Personalbeschaffung – 89
5.2.1 Personalleasing – 89
5.2.2 Interne vs. externe Personalbeschaffung – 90
5.2.3 Interne Personalbeschaffung – 91
5.2.4 Externe Personalbeschaffung – 93

5.3 Personalauswahl – 100
5.3.1 Vorauswahl anhand der Bewerbungsunterlagen – 101
5.3.2 (Telefonische) Kontaktaufnahme – 102
5.3.3 Bewerbungsgespräch – 102
5.3.4 Assessmentcenter – 103

Literatur – 105

> **Woher nehmen, wenn nicht stehlen?**
> Zitat eines Personalverantwortlichen in der Pflege auf die Frage eines Personalberaters, wie in seinem Hause zukünftig qualifizierte Fach- und Führungskräfte gewonnen werden sollen.

Beim Thema Personalgewinnung geht es heute weniger um die Entscheidung eines Unternehmens für oder gegen einen Bewerber. Vielmehr suchen sich Bewerber die Unternehmen aus, die aus ihrer Sicht am besten zu ihnen passen.

Der Themenkomplex Personalmarketing – mithin, wie attraktiv erscheint ein Unternehmen einem potenziellen Bewerber – und insbesondere die jeweilige Unternehmenskultur mit gemeinsam geteilten Werten, Normen, Überzeugungen und Denkhaltungen sind in diesem Zusammenhang von zentraler Bedeutung.

Wissensinhalte

Nach der Lektüre dieses Kapitels kennen Sie
- die Determinanten der Personalbedarfsdeckung
- die Möglichkeiten der Personalbeschaffung, sowohl zeitlich (dauerhaft vs. temporär) als auch bezüglich der Personalakquirierung (intern vs. extern)
- unterschiedliche etablierte und innovative Maßnahmen und Instrumente zur Personalbeschaffung
- Verfahren zur passgenauen Personalauswahl, um Fehlentscheidungen bei der Personalgewinnung vorzubeugen

»Woher nehmen, wenn nicht stehlen?« Dies fragen sich in der Pflege immer mehr Personalverantwortliche, wenn es um die Gewinnung von qualifizierten Fach- und Führungskräften geht. Vorbei die Zeiten, als eine Annonce, z. B. in der örtlichen Tageszeitung, ein-, zwei- oder gar dreistellige Bewerberzahlen hervorrief. In Zeiten des demografischen Wandels mit zunehmendem Fach- und Führungskräftemangel sowie einer steigenden Nachfrage nach personenbezogenen pflegerischen Dienstleistungen erscheint dies wie eine Utopie aus einer längst vergangenen Zeit. Der Kampf und qualifiziertes Personal in der Pflege hat längst begonnen.

Das Deutsche Institut für angewandte Pflegeforschung (dip) hat in einer umfangreichen Untersuchung zur Personalsituation 1028 Pflegedienstleitungen und Geschäftsführer von Krankenhäusern, Altenheimen und ambulanten Pflegediensten befragt; bereits 2002 zeichnete folgendes Bild (Deutsches Institut für angewandte Pflegeforschung, 2002):
- 52% der Befragten schätzen die Personalsituation als problematisch ein, was insbesondere mit der Nichtbesetzung von offenen Stellen zusammenhängt.
- Im Krankenhauswesen kann von hochgerechnet bundesweit 12.000 offenen Stellen ausgegangen werden, die aus betriebswirtschaftlichen Gründen nicht besetzt werden können.
- In der stationären Altenhilfe und im ambulanten Pflegewesen muss schätzungsweise von weiteren mindestens 30.000 nicht besetzten Stellen ausgegangen werden.
- Diesen circa 42.000 vakanten Stellen standen bereits 2001 nur 18.000 arbeitsuchende Pflegekräfte gegenüber.

Der Prozess der Personalgewinnung lässt sich in die Bestandteile **Personalbeschaffung** und **Personalauswahl** differenzieren.

In einem Krankenhaus geht es darum, die vakant gewordene Position der Stationsleitung zu besetzen. Die Pflegedienstleitung Frau Roth hat nun einige Bewerbungen erhalten. Nun geht es darum, aus den erhaltenen Bewerbungen diejenigen herauszufiltern, die am besten zur Stelle und zum Unternehmen passen.

Die **Personalbeschaffung** umfasst mithin die Suche und die Bereitstellung menschlicher Arbeitskräfte nach Maßgabe des in einer **Personalbedarfsplanung** ermittelten Personalbedarfs in quantitativer, qualitativer, zeitlicher und räumlicher Hinsicht. Zur Personalgewinnung gehört neben der Beschaffung auch die **Personalauswahl**, ein Entscheidungsprozess, an dessen Ende die Bestimmung derjenigen Kandidaten steht, die sich für bestimmte Positionen aus einem Kreise von Bewerbern als die »bestqualifizierten« herausgestellt haben (Abb. 5.1; Berthel, 2000).

> Das bedeutet: Die Personalgewinnung ist die logische Konsequenz der **Personalbedarfsplanung.**

5.1 Personalbedarfsplanung

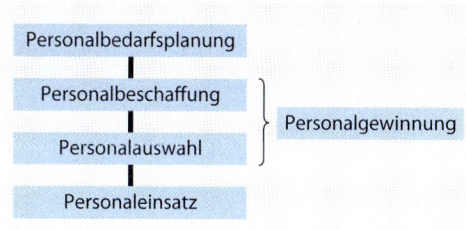

Abb. 5.1 Determinanten der Personalbedarfsdeckung

Im oben genannten Beispiel hat sich die Pflegedienstleitung Frau Roth aufgrund der Personalbedarfsplanung überlegt, welche Position mit welchem Umfang und welchen Anforderungen zu welchem Zeitpunkt zu besetzen ist.

In der Personalbedarfsplanung legt das Unternehmen also folgendes fest:
- Die Anzahl der zu besetzenden Positionen (Bedarfsquantität),
- die jeweiligen Aufgaben- und Anforderungsprofile der Positionen (Bedarfsqualität),
- den Zeitplan zur Deckung des Personalbedarfs (Bedarfsterminierung) sowie
- in welchem Bereich bzw. in welcher Abteilung des Unternehmens Personalressourcen benötigt werden (Bedarfsorte).

Personalverantwortliche in der Pflege können unterschiedliche Personalbedarfsarten vorfinden, z. B.:
- **Ersatzbedarf:** der durch ausscheidende Mitarbeiter verursachte Bedarf, z. B. bei Pensionierung, Kündigung, Tod etc.
- **Neubedarf:** Erweiterungsbedarf; der über den derzeitigen Personalbestand hinausgehende Bedarf, z. B. bei Kurzarbeit, Expansion und damit Mehrarbeit etc.
- **Minderbedarf:** der Rückgang des Personalbedarfs, z. B. bei Liquiditätskrisen, Rationalisierungsmaßnahmen etc.)
- **Reservebedarf:** die »auf Abruf« bereitstehenden Mitarbeiter, z. B. Springkräfte etc.
- **Zusatzbedarf:** die zum bisherigen Personalstamm zusätzlich benötigten Personalkräfte, z. B. saisonale Zusatzkräfte zur Abdeckung von Arbeitsspitzen etc.
- **Freistellungsbedarf:** die aufgrund von Wirtschaftlichkeitsberechnungen zuviel vorhandenen Mitarbeiter, z. B. bei unzureichender Auslastungsquote etc.

In diesem Kapitel liegt der Fokus indes nicht auf der Personalbedarfsplanung, sondern auf der Personalbeschaffung (▶ Abschn. 5.2) sowie der Personalauswahl (▶ Abschn. 5.3).

Nach der Personalbedarfsplanung, der Personalbeschaffung und der Personalauswahl folgt im nächsten Schritt der Personaleinsatz (Abb. 5.1).

Frau Roth hat nun den aus Ihrer Sicht am besten geeignet erscheinenden Bewerber durch Instrumente der Personalauswahl bestimmen können. Der Bewerber und Frau Roth konnten sich auch auf einen Arbeitsvertrag einigen. Im nächsten Schritt erfolgt nun die Einarbeitung des Bewerbers.

Denn erst mit dem Personaleinsatz bzw. der Personaleinarbeitung des gewonnenen Personals, d. h. »seiner Eingliederung in den betrieblichen Leistungsprozess, ist der Personalbedarf (…) faktisch gedeckt. Mit der Eingliederung werden zum einen in sachlicher Hinsicht (arbeitsprozessualer Bezug), zum anderen aber auch in personeller Hinsicht optimale Lösungen angestrebt (Berthel, 2000).«

Das wichtige Thema der Einarbeitung neuer Mitarbeiter in der Pflege wird in diesem Kapitel nicht näher betrachtet, ▶ Kap. 6.

5.2 Personalbeschaffung

5.2.1 Personalleasing

Für Personalverantwortliche in der Pflege geht es in der Praxis z. B. darum, einen kurzfristig auftreten-

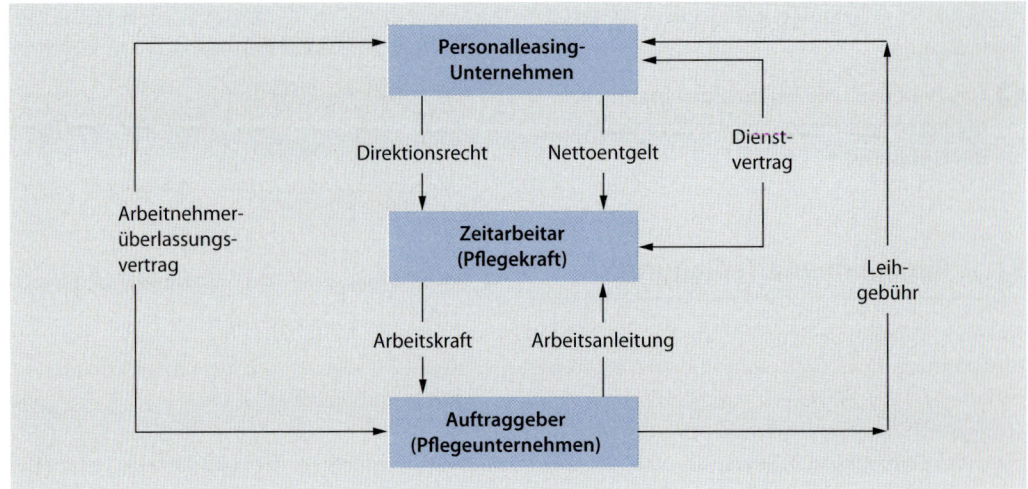

Abb. 5.2 Interdependenzen beim Personalleasing. (Mod. nach Berthel, 2000)

den Personalmehrbedarf (z. B. in der ambulanten Pflege aufgrund einer ad hoc steigenden Anzahl zu versorgender Patienten) zeitlich befristet möglich schnell und adäquat zu decken.

In diesem Fall kann es sinnvoll sein – sofern kein (interner) Pool mit qualifizierten Springkräften zur Verfügung steht – auf das Instrument des **Personalleasings** (Arbeitnehmerüberlassung, Zeit- bzw. Leiharbeit oder im Leitungskräftebereich Interim-Management) zurückzugreifen.

Mit Hilfe von Personalleasinggesellschaften können Mitarbeiter gewonnen werden, die vertraglich nicht »ständig an die jeweils beschäftigende Unternehmung gebunden sind, sondern diesem vielmehr aufgrund von Arbeitnehmerüberlassungsverträgen (vorübergehend) zur Verfügung gestellt werden« (Berthel, 2000).

Die Rechtsbeziehungen und ökonomischen Interdependenzen zwischen den dabei involvierten Parteien stellt ◘ Abb. 5.2 dar.

Gerade in der Pflege spielt neben dem Aspekt der kurzfristigen Verfügbarkeit auch die qualitative Ergänzung der eigenen Personalressourcen durch »on demand« abrufbare Spezialisten eine große Rolle. Hier ist es für Unternehmen der Pflege häufig günstiger, selten benötigte Spezialkompetenzen bei Bedarf einzukaufen, als diese ständig selbst vorzuhalten.

Darüber hinaus besteht für das Pflegeunternehmen (je nach Vertragsabsprache) auch die Möglichkeit, Leiharbeiter dauerhaft einzustellen. Vorteile liegen darin, dass der Leiharbeiter dem Unternehmen bereits bekannt ist. Mithin sind hohe zusätzliche Akquisitionskosten und eine längere Einarbeitungszeit in diesem Falle nicht notwendig. Die (dauerhafte) Einstellung von Leiharbeitern stellt ein Instrument der Personalbeschaffung dar.

5.2.2 Interne vs. externe Personalbeschaffung

Neben dem Fall der zeitlich befristeten Deckung des Personalbedarfs durch Personalleasing, kann man bei der längerfristig angelegten Personalbeschaffung zwischen interner und externer Personalbeschaffung differenzieren.

Maßnahmen der **internen Personalbeschaffung** (▶ Abschn. 5.2.3) intendieren, Personen zu rekrutieren, die dem Unternehmen bereits bekannt sind, nun aber für andere Aufgaben (z. B. Leitungspositionen, Fachpositionen etc.) eingesetzt werden sollen.

Zielgruppen der **externen Personalbeschaffung** (▶ Abschn. 5.2.4) sind Personen, »die dem Unternehmen zur Zeit der Personalsuche in keiner Weise ihre Arbeitskraft zur Verfügung stellen

5.2 · Personalbeschaffung

Tab. 5.1 Interne und externe Personalbeschaffung. (Mod. nach Hentze, 1994)

Intern mit Änderung bestehender Arbeitsverhältnisse	Intern ohne Änderung bestehender Arbeitsverhältnisse	Extern Abschluss neuer Arbeitsverträge	Extern Personalleasing
Umschulungen	Erhöhung des Qualifikationsniveaus (Personalentwicklung)	Arbeitsvermittlung	Abb. 5.2
Versetzungen	Überstunden	Gewinnung	▶ Abschn. 5.2.1
Übernahme von Auszubildenden oder Praktikanten	Urlaubsverschiebung	Nutzung von Stellenbörsen	
Umwandlung von Teilzeit- in Vollzeitstellen		Nutzung von Bewerberdatenbanken	
Umwandlung von befristeten in unbefristete Arbeitsverträge			

oder mit denen kein vertragliches Arbeitsverhältnis besteht. Die Anwerbung in einem Kreis von Personen, die der Einrichtung nicht bekannt sind, ist definierend für die externe Personalgewinnung« (Reuschenbach, 2004).

In der Praxis empfiehlt es sich, die Potenziale der internen wie der externen Personalbeschaffung möglichst parallel einzusetzen (Tab. 5.1; Hentze, 1994). Dies bedeutet, dass Personalverantwortliche in der Pflege zum einen ihren Personalbestand dahingehend analysieren, ob zu besetzende Positionen von bereits vorhandenen Mitarbeitern qualifiziert besetzt werden können. Dies schließt Maßnahmen der Personalentwicklung (z. B. Fort- und Weiterbildung, Qualifizierung) und somit des Aufstiegs in der Pflege mit ein (▶ Kap. 8). Durch interne Personalbeschaffungen kann die Motivation bei bereits im Unternehmen vorhandenen Mitarbeitern gesteigert werden.

5.2.3 Interne Personalbeschaffung

Für Führungskräfte in der Pflege geht es im Rahmen der internen Personalbeschaffung darum, Personen, die dem Unternehmen bereits bekannt sind für andere (in der Regel höherwertigere) Aufgaben zu gewinnen.

In einem Krankenhaus ist die Position der Stationsleitung zu besetzen, da die derzeitige Stelleninhaberin, Frau Müller, in 6 Monaten aus Altergründen ausscheidet. Die Pflegedienstleitung (PDL) Frau Roth steht vor der Frage, wie sie das zukünftige Ausscheiden der Stationsleitung kompensieren kann. Sie entscheidet sich dafür, mit ihren Mitarbeitern Gespräche zu führen, darunter auch mit der examinierten Pflegekraft Frau Schäfer:

PDL: »Frau Schäfer, Sie sind jetzt seit 3 Jahren bei uns und die Rückmeldungen sowohl der Patienten, als auch der Mitarbeiter und der derzeitigen Stationsleitung Frau Müller über Sie waren immer sehr positiv. Erzählen Sie doch bitte, wie es Ihnen derzeit geht und was Sie sich in puncto Weiterentwicklung vorstellen könnten.«

Frau Schäfer: »Ich könnte mir sehr gut vorstellen mehr Verantwortung zu übernehmen und jüngere Mitarbeiter anzuleiten.«

PDL: »Frau Schäfer, was bedeutet »mehr Verantwortung übernehmen« für Sie?«

Frau Schäfer: »Na ja, ich würde gerne an der Personalführung mitwirken, z. B. durch Beteiligung bei Bewerbungsgesprächen, der Einarbeitung neuer Mitarbeiter, bei Beurteilungen und dergleichen. Aber auch bei der Pflegeplanung oder bei der Erstellung der Dienst- und Urlaubspläne würde ich gerne mitwirken.«

Nach dem Gespräch denkt die PDL Frau Roth: »Das Gespräch mit Frau Schäfer hat mir gezeigt, dass sie die notwendigen Kompetenzen besitzt und sich weiterentwickeln will. Ich hatte den Eindruck, sie ist engagiert bei der Sache und wäre genau die Richtige, um Frau Müller zu ersetzen.«

Auch Frau Schäfer hatte nach dem Gespräch ein gutes Gefühl: »Das Gespräch war richtig gut. Frau Roth hat mit mir über meine weitere Entwicklung im Unternehmen gesprochen und traut mir offenbar zu, die Aufgabe der Stationsleitung zu übernehmen. Ich wollte mich schon immer in meinem Beruf weiterentwickeln und freue mich sehr auf die Weiterbildung zur Stationsleitung und meine neue Aufgabe. Ich kann es kaum erwarten, dass es losgeht.«

Im Rahmen der Personalbedarfsplanung hat die Pflegedienstleitung Frau Roth frühzeitig erkannt, dass die Position der Stationsleitung vakant sein wird. Frau Roth hat sich für die Variante der internen Personalbeschaffung entschieden und vereinbart mit Frau Schäfer, dass diese die Weiterbildung zur »Staatlich geprüften Fachkraft zur Leitung einer Pflege- und Funktionseinheit« absolviert. Frau Schäfer sieht in der Weiterbildung eine persönliche Karrierechance, die ihre Motivation steigert und sie an das Unternehmen bindet. Wenn Frau Schäfer die Weiterbildung abgeschlossen hat, bleiben noch 3 Monate, in denen Frau Müller Stationsleitung ist und eine strukturierte Einarbeitung und Übergabe stattfinden kann. Auch Frau Müller freut sich über Ihre Nachfolgerin und darüber, dass »ihre Station in gute Hände kommt«.

Um bei den vorhandenen Mitarbeitern diejenigen zu selektieren, die sich potenziell für die Aufgabe der Stationsleitung eignen, empfiehlt es sich, das Instrument der Mitarbeiter- und Entwicklungsgespräche zu nutzen.

Als Instrument der Personalführung und **Personalentwicklung** dienen diese, wie hier bei Frau Schäfer, dazu, dem Mitarbeiter **Karrierepfade** vorzustellen bzw. gemeinsam mit diesem zu erarbeiten. So wird ein Beitrag zur Bindung und Weiterentwicklung des Personals geleistet, wodurch die Motivation steigt. Wenn nun in diesen Mitarbeiter- und Entwicklungsgesprächen deutlich wird, dass die Qualifikationen und der Wille zur Weiterentwicklung vorhanden sind, kann man frühzeitig und prospektiv beginnen, entsprechende Fort- und Weiterbildungen gemeinsam mit der betreffenden Person zu initiieren.

Eine weitere Möglichkeit der Selektion geeigneter bereits vorhandener Mitarbeiter stellt das Instrument des Assessmentcenters dar (▶ Abschn. 5.3.1.4).

Weitere Maßnahmen, um vakante Positionen intern besetzen zu können sind z. B.:
- Versetzungen
  - Beispiel: Die Stationsleitung der chirurgischen Station I wechselt als Stationsleitung zur chirurgischen Station II und III
- Aufstiege
  - Beispiel: Die Stationsleitung der Klinik für Allgemeine Chirurgie wird stellvertretende Pflegedienstleitung, 3 Jahre später Pflegedienstleitung
- Änderung im Stellenumfang
  - Beispiel: Aufgrund der Personalbedarfsplanung ergibt sich im Planungszeitraum ein zusätzlicher Personalbedarf von insgesamt 2 Vollzeitkräften. Da 4 Mitarbeiter nach der Elternzeit mit einem Stellenumfang von jeweils 50% wieder arbeiten möchten, lässt sich der Personalbedarf auf stationsinternem Wege adäquat decken.
- Übernahme von Auszubildenden
  - Beispiel: Übernahme von Gesundheits- und Krankenpflegern, die gerade erfolgreich ihre Ausbildung abgeschlossen haben.

Neben Maßnahmen der Fort- und Weiterbildung und den sonstigen genannten Aspekten könnte die Pflegedienstleitung im genannten Beispiel z. B. auch durch den Einsatz von **Springkräften** (Arbeitskräftetausch) kurzzeitig erhöhte Arbeitsaufwendungen (»Arbeitsspitzen«) abgefangen und Mitarbeiter für den dauerhaften Einsatz in der Pflege gewinnen.

Ein gleichsam kurzfristig angelegtes Instrument stellen **Urlaubsverschiebungen** sowie die Anordnung von **Überstunden** dar, wodurch Vakanzen zeitlich begrenzt aufgefangen werden können.

Damit die anfallende Arbeit durch die vorhandenen Mitarbeiter bewältigt werden kann, setzt man in der Pflege auch zunehmend Instrumente der **Reorganisationen** ein:
- Unternehmenshierarchie (Aufbauorganisation)

- Beispiel: Die Pflegedienstleitung übernimmt gleichzeitig die Leitung einer kleineren Station in Personalunion. Durch weitere Änderungen im Hierarchiegebilde zwischen Pflegedirektion, Pflegedienstleitung und 2 weiteren Stationsleitungen können die vakant gewordenen Stellenanteile abgedeckt werden.
- Prozessregelungen (Ablauforganisation)
    - Beispiel: Nach einem internen Qualitätsmanagementaudit wird deutlich, dass vorhandene Pflegeprozesse vereinfacht werden können ohne damit die vorhandene gute Qualität zu gefährden. Durch eine Verschlankung von Prozessen und den Abbau von Doppelstrukturen konnte der vakante Stellenanteil von 30% intern aufgefangen werden.

Um bereits vorhandene Mitarbeiter über zu besetzende Positionen zu informieren, empfehlen sich neben dem persönlichen Gespräch auch **interne Stellenausschreibungen**. Diese dienen der »direkten Gewinnung von Stellenanwärtern aus den eigenen Reihen und der Information über das innerbetriebliche Beschaffungspotenzial« (Berthel, 2000). Ähnlich wie Stellenausschreibungen für externe Bewerber enthalten diese Beschreibungen der vakanten Position, Anforderungen und angebotene Leistungen des Arbeitgebers. Interne Stellenausschreibungen werden in der Praxis über das Intranet, die Unternehmenszeitschrift, Handzettel oder über »Schwarze Bretter« bekannt gemacht. Interne Stellenausschreibungen können vom Betriebsrat nach § 93 Betriebsverfassungsgesetz (BetrVG) verlangt werden.

5.2.4 Externe Personalbeschaffung

Die Pflegedienstleitung Frau Roth hat mit den Mitarbeitern der Station Gespräche geführt. Sie ist mit deren Arbeit zufrieden, allerdings scheint niemand der Mitarbeiter aufgrund der persönlichen Situation interessiert, sich über Weiterbildungen für die vakante Position zu qualifizieren. Frau Roth setzt daraufhin in Kooperation mit der Personalabteilung eine Stellenanzeige auf und veröffentlicht sie in einer Pflegefachzeitschrift.

Hierzu denkt sich Frau Roth: »Ich habe mit den Mitarbeitern gesprochen, besonders mit Frau Schäfer, der ich den Job zugetraut hätte. Leider sagte sie mir offen, dass sie mit Haushalt und Familie und der Pflege ihres Vaters privat genug zu tun habe und sich daher in absehbarer Zeit nicht in der Lage sieht, die Aufgaben der Stationsleitung zu übernehmen. Schade. Daher muss ich mich extern umschauen.«

Wie man sieht, kann es Gründe geben, warum eine Personalbeschaffung auf internem Wege nicht sinnvoll erscheint. Im Beispiel spielt die persönliche Komponente eine entscheidende Rolle. Daneben gibt es exemplarisch (Tab. 5.2) noch folgende Gründe:
- Zeitliche Komponente
    - Beispiel: Eine Position wird unvermittelt vakant. Durch die o. g. Instrumente der internen Personalbeschaffung kann diese Position aber nicht ad hoc adäquat besetzt werden.
- Qualifikatorische Komponente
    - Beispiel: Eine Position wird unvermittelt vakant. Für diese sind aber bestimmt Qualifikationen erforderlich, die im Pflegeteam derzeit nicht vorhanden sind und durch entsprechende Fort- und Weiterbildungen nicht in der erforderlichen Schnelligkeit aufgebaut werden können.

Wenn zu besetzende Positionen intern nicht abgedeckt werden können, kann man auf die externe Personalbeschaffung zurückgreifen.

Wie obiges Beispiel verdeutlicht, weiten Personalverantwortliche in der Pflege bei der externen Personalbeschaffung den Fokus auf Personen, die dem Unternehmen bisher unbekannt sind bzw. mit denen kein Arbeitsvertrag besteht.

Bei der externen Personalbeschaffung gibt es verschiedene Maßnahmen und Instrumente, die nachfolgend dargestellt werden.

Stellenausschreibungen

Stellenausschreibungen in der Pflege können z. B. in Tageszeitungen, überregionalen Zeitun-

Tab. 5.2 Mögliche Vor- und Nachteile externer und interner Personalbeschaffung. (Mod. nach Reuschenbach, 2004)

	Interne Personalbeschaffung	Externe Personalbeschaffung
Vorteile	– Aufstiegschancen wirken motivationsfördernd – Aufstiegschancen wirken personalbindend – geringe Beschaffungskosten – geringe Risiken einer Fehlbesetzung gegenüber externen Bewerbern – geringerer Aufwand bei Personalauswahl – schnellere Einarbeitung – Personalabbau in anderen Bereichen auffangbar	– neue Ideen, Innovationen durch neue Kräfte (»frischer Wind«) – Stärkung der Marktposition durch Schwächung der Konkurrenz – externer Know-how-Zuwachs – Testung der eigenen Attraktivität – kein Konkurrenzkampf um bessere/höher dotierte Stellen bei den bisherigen Beschäftigten – größerer Beschaffungsmarkt
Nachteile	– geringeres Innovationspotenzial (Betriebsblindheit) – Konkurrenz-/Neiddenken bei nicht beachteten Mitarbeitern – Kosten für Fort-/Weiterbildung – Aufwand für systematische Personalentwicklung/Karriereplanung – Beschränkte Personalauswahl – Demotivation bei Beförderungsautomatismen – Personalauswahl ggf. durch Rücksichtnahme beeinflusst	– Konkurrenz/Neid/Missgunst bei bisherigen Beschäftigten – längerer Personalbeschaffungsprozess – höherer Einarbeitungsaufwand – höherer Personalbeschaffungsaufwand – höhere Kosten bei Personalauswahl – Unsicherheit bei Personalauswahl – Konkurrenz erhält bei offenen Stellen Überblick über vakante Positionen – belastet die Beziehung zur Konkurrenz (Abwerben von guten Köpfen)

gen, Fachzeitschriften, Internetjobbörsen, auf der eigenen Homepage oder an sonstigen Orten (z. B. Apotheken, Arztpraxen, Kirchen und religiösen Stätten, Supermärkten, Bäckereien, Banken, Postfilialen, Städte- und Gemeindeverwaltungen und öffentliche Institutionen, Gewerkschaften, öffentliche Verkehrsmittel, (Hoch)schulen, Volkshochschulen, Kindergärten, Tankstellen, Restaurants, Sport-, Musik- und sonstigen Vereinen etc.) ausgehängt werden.

Den Orten, an denen Stellenausschreibungen öffentlich angebracht werden können, sind potenziell keine Grenzen gesetzt (das Einverständnis des jeweiligen Hausherren vorausgesetzt).

Auch andere Krankenhäuser, Altenheime und ambulante Pflegedienste sind natürlich ebenso potenziell geeignete Stellen für Stellenausschreibungen in der Pflege. Allerdings hängt es hierbei davon ab, ob sich das jeweilige Krankenhaus, Altenheim oder der ambulante Pflegedienst, der Personal sucht, mit dem jeweils anderen in Konkurrenz befindet. Je nach Absprache kann man ggf. auch hier Stellenausschreibungen anbringen.

Auch rechtliche Aspekte (z. B. Allgemeines Gleichbehandlungsgesetz (AGG), Bürgerliches Gesetzbuch (BGB)), wie z. B. die geschlechtsneutrale Formulierung müssen bei der Stellenausschreibung beachtet werden.

Wichtig ist es, insbesondere vor dem Hintergrund der demografischen Entwicklung und des zunehmenden Fach- und Führungskräftemangels in der Pflege, möglichst viele potenziell geeignete externe Bewerber zu erreichen.

Stellenausschreibungen können so ihre Reichweite potenzieren, wenn z. B. die Mutter einer Pflegefachkraft beim Einkaufen einen Aushang liest und dies an ihre Tochter weitergibt, die so auf vakante Stellen beim örtlichen Krankenhaus aufmerksam wurde und sich daraufhin bewirbt.

Stellenausschreibungen in Tageszeitungen können im Bereich der Pflege – je nach Position – sinnvoll sein. Bei Leitungspositionen empfiehlt es sich, durchaus auch in überregionalen Zeitungen zu inserieren, um die Reichweite zu erhöhen. Aber auch Pflegefachzeitschriften bieten die Möglichkeit, Stellenausschreibungen zu schalten – mit dem Vorteil, dass damit die gewünschte Zielgruppe erreicht und die Streuverluste relativ niedrig sind.

In jedem Falle sollte man darauf achten, dass die entsprechende Stellenausschreibung zusätzlich zur Printanzeige auch auf dem Online-Stellenmarkt des jeweiligen Mediums veröffentlicht wird.

Stellenausschreibungen intendieren, potenziell interessierte externe Kräfte über Vakanzen zu informieren und diese zu motivieren, sich auf freie Stellen zu bewerben.

Da es im Bereich der Pflege bereits heute weniger um die Entscheidung eines Unternehmens für oder gegen einen Bewerber, sondern eher um die Entscheidung eines Bewerbers für oder gegen ein Unternehmen geht, kommt der Motivations- und Attraktivitätsfunktion der Stellenausschreibung eine hohe Bedeutung zu.

Stellenausschreibungen, die zu 90% aus (An)forderungen an Kandidaten bestehen, sind hierbei nicht als sonderlich attraktiv zu beschreiben. Vielmehr ist ein ausgeglichenes Verhältnis von (An)forderungen an den Bewerben und Gegenleistung des Unternehmens sinnvoll (◘ Abb. 5.3).

Zu der Stellenanzeige stellt sich die Frage, ob man tatsächlich alle Informationen (in Textform) in die Stellenanzeige hineinschreibt oder sich dort auf einige Kernpunkte (insbesondere im Hinblick auf die Attraktivität der zu besetzenden Stelle) beschränkt und ansonsten auf die Stellenanzeige auf der eigenen Homepage verweist. Letztere Variante hat den Vorteil, dass die Unternehmenshomepage so von potenziellen Bewerbern angeschaut wird und sich diese somit bereits näher mit Ihrem Unternehmen beschäftigen.

Es gibt auch die Variante, mit wenigen Worten und deutlichen Symbolen mögliche Bewerber zu interessieren, die dann auf der Homepage weitere Informationen erhalten können (◘ Abb. 5.4). Wichtig ist hierbei, dass klare Botschaften verwendet werden, die die jeweiligen Zielgruppen ansprechen. Dies bedeutet, dass die Zielgruppe »Zivi, FSJ oder Praktikant« anders angesprochen werden muss (z. B. Online-Portale wie StudiVZ, SchülerVZ, Facebook etc.), als examinierte Gesundheits- und Krankenpfleger oder Leitungskräfte in der Pflege.

Rundfunk- und Fernsehwerbung

Der Bereich der Rundfunk- und Fernsehwerbung kann durchaus auch in der Pflege bei der externen Personalbeschaffung von Relevanz sein. Insbesondere bei vakanten Stellen, in denen Experten-Know-how erforderlich ist und diese Spezialisten sehr rar am Markt sind, kann auch dieses Instrument sinnvoll sein. Der Einsatz von Rundfunk- und Fernsehwerbung hängt auch davon ab, ob das Unternehmen bundesweit vertreten ist und nach Personal sucht. In jedem Falle stellt Rundfunk- und Fernsehwerbung ein Instrument des »employer branding« (dt. Arbeitgebermarkenbildung) dar. Dieses intendiert, das entsprechende Unternehmen als attraktiven Arbeitgeber darzustellen und von anderen Unternehmen im Bereich der Pflege positiv abzuheben.

Finanziert werden könnten Werbespots im Rundfunk und Fernsehen z. B. durch moderne Konzepte des »social sponsoring«, also die Bereitstellung von Geldern, Sachmitteln oder Dienstleistungen durch ein Unternehmen zur Förderung von sozialen Zwecken bzw. Projekten, oder des »fundraising«, d. h. die organisierte Beschaffung von (Spenden)geldern.

Bewerbungsdatenbanken und Förderung von Initiativbewerbungen

Allzu häufig kam es in der Vergangenheit – auch und gerade im Bereich der Pflege – vor, dass Personalverantwortliche (gute!) Bewerbungen erhielten und diesen Bewerbern aufgrund von fehlenden vakanten Stellen eine Absage erteilen mussten. In Zeiten des Fachkräftemangels können es sich Personalverantwortliche nicht mehr erlauben, guten Bewerbern eine Absage zu erteilen.

Hier gilt es nun, ein Bewerbermanagement mit entsprechender Datenbank aufzubauen. Dies bedeutet, dass Bewerbungen in dieser Datenbank erfasst werden und Bewerbern mitgeteilt wird, dass zwar derzeit keine adäquate Position zu besetzen ist, aber die Bewerbung so interessant ist, dass man sich bei zukünftigen Vakanzen gerne wieder bei dem Bewerber meldet.

Natürlich setzt dies einerseits eine gelungene EDV-Unterstützung voraus, andererseits muss dieses System aber auch tatsächlich gepflegt und gelebt werden. Mithin sollte der Kontakt zu Be-

Das neu erbaute und lichtdurchflutete **Seniorenzentrum** »**Himmelroth**« liegt im Herzen von **Hamburg** und verfügt über 120 stationäre Pflegeplätze mit 15 Plätzen in der Tages- sowie 5 eingestreuten Plätzen der Kurzzeitpflege und einen ambulanten Pflegedienst. Unser Seniorenzentrum befindet sich in unmittelbarer Nachbarschaft einer alten Mühle, die auf unserem Logo zu sehen ist.
Nähere Angaben zu unserem Träger und zu uns finden Sie auch unter http://www.himmelroth.de

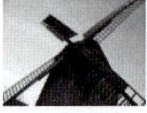

Da die derzeitige Stelleninhaberin aus Altersgründen Ende des Jahres ausscheidet suchen wir zum nächstmöglichen Zeitpunkt eine qualifizierte und engagierte

Pflegedienstleitung (m/w) mit Perspektive

Wir erwarten:
- Eine abgeschlossene 3-jährige Berufsausbildung in der Alten- oder Gesundheits- und Krankenpflege sowie die abgeschlossene Weiterbildung zur Pflegedienstleitung
- Bereitschaft zur Schicht-, Wochenend- und Feiertagsarbeit
- Fachliche und soziale Kompetenzen sowie Einfühlungsvermögen bei der Betreuung und Pflege von hilfsbedürftigen Menschen
- Selbständigkeit, Flexibilität und Teamgeist
- Identifikation mit den Grundsätzen unseres Einrichtungs- und Pflegeleitbildes

Auf Sie wartet ein vielseitiger **und abwechslungsreicher Aufgabenbereich** bei einem in der Altenhilfe erfahrenen innovativen und etablierten Träger. Regelmäßige **Fort- und Weiterbildungsangebote** und **individuelle Karrierepfade** liegen uns besonders am Herzen und sichern Ihre Entwicklung.
In dieser interessanten und verantwortungsvollen Tätigkeit mit Bezugspflegemodell erhalten Sie eine **attraktive und leistungsgerechte Vergütung mit Zusatzversorgung und weiteren Leistungen** (wie Diensthandy, Dienstlaptop und ein Dienstwagen mit privater Nutzung).
Ein umfassendes **Einarbeitungsprogramm, regelmäßige Supervisions- und Coachingangebote** und der kollegiale Austausch mit anderen Leitungskräften sowie der derzeitigen Stelleninhaberin gewährleisten einen optimalen Einstieg in Ihre neue Tätigkeit. Kontinuierlich stattfindende Teambesprechungen sowie **Mitarbeiter- und Entwicklungsgespräche** tragen unserer Feedback- und Kommunikationskultur Rechnung.
Eine wertschätzende Unternehmenskultur, in der Glaubwürdigkeit, Fairness und Respekt sowie die **Gesundheit am Arbeitsplatz** eine tragende Rolle spielen ist uns wichtig. Deshalb führen wir regelmäßige Teambesprechungen, Bewohner- und Mitarbeiterbefragungen durch und bieten Gesundheitsprogramme, Entspannungskurse und weitere Betriebssportangebote an.
Regelmäßige gemeinsame Betriebsausflüge, Geburtstags-, Weihnachts- und sonstige Feiern stärken den Zusammenhalt und fördern Kommunikation und Vertrauen in unserem Team.

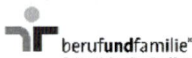 Im letztjährigen Ranking der Stiftung Warentest belegten wir Platz 2 und im Wettbewerb **Great Place To Work** des gleichnamigen Institutes Platz 3.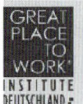
Wir sind nach dem **EFQM-Modell** zertifiziert und letztes Jahr wurde uns das **Audit berufundfamilie** verliehen.

Werden Sie Mitglied in unserem Team in der weltoffenen Metropole Hamburg!

Wir freuen uns auf Ihre aussagekräftigen Bewerbungsunterlagen mit Angabe Ihrer Gehaltsvorstellung und Ihrem frühestmöglichen Eintrittstermin, die Sie uns gerne per E-Mail oder auf dem Postwege zusenden können. Für telefonische Rückfragen steht Ihnen die Geschäftsführung, Frau Mayer gerne zur Verfügung.

Abb. 5.3 Stellenanzeige: Kontaktdaten müssen noch übersichtlich dargestellt werden

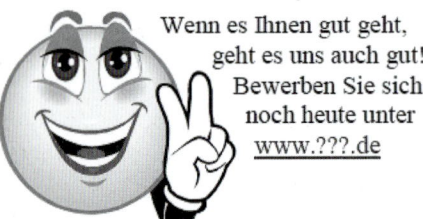
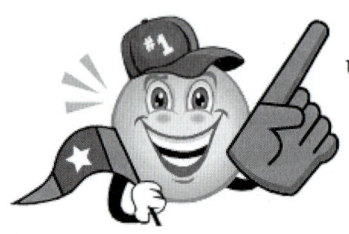

Abb. 5.4 Mögliche einladende Symbole

werbern regelmäßig aufgenommen werden. Gelingen kann dies z. B. durch Telefonate, Zusenden der Unternehmenszeitschrift bzw. Newslettern (sofern gewünscht und vorher mit dem Bewerber abgestimmt), Einladung zu Festivitäten, Gratulation zum Geburtstag etc.

Generell sollten Unternehmen im Bereich der Pflege Initiativbewerbungen fördern, damit ein Pool an potenziellen Mitarbeitern aufgebaut werden kann, aus dem man Personal rekrutieren kann. Somit kann man längerfristig planen und spart sich im Rahmen der Personalbeschaffung (teure und zeitintensive) Stellenausschreibungen und Bewerbungsverfahren.

Da der Aufbau einer (EDV-gestützten) Bewerbungsdatenbank und insbesondere die Verwaltung und Betreuung der Bewerber zeit- und kostenintensiv ist, bietet sich eine auch externe Vergabe (z. B. an Personalberatungen) an, die den Kontakt zu den Bewerbern pflegen.

Bundesagentur für Arbeit

Bei der Bundesagentur für Arbeit können Unternehmen ebenfalls Mitarbeiter für vakante Positionen suchen (lassen). Hierzu muss sich das Unternehmen bei der zuständigen Agentur für Arbeit melden und die zu besetzende(n) Position(en) melden. Daraufhin werden dem Unternehmen sog. Vermittlungsvorschläge von potenziell geeigneten Kandidaten unterbreitet. Des Weiteren kann das Unternehmen auch seine Stellenanzeige über die Bundesagentur für Arbeit und deren Partnerjobbörsen ausschreiben.

Personalberatungen und Personalvermittlungen

Auch im Bereich der Pflege gibt es Personalberatungen und Personalvermittlungen, die sich zum einen im Rahmen von Personalleasing, zum anderen aber auch zur Akquisition von Pflegefachkräften für Unternehmen engagieren. Diese Personalberatungen kombinieren bei der Personalakquisition zumeist verschiedene Instrumente: eigene Netzwerke und Kontakte zu anderen Beratern, Alumni- und Lehrendennetzwerke, einen eigenen Bewerberpool, Möglichkeiten der Direktansprache und verschiedene (Online- bzw. Print-)Medien, in denen entsprechende Stellen ausgeschrieben werden. Dadurch, dass diese meist mehrere Positionen im Kundenauftrag zu besetzen haben, haben die, auf den Bereich der Pflege spezialisierte, Personalberatungen einen guten Marktüberblick und können passgenau Personal vermitteln und helfen, das Personalkonzept des Unternehmens (langfristig) zu verbessern. Personalberatungen agieren meistens erfolgsorientiert, d. h. das volle vereinbarte Honorar wird nur dann fällig, wenn tatsächlich das gewünschte Personal vermittelt, also vom Auftragsunternehmen eingestellt wurde.

Personalakquisitionen über Netzwerkstrukturen

Dahinter verbirgt sich ein ganzes Bündel von innovativen Maßnahmen, mit denen sich Pflegeunternehmen von der Konkurrenz abheben können und somit im Wettbewerb um qualifizierte Kräfte punkten können. Hintergrund bei der Personalakquisition über Netzwerkstrukturen ist, dass der persönliche Kontakt (Mund-zu-Mund-Propaganda) meistens eine höhere Wirkung bei potenziellen Bewerbern erzielt, als z. B. schriftliche Stellenausschreibungen. Durch Mund-zu-Mund-Propaganda und direkte Interaktion verbreiten sich Stellenausschreibungen zielgerichtet unter potenziell Interessierten. In Personalakquisitionen können ganz unterschiedliche Netzwerke eingebunden werden.

Netzwerke der Mitarbeiter

Mitarbeiter, v. a. wenn diese mit und in ihrem Unternehmen zufrieden sind, sind das größte Potenzial, nicht nur, aber insbesondere bei der Personalakquisition. Wenn eine motivierte Mitarbeiterin im Bekanntenkreis oder auf einer Fortbildung von der guten Unternehmenskultur, den spannenden Fortbildungsmöglichkeiten und dem »tollen Chef« berichtet, wird das betreffende Unternehmen von potenziellen Bewerbern als attraktiv erachtet. Falls diese Mitarbeiterin erwähnt, dass gerade verschiedene Positionen in ihrem Unternehmen zu besetzen sind, kann man durch diese Art der Personalakquisition eine zielgruppenspezifische Ansprache mit erfahrungsgemäß hohen Resonanzen zu einem vergleichsweise niedrigen Aufwand erreichen (je nachdem, wie zufrieden die angesprochenen Menschen mit ihrer derzeitigen Arbeit sind und wie attraktiv die beschriebene Stelle erscheint).

> Die Mitarbeiter sollten wissen, dass die Akquisition von qualifizierten Fachkräften nicht nur Angelegenheit von der Personalabteilung oder den Leitungskräften ist, sondern alle Mitarbeiter angeht.

Gerade weil in der Pflege in Teamstrukturen gearbeitet wird, ist es wichtig, ein qualifiziertes Team mit einer entsprechenden Teamkultur zu fördern. Dieses Team sollte auch bei der Gewinnung von Mitarbeitern einbezogen werden. Denkbar sind hierbei auch Prämien für vorgeschlagene Bewerber aus den Reihen der Mitarbeiterschaft, um die Motivation zu steigern.

Direktansprache, Headhunting

Auch im Bereich der Pflege spielt ein Vorgehen mittels Direktansprache bzw. mittels Headhunting (engl. Kopfjäger) eine immer größere Rolle.

Beim **Headhunting** werden meistens Personalberater aktiv, die im Auftrag von Unternehmen Mitarbeiter, insbesondere für Führungspositionen, akquirieren. Dies geschieht durch direkte Kontaktaufnahme des Personalberaters mit potenziell geeigneten Personen auf persönlichem Wege (z. B. im Rahmen von Messen, Kongressen oder sonstigen Veranstaltungen), telefonisch oder via Internet (z. B. in entsprechenden Foren oder sozialen Netzwerken wie Xing u. ä.).

Im Rahmen der **Direktansprache** nehmen Personalberater Kontakt zu Ansprechpartnern aus dem Pflegebereich, z. B. Kooperationspartner, Berater, (Hoch)schulen, Weiterbildungsinstitutionen, Akademien etc. auf und kommunizieren so die Stellenausschreibung des jeweiligen Unternehmens. Darüber hinaus werden hierbei potenziell geeignete Stelleninhaber in anderen Unternehmen der Pflege angesprochen, die möglicherweise passende Kandidaten empfehlen können. Über diesen Weg werden potenziell geeignete Interessenten erreicht, die um die Zusendung ihrer Bewerbungsunterlagen gebeten werden.

> Aus Gründen der Diskretion ist es hierbei angeraten, bei einer solchen Art der Personalbeschaffung eher eine externe Personalberatung einzuschalten.

Recruitingveranstaltungen

Da der persönliche Kontakt bei der Personalakquisition ein Erfolg versprechendes Instrument ist, empfiehlt es sich, bei (Fach)messen, Kongressen und sonstigen öffentlichen Veranstaltungen vertreten zu sein. Wichtig ist hierbei (im Vorfeld) zu analysieren, ob tatsächlich die Zielgruppe an der jeweiligen Veranstaltung teilnimmt, die angesprochen werden soll. Im nächsten Schritt geht es nunmehr darum, einen die Zielgruppe ansprechenden Messeauftritt zu planen. Dies kann durch die attraktive Gestaltung von entsprechenden Roll-up-Displays, bei denen man auf die Möglichkeit einer Mitarbeit im Unternehmen hinweist, durch (Gewinn)spiele, leckere Verpflegung oder Fachvorträge am Messestand geschehen.

Selbstverständlich kann man auch selbstständig oder mit entsprechenden Partnern Recruitingveranstaltungen initiieren oder mit einem Tag-der-offenen-Tür oder einem Bewerbertag, bei dem sich das Unternehmen interessierten Bewerbern präsentiert, die Personalakquisition unterstützten.

> Hierbei sind die zielgruppenadäquate Werbung im Vorfeld und die Nachbetreuung der potenziellen Bewerber unabdingbar.

Die Nachbetreuung kann durch das Zusenden von Newslettern, der Hauszeitschrift oder Stellenausschreibungen (die Einwilligung des Bewerbers vorausgesetzt) erreicht werden.

(Hoch)schulnetzwerke

Gerade im Bereich der Pflege sind für Unternehmen die Institutionen bei der Personalakquisition essenziell, die junge Menschen aus- und fortbilden. Dazu gehören Akademien, Seminare, Ausbildungsstellen, Bildungseinrichtungen und die jeweiligen Alumninetzwerke. Je mehr sich die Pflege akademisiert, desto wichtiger sind hierbei auch Hochschulen. Unternehmen sollten hierbei einen engen Kontakt zu Lehrenden, Professoren und Leitungen solcher Bildungseinrichtungen suchen. Bewährt hat es sich auch, durch Dozenturen selbst in diesen Kursen tätig zu sein. Aber auch die Möglichkeit bei Karrieretagen vertreten zu sein oder sich in Abschlusskursen und -klassen als attraktives Unternehmen vorzustellen sollte wahrgenommen werden. Über diese Kooperationen (sog. (Hoch)schulmarketing, Campusrecruiting) können Praktika, praxisorientierte Abschlussarbeiten und somit motivierte Nachwuchskräfte gewonnen werden, die dann z. B. als Trainee dem Unternehmen langfristig zur Verfügung stehen und in der jeweiligen Unternehmenskultur sozialisiert werden. Wichtig ist auch hier die Bindung der gewonnenen Nachwuchskräfte durch regelmäßigen Austausch und Kommunikationsstrukturen.

Zirkuläre Migration

Zirkuläre Migration, mithin die vorübergehende Arbeitsmigration mit anschließender Rückkehr in das jeweilige Heimatland stellt ein relativ junges Instrument zur externen Deckung des Personalbedarfs im Pflegebereich dar. Aufgrund der demografischen Entwicklung und des damit verbundenen Mangels an qualifiziertem Personal in der Pflege kann zirkuläre Migration den Fachkräftemangel durch den Einsatz von ausländischem Pflegepersonal abfedern. Zirkuläre Migration bedeutet für das Herkunftsland der ausländischen Pflegekräfte im Gegenzug einen Know-how-Transfer zur systematischen Weiterentwicklung professioneller Strukturen in der Pflege.

In der Forschung zu diesem Thema wird insbesondere Indien als Herkunftsland der ausländischen Pflegekräfte aus ganz unterschiedlichen Gründen genannt (IEGUS, 2009):

»Auch aus Sicht Indiens kann eine Kooperation mit Deutschland gewinnbringend sein. In Indien dominiert bei einer durchschnittlichen Haushaltsgröße von rund 5,5 Personen die Großfamilie, in der Pflege heutzutage beinahe ausschließlich stattfindet. Gleichzeitig steigt in Indien der Wohlstand mit den aus den Industrieländern bekannten demografischen Effekten: Die Lebenserwartung nimmt schnell zu, die Geburtenraten gehen zurück, insgesamt altert die Gesellschaft. Zudem verschieben sich individuelle Präferenzen weg von familiärer Orientierung hin zu beruflicher Selbstverwirklichung. Haushaltsgrößen sind durch die Priorisierung westlicher Lebensideale rückläufig, Familienangehörige grundsätzlich weniger bereit, für die Pflege von Verwandten aufzukommen. Mit steigendem Wohlstand steht das indische Pflegemodell vor wachsenden Herausforderungen, da breiten Gesellschaftsschichten der Zugang zu professioneller Pflege fehlt. Gegenwärtig verfügen nur wohlhabende Inder über die Möglichkeit, Versorgungsleistungen außerhalb des familiären Umfelds in Anspruch zu nehmen. Indien steht also vor der Aufgabe, das staatliche Angebot an Pflegeleistungen zu erweitern. Hilfreich wäre es, die Erfahrungen aus den Industrieländern, z. B. bei der Pflege und Betreuung gerontopsychiatrisch veränderter Personen, in die Weiterentwicklung professioneller Pflege mit einfließen zu lassen. Insbesondere bei organisatorischen Fragestellungen, Herausforderungen zur Finanzierung von »guter« Pflege sowie der Sicherstellung von Versorgungsstandards für breite Bevölkerungsschichten könnte Indien von deutschem Know-how profitieren«.

Obgleich dieses Feld in der Pflege noch nicht zum Standard eines langfristigen Personalbeschaffungskonzept gehört, lohnt es sich, entsprechende Ideen und Kooperationsmöglichkeiten auszuloten. Denn der Aufbau von Kooperationen, die Beziehungspflege ins Ausland und die damit verbundene Entstehung von Vertrauen brauchen Zeit. Die Unternehmen, die bereits heute neue Wege gehen, werden so hinsichtlich der Personalbeschaffung und der Quantität wie der Qualität an Bewerbungen zukunftsfähig aufgestellt sein.

▪▪ Fazit

Damit Unternehmen der Pflege jetzt und in Zukunft Ihren Personalbedarf in quantitativer und qualitativer Hinsicht adäquat decken können, bietet sich der Einsatz oben genannter Instrumente der internen wie der externen Personalbeschaffung an.

Ergänzt um passgenaue Konzepte der Personalbindung können diese, sinnvoll kombiniert, ergänzt und in einem Konzept zusammengefasst, Personalverantwortlichen in der Pflege zur Personalbeschaffung dienen.

Elementar ist auch hierbei das Personalmarketingsystem, verstanden als Ausrichtung der Personalpolitik eines Unternehmens der Pflege »… an den Bedürfnissen und Wünschen aktueller und potenzieller Mitarbeitender zum Zweck, gegenwärtige Fach- und Führungskräfte zu halten, zu binden und zukünftige zu gewinnen …« (Müller, 2009). Die Gewinnung und Bindung qualifizierter Kräfte in der Pflege wird zukünftig an die Güte des Personalmarketingsystems gekoppelt sein und setzt ein aktives Werben voraus. Wesentlich zum langfristigen Erfolg ist die Entwicklung einer werteorientierten Unternehmenskultur, in der Glaubwürdigkeit, Fairness und Respekt, sowie die Gesundheit am Arbeitsplatz eine tragende Rolle spielen.

Hierbei geht es allerdings auch auf politischer und gesellschaftlicher Ebene darum, das Image der Pflege zu verbessern und somit den Pflegeberuf für junge Menschen attraktiv(er) zu machen.

Die Vor- und Nachteile der internen wie der externen Personalbeschaffung finden sich in ◘ Tab. 5.2 (Reuschenbach, 2004).

5.3 Personalauswahl

Gerade in der Pflege müssen Führungskräfte darüber entscheiden, welches Personal sie einstellen. Aufgrund der verantwortlichen Tätigkeiten, die diese Kräfte ausüben, ist es notwendig, durch zielführende Instrumente der Personalauswahl die am besten geeigneten Mitarbeiter zu selektieren und dort einzusetzen, wo sie sich mit ihren Kompetenzen und Persönlichkeitsmerkmalen am besten im Unternehmen einbringen können.

Eine strikte Trennung zwischen der Personalbeschaffung und der Phase der Auswahl ist in der Praxis im Bereich der Pflege kaum möglich, da es vielfältige Übergänge gibt. Jede gezielte Bewerberansprache stellt eine Eingrenzung des Bewerberpools dar und die Auswahlsituation bestimmt die Attraktivität der Einrichtung und die Wahl des Arbeitsplatzes auf Seiten der Bewerber (Reuschenbach, 2004). Denn an die Personalauswahl werden von den Beteiligten ganz unterschiedliche Anforderungen gestellt (◘ Tab. 5.3; Reuschenbach, 2004).

In jedem Fall bildet ein Aufgaben- und Anforderungsprofil der zu besetzenden Stelle der Ausgangspunkt der gesamten Personalbedarfsdeckung (▶ Abschn. 5.1). Im Bereich der Personalauswahl rekurriert man auf das zu Beginn des Prozesses aufgestellte Aufgaben- und Anforderungsprofil. Hierbei empfiehlt sich eine Gewichtung, zum Beispiel nach A-, B- und C-Aufgaben (wobei A für die wichtigsten Aufgaben steht; ◘ Tab. 5.4).

In einem Aufgabenprofil sollten Aufgabenfelder und Kernaufgaben genannt und gewichtet werden. Neben den genannten können sich diese exemplarisch aus den Bereichen Pflegefachlichkeit, Betriebswirtschaft etc. zusammensetzen.

Eine weitere Möglichkeit stellt die Gewichtung nach Sollausprägungen von 1 bis 5 da (wobei 1 für ein Merkmal steht, dass kaum erkennbar sein muss/sollte und 5 für ein Merkmal, welches außerordentlich gut erkennbar sein sollte; ◘ Tab. 5.5).

In einem Aufgaben- und Anforderungsprofil sollten sich unterschiedliche Kompetenzbereiche wieder finden, z. B.
- Führungskompetenzen (Entscheidungsfreudigkeit, Konfliktfähigkeit, Durchsetzungsvermögen, Überzeugungskraft, Delegationsvermögen, Koordinierungsfähigkeit, Integrationsfähigkeit),
- soziale Kompetenzen (Kommunikationsfähigkeit, Teamfähigkeit, Kooperationsfähigkeit, Kritikfähigkeit, Konfliktfähigkeit, Einfühlungsvermögen),
- Methodenkompetenzen (Organisationsvermögen, Urteilsvermögen, Problemlösefähigkeit, Kreativität, Verhandlungsgeschick),
- Selbstkompetenzen (Belastbarkeit, Selbstständigkeit, Flexibilität, Frustrationstoleranz, Lernbereitschaft),
- Fachkompetenzen (Expertenwissen, spezielle Fähigkeiten, fachliche Breite, Produkt-/Markterfahrung, Vermitteln von Fachinformationen, Interdisziplinarität)

sowie ggf. bei Leitungskräften:
- strategische Kompetenzen (visionäres Denken, analytische Fähigkeiten, konzeptionelle Fähigkeiten, vernetztes Denken, Gespür für Entwicklungen),
- unternehmerische Kompetenzen (Markt- und Wettbewerbsorientierung, Kundenorientierung, Ergebnisorientierung, Gestaltungswille, Risikobereitschaft).

Je nach zu besetzender Position (und somit auch je nach Aufgaben- und Anforderungsprofil) ergeben sich zum einen die Personalbeschaffungsarten (intern/extern), die eingesetzten Instrumente sowie auch die eingesetzten Instrumente der Personalauswahl in der Pflege. Neben rechtlichen Aspekten (z. B. welche Fragen sind zulässig, welche Gesetzes-

5.3 · Personalauswahl

Tab. 5.3 Ansprüche und Ziele in Bezug zur Personalauswahl aus Sicht verschiedener Gruppen. (Mod. nach Reuschenbach, 2004)

Personengruppe	Ansprüche und Ziele bei der Personalauswahl
Unternehmensleitung	effizientes und effektives Vorgehen, d. h. wenig zeitintensiv, positive Kosten-Nutzen-Bilanz
direkter Vorgesetzter	Anforderungen sollten zur Zielposition passen, wenig zeitintensiv sein und nicht oder nur gering die jeweilige Kostenstelle im Budget belasten
Mitarbeiter	Mitspracherecht, besonders bei der Auswahl von Leitungskräften und direkten Teammitgliedern
Patient/Bewohner	Qualität der Pflege soll durch eine adäquate Personalauswahl sichergestellt werden
Bewerber	transparentes Verfahren, schnelle und fundierte Rückmeldung, Offenheit über Anforderungen, damit der Bewerber eine sichere Entscheidung treffen kann

Tab. 5.4 Aufgabenprofil Einrichtungs- und Pflegedienstleitung

Aufgabenfelder und Kernaufgaben	Bedeutung
Fachaufsicht	
Konzeptentwicklung und -umsetzung, Prozessoptimierung	A
Bewohnerbezogenen Arbeit (Aufnahme, Heimverträge, Mitarbeiter …)	A
Haustechnik, Hauswirtschaft, Küche, Verwaltung	A
Sozialpädagogische Arbeit/Betreuung	A
Organisation und Steuerung	
Einrichtungs- und Leistungsentwicklung, Zielumsetzungsplanung und -kontrolle	A
Sicherstellung, Evaluation und Weiterentwicklung von Pflegequalität und -dokumentation	A
Koordination und Weiterentwicklung eines Qualitätsmanagements in Zusammenarbeit mit dem QMB sowie verantwortliche Umsetzung der QM-Vorgaben	A
Rechtliche Vorgaben, Informationswesen	A
Kooperationsaufbau und -festigung (Zusammenarbeit mit anderen Stellen)	A
Einführung und Weiterentwicklung des bestehenden Hygienemanagements	B
Personalmanagement	
(…)	A

texte einschlägig) stellt sich in der Pflege insbesondere die Frage, welche Instrumente der Personalauswahl sich in der Praxis bewährt haben.

5.3.1 Vorauswahl anhand der Bewerbungsunterlagen

Im ersten Schritt der Personalgewinnung senden angesprochene Bewerber ihre Bewerbungsunterlagen an das jeweilige Unternehmen. Die eingehen-

Tab. 5.5 Aufgabenprofil Einrichtungs- und Pflegedienstleitung

Merkmal und Verhaltensindikatoren	Sollausprägung
Fachkompetenz Pflege/Management Altenpflege – besitzt fundiertes, umfangreiches Wissen in der Pflege und Management in der Altenhilfe durch Studium (ideal) oder Weiterbildung – verfügt über breite praktische Erfahrungen im Bereich der Heim- und Pflegedienstleitung in der stationären Altenpflege	5
Fachkompetenz Betriebswirtschaft – besitzt fundiertes betriebswirtschaftliches Wissen – verfügt über fundierte Erfahrungsbasis im betriebswirtschaftlichen Bereich (Belegung, Wirtschaftsplanung, Risikomanagement, Investitionsplanung, Kostenmanagement, Finanzcontrolling) – kann budgetbezogene Steuerung umsetzen	5
Organisationsvermögen – (…)	4

den Bewerbungsunterlagen werden dann anhand des vorher aufgestellten Aufgaben- und Anforderungsprofils sowie anhand allgemeingültiger Qualitätskriterien analysiert. Sollte die Qualität der Bewerbungen, wie auch der bisherige Lebenslauf der Kandidaten, den Auswahlkriterien entsprechen, werden die entsprechenden Bewerber in den nächsten Schritt des Auswahlverfahrens aufgenommen.

Hierbei gilt es das Anschreiben, den Lebenslauf, die Arbeitszeugnisse und Qualifikationsnachweise auf Motivation, Lückenlosigkeit und Plausibilität sowie — je nach Position — etwaige Referenzen zu prüfen. Die Referenzprüfung kann bei internen Bewerbungen durch Rücksprache mit derzeitigen Vorgesetzen im Unternehmen ergänzt werden.

5.3.2 (Telefonische) Kontaktaufnahme

Danach sollte mit den Bewerbern, die sich auf Grundlage der Bewerbungsunterlagenanalyse als geeignet erweisen, (telefonisch) Kontakt aufgenommen und überprüft werden, inwieweit sie spezifische Ausschlusskriterien erfüllen. Hierzu sollten, aufgrund der Vergleichbarkeit, strukturierte persönliche Interviews verwendet werden. Grundlegend für die Beurteilung sind die Kriterien, die sich aus den Anforderungen der konkreten Position und des Unternehmen an den zukünftigen Stelleninhaber ergeben. Ferner werden an dieser Stelle Merkmale wie Fachwissen, Kommunikationsfähigkeit, Bewerbungsmotivation und Erwartungen der Kandidaten hinsichtlich der zukünftigen Stelle erfasst und überprüft. Wegen des knappen Zeitbudgets in den Unternehmen können Telefoninterviews dafür sorgen, dass bereits eine Vorauswahl erfolgt und die Verantwortlichen nur noch mit solchen Bewerbern gezielt Bewerbungsgespräche führen müssten, die sich auf Basis der Bewerbungsunterlagen und der Telefoninterviews als geeignet erwiesen haben.

5.3.3 Bewerbungsgespräch

Welche Form der (persönlichen) Eignungsbeurteilung für die Auswahl der Kandidaten genutzt wird, gilt es je nach Stelle abzuwägen, um einerseits die fachlichen und überfachlichen Kompetenzen der Kandidaten richtig einzuschätzen und gleichzeitig der Kultur des Unternehmens gerecht zu werden. Andererseits sollte bei der Auswahl und Gestaltung des Verfahrens auch berücksichtigt werden, dass dieses bei den Bewerbern eine angemessene Akzeptanz findet und als fair erlebt wird.

Das Bewerbungsgespräch, auch als Einstellungs-, Vorstellungsgespräch oder Interview bezeichnet, ist am weitesten verbreitet. Beinahe keine Einstellung wird ohne zumindest ein Bewerbungsgespräch vorgenommen. Hierbei kann man differenzieren zwischen:

- unstrukturierten (freien) Interviews, bei denen die Fragen vorher nicht festgelegt sind,
- teil-/halbstrukturierten Interviews, bei denen die gleichen oder ähnliche Fragen gestellt werden, die aber variiert werden können sowie
- strukturierten Interviews, bei denen Wortlaut und Reihenfolge der Fragen festgelegt sind.

▪▪ Strukturierte Interviews
Diese können auf Basis der biografischen oder situativen Interviewtechnik durchgeführt werden.

Im **situativen Interview** wird der Bewerber mit Fragen des Typs »Wie würden Sie handeln, wenn der Arzt auf der Station Ihnen ein veraltetes Medikament zur Verabreichung vorschlägt …« konfrontiert, d. h. mit Fragen, die sich auf die Zukunft beziehen. Es werden konkrete Situationen aus dem Pflegealltag geschildert und der Bewerber soll darlegen, wie er sich verhalten würde. Die jeweiligen Antworten werden dann mit Hilfe eines (zuvor aufgestellten) Antwortschemas bewertet.

Die **biografische Interviewtechnik** beinhaltet Fragen über das frühere Verhalten des Bewerbers, z. B. »Sie hatten vor 5 Jahren eine Stelle als Pflegehilfskraft. Wie sind sie damals mit dem Hierarchieunterschied zu den sonstigen Mitgliedern des Pflegeteams und zu den Ärzten umgegangen?« Mithin soll von früherem Verhalten auf zukünftiges geschlossen werden (Reuschenbach, 2004).

5.3.4 Assessmentcenter

Neben diesen Verfahren der Einzelauswahl gibt es auch die Möglichkeit eines Gruppenauswahlverfahrens, z. B. mittels Assessmentcenter, wobei auch diese in Form von Einzelassessments durchgeführt werden können.

Sollte die Auswahl über ein Assessmentverfahren erfolgen, könnte dies folgendermaßen gestaltet werden:

Die besten 3–4 Bewerber, die sich auf Basis der Vorselektion als geeignet erweisen, werden zu dem Assessmentcenter eingeladen. Im Rahmen des Assessmentcenters wird überprüft, inwiefern die Kandidaten den Anforderungskriterien entsprechen. Hierzu werden die relevanten Kompetenzen im Rahmen von simulationsorientierten Assessmentaufgaben, die typische Situationen im Bereich der Pflege abbilden, analysiert. Das Verhalten und die Leistungen der Bewerber in den einzelnen Aufgaben werden von den (2–3) Verantwortlichen des Unternehmens nach dem Mehr-Augen-Prinzip beobachtet (jeder Teilnehmer wird gleichzeitig von allen Verantwortlichen beobachtet) und anschließend auf Basis von vorher aus dem Anforderungsprofil festgelegten Beurteilungskriterien bewertet. Entscheidend im Sinne einer objektiven und fairen Beurteilung der Kandidaten ist hierbei die parallele und gleichwertige Bewertung durch die verschiedenen Beobachter.

Als Assessmentaufgaben bieten sich an:
- konzeptionelle Aufgaben (z. B. »Entwerfen Sie ein neues Pflegeleitbild«),
- Fallstudien (z. B. »Die Beschwerden der Patienten haben in den letzten Monaten zugenommen, entwickeln Sie ein priorisiertes Konzept mit dem Sie hier Abhilfe schaffen können«),
- Präsentationen (z. B. »Präsentieren Sie Ihre Gedanken zur Palliativpflege«),
- Gruppendiskussionen (z. B. »Diskutieren Sie Vor- und Nachteile von unterschiedlichen Demenzkonzeptionen«) sowie
- Rollenspiele (z. B. »Ein aufgebrachter Angehöriger klopft an die Stationstür und beschwert sich bei Ihnen über die aus seiner Sicht schlechte Pflege auf Ihrer Station. Sie haben eigentlich keine Zeit, müssen den Angehörigen aber beruhigen. Was tun sie?«).

Ergänzend können auch Einzelinterviews mit den Bewerbern durchgeführt werden.

Bei Einzelassessments (Einzelauswahlverfahren) werden ähnlich Aufgaben verwendet. Allerdings gehen dabei gruppendynamische Aspekte und Beurteilungsmöglichkeiten des Kandidaten in Gruppensituationen verloren.

Neben den genannten Auswahlverfahren gibt es noch weitere Verfahren, z. B. psychologische Testverfahren, grafologische Gutachten, computergestützte Personalauswahl und E-Assessments, Arbeitsproben multimodale Personalauswahlverfahren (bei denen mehrere Instrumente der Personalauswahl kombiniert werden) etc.

Darüber hinaus wird gerade in der Pflege auch das Instrument der Probearbeit eingesetzt. Hierzu vereinbart man mit dem Kandidaten, der sich durch die beschriebenen Stufen der Personalauswahl als grundsätzlich geeignet erwiesen hat, einen (oder mehrere) **Probearbeitstag(e)**. An diesem arbeitet er – unter Anleitung und Beachtung datenschutzrechtlicher Bestimmungen – in der Pflege mit. Am Ende der Probearbeit reflektiert der Personalverantwortliche mit dem Kandidaten den Tag und holt sich ggf. auch ein Meinungsbild bei den Mitgliedern des Pflegeteams ein.

Sofern sich nach diesen Stufen der Personalauswahl der Kandidat als geeignet und motiviert erweist, bleibt als weiteres Instrument die **Probezeit**. Dies ist eine Probezeit sowohl für den Bewerber, als auch für das Unternehmen, das umgekehrt auch den Bewerber überzeugen sollte.

Selbstverständlich sind nicht bei jedem Besetzungsverfahren alle Instrumente sinnvoll und notwendig. Ob ein Assessmentcenter, womöglich sogar ein mehrtägiges, im Rahmen der Personalgewinnung einer Pflegekraft auf einer Station im Krankenhaus sinnvoll ist, sollte von den Anforderungen an den potenziellen Stelleninhaber abhängig gemacht werden und davon, welche Intention im Fokus der Personalauswahl steht:

Soll der Kandidat v. a. persönlich kennen gelernt werden, will sich das Unternehmen dem Kandidaten vorstellen oder geht es primär um einen Austausch von Informationen und Erwartungshaltungen, ist häufig ein unstrukturiertes (freies) Interview bzw. ein Gespräch zielführend.

Geht es indes darum, Führungsverhalten, soziale Interaktion, Spontaneität und dergleichen abzuprüfen (und dies strukturiert mit anderen Bewerbern vergleichen zu können), so können ein Assessmentcenter oder multimodale Verfahren, bei denen mehrere Instrumente der Personalauswahl miteinander kombiniert werden, die Entscheidungsfindung unterstützen. Insbesondere die Kombination von verschiedenen Auswahlverfahren scheint in der Pflege geeignet, die Vorhersagegenauigkeit (Validität) der jeweiligen Instrumente zu erhöhen, da einige Verfahren eher eine geringe Validität (z. B. freies Gespräch) und andere eine höhere Validität (z. B. Assessmentcenter) aufweisen.

Zudem geht es bei der Personalauswahl wie bei der Personalbeschaffung und beim Personalmarketing darum, dass die eingesetzten Instrumente zum Unternehmen und insbesondere zur Unternehmenskultur passen.

■■ Fazit

In Zeiten einer steigenden Nachfrage nach pflegerischen Leistungen ist die gut ausgebildete, motivierte und qualifizierte Pflegekraft ein rares Gut. Umso wichtiger ist es, durch ein als attraktiv wahrgenommenes und trotzdem effizient (wirtschaftlich) und effektiv (wirksam) gestaltetes System der Personalgewinnung, die Bewerber zu akquirieren und auszuwählen, die am besten zum Unternehmen und insbesondere zur Unternehmenskultur passen. Wenn auf Basis der Personalbedarfsplanung deutlich wird, dass Personalbedarf besteht, dann gilt es diesen durch interne bzw. externe Personalbeschaffung adäquat zu decken.

Bei der (externen) Personalbeschaffung sind hierbei innovative Maßnahmen gefragt, die das Unternehmen von Konkurrenzeinrichtungen abhebt. Ein systematisches und zielgruppenspezifisches Personalmarketingsystem hilft hier die Attraktivität des Unternehmens auf dem Arbeitskräftemarkt zu erhöhen und so den Personalbedarf in der gewünschten Weise zu decken. Zur Deckung des Personalbedarfs lohnt auch eine Beschäftigung mit dem Thema »Zirkuläre Migration« in der Pflege.

Doch mit Bewerbungseingang sollte dieses Personalmarketingsystem nicht enden. Die Personalauswahl sollte die am besten geeigneten Bewerber selektieren und die Bewerber in ihrem Wunsch bestärken, im Unternehmen tätig zu werden. Wenn dies nach der Personalauswahl und dem folgenden Unterzeichnen des Arbeitsvertrages geschafft ist, ist viel erreicht.

Allerdings zeigt sich die Attraktivität eines Unternehmens nicht nur bei der Akquisition von Kräften für vakante Positionen. Vielmehr bedeutet ein gelungenes Personalmarketing auch, für die im Unternehmen befindlichen Mitarbeiter attraktiv zu sein. Hierbei kommt dem Zeitraum der Einarbeitung hohe Bedeutung zu (▶ Kap. 6).

Literatur

Berthel, J (2000) Personalmanagement. Schäffer-Poeschel, Stuttgart, S. 162

Deutsches Institut für angewandte Pflegeforschung e.V. (dip) (2002) Pflegethermometer 2002. Frühjahrsbefragung zur Lage und Entwicklung des Pflegepersonalwesens in Deutschland. Eigenverlag, Köln

IEGUS (Institut für europäische Gesundheits- und Sozialeirtschaft) (2009) www.iegus.eu (Zugriff 01.08.2009)

Müller T (2009) Leitung werden, warum so schwer? Plädoyer für ein professionalisiertes Verständnis von Leitung und (Personal-) Management in der Sozialen Arbeit. In: Deutscher Berufsverband für Soziale Arbeit e.V. (DBSH) (Hrsg) Forum SOZIAL 3:43–46

Reuschenbach B (2004) Personalgewinnung und Personalauswahl für die Pflege. Elsevier, München, S 26

Einarbeitung neuer Mitarbeiter

Dorothea Theune

6.1 **Phasen der Einarbeitung – 108**
6.1.1 Die Vorbereitung der Einarbeitung – 108
6.1.2 Die Einarbeitung – 110
6.1.3 Die Probezeit – 113

6.2 **Die Beteiligten im Einarbeitungsprozess – 115**
6.2.1 Der neue Mitarbeiter – 115
6.2.2 Die Abteilungs- oder Stationsleitung – 116
6.2.3 Der Mentor – 116
6.2.4 Das Stationsteam – 117

Literatur – 118

Eine systematische Einarbeitung ist notwendig, um einen neuen Mitarbeiter möglichst schnell in die Lage zu versetzen, eigenverantwortlich, selbständig und fachgerecht die gestellten Aufgaben zu erfüllen. Sie soll es ihm erleichtern, sich in das bestehende Team, die Gruppe zu integrieren, ein Zugehörigkeitsgefühl zu entwickeln und seinen Platz im Team bzw. der Gruppe zu finden.

Die Steuerung der Einarbeitung ist Führungsaufgabe. Erfolgreiche Anleitung und Integration haben positiven Einfluss auf die Fluktuationsrate und das Klima der Abteilung.

Durch entsprechende Auswahl der Anleiter können die vorhandenen personellen Kompetenzen, Interessen und Ressourcen genutzt und ausgeschöpft werden. Verfügbares Wissen kann gezielt weitergegeben werden. Die Einarbeitung in standardisierte Arbeitsmethoden sichert die geforderten Qualitätsansprüche. Die Integration in das Team wird begleitet und damit das Klima und die Zufriedenheit aller beeinflusst.

Übrigens ist dies Konzept nicht nur pflegerischen Mitarbeitern vorbehalten, sondern auch den zuarbeitenden Mitarbeitern wie Stationssekretärin, Stationsassistentin etc.

> **Wissensinhalte**
>
> Nach der Lektüre dieses Kapitels wissen Sie
> - wie ein Leitfaden zur Einarbeitung aussehen kann
> - was Inhalte eines Einarbeitungskatalogs sind
> - welche Aufgaben die Abteilungs- bzw. Stationsleitung innerhalb einer Einarbeitung hat
> - welche Anforderungen an einen Anleiter gestellt werden

Lassen Sie einmal in Gedanken die letzte Einarbeitung eines neuen Mitarbeiters Revue passieren:
- Hatten Sie ein Konzept, wie die Einarbeitung ablaufen soll?
- Wie viel Planung haben Sie im Vorfeld investiert?
- Wie viel Zeit haben Sie sich für den neuen Mitarbeiter genommen?
- Wer war in die Einarbeitung eingebunden?
- Wie viel Bauchgefühl bestimmte die Einarbeitung?

> **Ziel der Einarbeitung**
> Der Mitarbeiter
> - kann in festgelegter Zeit die Routinearbeiten in Bezug auf Patientenversorgung und Stationsorganisation selbständig übernehmen
> - kennt das Notfallmanagement und die Brandschutzmaßnahmen
> - ist in das Stationsteam integriert
> - identifiziert sich mit der Klinik

6.1 Phasen der Einarbeitung

6.1.1 Die Vorbereitung der Einarbeitung

Die Vorbereitungsarbeiten vor dem ersten Arbeitstag neuer Mitarbeiter werden am besten standardisiert. Die notwendigen Maßnahmen werden in einer Checkliste erfasst und nach und nach abgearbeitet (◘ Tab. 6.1).

Die stationsbezogene Einführungsmappe enthält z. B.
- Leitbild der Klinik,
- Ziele der Station,
- Einarbeitungskatalog,
- Beschreibung des Tagesablaufs mit Dienstzeiten,
- Informationen zum Dienstplan, Urlaub, Krankheit, Fortbildungen,
- Abteilungsstandards zur Versorgung und Behandlung der Patienten,
- Informationen zu den Krankheitsbildern,
- Abkürzungsverzeichnis.

Zum 01. April sind 9 frisch examinierte Pflegekräfte aufgrund der Erweiterung der Station eingestellt worden. Sie haben Mitte März die Einführungsmappe für die Einarbeitung mit einem Begleitschreiben zugeschickt bekommen.

Tab. 6.1 Checkliste: Vorbereitung der Einarbeitung

Mit dem neuen Mitarbeiter Treffpunkt und Uhrzeit des ersten Arbeitstages vereinbart	O
Namensschild besorgt	O
Spindschlüssel bereit gelegt	O
Einarbeitungskatalog ausgedruckt	O
Stationsbezogene Einführungsmappe vorbereitet	O
Anträge (Schlüssel, Transponder etc.) vorbereitet	O
Mentor ausgewählt, Zustimmung eingeholt	O
Vorgespräch mit Mentor über dessen Aufgaben geführt	O
Ablauf des ersten Tags, der ersten Tage geplant	O
Mentor/Anleiter von der Arbeit am Patientenbett nach Plan der ersten Arbeitstage freigestellt	O
Dienstplan unter Berücksichtigung der Einarbeitungszeit mit Bezugsperson/Anleiter erstellt	O
Team informiert	O
Zum Einführungstag der Klinik angemeldet	O

Am ersten Arbeitstag haben sie ein Teamtraining zum Kennen lernen absolviert. Durchgeführt wurde es von professionellen Trainern. Als Beobachter war die Stationsleitung dabei. Daran anschließend wurde ein Einführungskurs von 8 Tagen organisiert.

Ziel des Einführungskurses war:
- das Leitbild der Klinik, die Ziele der Station durch die Stationsleitung zu vermitteln.
- Wissensinhalte für alle identisch von Experten vermitteln zu lassen (Einführung in Geräte, Reanimationstraining, Krankheitslehre etc.).
- Die Mentoren der 9 neuen Kollegen von Sachverhalten zu entlasten, die »nur« mittelbar mit der direkten Patientenversorgung zu tun haben.
- In die Praxis am Patientenbett auf einem annähernd gleichen Niveau zu starten.

Inhalte des Einführungskurses waren u. a.:
- Vorstellung der Klinik anhand des Leitbilds und des Organigramms,
- Vorstellung der Ziele der Station,
- Gespräch mit dem Pflegedirektor,
- Kinästhetics,
- Einführung in das Krankenhausinformationssystem und das Intranet,
- Hygieneplan,
- verschiedene Krankheitsbilder,
- Besuch im Operationsbereich,
- Wundversorgung,
- Schmerztherapie,
- Grundkurs EKG,
- Einführung in Geräte.

Ziel der Kontaktaufnahme vor dem Einführungskurs war, den neuen Mitarbeitern die Möglichkeit zu geben, sich gedanklich und fachlich vorzubereiten. Die Mehrzahl der neuen Mitarbeiter hat dies auch genutzt. Sie haben sich Fachliteratur besorgt, Ordner angelegt, um Notizen zu machen zu können und um weiteres Informationsmaterial abheften zu können. Sie zeigten eine hohe Motivation, den Neuanfang positiv mit zu gestalten. Sie beteiligten sich angeregt an den Gesprächen, stellten den Dozenten viele Fragen, trugen selbst mit konstruktiven Anregungen zur weiteren Planung der Einarbeitung bei.

Durch die Planung der ersten Arbeitstage eines einzelnen neuen Mitarbeiters bzw. eines Einführungskurses bei mehreren neuen Mitarbeitern können Zufälle minimiert werden. Das Vorgehen während der Einarbeitung ist transparent. Jeder Beteiligte weiß, welche Aufgaben er hat, welches Teilziel er verfolgt.

> **Praxistipp**
>
> - Überdenken Sie bei der Planung einer Einarbeitung immer wieder das konkrete Vorgehen auf seine Tauglichkeit und überarbeiten Sie es regelmäßig.
> - Überlassen Sie nichts dem Zufall.

- Überprüfen Sie, ob sich Inhalte von Einarbeitungen zusammenfassen lassen und mit anderen Stationen koordinieren lassen. So können Sie Experten effizient einsetzen und Sie sparen Zeit und Arbeit.
- Jeder neue Mitarbeiter wird vor dem eigentlichen Arbeitsbeginn mit Informationsmaterial zur Klink und zur Station versorgt (s. Einführungsmappe).
- Jede Bezugsperson, jeder Mentor wird auf seine Aufgaben innerhalb der Einarbeitungsphase hingewiesen.
- Die Investition von Mensch und Zeit rechnet sich – auch wenn es auf den ersten Blick eher als Aufwand erscheint. Denn der neue Mitarbeiter kann schnell eigenständig in guter Qualität und mit dem Vertrauen aller Kollegen die ihm anvertrauten Patienten versorgen und behandeln.

6.1.2 Die Einarbeitung

Der erste bzw. die ersten Arbeitstage

Praxistipp

Der erste Arbeitstag – oder zumindest einige Stunden - ist der Stations- bzw. Abteilungsleitung (in dem Kapitel werden beide Begriffe mit »AL« abgekürzt) vorbehalten. Sie präsentiert den neuen Mitarbeiter den Kollegen, den Ärzten und den Angehörigen anderer Berufsgruppen. Sie stellt die Weichen für den Blick des neuen Mitarbeiters auf die Klinik und die Abteilung. Sie vermittelt die Strukturen und die Unternehmenskultur der Klinik. Sie nimmt Einfluss auf die Atmosphäre und auf das Gelingen der Einarbeitung, auf die Einstellung zur Arbeit. Sie legt die Basis für Vertrauen und Integration. Sie spricht Themen an, die bei der praktischen Arbeit am Patientenbett nicht oder selten – und dann aus einem anderen Blickwinkel heraus – thematisiert werden.

Die AL hat sich den Tag möglichst von anderen Terminen freigehalten; ansonsten ist für die Zeit der Abwesenheit eine Vertretung organisiert.

Nach der Begrüßung auf der Station wird der neue Mitarbeiter zuerst einmal den Anwesenden vorgestellt und die Einarbeitungssituation erklärt.

Das erste Gespräch zwischen neuem Mitarbeiter und AL gilt dem Leitbild der Klinik und den schriftlich festgelegten Zielen der Abteilung/Station. Die einzelnen Punkte werden erörtert. Oft entwickelt sich ein langes Gespräch über die Motivation, den Pflegeberuf auszuüben, das Verhältnis von Wirtschaftlichkeit und Pflege oder über ethische Grundsätze von Medizin und Pflege. Dem muss auch Raum gegeben werden. Denn so lernen sich beide Partner besser kennen und verstehen.

Dann kommt der Einarbeitungskatalog zum Einsatz. Er weist die wichtigsten Positionen in Bezug auf die Stationsarbeit auf und erleichtert so die Planung und die Steuerung der Einarbeitung. Sein Inhalt wird erläutert und erste Punkte abgezeichnet.

Er enthält Formulare für die Gespräche und Checklisten zur Organisation, zu Abläufen und Räumlichkeiten (◘ Tab. 6.2, ◘ Tab. 6.3, ◘ Tab. 6.4).

Dies sind Punkte aus dem Einarbeitungskatalog, die am ersten Arbeitstage angesprochen werden:
- Informationen über das Notfallmanagement,
- Brand- und Katastrophenschutz,
- Betriebsvereinbarungen,
- Registrierung beruflich Pflegender,
- Arbeitsschutz, Arbeitsunfall.

Im Verlauf des ersten Tages findet das Vorgespräch zwischen neuem Mitarbeiter, Mentor und AL statt. Dabei wird/werden
- der bisherige berufliche Werdegang thematisiert,
- der Wissensstand ermittelt,
- das Einarbeitungskonzept erläutert,
- die ersten Einarbeitungsschwerpunkte und Ziele festgelegt,
- der Zeitrahmen gesteckt, einschließlich voraussichtliches Ende der Einarbeitung,
- Termine für das Zwischen- und das Abschlussgespräch ausgemacht.

Tab. 6.2 Ausschnitt aus Checkliste: Einarbeitung »Organisation«

Organisation	Information über	Datum	Handzeichen
Dienstplan	Dienstplan, Wünsche, Vorplan		
	Dienstzeiten		
	Pausenregelung		
	Übergabezeiten		
	Arbeitszeitabrechnung		
Krankheit	Krankheitsfall melden		
	Rückmeldung nach Krankheit		
Urlaub	Urlaubsanspruch		
	Besprechung der Urlaubswünsche und Festlegung des Urlaubsplans		
	Urlaubsantrag		
Mitarbeiter	Adressen- und Telefonverzeichnis		
	Handzeichenliste		

Ganz wichtig ist in diesem Dialog der Austausch über Erwartungen und Befürchtungen an das jeweilige Gegenüber. Es soll Klarheit darüber herrschen, wie man miteinander umgeht, wie die Regeln der Einarbeitung (z. B. viel fragen; nichts tun, was nicht schon gezeigt und verstanden wurde) und des Feedbacks sind (z. B. sofort oder immer am Ende der Schicht). Für die AL ist es wichtig, nicht nur die sachlich-fachliche Seite des Gesprächs aufzunehmen, sondern auch die Stimmung, die Atmosphäre, Mimik und Gestik. Erste feine Unstimmigkeiten müssen registriert werden. Und auch im weiteren Verlauf der Einarbeitung muss immer wieder das Augenmerk auf die Beziehungsebene geworfen werden.

Dieses Gespräch wird protokolliert. Ist ein weiterer Mentor im Einsatz, dann ist ihm das Protokoll vorzulegen.

Folgend werden alle Formalitäten mit der Personalabteilung erledigt, das Unterschriftenkürzel wird hinterlegt.

Damit sich der neue Mitarbeiter schnell in der Klinik orientieren kann, werden Rundgänge durch das Haus an den Empfang, zu den verschiedenen Labors, in den Speisesaal, zu den Umkleideräumen gemacht. Dabei wird immer wieder nach der Position zur eigenen Abteilung/Station gefragt.

An der Vielzahl der Themen wird deutlich sichtbar, dass zur Bearbeitung ein Arbeitstag nicht ausreicht.

Nach den Erfahrungen der letzten Einarbeitungen werden von der Stationsleitung die ersten Arbeitstage von Frau G. geplant:
- Tag 1: Stationsleitung
  - Leitbild, Stationsziele, Vorstellung bei Kollegen und Ärzten, Rundgang durchs Haus, Schlüssel, Personalabteilung, Dienstplanung, Wünsche, Vorplan, Notfallmanagement, Brandschutz
- Tag 2: Stellv. Stationsleitung/Gerätebeauftragte
  - Einweisung in die Überwachungsanlage, die Monitore, Einweisung in den Perfusor, Infusomat und das Absauggerät
  - Stationsleitung
  - erste Einblicke in das Krankenhausinformationssystem, Intranet, Foto für die Mitarbeitertafel, Rundgang durchs Haus
- Tag 3: Spätdienst

Tab. 6.3 Ausschnitt aus Checkliste »Abläufe«

Ablauf	Information über	unter Anleitung	Datum, HZ	selbständig	Datum, HZ
Visite	Inhalte, Dokumentation				
	Ausarbeitung der Anordnungen				
	Anmeldung von Diagnostik				
	Konsile				
Aufnahme	Aufnahmeraum				
	Aufnahmegespräch und Dokumentation				
	Vitalzeichenkontrolle				
	Blutentnahme				
Übernahme von der Intensivstation	Transport zur Station				
	Monitorüberwachung				
	Vitalzeichenkontrolle				
	Kurvenführung				

Tab. 6.4 Ausschnitt aus Checkliste »Räumlichkeiten«

Räumlichkeiten Station	Zeigen und Information über	Datum	Handzeichen
Stützpunkt	Schränke und Inhalt		
	Überwachungsmonitore		
	Patiententafel		
	Rohrpost		
Materiallager	Thematische Aufteilung der Vorratsschränke		
Patientenzimmer	Patientenbett, Funktion und Zubehör		
	Telefonanlage, TV, Radio		
	Klingelanlage		
	Sonstige Einrichtung		
Entsorgung	Steckbeckenspüle		
	Sterilgut		
	Wäscheentsorgung		
	Müllentsorgung		

- Tag 4: Stationsleitung
  - Rundgang, Krankenhausinformationssystem, Intranet, Räumlichkeiten der Station, Arbeitsbereiche der Stationssekretärin, -assistentin und des Patientenbegleitdienstes
- Tag 5: Stellv. Stationsleitung/Gerätebeauftragte
  - Einweisung in die Schmerzpumpe, den externen Schrittmacher und das EKG-Gerät
  - Stationsleitung
  - Rundgang, Räumlichkeiten der Station, Krankenhausinformationssystem

So vorbereitet geht Frau G. mit guten grundlegenden Vorkenntnissen für die Stationsarbeit in die Einarbeitungsphase am Patientenbett.

Wenn sich die AL die Zeit nimmt, den neuen Mitarbeiter in bestimmte Dinge einzuweisen, dann kann sie sich auch selbst ein Urteil über seine Arbeitsweise, seine Auffassungsgabe, seine Fähigkeiten, Zusammenhänge herzustellen, seine Verhalten zum Patienten und zu den anderen Mitarbeitern bilden.

Innerhalb der ersten 6 Wochen werden noch das Reanimationstraining und der allgemeine berufsübergreifende Einführungstag der Klinik organisiert.

Der weitere Verlauf

Jetzt beginnt die Einführung in den praktischen Stationsalltag. Mentor und neuer Mitarbeiter sind in die Arbeit am Patientenbett integriert. Sie übernehmen eine Patientengruppe, werden aber vom Team unterstützt und entlastet.

Der Einarbeitungskatalog wird kontinuierlich abgearbeitet. Es ist Aufgabe des neuen Mitarbeiters, den Katalog auf dem aktuellen Stand zu halten, damit sich die Mentoren und auch die AL informieren können, wie weit die Einarbeitung fortgeschritten ist.

Nach 4 Wochen findet das erste Zwischengespräch statt. Der Verlauf der Einarbeitung wird aus Sicht des Mitarbeiters und aus Sicht des Mentors kritisch und konstruktiv reflektiert. Sie überprüfen, ob die vereinbarten Ziele erreicht wurden. Sie beleuchten Hindernisse und Schwierigkeiten im Einarbeitungsverlauf und setzen sich neue Ziele. Auch dieses Zwischengespräch wird protokolliert.

Das Fazit der Einarbeitung der 9 neuen Mitarbeiter fällt positiv aus. Mit dazu beigetragen hat ein Teamtraining Mitte Mai für alle Mitarbeiter der Station. Um die Patientenversorgung sicherzustellen, wurde das Personal der Station in drei Gruppen aufgeteilt und hatte an je einem Tag Teamtraining, während die anderen zwei Gruppen gearbeitet haben. An 3 Tagen und in 3 Gruppen dachten die Mitarbeiter über die bestehenden Schwierigkeiten auf der Station nach, erlebten in Übungen, miteinander zu kommunizieren und kooperieren, miteinander Lösungen zu finden und sie umzusetzen. In einem Hochseilgarten konnten sie ihre eigenen Grenzen testen und Ängste überwinden.

- Das Kennenlerntraining und das Teamtraining haben Ängste, Befürchtungen und Vorbehalte sehr stark verringert.
- Der Einführungskurs hat die neuen Mitarbeiter zu einem Team zusammen wachsen lassen und gestärkt, so dass sie sich in der großen Menge der »alten« Mitarbeiter behaupten konnten.
- Sie zeigten eine hohe Motivation, in die Praxis einzusteigen.
- Sie konnten sich schnell mit der Station und ihren Arbeitsprozessen identifizieren.
- Sie reflektierten gut die eigenen Fortschritte.
- Sie brachten schon bald eigene Verbesserungsideen ein.
- Die Einarbeitung verlief sehr zügig.

Wenn die Einarbeitung weiter unproblematisch verläuft, dann wird der neue Mitarbeiter nach dem Abschlussgespräch (Protokoll) mit der AL und mit dem Mentor in die Eigenverantwortlichkeit »entlassen«.

6.1.3 Die Probezeit

Oft entwickelt sich schnell ein Bauchgefühl, wie denn die Einarbeitung und die Integration ins Team ablaufen werden. Diesem Gefühl kann man ruhig trauen. Im weiteren Verlauf der Integration muss man gut beobachten, die Beteiligten begleiten und auftretende Schwierigkeiten zeitnah besprechen.

In der praktischen Einarbeitungsphase zeigten sich Defizite bei Frau S. Ihr fiel es schwer, den konkreten Arbeitsaufwand bei den von ihr betreuten Patienten einzuschätzen und zu koordinieren. Sie hatte Probleme, die Routinearbeiten und Abläufe zu erlernen. Hinzu kam lückenhaftes Fachwissen. Gleichzeitig war sie bei den Kollegen beliebt. Sie war sehr fleißig, ging viel auf die Glocke, fand schnell Zugang zu den Patienten. Sie unterstützte Kollegen in ihrer Arbeit, verlor aber dabei ihre Arbeit aus den Augen.

Dem Mentor von Frau S. fiel schon früh während der Einarbeitung auf, welche Schwierigkeiten sich auftaten. Er suchte schnell das Gespräch, um mit ihr Möglichkeiten der Veränderungen herauszuarbeiten und sie darin zu unterstützen. Da die ersten Gespräche keine Besserung brachten, wurde nach etwa 6 Wochen die Stationsleitung einbezogen. Wieder wurden konkrete Ziele vereinbart: u. a. Konzentration auf den eigenen Bereich und sich Wissen zu Krankheitsbildern anzueignen. In den nachfolgenden Gesprächen wurde aber auch deutlich, dass Frau S. nicht wirklich verstanden hat, dass sie in Zukunft Probleme bekommen wird, wenn sie die Organisation ihres Bereichs vernachlässigt, wenn sie »ihre« Patienten nicht ausreichend mit entsprechendem Hintergrundwissen versorgt, wenn das Vertrauen der Kollegen in ihre Fähigkeiten schwindet und wenn sie nur ausgenutzt wird, indem man ihr einen großen Teil der Patientenrufe überlässt.

Ein Lernerfolg war in der Folgezeit kaum zu erkennen, das mangelnde Vertrauen in fachgerechtes Arbeiten wurde bei einigen Mitarbeitern konkreter. Nach vielen Gesprächen mit Frau S., der Bezugsperson und der Stationsleitung wurde schließlich die Trennung in der Probezeit vereinbart.

Die Probezeit wird genutzt, um die (Nicht)eignung eines Mitarbeiters für die eigene Abteilung festzustellen.

Die AL hat den neuen Mitarbeiter kontinuierlich im Blick. Sie begleitet ihn nach etwa 3–4 Monaten in einer Schicht, um sich von seiner jetzt selbstständigen Arbeitsweise und seinem Umgang mit Patienten ein Bild zu machen. Das Augenmerk gilt auch dem Verhältnis zu den Mitgliedern des Teams und dem Vertrauen, das ihm entgegengebracht wird. Über eine Ampeltabelle können die fachlichen, sozialen und personalen Fähigkeiten und Fertigkeiten schnell sichtbar gemacht werden (Tab. 6.5).

Ganz konkrete Abschnitte der täglichen Arbeit werden in die Tabelle geschrieben, um
- Fachkompetenz,
- Arbeitsleistung,
- Arbeitsweise,
- Belastbarkeit,
- Motivation,
- Verhalten gegenüber Patienten,
- Verhalten gegenüber Kollegen und
- Verhalten gegenüber Vorgesetzten

zu bewerten.

Schließlich mündet dies alles im Beurteilungsbogen, der zur Personalabteilung weitergeleitet wird. Bleibt die Leistung überwiegend im roten und gelben Bereich, dann trennt man sich konsequenter Weise in der Probezeit.

> **Praxistipp**
>
> Sprechen Sie die Gründe für die Trennung klar an (bzw. holen Sie sich Feedback, wenn der Mitarbeiter geht).
> Reflektieren Sie, welchen Anteil Sie an der Trennung haben (falsche Auswahl, falscher Mentor, zu wenig Kontakt)
> Trennen Sie sich fair. Geben Sie dem Mitarbeiter jede Unterstützung, damit es zu einer sauberen Trennung kommt.

Bei beiderseitiger Zufriedenheit, d. h. auch der (Neu)mitarbeiter ist mit seiner Situation auf der neuen Station zufrieden, bestätigt die AL kurz vor Ende der Probezeit die Übernahme.

Neue Mitarbeiter müssen nicht nur während der Einarbeitungszeit beraten und unterstützt werden. Sie brauchen alle Mitarbeiter der Station als Ansprechpartner, um ihre Fragen beantwortet zu bekommen. Das hilft ihnen, die notwendigen Fähigkeiten und Fertigkeiten zu entwickeln, die ausgesprochenen und unausgesprochenen Regeln der Station anzunehmen und ihren Platz im sozialen Gefüge der Station zu finden.

Tab. 6.5 Beurteilungsampel (exemplarisch für Mitarbeiter XY)

Merkmal	Entspricht voll den Anforderungen	Befriedigend, Nachbesserungen erwünscht	Unzureichend, Korrektur notwendig
Ausarbeitung der Visite		xxx	
Koordination von Diagnostikterminen		xxx	
Eingehen auf Patientenwünsche	xxx		
Hilfe bei der Körperpflege	xxx		
Beratung von Patienten		xxx	
Fachwissen Medikamente			xxx
Arbeitstempo		xxx	
Reaktion bei Aufnahmezahlen > 6			xxx
Auffassungsgabe bei der Geräteeinweisung		xxx	

Eine solche Tabelle wird pro Abteilung/Station und Anforderungen angepasst. Die Gliederung nach bestimmten Themen ist dabei hilfreich.
Die Tabelle ist ein Mittel, ganz konkret dem Mitarbeiter die Einschätzung seiner Arbeit zu veranschaulichen. Und je konkreter die Beurteilungspunkte sind, desto konkreter können die Maßnahmen zur Verbesserung der Arbeitsleistung in die Wege geleitet werden. Werden Fortschritte gemacht, so verändert sich die Ampelfarbe in der Liste.

6.2 Die Beteiligten im Einarbeitungsprozess

6.2.1 Der neue Mitarbeiter

In der Stellenbeschreibung sind die Anforderungen an den neuen Mitarbeiter formuliert.
Zudem wird von ihm erwartet:
- Freude am Lernen,
- Interesse und Eigeninitiative,
- Fragen,
- Motivation,
- Anpassung,
- kritische Selbstreflexion,
- Zuverlässigkeit,
- Einsatzbereitschaft,
- Annehmen von Unterstützungsangeboten und Ratschlägen,
- Einforderung von Unterstützung,
- Belastbarkeit.

Die Ansprüche sind hoch, werden aber durchaus an die Einarbeitungssituation angepasst.

Zu Arbeitsbeginn setzt sich zudem der neue Mitarbeiter mit seinen eigenen Erwartungen selbst unter Druck. Er möchte in kurzer Zeit die Selbständigkeit erlangen, merkt aber bereits in den ersten Tagen, dass die Informationsflut ihn fast überrollt und überfordert. Dann ist Ruhe notwendig, um ihm kleine Schritte des Fortschritts zu zeigen. Und vielleicht kann ihm ein anderer Mitarbeiter seine Anfangserfahrungen schildern und ihm so die Angst des Scheiterns oder Versagens nehmen.

> Befürchtungen und Erwartungen aller Parteien sollten offen kommuniziert werden.

Der Einarbeitungskatalog beruht in vielen Punkten auf den Schritten Zeigen, Ausführen unter Aufsicht und selbständige Ausführung. Der neue Mitarbeiter tut gut daran, diese Schritte einzuhalten und nicht zu missachten. Denn davon ist das Vertrauen in seine Arbeitsweise abhängig. Sollte seine Eigeninitiative über das Ziel hinaus schießen, entsteht schnell Misstrauen.

Je nach Einsatzstelle wird der neue Mitarbeiter erst nach einigen Monaten oder auch erst nach einem Jahr (z. B. auf einer Intensivstation) die volle Selbständigkeit und die 100%igen Arbeitsleistung erreichen.

6.2.2 Die Abteilungs- oder Stationsleitung

Einarbeitung neuer Mitarbeiter ist Leitungsaufgabe!
- Die AL organisiert und steuert die Einarbeitung und stellt die notwendigen Mittel vom Dienstplan bis zur Fachliteratur zur Verfügung.
- Sie wählt den Mentor aus (Freiwilligkeit).
- Sie hat als Leitung die Aufgabe, die Ziele der Klinik, ihre Struktur und ihre Philosophie an den neuen Mitarbeiter weiterzugeben.
- Sie vermittelt die wichtigen formalen und informellen Regeln der Einrichtung und der Abteilung.
- Sie hat eine Fürsorgepflicht gegenüber dem neuen Mitarbeiter, um ihm den Start und die Integration zu ermöglichen und zu erleichtern.
- Sie hält engen Kontakt zur Bezugsperson, zum Mentor und tauscht sich regelmäßig mit ihm aus.
- Sie führt und moderiert die geplanten Gespräche.
- Sie begleitet die neuen Mitarbeiter in mindestens einer Schicht, um sich auch persönlich einen Eindruck zu verschaffen.
- Sie spricht Lob und Anerkennung aus.
- Sie beurteilt die Arbeitsleistung zusammen mit dem Mentor.
- Sie fällt vor Ort die Entscheidung, ob ein neuer Mitarbeiter die Probezeit besteht oder aber gehen muss.

6.2.3 Der Mentor

Die Auswahl des Mentors ist von allerlei Faktoren abhängig. Folgende Überlegungen spielen bei der Entscheidung eine Rolle:

In Hinsicht auf die Organisation:
- Wer ist in Urlaub?
- Wie sind die Nachtdienste verteilt?

In Hinsicht auf den Mentor:
- Welche Berufserfahrung ist vorhanden?
- Wie stark ist das Interesse an neuen Mitarbeitern und deren Förderung?
- Existiert Aufgeschlossenheit und Akzeptanz gegenüber anderen Sichtweisen?
- Besteht Offenheit, selbst Neues zu lernen?
- Besteht Bereitschaft, eigenes Wissen und eigene Erfahrungen weiterzugeben?
- Wie ausgeprägt sind die pädagogischen Fähigkeiten?
- Ist das Fachwissen aktuell?
- Wie sind Arbeitsweise und Belastbarkeit?
- Wie hoch ist die Identifikation mit den Betriebszielen?
- Hat er/sie Vorbildfunktion?
- Wie ist das Verhalten in Konfliktsituationen?
- Hat er/sie das Vertrauen der AL?
- Wird das Amt freiwillig übernommen?

Zum Schluss bleibt die Frage, wer von den möglichen Kandidaten passt am besten? Denn auch an ihn werden hohe Anforderungen gestellt.

Seine Aufgaben sind:
- Übernahme von Verantwortung für die Zeit der Einarbeitung.
- Praktische Einarbeitung in die Standards der Abteilung bzw. Station.
- Gezielte Weitergabe von Wissen und Erfahrung.
- Anregen von Denkprozessen durch Fragen.
- Anregen und Förderung selbständiger Arbeit.
- Hilfe zur Selbsthilfe.
- Förderung der Integration ins Team.
- Bindglied zwischen neuem Mitarbeiter und Team.
- Gabe von konstruktivem Feedback.
- Unterstützung von Korrekturen.
- Gabe von Lob und Anerkennung.

– Vermeidung von Überforderung und Unterforderung.

Der Mentor kann durch die Übernahme einer Einarbeitung die eigenen Tätigkeiten reflektieren, kann seine Beratungskompetenz erweitern, kann sein Wissen aktualisieren, lernt Perspektiven und Fragen anderer Mitarbeiter kennen und gewinnt an Image innerhalb der eigenen Abteilung.

Auch er bekommt Unterstützung, Beratung und Begleitung durch die AL.

> **Praxistipp**
>
> Werden 2 Mentoren eingesetzt, ist oft der Informationsaustausch zwischen den beiden über den Stand der Einarbeitung schwierig. Oft muss dann der neue Mitarbeiter darüber Auskunft geben. Besser ist es, wenn der Einarbeitungskatalog regelmäßig geführt wird. In ihm sind alle notwendigen Angaben enthalten. Wenn es vorkommt, dass die Beziehung zwischen neuem Mitarbeiter und Mentor gestört ist, die »Chemie« nicht stimmt, dann muss so schnell wie möglich gehandelt werden. Selten ist ein nochmaliges Ausprobieren, ob man nicht doch zueinander findet, erfolgreich. Geschickter ist, nach einer anderen Person zu suchen, die die Aufgabe übernehmen kann. Allerdings lässt der gültige Dienstplan in der Regel eine Umstellung nicht sofort zu. Die Zeit bis zum nächsten Monat muss durch wechselnde Anleiter überbrückt werden.

6.2.4 Das Stationsteam

Das Stationsteam wird auf den neuen Mitarbeiter vorbereitet, um Missstimmung und Ablehnung zu vermeiden; es wird über die berufliche Qualifikation informiert und wer der Mentor sein wird. Gleichzeitig wird die Mitverantwortung für die Einarbeitung angesprochen und die Bitte geäußert, für alle Fragen ein offenes Ohr zu haben.

Während der Einarbeitung soll die Schichtbesetzung so konzipiert sein, dass Mentor und neuer Mitarbeiter den Stationsalltag gut bewältigen können und auch Zeit für Erklärungen und Einweisungen haben.

Läuft eine Einarbeitung nicht reibungslos oder wird sogar in der Probezeit gekündigt, wird das natürlich unter den Kollegen diskutiert. Schnell gibt es 2 Lager, das sich jeweils entweder für oder gegen den betroffenen Kollegen entscheidet: »Das kann man doch nicht tun«, »wir sind doch ein sozialer Beruf«, »sie kümmert sich doch so gut um die Patienten«, »sie wird gemobbt« sagen die Einen. »Ihr Können reicht nicht aus«, »sie hat es nicht drauf«, »sie ist nicht teamfähig«, »sie wird nur ausgenutzt«, »für sie ist es besser« sagen die Anderen.

Die AL muss dazu Stellung nehmen Sie akzeptiert die unterschiedlichen Meinungen, kommentiert sie aber nicht. Sie rechtfertigt sich nicht für ihre Entscheidung, sondern schildert die Sachlage in groben Zügen ohne Bloßstellung der Beteiligten.

> Die Abteilungs- oder Stationsleitung muss sowohl den problematischen Mitarbeiter wie auch das Team mit all seinen Stärken und Schwächen im Auge haben. Nicht nur die aktuelle Situation sondern auch die Zukunft muss im Fokus der Entscheidung für oder gegen die Kündigung während der Probezeit stehen.

Ein Teamtraining kann eine unterstützende Maßnahme zur Stabilisierung und Weiterentwicklung eines Teams sein. Die Investition lohnt sich, wenn dadurch z. B. Fluktuationskosten gering gehalten werden.

Ein Teamtraining hilft:
– neue Mitarbeiter zu integrieren,
– die Zusammenarbeit zu effektiveren,
– Reibungsverluste zu verringern,
– Veränderungsprozesse besser zu gestalten,
– flexibel auf wechselnde Anforderungen zu reagieren,
– andere Sichtweisen zu akzeptieren,
– besser miteinander zu kommunizieren.

■ ■ **Fazit**
Einen Überblick über eine strukturierte Einarbeitung gibt der ▶ Anhang 1.

Die Aufgaben der AL sind Lenkung und Organisation der Einarbeitung und die Einführung des neuen Mitarbeiters an den ersten Arbeitstagen.

Der **Mentor** übernimmt die praktische Einarbeitung in den Abteilungsalltag.

Der **neue Mitarbeiter** gestaltet seine Einarbeitung mit Interesse und Eigenverantwortung.

Regelmäßig wird der Stand der Einarbeitung in Gesprächen reflektiert und angepasst.

Strukturierte, systematische Einarbeitung mit Checklisten und Katalogen ermöglicht eine Standardisierung der Einarbeitung und sichert so eine gleichmäßige und festgeschriebene Qualität.

Neue Mitarbeiter und Mentoren haben einen für alle gültigen Leitfaden, der sie durch die Einarbeitung führt.

Sieht man die Fluktuationskosten – die Kosten der einer Kündigung, die Ausschreibung der Stelle, die Bewerberauswahl, die Einstellung und die Einarbeitung, der Arbeitszeit aller beteiligten Personen aus der Personalabteilung, der Pflegedirektion, der Station, die Kosten der Anzeigen etc. – so können diese deutlich verringert werden, wenn man intensiv in die Einarbeitung investiert. Denn dadurch sichert man die Qualität und Kontinuität der Arbeitsleistung seiner Mitarbeiter, erreicht eine gute Bindung an das Unternehmen und eine hohe Arbeitszufriedenheit.

Literatur

Eisenreich T, Balk (2003) Handbuch Pflegemanagement. Wolters Kluwer, Starnberg

Petrlic AM (2006) Mentoring für Frauen. Ein Programm der brandenburgischen Universitäten. Informationsbroschüre Mentoring, UP Transfer GmbH

Senator für Finanzen, Abteilung Personal- und Verwaltungsmanagement (2004) wwww.Fianzen.Bremen.de/Personal und Ausbildung/Personalentwicklung/Einarbeitung neuer Mitarbeiterinnen und Mitarbeiter/Leitfaden zur erfolgreichen Einarbeitung neuer Mitarbeiterinnen und Mitarbeiter der freien Hansestadt Bremen

www.Themanagement.de/HumanResources/Konzept/EinarbeitMitarbeit.htm. Stand: 28.09.2009

Beurteilung der Mitarbeitenden

Claus D. Eck

7.1	**Grundsätzliche Herausforderungen – 120**	
7.1.1	Selbstbild vs. Fremdbild – 121	
7.1.2	Hierarchisches Gefälle – 121	
7.1.3	Wie groß sind die Handlungsspielräume? – 122	
7.2	**Die Beurteilung von Mitarbeitenden – ein distinktes, aber kein isoliertes Instrument des »human ressources management« (HRM) – 122**	
7.2.1	Was wird, soll und kann beurteilt werden? – 123	
7.3	**Die gebräuchlichsten Systeme der Beurteilung – 125**	
7.3.1	Das merkmalsanalytische Verfahren – 126	
7.3.2	Der funktionsanalytische Ansatz – 127	
7.3.3	Der rollenanalytische Ansatz – 128	
7.3.4	360°-Feedback – 129	
7.3.5	Wer beurteilt? – 131	
7.3.6	Tendenzen und Verzerrungen der Beurteilung – 132	
7.3.7	Worauf alles hinaus läuft – das Beurteilungsgespräch – 134	
7.4	**Offene Fragen zur Beurteilung – 135**	
7.4.1	Lohnwirksamkeit – 135	
7.4.2	Einzelleistung – Gruppenleistung? – 137	
7.4.3	Anonymität der Beurteilung? – 137	
7.5	**Kritik an der Mitarbeiterbeurteilung – 138**	
7.6	**Von was Effektivität und Nutzen der Mitarbeiterbeurteilung abhängt – 139**	
	Literatur – 140	

Die Beurteilung von Mitarbeitenden bezüglich ihres betrieblichen Leistungs- und Sozialverhaltens gehört zu den ältesten und weitest verbreiteten Verfahren und Instrumenten der Führung und Personalentwicklung. Seit 1824 in den USA und 1876 in Deutschland werden systematische Personalbeurteilungen durchgeführt (Lattmann, 1975). Die hierarchische Beurteilung von Mitarbeitenden als klassisches Grundmodell wird allgemein als selbstverständlich akzeptiert. Gewerkschaften und Personalvertretungen haben allerdings ein gewichtiges Recht zur Mitsprache und Mitgestaltung der in einem Betrieb konkret verwendeten Beurteilungssysteme. Heute stehen eine Reihe von verschiedensten, teils summarischen, teils hoch differenzierten Verfahren (Systemen) der Personalbeurteilung zur Verfügung (▶ Abschn. 7.4).

Bei den Vorgesetzten welche die persönliche Beurteilung vornehmen, ist die Beurteilung der Mitarbeitenden mittels eines vorgeschriebenen Systems (Formular) aber eher unbeliebt. Kritisiert werden die Aspekte »Ritual«, »Bürokratie«, »Pflichtübung« des Instruments. D. Grunow (1976) stellt fest, dass die von ihm untersuchten Qualifikationssysteme nach wenigen Jahren Makulatur sind. Das System und der Beurteilungsvorgang erfährt auch sozialpolitische und v. a. methodologische Kritik (▶ Abschn. 7.4). Michael Treier (2009) spricht von einer Beurteilungsinflation, deren tiefere Ursachen der »Hyperflexibilismus« und das »Bedürfnis, Stabilität in der Unsicherheit zu erzielen« sind. Es ist aber nicht zu bestreiten, dass die Konzeption und Gestaltung des Verfahrens Personalbeurteilung viel professionelle Weiterentwicklung erfahren hat und dass eine periodische und faire Aussprache bezüglich des Leistungsverhalten und der Integration in die Organisation einem Bedürfnis auch der Mitarbeitenden entspricht.

> **Wissensinhalte**
>
> Nach der Lektüre dieses Kapitels kennen Sie die
> - grundlegende Dynamik einer Beurteilung der Mitarbeitenden
> - Mehrdimensionalität des Konstrukts »Leistung«
> - Merkmale, Funktionen und Rolle als Grundkategorien der Beurteilungssysteme
> - Tendenzen und Verzerrungen von Beurteilungen
> - zentrale Bedeutung des Beurteilungsgesprächs
> - offene Fragen zur Beurteilung der Mitarbeitenden und Ansätze zu ihrer Beantwortung

■■ **Variabilität in der Bezeichnung**

Von eindeutig obsoleten und unstatthaften Bezeichnungen des Verfahrens abgesehen, welche aber z. T. noch bis in die 1960er Jahre in Unternehmungen in Gebrauch waren, wie z. B. »Persönlichkeitsbeurteilung«, haben sich verschiedene Bezeichnungen (Namen) für die Beurteilungsverfahren entwickelt. Gebräuchlich sind: »Mitarbeiterqualifikation« (v. a. in der Schweiz verwendet), »Personalbeurteilung«, »Leistungsbeurteilung«, »Leistungs- und Verhaltensbeurteilung«, »Jährliches Mitarbeitergespräch« usw.

Im Englischen ist gebräuchlich: »appraisal«; (Einschätzung), welches dem subjektiven Aspekt von Beurteilungen Rechnung trägt; »assessment« (Bewertung), welche den durch akkurate Methoden zu fördernden »Messaspekt« hervorhebt; oder »employee performance« (Leistung der Mitarbeitenden) oder »job performance« (Aufgabenerfüllung). Diese verschiedenen Oberbegriffe bezeichnen nicht genau das Gleiche. Sie drücken jeweils unterschiedliche Akzentsetzungen aus und transportieren implizite Verständnisse bezüglich des Gegenstandes und der Zielsetzung des oder der Verfahren, welche durch diese Bezeichnungen gekennzeichnet werden.

7.1 Grundsätzliche Herausforderungen

Die Beurteilung beruflicher Leistungen ist »alltäglich, unverzichtbar, höchst anspruchsvoll, methodisch kontrovers, hat ethische Implikationen« (Eck, 2007) und geschieht immer aus einer bestimmten Perspektive heraus. In diesem Zusammenhang sind 3 Aspekte von grundsätzlicher Bedeutung (Schupp, 1999).

7.1.1 Selbstbild vs. Fremdbild

Die Beurteilung des Leistung- und Sozialverhaltens in einem Betrieb ist grundsätzlich eine Konfrontation des **Selbstbildes** des Mitarbeiters bezüglich seines Leistungs- und Sozialverhaltens mit dem **Fremdbild** der beurteilenden Person, in der Regel der Vorgesetzte, über eben dieses Leistung- und Sozialverhalten.

Eine wichtige Grundlage des Selbstbildes bzgl. Leistung- und Sozialverhalten stellen die diesbezüglichen **individuellen Bezugsnormen** dar. Mit was – wem – zu welchem **Zeitpunkt** (z. B. früher – jetzt) vergleicht sich der zu Beurteilende? Dieser Sachverhalt wird noch komplexer durch die Dynamik, dass auch die beurteilte Person ein Bild über die beurteilende Person hat (Fremdbild) und diese wiederum ebenfalls ein Bild über sich selbst, z. B. bezüglich ihrer Absichten, die Qualität der Beziehung zu der beurteilten Person, der eigenen Urteilsfähigkeit.

Wenn das Selbstbild und das Fremdbild bezüglich der Leistung und des Sozialverhaltens nicht im Wesentlichen konvergierend sind, so entsteht eine Spannung. Die zunächst zu erwartende Reaktion der beurteilten Person ist eine Abwehr, ein defensives Verhalten. Denn das berufliche Selbstbild ist ein wichtiger Teil des Identitätsgefühls einer Person.

Übliche Formen der Abwehrreaktion sind:
- Bestreitung der **Urteilsfähigkeit** der beurteilenden Person. »Er kann meine Aufgabensituation und Leistung gar nicht wirklich beurteilen«; »Er ist voreingenommen« sind z. B. solche abwehrende Gedanken.
- **Nicht-Akzeptanz** der **Normen** bzw. Erwartungen oder Gewichtungen welche der Beurteilung zu Grunde liegen. Sie kann sich äußern in Gedanken wie »Darauf kommt es doch gar nicht an…« »Das sind unwichtige Details…« usw.
- Ist das Fremdbild deutlich kritischer als das Selbstbild des Beurteilten, so kann sich dieser von dem so entstehenden Druck durch eine andere **Attribuierung** zu entlasten versuchen. D. h. der Beurteilte wird Faktoren und Umstände die **außerhalb** seines Einflussbereiches liegen für das Zustandekommen der kritisierten Leistung oder Verhaltenssequenz verantwortlich machen.

In Bezug auf diese und andere Prozesse der Abwehr bei divergentem Selbst- bez. Fremdbild ist es unerheblich, ob sie ausdrücklich formuliert werden oder nur ein innerer Dialog, vorerst nur gedankliche Vorbehalte sind. Sie erschweren die gewünschte konstruktive Auseinandersetzung mit der Divergenz von Selbst- und Fremdbild.

7.1.2 Hierarchisches Gefälle

Die Beurteilung der beruflichen Leistung und des betrieblichen Sozialverhaltens geschieht im Rahmen eines organisationellen Machtgefälles. Es sind die Leitungsgremien einer Organisation, die darüber befinden, ob ein Beurteilungssystem eingeführt werden soll und welcher methodische Ansatz dafür gewählt wird. Die formelle und maßnahmenorientierte Beurteilung erfolgt »von oben nach unten«.

Zwar gibt es auch Beurteilungsverfahren wie die Selbst- bzw. Kollegenbeurteilung und das sog. »body rating«, d. h. die Beurteilung des Vorgesetztenverhaltens durch die Mitarbeitenden oder eine Kombination verschiedener Beurteilungsansätze z. B. im sog. »multimodalen Leistungsbeurteilungssystem (MLB; Becker, 2004). Die meisten Beurteilungsverfahren implizieren aber eine asymmetrische Beziehungsgestaltung. Das entspricht der hierarchischen Konstituierung von Management und Führung und muss sich an sich nicht negativ auswirken. Aber es ist wichtig, dass dieser grundlegende Aspekt gesehen wird und insbesondere folgende Faktoren berücksichtigt werden:
- die **Perspektivität**: Organisation, beurteilende Vorgesetzte und der Beurteilte als Individuum und als Mitglied einer Arbeitsgruppe, das sind unterschiedliche Perspektive in denen Leistung und Verhalten gesehen werden. Anzustreben ist eine Annäherung der Perspektiven, evtl. sogar eine Perspektivenübernahme.
- **Hemmung der Offenheit**: Aufgrund unterschiedlicher Informationen, unterschiedlicher Loyalitäten, Diskretion, Mikropolitik und Ängsten (z. B. bzgl. einer Verschlechterung der Beziehung) kann das, was eigentlich intendiert

ist, nämlich eine offene Kommunikation bzgl. Ergebnisniveau und des Zustandekommens von Leistungen, gehemmt bzw. verzerrt werden.
- das **Paradox der Unsicherheitsreduktion**: Das Beurteilungsverfahren wird oft als »Standortbestimmung« bezeichnet. Die Mitarbeitenden erwarten, eine klare Einschätzung ihres Leistungsniveaus und Wirkungen ihres betrieblichen Sozialverhaltens durch ihre Vorgesetzte zu erhalten. Dies ist für die (Selbst)steuerung, Motivation und Zufriedenheit von großer Bedeutung. Abgesehen von der Frage, ob dies in allen Fällen von dem die Beurteilung vornehmenden Vorgesetzten geleistet werden kann, stellen sich bezüglich der Unsicherheitsreduktion einige Fragen.
    - Das Motivationsmodell von H. Heckhausen (1989; ▶ Kap. 2.2) z. B. impliziert bei optimalen Motivationslagen eine gewisse Unsicherheit bzgl. »Hoffnung auf Erfolg« oder »Furcht vor Misserfolg«. Für eine günstige Motivation im Leistungsbereich ist demzufolge eine gewisse Restunsicherheit optimal. »Don't take it for granted«. Unsicherheitsreduktion durch den Vorgesetzten ist zwar notwendig und entlastend, widerspricht aber der (allerdings oft nur rhetorischen) Zielvorstellung vom autonom handelnden, selbst gesteuerten Mitarbeiter. Jedes Feedback, und insbesondere das in einem hierarchischen Verhältnis, hat außerdem eine weitere Restunsicherheit: Ist das positive oder kritische Feedback »nach-bestem-Wissen-und-Gewissen« gegeben oder instrumentalisiert und manipulativ?
- Die klassischen Beurteilungsverfahren gehen von einer **Zweierkonstellation** aus: Beurteiler und Beurteilter. Das ist eine künstliche Situation und eine Abstraktion gegenüber der viel komplexeren Wirklichkeit. Leistung- und Sozialverhalten entstehen in **Kontexten**: sozialen, lokalen, zeitlichen, technischen, usw. Wer oder was wird nun wirklich beurteilt? Der »Indexmitarbeiter« oder die Konstellationen und Kontexte für die er steht? Zudem ist jede Beurteilung der Mitarbeitenden durch einen Vorgesetzten immer auch eine implizite **Eigenbeurteilung** des Beurteilenden. Er hat

die »Führung«, die »Verantwortung«, soll die Zielerreichung seiner Organisationseinheit »managen«. Wer oder was steht also auf dem Prüfstand?

7.1.3 Wie groß sind die Handlungsspielräume?

All das führt zu einer dritten grundlegenden Fragestellung. Die Mitarbeiterbeurteilung hat verschiedenste Funktionen. Neben der Anerkennung des Erreichten und dessen Stabilisierung ist die Veränderung, Förderung und Entwicklung eine wichtige Funktion der systematischen Beurteilung. Da stellt sich aber die Frage nach den realen **Handlungsspielräumen** für Veränderung und Entwicklung. Je höher der Strukturierungsgrad, je programmierter die Arbeitsabläufe, je präziser die Vorgaben bezüglich Ziele und Rahmenbedingungen, je aufgeteilter, spezialisierter die Personalmaßnahmen und Zuständigkeiten sind, desto enger werden tendenziell die Handlungsspielräume sowohl der beurteilenden Vorgesetzten als auch der Beurteilten.

Die Mitarbeiterbeurteilung kommt aus einer pädagogischen Absicht; sie geht von der Veränderbarkeit von Leistung und Verhalten aus, z. B. durch Lernen. Wie alle Arbeit am Menschen hat sie diesbezüglich aber einen mittel- bis längerfristigen Zeithorizont. Die Kurzlebigkeit von organisatorischen und managerialen Dispositionen erschwert bis verunmöglicht eine längerfristige Orientierung die doch im Bereich von Verhaltensänderungen notwendig ist. Die Diskrepanz zwischen der tatsächlich benötigten Zeit für Veränderung, Lernen, Entwicklung und der zur Verfügung gestellten Zeit ist eine der vielen Quellen von Management- und Kontrollillusionen und der Demotivation.

7.2 Die Beurteilung von Mitarbeitenden – ein distinktes, aber kein isoliertes Instrument des »human ressources management« (HRM)

Nutzen und Wirksamkeit der periodischen Beurteilung der Mitarbeitenden hängen wesentlich davon

7.2 · Die Beurteilung von Mitarbeitenden

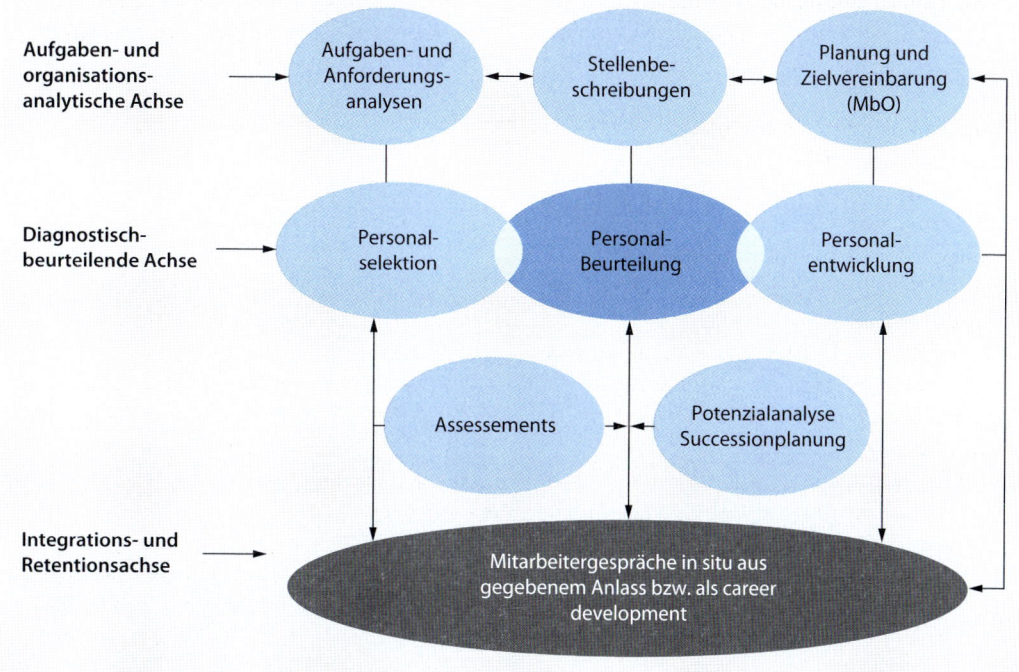

Abb. 7.1 Zusammenhänge der unterschiedlichen Instrumente der Personalbeurteilung

ab, dass in der Konzeption und Handhabung des oder der Beurteilungssysteme der Zusammenhang mit den anderen Instrumenten des HRM gesehen und aktiv genutzt wird. Zusammenhang bedeutet: vergleichbares methodologisches Niveau der einzelnen Instrumente – also keine »handgestrickten« neben hochprofessionellen Instrumenten, keine Widersprüchlichkeiten in Bezug auf Zielsetzung, Gestaltung und Praxis des Gebrauchs der verschiedenen Instrumente, sondern Bezugnahme, Ergänzung und dadurch Synergie (◘ Abb. 7.1).

7.2.1 Was wird, soll und kann beurteilt werden?

Das betriebliche Leistungs- und Sozialverhalten von Mitarbeitenden ist etwas Komplexes und entsteht aufgrund komplexer Bedingungen. Die Bezeichnung, der Name des Verfahrens bzw. Instrumentes mittels dessen diese komplexen Sachverhalte erfasst und beurteilt werden sollen, drücken den **Fokus** des Beurteilungsverfahrens aus. Daher ist die Wahl der Begriffe welche das Instrument (System) bezeichnen, sorgfältig zu überlegen. Dessen ungeachtet wird aber immer mehr beurteilt, als das was in der Bezeichnung des Systems zum Ausdruck kommt. Das entspricht einerseits der Dynamik und Komplexität der Prozesse des Leistungs- und Sozialverhaltens, ist aber andererseits eine Gefahr, dass es zu subjektiven, präferenzkriteriellen oder mikropolitischen Beurteilungen kommt. Es ist deshalb notwendig, dass von der Anlage der Beurteilungssysteme her und ihrer »Einsatzdoktrine« eine klare und stabile Fokussierung auf statthafte, methodisch saubere und faire Beurteilungen erfolgen.

Der Oberbegriff dessen was im betrieblichen Kontext beurteilt werden soll, ist die **Performance**. In diesem angelsächsischen Begriff fließen **Ergebnis – Prozess – Verhalten** zusammen. Ram Adilya (2000) sind zwar der Meinung, das die Formel »Fähigkeit × Motivation = Leistung« eine der »nützlichsten Formeln der Welt« seien. Das mag sein. Aber keiner der drei Begriffe ist wirklich klar und eindeutig.

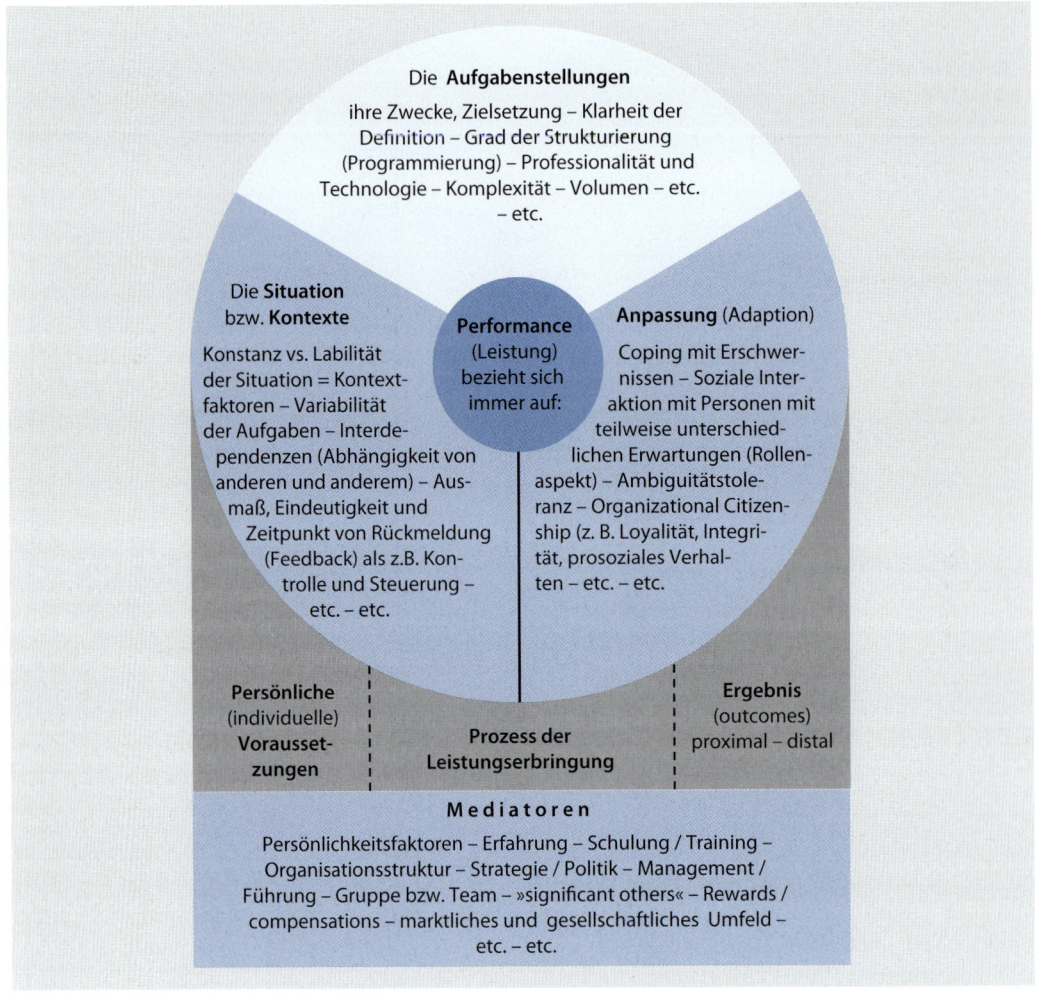

Abb. 7.2 Dimensionen und Mediatoren des Konstrukts »Leistung« – oder an was zu denken ist, wenn Leistungen erbracht, evaluiert, gefördert bzw. verändert werden soll

In der Alltagssprache scheint ziemlich klar zu sein, was Leistung bedeutet. Tatsächlich ist das aber alles andere als klar, denn **Leistung** ist ein **Konstrukt,** das nur aufgrund von **Kriterien** und in verschiedenen **Perspektiven** (auch zeitlicher) definiert und beurteilt werden kann. Die formalen Unterlagen (z. B. Beurteilungssystem und seine Dokumentation) müssen deshalb eindeutig klar und transparent machen, welches Konstrukt von Leistung (Performance) der Beurteilung zu Grunde gelegt ist.

Ausgehend von der weit bekannten Unterscheidung der »Nature of Performance« (Schmitt, 2003): »task performance – contextual performance – adaptive performance«, schlage ich folgendes Konstruktionsfeld von »Leistung« vor (◘ Abb. 7.2).

Die klassischen Ansätze, Mitarbeitende zu beurteilen, identifizieren das Individuum, die Person als Leistungsträger. Das ist nur bedingt zutreffend. Aus der Sozial- und Organisationspsychologie wissen wir, dass die **Management- und Führungsverhältnisse,** die **Arbeitsgruppen** bzw. **Teamsituation** und die **Organisation** als ganzes konstituierende Faktoren der Erwartung, Entstehung und Bewertung von Leistungen sind, welche dann den einzelnen Mitarbeitenden attribuiert werden. Also: wer

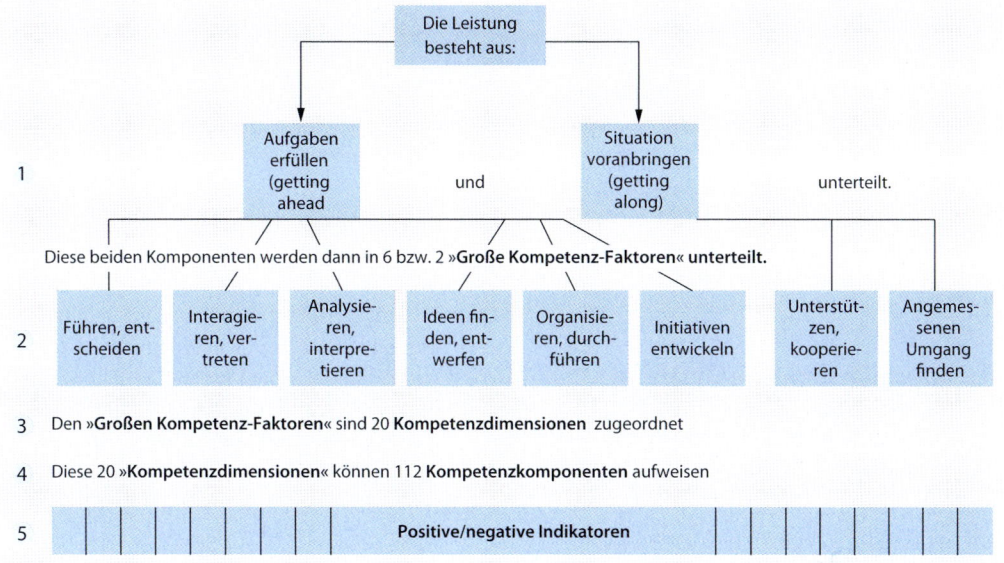

● **Abb. 7.3** Fünf Ebenen eines anspruchsvollen Analyseschemas der sog. Arbeitsleistung

oder was wird faktisch beurteilt und an wen wird die Beurteilung nur adressiert – wenn auch mit Konsequenzen für die Betroffenen.

Verschiedene Modelle der Beurteilungssysteme versuchen, diesen Hintergrund der Performance zu berücksichtigen. Wenn »Performance« (Leistung) ein Konstrukt ist, fällt es Wissenschaftlern und Professionellen (z. B. Beratern, HRM-Experten) leicht, das Konstrukt »Performance« auf seine Dimensionen und Komponenten hin zu analysieren. Ein eindrückliches Beispiel hat Bartram (2005) vorgelegt: Die **Arbeitsleistung** (»job performance«) wird zu nächst in die Komponenten gegliedert, die
● Abb. 7.3 zeigt.

Diesen 8 großen Faktoren sind 20 Kompetenzdimensionen zugeordnet. Und diesen 20 Dimensionen sind wiederum 112 Kompetenzkomponenten zugeordnet, welche dann zu positiven bzw. negativen Indikatoren führen. Von sprachlichen Definitionsfragen abgesehen und von der Frage, an welche Aufgabenfelder da wohl gedacht wurde, ist dies ein typisches Beispiel akademisch-analytischer Modellierung. Das Problem ist, dass in der Praxis, also im Handeln, der Prozess der Leistungserbringung systemischer und in gewisser Weise eine »black-box« ist, die sich einer Komponentenanalyse und Sicht von außen entzieht bzw. die Ergebnisse verzerrt. In der Literatur wird deswegen auch heute vermehrt von »capability« gesprochen und nicht nur von Kompetenz (Eck, 2007; Eck, 2010a).

7.3 Die gebräuchlichsten Systeme der Beurteilung

Die Verbreitung, der Gebrauch, von HRM-Methoden bzw. -Instrumenten, d.h. ihre Akzeptanz, ist meistens ein Kompromiss von **Professionalität** (z. B. Reliabilität des Verfahrens), **Praktikabilität** (Handhabung durch die Laien in psychologischen Fragen) und **Aufwandsökonomie** (Zeit, Kosten, Energie). Deswegen sind die am meisten verbreiteten Verfahren nicht immer die akkuratesten und professionellsten. Dazu kommt die Erfahrungstatsache, dass alle HRM-Instrumente – und dies unabhängig ihres professionellen Entwicklungsaufwands und ihrer sorgfältigen Einführung (z. B. Trainings) – sich rasch in einem Sinkflug bezüglich ihrer Effektivität und Seriosität in der Durchführung befinden. Bei jedem Verfahren ist deshalb die »**maintenance**«, die Unterstützung, Kontrolle, Weiterentwicklung und die Indikationsstellung welches System für welche Zielgruppe am besten geeignet ist, unerlässlich (▶ Abschn. 7.6).

Die folgende Darstellung folgt ungefähr dem Grad der Verbreitung, der Gebräuchlichkeit der Systeme. Diese zu dokumentieren, sprengte den Rahmen dieses Beitrags. Sie werden deshalb nur in ihren Grundzügen skizziert, lassen aber doch das Wesentliche erkennen. Es existieren von jedem System zahlreiche Varianten, Kombinationen und lokale Adaptationen.

7.3.1 Das merkmalsanalytische Verfahren

Ausgangspunkt Ausgegangen wird bei diesen Verfahren von den idealen, erwünschten, evtl. auch empirisch ermittelten Vorstellungen und Erwartungen bezüglich des Ergebnisses und des Prozesses der Leistung und des Sozialverhaltens der Mitarbeitenden: was braucht es für eine valiable Leistung; was kennzeichnet erwünschtes Verhalten?

Diese Vorstellungen (mentale Repräsentationen) werden dann analysiert unter den Fragestellungen »worauf beruhen diese erwünschten Leistungen und Verhaltensweisen?« bzw. »an welchen Verhaltensweisen kann man sie erkennen?«. Die auf Grund von Erfahrung, »gesundem Menschenverstand« (»common sense«) und durchaus auch professionellen Diskussionen gefundenen Antworten, ergeben die sog. Merkmale, also Kriterien die als ursächlich bzw. kennzeichnend für das erwünschte Ergebnis bzw. Verhalten angesehen und deshalb beurteilt werden.

Diese Beurteilungsmerkmale, z. B. Arbeitsqualität, -planung und -organisation, Selbstständigkeit, Teamverhalten oder Kooperation sind abstrakt, obwohl sich jede Person etwas (anderes) darunter vorstellt. Die Beurteilungsmerkmale werden deshalb »definiert«, d. h. verbal umschrieben und in den **Merkmalsausprägungen** (Stufen) ebenfalls umschrieben. Die **Skalierung** (Stufen) folgen einem **Negativ-Positiv-Schema** (unerwünscht, nicht oder gering vorhanden, ausreichend, sehr erwünscht, vorbildlich, stark ausgeprägt, usw.).

Anzahl der Merkmale 5–8 Merkmale reichen in der Regel aus, die als bedeutsam angesehenen Leistungs- und Verhaltensaspekte zu erfassen. Manchmal werden z. B. 4 Obermerkmale in 2–3 Untermerkmale gegliedert, was Probleme der Trennschärfe – s. unten – ergeben kann.

Vier Anforderungen an die Merkmale Die Beurteilungsmerkmale müssen folgenden Metakriterien genügen. Dies bedeutet, sie müssen
- eindeutig **beobachtbar** sein (durch den Beurteilenden), sich also in einem **Verhalten** oder **Resultat** zeigen. Psychologische Konstrukte und Hypothesen wie z. B. Motivation, Intelligenz, Loyalität etc. sind konsequent auszuschließen;
- **trennscharf** sein. Ein Merkmal darf keinen Aspekt thematisieren, der schon bzw. auch von einem anderen Merkmal des verwendeten Systems erfasst wird. Diese einleuchtende Forderung (vgl. Präferenzierung, Gewichtung) ist in der Praxis der Gestaltung der Beurteilungssysteme aber gar nicht so leicht zu verwirklichen, da das menschliche Verhalten komplex, mehrfach determiniert ist und, wie schon erwähnt, für den außenstehenden Beobachter (hier meistens der beurteilende Vorgesetzte) eine **black-box** darstellt.
- für alle die Tätigkeiten (Aufgabensituationen), welche mittels eines gegebenen Systems beurteilt werden sollen, **universell** zutreffen, relevant sein. Faire Beurteilungen sind sonst nicht möglich und anstelle von beobachtbaren Verhaltensweisen träten Vermutungen und Projektionen.
- **objektiv** sein. Objektiv in dem eingeschränkten Sinn, dass alle Beurteilenden unter dem jeweiligen Merkmal das Gleiche verstehen. Komplexere Merkmale wie z. B. Kreativität, Belastbarkeit, Eigeninitiative und Selbständigkeit erzielen selten einen Beurteilerkonsens. Merkmale müssen deshalb sorgfältig, verständlich und plausibel definiert werden – auch und gerade in ihren Ausprägungen (optimaler Weise: 4 Stufen).

Vor- und Nachteile Die Vor- und Nachteile des merkmalsanalytischen Ansatzes werden etwa wie folgt gesehen (Schupp, 2003):
- Die **Vorteile** des merkmalsanalytischen Ansatzes sind:
    - Universalität der Merkmale, dadurch hohe Vergleichbarkeit aller Beurteilungen nach dem gleichen System.
    - Plausibilität der Merkmale (wenn richtig gewählt).
    - Relativ einfache Handhabbarkeit.
- Als **Nachteile** gelten:
    - Merkmale sind abstrakt und müssen via Interpretationsleistung der Beurteilenden auf die konkrete Situation bezogen werden.
    - Merkmale sind eindimensional, menschliches Verhalten ist mehrdimensional und daher je nach Aufgabe/Situation etc. unterschiedlich. (Vgl. das systemische Konzept der Äquikausalität und Äquifinalität: gleiche Ursache, verschiedene Wirkungen; gleiche Wirkung, verschiedene Ursachen).
    - Skalierungsprobleme (Einstufung).
    - Geringere Nachprüfbarkeit der Berteilung.

7.3.2 Der funktionsanalytische Ansatz

Aufgrund der offensichtlichen Problematik des merkmalsanalytischen Ansatzes wurde, trotz seiner großen Verbreitung, nach Alternativen und Weiterentwicklungen gesucht. Marco Capol (1965; 1974) legte erstmals einen Ansatz vor, der keine Abstraktion und Konstruktion, sondern die tatsächlichen Tätigkeiten und Funktionen der Mitarbeitenden im Fokus haben. Ausgegangen wird dabei von den Haupt- und Nebenaufgaben eines Mitarbeitenden in einer bestimmten Beurteilungsperiode. Jede dieser Aufgaben werden in 2–4 Zeilen beschrieben; dabei ist darauf zu achten, dass die Tätigkeiten nicht nur summarisch, sondern analytisch beschrieben werden ohne sich aber in Details zu verlieren. Diese kurzen Tätigkeits- bzw. Funktionsbeschreibungen ($^1/_2$ bis max. 1 Seite Text) können, wo dies eindeutig möglich und relevant ist, mit quantitativen Angaben und Qualitätsstandards (Soll-Anforderungen) versehen werden. Die Beurteilung jeder dieser Funktionen bezüglich des Ausmaßes ihrer Erfüllung und der Art und Weise wie die Funktion erfüllt wird, erfolgt auf einer Skala (▶ Übersicht).

> **Skalierung der Ausprägungsgrade**
> - Die binäre Feststellung: ist vs. ist nicht bzw. trifft zu vs. trifft nicht zu ist in den allermeisten Fällen ungenügend.
> - Die verschiedenen Grade der Ausprägung (je nach Kriterium bzw. Funktion unterschiedlich) müssen deshalb beurteilt werden können.
> - Das geschieht meisten mittels einer *Skala* (Stufen).
>   - Eine Vierer-Skala (– –/–/+/++) ist beurteilungstechnisch am zweckmäßigsten.
>   - Eine 3er oder 5er Skale fördert die sog. zentristische Tendenz (▶ Kap. 7.3); und eine 6er bzw. 8er Skala überfordert tendenziell die Beurteilenden, sie stellt eine Pseudodifferenzierung dar und die einzelne Einstufung ist oft schwierig, plausibel zu begründen.
> - Also: eine 4er Skala!

Der funktionsanalytische Ansatz, bei dem immer die tatsächlichen Aufgaben, Tätigkeitsfelder mit denen die Beurteilten betraut waren bzw. sind, den Bezugsrahmen der Beurteilung bilden, ist ein Grundmodell und kann auf die spezifischen Gegebenheiten und Bedürfnisse der Beurteilung hin weiterentwickelt bzw. variiert werden.

critical incidents

Insbesondere unter den Gesichtspunkten der Entwicklung (Förderung) der Mitarbeitenden und eines vertieften Verständnisses des Zusammenwirkens der leistungsrelevanten Faktoren – Person, Gruppe, Führung, Organisation (Prozesse und Strukturen), Situationsdynamik – ist der Beurteilungsansatz »critical incidents« noch ergiebiger als die Beurteilung eines Mitarbeitenden entlang einer mehr oder weniger aktualisierten Stellenbeschreibung.

Critical incidents sind Verhaltensweisen, Ereignisse, Wirkungen die »kritisch« im Sinne von »relevant«, »typisch«, »wesentlich«, »aussagekräftig« sind. Wissenstheoretisch ausgedrückt, es sind Feststellungen, Beobachtungen, Rückmeldungen die einen hohen **heuristischen** Wert haben; aus denen sich daher einiges Relevantes ableiten lässt.

> Kritische Vorkommnisse sind also nicht negative, problematische oder ungenügende Verhaltensweisen oder Resultate.

Sondern, kritisch meint, durchaus im ursprünglichen griechischen Wortsinne, unterscheidend, auswählen (weil exemplarisch), beurteilen und das können bzw. sollen durchaus auch sog. positive, verallgemeinerungsfähige Verhaltensweisen und Ergebnisse sein.

Indikationen für den funktionsanalytischen Ansatz und seine Varianten

Diese Ansätze sind besonders geeignet für Tätigkeits- und Aufgabenfelder, welche
- vielfältig, eher komplex und anspruchsvoll sind und bei denen die tatsächlichen Aufgabenschwerpunkte nicht immer mit den formellen Stellenbeschreibungen identisch sind;
- außerdem sind sie mit den erwünschten Sollanforderungen bzgl. der einzelnen Funktionen (oder critical incidents) – bis hin zu dem Managementinstrument »management by objectives«, d. h. Führung durch Zielvereinbarung (▶ Kap. 8) kombinierbar.
- Da der Ansatz »critical incidents« ein hohes analytisches Potenzial aufweist, d. h. sich in ihnen immer etwas Relevantes zeigt, kann diese Methode im Rahmen von Beurteilungssituationen in Aus- bzw. Weiterbildungsphasen oder -projekten, für Bedarfsanalysen und für die Optimierung der Strukturen und Prozesse der Organisation ergiebig sein und einen Zusatznutzen stiften.

7.3.3 Der rollenanalytische Ansatz

Die üblichen Beurteilungssysteme gehen von den nicht weiter reflektierten aber zunehmend als fiktiv erkannten Vorstellungen aus:

- der Leistungsträger ist das Individuum,
- dessen Leistung als Ergebnis und Prozess lasse sich eindeutig definieren, und
- der jeweilige Vorgesetzte sei durchaus in der Lage, die Leistung als Ergebnis und Prozess durch direkte Beobachtung und Bewertung zu beurteilen.

Die tatsächlichen Verhältnisse in Organisationen und insbesondere bei komplexen, sachlich anspruchsvollen Aufgaben sind jedoch oft erheblich anders. Insbesondere ist für sog. Schlüsselfunktionen der **Interdependenzcharakter** einer Funktion von ausschlaggebender Bedeutung. Interdependenz im Sinne von wechselseitiger Abhängigkeit, von Angewiesensein der eigenen Leistung auf ein bestimmtes Niveau der erbrachten Leistung von anderen in qualitativer, quantitativer, zeitlicher, etc. Hinsicht. In diesen interaktiven, schlüsselpartnerorientierten Perspektiven können die Beurteilungen sehr unterschiedlich ausfallen.

Die sog. **Vorgesetztenperspektive** ist nur eine unter mehreren; außerdem sind gerade höchst qualifizierte Funktionsträger ihren jeweiligen Vorgesetzten oft nur administrativ unterstellt. Die direkten Kontakte mit den für die Funktionserfüllung notwendigen Schlüsselpartnern können viel intensiver und für das Gesamtergebnis und Funktionieren relevanter sein. Die veränderte Sichtweise der modernen Organisation, weniger starre Linien-Stab-Struktur, sondern Netzwerke, Leistungs- und Kompetenzzentren mit wichtigen Verknüpfungspunkten machen die rollenanalytischen Ansätze zu einem besonders geeigneten und adäquaten Modell der Beurteilung (◘ Abb. 7.4).

Das Verfahren hat 3 Schritte:
- Vereinbarung der realistischen Erwartungen der Schlüsselpartner an die Schlüsselfunktion, d. h. deren Träger.
- Rückmeldung der Schlüsselpartner bezüglich des Grades der gebotenen Erfüllung der Erwartungen.
- Analyse der Gründe für die Grade der Erfüllung, Stabilisierung des Erreichten, Vereinbarung evtl. Veränderungen, Nutzen von Potenzialen, usw. Neuformulierung bzw. Präzisierung der vereinbarten Erwartungen.

7.3 · Die gebräuchlichsten Systeme der Beurteilung

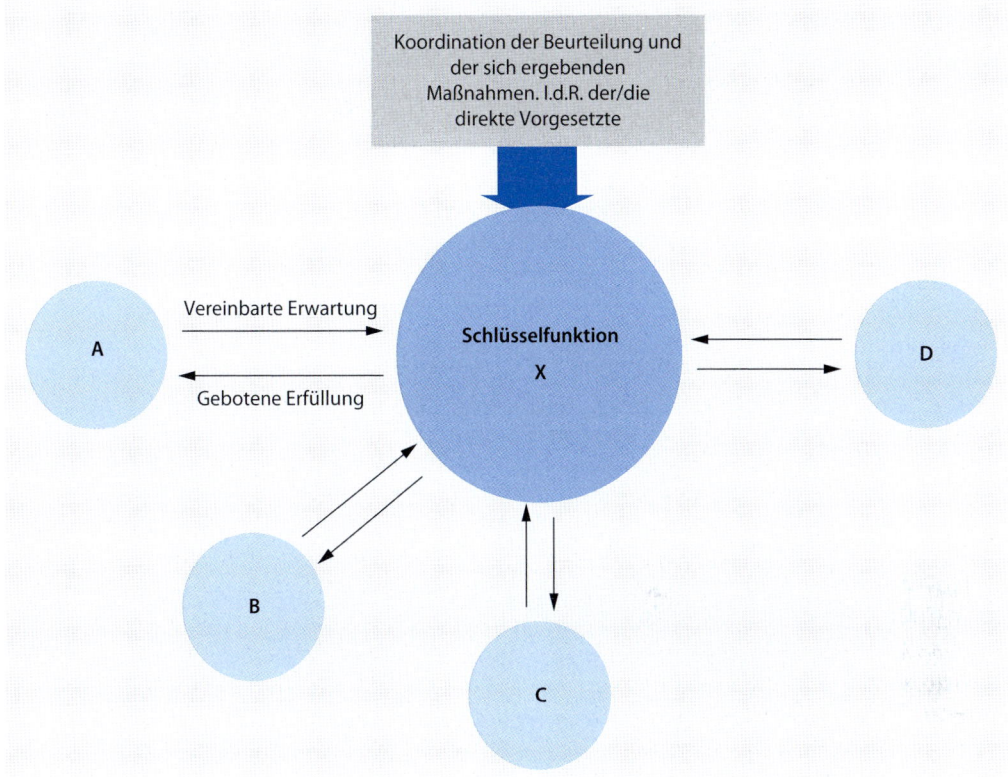

◘ Abb. 7.4 Das Grundmodell des rollenanalytischen Ansatzes

7.3.4 360°-Feedback

Das 360°-Feedback ist eine Systematisierung und Weiterentwicklung des rollenanalytischen Ansatzes in dem die **Multiperspektivität** der Beurteilung und des Feedbacks nochmals um die direkt **unterstellte** Mitarbeitende und Externe, v. a. Kunden, Patienten, wichtige Partner in den beruflichen Beziehungen usw. erweitert wird. Die Multiperspektivität an sich und ihre »rundherum« (=360°) Systematisierung, die damit auch die Außenperspektive einbezieht, ist an sich schon für den Feedback-Empfänger (Fokusperson) und dessen Führung eine Orientierungshilfe und damit ein Gewinn. Verschiedene große Organisationen verlangen deshalb als eine der Voraussetzungen für die Beförderung in den Direktionskader eine gewisse Anzahl von 360°-Feedback-Durchläufen mit einem bestimmten Beurteilungsresultat.

Das seit den 1990er Jahren für Schlüsselfunktionen bzw. -positionen gebräuchlich gewordene und recht aufwändige Beurteilungssystem unterliegt allerdings leicht der alltagspsychologischen Annahme, dass der 360°-Feedback objektive Ergebnisse, also Beurteilungen erbringe. Dem ist nicht so.

> Alle diese Beurteilungen, wie begründet auch immer, sind subjektiv und auch die Summe von subjektiven Einschätzungen ergibt noch keinen objektiven Wert.

Darauf kommt es bei Beurteilungen auch gar nicht so sehr an. Das mag etwas überraschen. Wie im Leben und in der Gesellschaft überhaupt bewegen wir uns aber auch in der Organisation (Unternehmung, Firma, Betrieb, Spital, Behörde, etc.) im Raum sozialer Konstruktionen und Konventionen. Was wir Wirklichkeit, Realität nennen, ist eine zeitlich und lokal gültige Übereinkunft, eben ein Konstrukt.

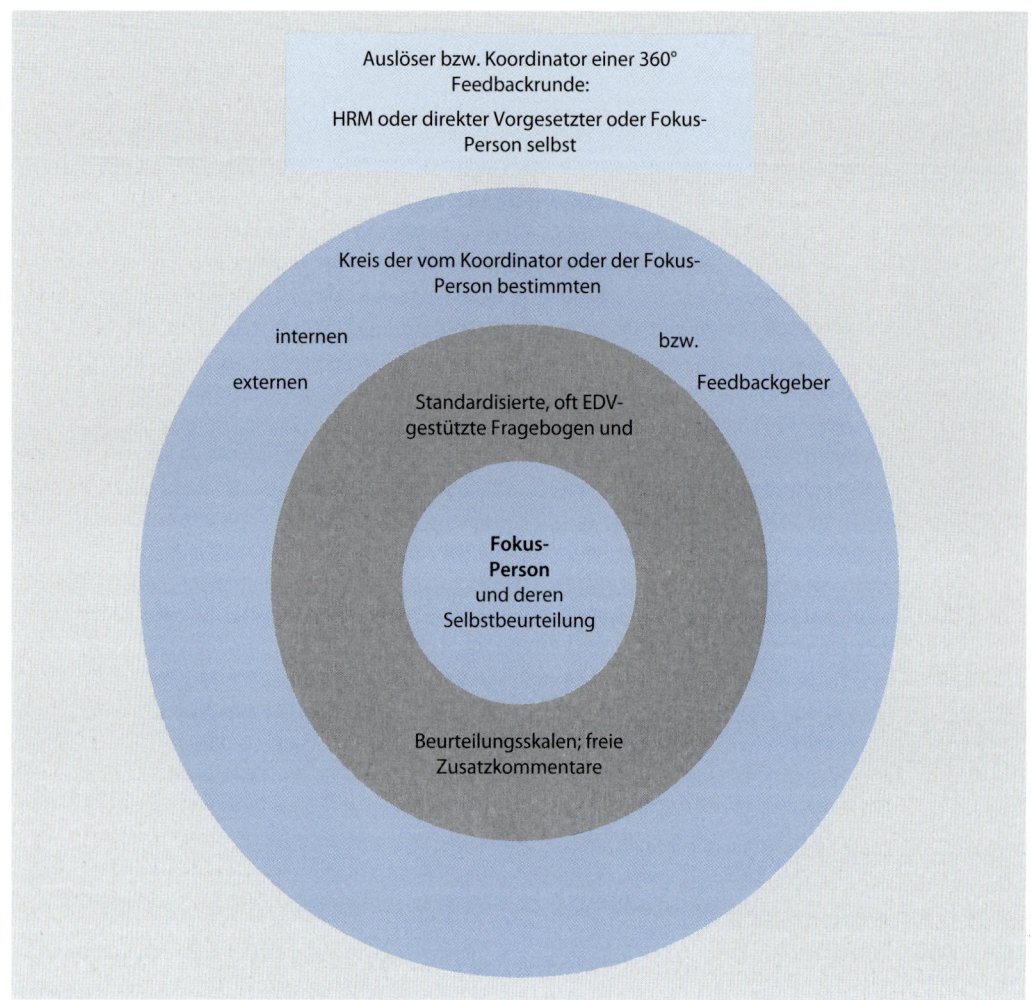

● **Abb. 7.5** Grundriss einer 360°-Feedbackrunde

> Wichtig ist nicht die Objektivität, sondern die Funktionalität, Plausibilität, Vertrautheit und Transparenz der sozialen Konstruktionen und was sie ermöglichen oder verhindern.

Im Rahmen dieses Grundvorbehaltes sind nun die rollenanalytischen, d. h. multiperspektivischen Beurteilungssysteme aber ein deutlicher Gewinn gegenüber der »einseitigen« Beurteilerperspektive, z. B. des direkten Vorgesetzten, bei den klassischen Beurteilungssystemen (● Abb. 7.5).

Wie bei allen Verfahren der Beurteilung von Mitarbeitenden ist das **Feedback-Gespräch** von entscheidender Bedeutung. Im 360°-Feedback hat das Gespräch 4 distinkte Phasen:

- Kenntnisnahme der Rückmeldungen; evt. Klärung von Verständnisfragen.
- Vergleich mit der Selbstbeurteilung der Fokusperson.
- Verstehen der konvergenten und divergenten Aussagen innerhalb der verschiedenen Rückmeldungen und zur Selbstbeurteilung. Welche Muster in der Rollengestaltung zeigen sich? In dieser Phase kann es niemals darum gehen »wer-hat-recht«, sondern nur um das Verstehen und erfahrungsorientierte Begründen wie

die allfälligen Divergenzen Selbst- vs. Fremdbild (▶ Abschn. 7.1.1) zu Stande kommen. Auch hier kann sich, wie in jedem Beurteilungsgespräch, zeigen, dass situative und strukturelle Faktoren Leistung und Sozialverhalten ebenfalls beeinflussen und nicht nur Kompetenz, Motivation, Entschlossenheit und Stil des Beurteilten.
- Was ergibt sich aus diesen Analysen? Etwa in Richtung von: **Kontinuität** (was ist beizubehalten), **Verstärkung** (was soll/kann vermehrt/häufiger/intensiver geschehen), **Verminderung** (was soll/kann weniger /überhaupt nicht mehr geschehen), **Alternativen** (neue/optimale/innovativere Vorgehensweisen). Dies zeigt eine gewisse Nähe auf zum Modell **Rollenverhandeln** (Harrison, 1977). Die Klärung der Verbindlichkeit, Zuständigkeit, Zeithorizont und evtl. Vereinbarung einer neuen Feedback-Runde schließt diese Phase ab.

Der 360°-Feedback ist wohl der differenzierteste Ansatz innerhalb der Beurteilungsverfahren. Aber auch der aufwändigste an Zeit und Energie. Zwar gibt es in der Praxis des 360°-Feddbacks summarischere und detailliertere Durchführungsvarianten (und der 360°-Feedback ist EDV-unterstützt), doch der Wert und Nutzen des 360°-Feedbacks – wie übrigens bei allen Instrumenten und Methoden des HRM – steht und fällt mit dem Commitment und Sorgfalt aller Beteiligten in der Mitwirkung und Handhabung dieses Instrumentes (Jöri, Vogt, 2007).

7.3.5 Wer beurteilt?

Die hierarchische Verfassung der Organisation und die Tradition (Staat, Schule, Militär) bringt es mit sich, dass die Beurteilung von Mitarbeitenden von **oben** nach **unten** erfolgt, d. h. die Beurteilungsinstanz ist der direkte oder der nächst höhere Vorgesetzte. Die rollenanalytischen Ansätze der Beurteilungsverfahren zeigen, dass es notwendig und möglich ist, diese einseitige Perspektive zu ergänzen oder zu relativieren. Dazu gibt es verschiedene Möglichkeiten.

Selbstbeurteilung

Diese ist **implizit** immer gegeben in Form des Selbstbildes, der Selbsteinschätzung. In dieser impliziten Form äußert sie sich v. a. als möglicher Widerstand/Abwehr gegenüber der Fremdbeurteilung. Die Selbstbeurteilung kann aber **explizit** gemacht werden und systematisiert und dies nicht nur als ein Teil eines Beurteilungsverfahrens, sondern als dessen Kernelement. »Die Selbstbeurteilung als Fähigkeit und Verfahren ist in organisationstheoretischer, betriebspädagogischer und ethischer Hinsicht das eigentliche Ziel aller Personalentwicklungsmaßnahmen« (Schupp, 2003).

Selbstbeurteilungen als Verfahren sind allerdings nicht an sich valider und akkurater. Identitätspolitische, strategische Absichten können die Selbstbeurteilung von der die Fokusperson weiß, dass sie von anderen gelesen werden, beeinflussen. So könnte z. B. der Wunsch, als nicht überheblich zu erscheinen, eine gewisse Zurückhaltung in der Selbsteinschätzung moderieren, die aber nicht der tatsächlichen (positiven) Selbsteinschätzung entspricht (Moser, 2004). Auch die Selbstbeurteilung braucht deshalb eine gewisse Strukturierung und Einbettung. Diese kann aber nicht z. B. in einem nur merkmalsanalytischen Ansatz mit der Möglichkeit zur »Selbstbenotung« bestehen. Die Selbstbeurteilung wird Strukturierungsansätze präferenzieren, welche in Richtung »Standortbestimmung, Reflexion, Empowerment« gehen und z. B. mit einer Partnerrolle wie »Mentor, Coach, HR-Manager« als strategischer Businesspartner gemeinsam analysiert und ausgewertet werden kann. Die Selbstbeurteilung kann das zentrale Thema eines der periodischen Mitarbeitergespräche sein, im Sinne einer sorgfältigen Auseinandersetzung des direkten Vorgesetzten mit der Selbstbeurteilung des Mitarbeitenden.

Kollegenbeurteilung (peer-rating)

In Projektgruppen und hoch interaktiv arbeitenden Taskforces, in denen der Erfolg und die Effizienz vom effektiven Beitrag jedes Team- bzw. Gruppenmitglieds abhängt, ist die gegenseitige Wahrnehmung der Mitglieder bezüglich ihres Leistungs- und Sozialverhaltens (z. B. Kommunikation, Information) von größerer Bedeutung als die Sichtweise des Vorgesetzten. In solchen Fällen können Verfahren der Kollegenbeurteilung eine gute Indikation sein. Auch dafür gibt es verschiedene Ansätze bzw. sind für die spezifische Verwendung zu entwickeln.

Zum Beispiel werden 5–6 für das Projekt bzw. die zentrale Aufgabe der Gruppe relevanten (»Match entscheidenden«) Leistungs- bzw. Interaktionsdimensionen ausgewählt und pro Dimension in 4–6 Teildimensionen oder Indikatoren konkretisiert. Diese sollten als operationale (verhaltensorientierte) Beschreibung formuliert werden und nicht als abstrakte Merkmale. Skaliert werden diese Beschreibungen jeweils auf einer 4er Skala vom Typus: »trifft völlig oder fast immer zu« über 2 Zwischenschritte bis zu »trifft gar nicht oder fast nie zu«.

Um vorzubeugen, dass die Kollegenbeurteilung zu einem allgemeinen Aufruhr (»Sturm im Wasserglas«) oder zu einem Bazar »rate (aus engl. to rate = einstufen, bewerten) mich, so rate ich dich« degeneriert, muss dafür gesorgt sein, dass ein einfaches, faires Verfahren verwendet wird, der Zeitpunkt der Durchführung optimal gewählt ist, die Rückmeldungen der Daten prompt und sicher erfolgen und die Auswertung moderiert werden (Nerdinger, 2003; Gerpott, 1992). Die in der Literatur öfters geforderte **Anonymität** der Beurteilung halte ich für einen Widerspruch zum eigentlichen Ziel der Beurteilung überhaupt und insbesondere der Kollegenbeurteilung. Anonymität fördert Spekulationen oder eine milde »Paranoia« aber keine optimalen Interaktionen (▶ Abschn. 7.4.3).

Beurteilung (von Vorgesetzten) aus der Mitarbeiterperspektive

Das sog. »body rating«, d. h. die Geführten, die Unterstellten beurteilen ihre bzw. ihren Vorgesetzten, kann Teil der allgemeinen Mitarbeiterbefragung sein oder eines der Instrumente der Managemententwicklung. Im 360°-Feedback ist dies (aus der Sicht der Unterstellten) ein wichtiger Bestandteil und: implizit werden die Vorgesetzen immer auch, vielleicht sogar vor allem, von ihren Untergebenen beurteilt. Aber das kommt nur selten und unsystematisch zur Sprache und trägt dadurch zur doppelten Realität der gegenseitigen Wahrnehmung bei, der formellen und der tatsächlichen, aber handlungsrelevanten.

Die (Vorgesetzten)beurteilungen von unten bedienen sich häufig testähnlicher, standardisierter Fragebogen wie z. B. dem ursprünglich von Fittkau-Garthe (1971) entwickelten »Fragebogen zur Vorgesetztenverhaltensbeschreibung (FVVB)« oder gehen von einem der bekannten Rollenmodelle von Vorgesetzten aus (Mintzberg, 1975). Beurteilt werden die Grade der Erfüllung und Art der Gestaltung der einzelnen Rollen oder Rollentätigkeiten (Ladwig, 2003).

7.3.6 Tendenzen und Verzerrungen der Beurteilung

In einer nicht reflektiven Ausdrucksweise und unter dem Einfluss eines Objektivitätsfimmels wird im Zusammenhang von Personalbeurteilung häufig von **messen** gesprochen und von den sog. Messfehlern die dabei auftreten können. Gemessen kann korrekter Weise nur das werden, was nach eindeutigen Regeln Zahlenwerte zugeordnet, also gezählt werden kann.

Beurteilungen sind kein Zählen und beruhen auch nicht auf dem Zählen!

> **Beurteilungen sind immer wert- bzw. normorientiert, enthalten neben den rationalen (z. B. Wissen, Logik) auch emotionale und subjektive Anteile.**

Beurteilungen haben Voraussetzungen (Bedingungen), sie unterstehen Regeln (auch ethischen) und müssen legitimiert und begründet (argumentiert) werden. Von Messen kann also keine Rede sein.

Beurteilungen von Leistung und betrieblichem Sozialverhalten ist kein Selbstzweck, sondern sie intendieren Wirkungen: Stabilisierung des Erreichten, Förderung und Entwicklung, Korrektur von Unzureichendem usw. Und diese Intentionen beziehen sich nicht nur auf die Fokusperson, sondern auf die Funktionserfüllung, die Gruppe, die Organisationseinheit, indirekt auf die ganze Organisation. Der von uns in der Praxis der Konzeption und Einführung von Beurteilungssystemen häufig verwendete Slogan »Kein Urteil, sondern eine Zielsetzung!« hat die besten Voraussetzungen, wenn die Beurteilung nach Regeln, wie z. B. die deutliche Unterscheidung der Aktivitäten Beobachten,

7.3 · Die gebräuchlichsten Systeme der Beurteilung

Tab. 7.1 Häufige Beurteilungsfehler. (Mod. nach Eck, 2007)

Auf der Ebene Wahrnehmung durch die Beurteilenden	Auf der Ebene Formulierung bzw. Ausdruck durch Beurteilende bzw. die Methode (Unterlagen)	Auf der Ebene der Beurteilten
»Halo-Effekt« (sog. Überstrahlungseffekt) eines ausgeprägten einzelnen Merkmals)	Zentristische Tendenz und andere Konstanzfehler, z. B. zu hohe bzw. zu geringe Ansprüche	Situationseinflüsse, Über- oder Unterqualifizierung in Bezug auf Aufgabe und/oder besondere Situation
Erster Eindruck, von dem man sich nicht mehr löst	Unklare, mehrdeutige Begriffe werden verwendet	Zusammensetzung der Gruppe als Chance bzw. Hindernis
Stereotypien bzw. Vorurteile bzgl. Person oder Typ und/oder Funktion	Eloquenz und Stil (v. a. in den Beschreibungen und Begründungen)	Beziehung zu dem Beurteilenden (Vorgeschichte)
Sympathie bzw. Antipathie bzgl. Teilnehmenden	»policy making«, d. h. die Beurteilenden wollen Personalentscheide in ihrem Sinne beeinflussen	Stress und Stressmanagement
Kontrasterfahrung – eine besonders positive oder negative unmittelbare Vorerfahrung bzgl. einer Aufgabe oder Person verzerrt die neutrale Beurteilung der aktuellen Aufgabenerfüllung. Es handelt sich um einen sog. unfairen Vergleich		Erwartungshaltung (sog. tendenziöse Apperzeption bzw. persönliche Erfolgstheorien, z. B. »darauf kommt es an«, »die schauen auf« etc., interne bzw. externe Kontrollüberzeugungen)
Perseveration, Fixierung		
Hierarchieeffekt, Einfluss des hierarchischen Status auf erwartete Leistung bzw. Verhalten		
Selbstbezüglichkeit, sich und seine Erfahrung als Maßstab nehmen		

Die tiefer liegenden Gründe dafür, dass trotz hohen Aufwands unzutreffende, unangemessene Beurteilungen zustande kommen, sind konzeptueller bzw. organisationskultureller Art. Die Evaluationsforschung kritisiert mit Recht den Sachverhalt, dass die methodischen Erfordernisse der Evaluation bestimmen, was evaluiert wird bzw. werden kann, und nicht, was sich tatsächlich in situ, am lebendigen Vorgang zeigt.

Beschreiben, Bewerten (Eck, 2007), fair, reflektiert erfolgen und von den Beurteilten akzeptiert werden können.

Beurteilung als ein komplexer, aufwändiger und sensibler Vorgang kann verschiedenen Verzerrungen und Fehlern unterliegen. Diese Beurteilungsfehler (◘ Tab. 7.1) bzw. -tendenzen sind nicht nur durch die Person der Beurteilenden begründet, sondern treten häufig als kollektives Phänomen auf. Stereotypien, Vorurteile, das sog. »Group-think-Phänomen« (Janis, 1972), Situationseinflüsse, usw. sind oft funktions-, positions-, generationsspezifisch und u. U. genderbeeinflusst. Auch die Beurteilten können zu den Verzerrungen beitragen. Z. B. durch den sog. **Überformungseffekt**. Man gibt sich besonders Mühe, wenn man das Gefühl hat, von dem oder den Beurteilenden beobachtet zu werden, im Fokus zu sein oder sich in einer Situation bzw. Zeitperiode (z.B. Probezeit) befindet die als beurteilungsrelevant angesehen wird.

> **Die häufigsten Beurteilungsfehler**
> Die Verzerrungstendenzen und Beurteilungsfehler können nie ganz vermieden, aber sehr wohl konstruktiv beeinflusst werden durch eine:
> - Gute Wahl und lokale Ausgestaltung der für eine gegebene Organisation und den Kreis der zu beurteilenden Mitarbeiter bestgeeigneten Beurteilungsmethode (System, Modell);
> - Anwenderfreundliche, klare und eindeutige (soweit dies bei sprachlichen Formulierungen überhaupt möglich ist) Gestaltung und Formulierung der für den Beurteilungsprozess verwendeten Unterlagen (Dokumentationen);
> - Training und Übung der Personen welche Beurteilungsfunktionen haben. Training und Übung bezieht sich auf die Zielsetzung und Prinzipien der Beurteilung, das bzw. die verwendeten Systeme und seiner Unterlagen, den Prozess des Beobachtens, Beschreibens und Bewertens sowie auf das Gespräch mit dem beurteilten Mitarbeiter;
> - Supervision der Beurteilenden, d. h. erkennen und rückmelden von »Auffälligkeiten« in der Beurteilungsleistung. Coaching und andere Hilfestellungen bezüglich einer optimalen Beurteilungsleistung.

nen oder EDV-produzierten Unterlagen sind nur Hinführungen und die sog. Tatsachen von denen man aber grundsätzlich weiß, dass sie nie neutral sondern immer perspektivisch sind, bedürfen der Klärung, des Verstehens und der Antwort auf die Frage: »Was ist jetzt sinnvoller Weise zu tun?«

Es gibt Organisationen welche ihre beurteilenden Vorgesetzten lediglich – dies aber verbindlichst – auf ein jährliches Beurteilungsgespräch mit deren Mitarbeitenden von mindesten einer Stunde verpflichten. Als strukturierende Vorbereitung dient ein Modell wie z. B. die ursprünglich von der Boston Consulting Group entwickelte, dann von verschiedenen Autoren modifizierte SOFT-Analyse (Eck, 1990):

- **S**atisfactions = Befriedigung bzw. befriedigende Ergebnisse,
- **O**pportunities = Gelegenheiten, Chancen, Herausforderungen,
- **F**aults = Fehler, Missstände, Unzulänglichkeiten,
- **T**hreats = Bedrohliches, potenzielle Gefährdung.

Die zweite formelle Verpflichtung besteht in einem gegenseitig unterzeichneten Protokoll von max. einer Seite Umfang in welchem (neben Datum, Dauer des Gespräches und Namen der am Gespräch Beteiligten) die konsensorientierten Ergebnisse der SOFT-Analyse, wesentliche Punkte zu ihrem Verständnis und v. a. die vereinbarten Maßnahmen (Kennzeichnung, Zielsetzung, Verantwortlichkeiten, Zeit- und Budgetlimiten) festgehalten werden. Je ein Exemplar geht an die Gesprächspartner, ein Exemplar an den zuständigen Seniormanager der HRM-Abteilung. Ein solches Beurteilungsgespräch als ein »mutuum colloquium«, also ein wechselseitiges Gespräch, hat zwar einige Voraussetzungen bezüglich der Qualität der Manager, ist aber die reifste Form der Beurteilung in einem Mitarbeitsverhältnis.

7.3.7 Worauf alles hinaus läuft – das Beurteilungsgespräch

Das letztlich entscheidende Gestaltungselement eines Beurteilungsverfahrens ist das Beurteilungsgespräch, auch Feedbackgespräch genannt. Keine Formulare, Fragebögen, Checklisten und keine Tests vermögen das zu leisten, was die Chancen des Gesprächs sind. Nämlich einen atmosphärischen und zeitlichen Raum zu schaffen in welchem **Wirkungen** und ihre **Gründe** zu Kenntnis genommen und sich damit auseinandergesetzt werden können, sog. **Fakten** und **Potenziale** verstanden, **Perspektiven** aufgezeigt und **Maßnahmen** vereinbart werden, welche die Person, ihre Aufgaben, Prozesse und Strukturen, die Situationen und das Führungsverhältnis betreffen können. Die papiere-

Die Schwerpunkte der Beurteilungsgespräche allgemein liegen auf der Auseinandersetzung mit zukünftigen Entwicklungen (Aufgaben, Situationen, Strukturen, Ressourcen) und nicht so sehr auf der vergangenheitsbezogenen Leistungsbewertung (Noten!), auf der Suche nach Lösungen für Problem und Bewältigung von Situationen und nicht so sehr auf der Attribution von Ursachen, was in betrieblichen Kontexten oft auf Schuldzuweisungen hinaus läuft und auf der Erneuerung des gegenseitigen Commitments (◘ Abb. 7.6).

Nach dem Gespräch erfolgen eine Evaluation des Gesprächs und die Überwachung der Realisierung der vereinbarten Maßnahmen und Entscheidungen. Evtl. Orientierung der an der Massnahmenrealisierung involvierten Personen, die nicht am Gespräch beteiligt waren.

7.4 Offene Fragen zur Beurteilung

Die periodische Beurteilung der Leistung und des betrieblichen Sozialverhaltens der Mitarbeitenden ist ein bekanntes, weit verbreitetes Instrument des »human ressources management«. Es wurde und wird bezüglich der Entwicklung geeigneter Beurteilungssystem, der Gestaltung des Beurteilungsvorganges und der Evaluation der Validität (v. a. der Beurteilungsakkuratheit) viel Professionalität entwickelt und investiert. Eine andere Frage ist jedoch, inwieweit die professionellen Ergebnisse, Einsichten und Empfehlungen in der Praxis (im Feld) tatsächlich berücksichtigt werden und nicht die Routine, die Ritualisierung zum Sinkflug eines vielleicht zu Beginn recht brauchbaren Systems führen. Auch die Mitarbeiterbeurteilung unterliegt Ideologien, Moden und Managementstrategien.

In der intensiven Interaktion zwischen Professionalität und gängiger Praxis sind es v. a. die folgenden Fragen die kontrovers diskutiert und gehandhabt werden.

7.4.1 Lohnwirksamkeit

Diese Frage wird phasenspezifisch diskutiert. In den 1950er bis Ende 1960er Jahren war es selbstverständlich, dass der Lohn (Gehalt) einen sog. **Leistungsanteil** hatte, der durch die Mitarbeiterbeurteilung ermittelt wurde. In den 1970er bis Ende 1980er Jahre war die Auffassung prominent, dass die Mitarbeiterbeurteilung ein reines Führungsinstrument sei, im Sinne von fordern, fördern, entwickeln. Lohnfragen sollten durch Verhandlung, Budgets, bzw. durch andere Instrumente geregelt werden. Seit den 1990er Jahren (nicht zufällig unter dem Einfluss des sog. Neo-Liberalismus) ist es wieder üblich, Lohnanteile aufgrund der Mitarbeiterbeurteilung fest zu legen.

Auf den ersten Blick erscheint es plausibel und fair, dass unterschiedliche Leistungen (als Ergebnis) und unterschiedliches Leistungs- und Sozialverhalten ihren Niederschlag in Lohnkomponenten finden sollen. In der Sprach der betrieblichen Praxis lautet denn auch die Formulierung: »Wer mehr leistet, soll auch mehr verdienen!«. Von der Unschärfe der Begriffe wie »leistet«, »mehr« einmal abgesehen, ist gegen diese Devise an sich nicht viel einzuwenden. Die Frage ist nur, ob ein Beurteilungssystem diese wünschenswerte Differenzierung überhaupt leisten kann. Der obigen Devise und der Praxis der Lohnwirksamkeit von Mitarbeiterbeurteilungen stellen wir die Erfahrung und Einsicht gegenüber: »Direkte Lohnwirksamkeit von Mitarbeiterbeurteilungen korrumpieren das Instrument!« Dazu einige Hinweise:

- Mitarbeiterbeurteilungen verfolgen in der Rhetorik und in der Praxis verschiedene Zielsetzungen. Feedback als Orientierungshilfe, Steuerungsmöglichkeit, Förderung und Entwicklung, Behebung (evtl. Kompensation) von sog. Schwächen, Defiziten, Integration, »career development«, usw. Wenn nun noch eine pekuniäre Zeitsetzung hinzukommt, kann dies die anderen Zielsetzungen konkurrenzieren. Damit der (direkte) meritokratische Anteil am Lohn tatsächlich als »incentive« wirkt, muss er erheblich sein. Und das wird – in unserer Kultur – der pekuniären Zielsetzung ein großes Übergewicht geben und die anderen Zielsetzungen zu bloß »wünschenswertem« reduzieren.
- Der Beurteilungsprozess ist anfällig für Mikropolitik, sowohl seitens der Beurteilenden als auch der Beurteilten. Finanzielle Anreize, ermöglicht oder gebremst durch das Beurteilungssystem, verstärken die Tendenz zur Mikropolitik. Die soziale-funktionale Nähe des beurteilenden Vorgesetzten zu dem beurteilten Mitarbeiter machen eine objektive und faire Beurteilung bzgl. der Lohnkomponenten geradezu unmöglich und korrumpieren so das System.

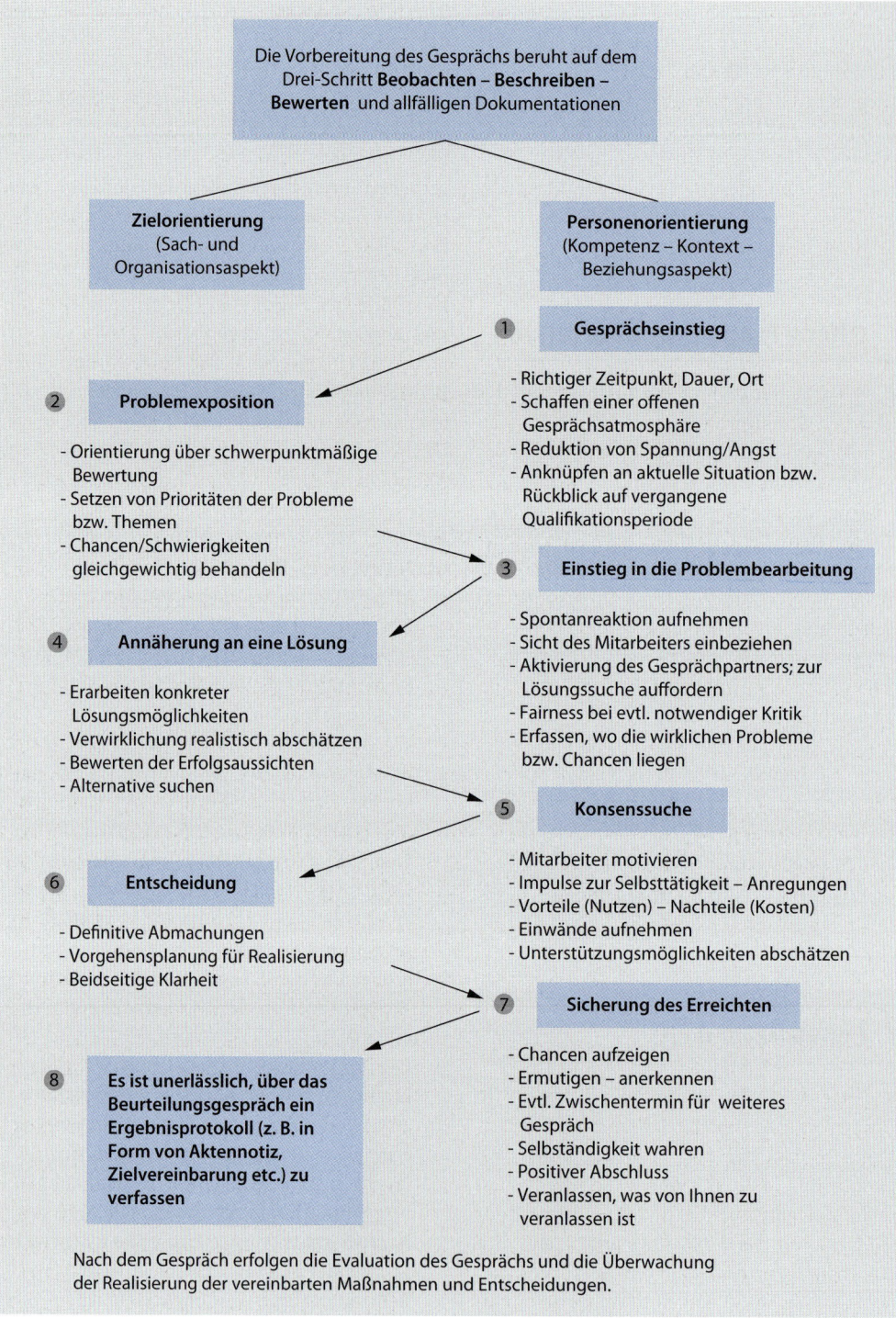

● Abb. 7.6 Orientierungs- und Ablaufmodell eines Mitarbeiterbeurteilungsgesprächs. (Mod. nach Schupp, 2003)

- Beurteilungssysteme sind komplexe und sensible, also störungsanfällige Instrumente. Auch bei ernsthafter und kompetenter Anwendung produzieren sie nicht Exaktheit, Objektivität, sondern Annäherungen (Approximation). Mittels eines Beurteilungsinstrumentes Lohnanteile »gerecht« zu bestimmen, überfordert das Instrument.
- Die Entwicklung des Lohnes hängt nicht nur von dem Leistungsniveau und dem Leistungsverhalten des Mitarbeiters ab. Viel stärker bestimmen betriebswirtschaftliche Faktoren (Kostenentwicklung), Marktwert, Konjunktur, die Lohnpolitik etc. die Lohnentwicklung. Auch da gibt es ein Moment von Macht (Abhängigkeit) und Willkür. Aber gesetzt den Fall, dass aus nachvollziehbaren Gründen eine Stagnation der Löhne erforderlich ist; die Mitarbeiterbeurteilung aber auch auf Lohnwirksamkeit angelegt ist: was geschieht dann? Muss die Beurteilung dann mit der (nicht) verfügbaren Lohnentwicklungssumme abgestimmt werden? Oder die evtl. festzustellenden positiven Entwicklungen und Mehrleistung »dieses Mal« nur verbal anerkannt werden, aber kostenneutral ohne Kompensation?

Die Glaubwürdigkeit des Systems würde verloren gehen. Die Problematik einer Lohnwirksamkeit von Mitarbeiterbeurteilungen kann auch aus anderen Aspekten der vorliegenden Analyse des Instruments abgeleitet werden.

7.4.2 Einzelleistung – Gruppenleistung?

Wer oder was ist der Leistungsträger, wie kommen Leistung und Sozialverhalten im Betrieb zu Stande, welche Rolle spielen dabei die Aufgabenstellung, die strukturelle Arbeitsorganisation, die Kultur und welche Rolle spielt im Zusammenhang von Leistung und Verhalten die soziale Dimension etwa als Konfiguration, als Gruppenkonstellation, als »special relationship«? Den professionellen möglichen Antworten auf diese Fragen steht dann die Grundfrage gegenüber: Wer oder was wird tatsächlich beurteilt?

Die Fokussierung auf individuelle Leistungsträger und »Urheber« (Attribution) von Verhaltensweisen widerspricht tendenziell nicht nur den gesicherten Erkenntnissen bezüglich des interaktiven Aspekts von Leistung und Verhalten, sondern diese individuelle Fokussierung verstärkt tendenziell das Konkurrenzdenken, Ängste vor Statusverlust (Selbstbild), Stress, Mobbing bis hin zu ernsthaften psychischen Erkrankungen oder Zusammenbrüchen.

Das multimodale Leistungsbeurteilungssystem (MLB; ◘ Abb. 7.7; Schuler, 2004) ist ein Ansatz, der geeignet ist, für einige der offenen Fragen Lösungsmöglichkeiten zu entwickeln.

7.4.3 Anonymität der Beurteilung?

Für bestimmte Beurteilungsverfahren wie z. B. die Kollegenbeurteilung (▶ Abschn. 7.3.5) wird zum Zwecke der Akkuratheit, Anonymität empfohlen. Diese Frage ist nicht von so grundsätzlicher Bedeutung wie die Frage nach der Lohnwirksamkeit (▶ Abschn. 7.4.1). Gegen die Anonymität der Beurteilung spricht aber:
- Multiperspektivische Beurteilungen finden zumeist in einem klar umrissenen Kreis statt. Projektgruppe, »task force«, Team usw. Lässt sich da Anonymität wirklich aufrechterhalten? »Weiß« man nicht oder spekuliert von wo her ein Feedback kommt? Und würde das zu einer Optimierung der bilateralen oder der Gesamtleistung führen?
- Im 360°-Feedback und anderen rollenanalytischen Verfahren wählt die Fokusperson die ihr wichtig, d. h. relevant erscheinenden Feedbackgeber bzw. es kann von großer Bedeutung für das Verständnis des Feedbacks sein, zu wissen von wem und aus welchen Hintergrund ein Feedback, eine Beurteilung kommt.
- Beurteilungssysteme sollen keine (und können es nicht sein) Antreiber für individuelle Spitzenleistungen sein. Das wäre heroisches Management. Auch wo es um eine Fokusperson geht, geht es letztlich immer auch um ein größeres Ganzes: Arbeitsgruppe, Team, Organisationseinheit, Führungsverhältnis, Integration, Koevolution, Kooperation etc. Das erfordert

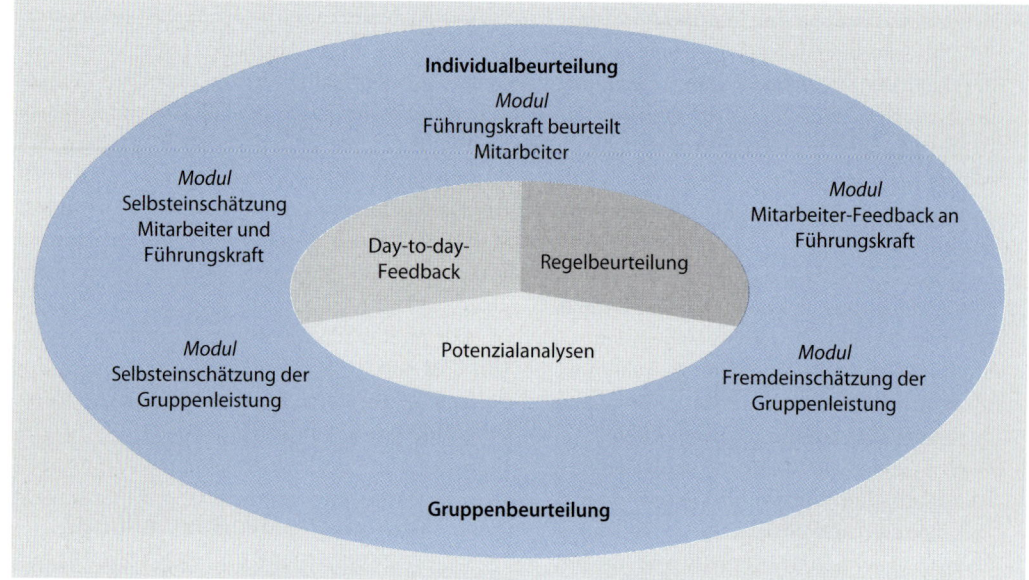

Abb. 7.7 Multimodale Leistungsbeurteilungssysteme. (Mod. nach Schuler, 2004)

u. a. Offenheit, Transparenz, »management of diversity«, tragfähige Beziehungen, Beilegung von Konflikten. Solches wird nicht durch Anonymität, sondern durch moderierte Konfrontation, Aussprachen, (Rollen)verhandeln, Team- und Organisationsentwicklung erreicht und nicht durch Anonymisierung.

7.5 Kritik an der Mitarbeiterbeurteilung

An der Mitarbeiterbeurteilung wird immer auch vielfältige Kritik geübt. Treier (2009) spricht von der »Problemlandschaft Personalbeurteilung«. Die Kritik äußert sich v. a. auf 3 Ebenen:
- **Grundsätzlich**; die Ideologie und die verschleiernde Rhetorik der meritokratischen Mitarbeiterbeurteilung betreffend (Selbach-Pullig, 1992; Deming, 1986). In der Tat ist bei der Mitarbeiterbeurteilung nicht zu übersehen: der Disziplinierungs- und Kontrollaspekt, das Machtgefälle (top-down), die Tradition der Benotung (Skalen), die möglichen verstärkenden Wirkungen der Mitarbeiterbeurteilung auf Konkurrenzverhalten, Stress. (Prinzip mancher »dynamischer« Organisationen bzgl. der Mitarbeiterförderung: »up-or-out«).
- **Methodologisch**; kritisiert werden die unüberprüften Annahmen und nachweislichen Unzulänglichkeiten der verwendeten Beurteilungsverfahren und ihre eingebauten Systemfehler und Verzerrungen (Neuberger, 1980; Treier, 2009). Neuberger nennt die Mitarbeiterbeurteilung eine »rituelle (Selbst)täuschung«.
- **die Praxis betreffend**; diese Kritik kommt v. a. von den an der Beurteilung Beteiligten selbst. Das sich an die Beurteilung anschließende »Mitarbeitergespräch gehört zu den von beiden Seiten am wenigsten geschätzten Führungsaufgaben« (Schuler, 2006). Die Praxiskritik bezieht sich v. a. auf:
  - den bürokratischen Aufwand,
  - den Ritualcharakter,
  - die Folgenlosigkeit,
  - die mangelnde Schulung und Unterstützung,
  - die Belastung des Verhältnisses Vorgesetzter zum Mitarbeiter in der Arbeitssituation und – um diese zu vermeiden – die sozialpsychologische Korruption,

- man habe zwar zu beurteilen, werde aber selber nicht beurteilt (von dem eigenen Vorgesetzten),
- es werde nur für die Personalabteilung beurteilt, dem oberen Management sei das sowieso egal…usw.

Jede Kritik, wie überzogen formuliert auch immer, hat eine gewisse Berechtigung und soll Anstoß sein, sowohl grundsätzliche Fragen zu stellen wie auch, das jeweils best mögliche Vorgehen zu bestimmen und zu optimieren. Auch die Kritik muss sich Gegenkritik gefallen lassen. Etwa, ob die Ansprüche an Validität, Objektivität, Akkuratheit etc. in der komplexen Organisationswirklichkeit in der viele Phänomene einen »Black-box«-Charakter haben, nicht eher fiktiv sind und ob es nicht eher zielführend ist, systemische, konstruktivistische Überlegungen mit ein zu beziehen, in der die lokal und gemeinsam konstruierte und verantwortete Zufriedenheit und Funktionalität eines Verfahrens, eines Instruments allemal effektiver ist als eine fiktionale Objektivität bzw. Validität. Oder ist die Feststellung real existierender Unterschiede in Leistung und Verhalten an sich schon illegitim; kommt es nicht vielmehr darauf an, was mit diesen Unterschieden konstruktiv gemacht werden kann?

Die Erwägungen und Hinweise dieses Beitrages können aber Anstöße geben, durch eine sorgfältige Diskussion der verschiedenen Gestaltungsmöglichkeiten der Mitarbeiterbeurteilung, die Kritikpunkte aufzunehmen und zu besserem Lösungen zu kommen.

7.6 Von was Effektivität und Nutzen der Mitarbeiterbeurteilung abhängt

Das Instrument der Mitarbeiterbeurteilung gehört zu den »selbstverständlichsten« Instrumenten der Personalführung. Kaum ein Betrieb der nicht die eine oder andere Variante der Leistungs- und Verhaltensbeurteilung kennt. Sie stößt in Bereiche und Funktionsgruppen vor, denen bisher die Leistungsbeurteilung eher fremd waren: Schulen (Lehrerbeurteilung), Krankenhäuser (Ärztebeurteilung), Kirchen (Beurteilung von vollamtlichen Mitarbeitenden), selbst in der Freiwilligenarbeit beginnt dieses Instrument gebräuchlich zu werden.

Gleichzeitig gibt es neben der professionellen Kritik eine starke **Anwenderkritik**. Das Beurteilungsgespräch gehört zu den »unbeliebtesten Führungsinstrumenten«. Bei Beurteilern und Beurteilten überwiegt der Ritualcharakter »alle-Jahre-wieder«. Dabei sind paradoxe Phänomene zu beobachten. Einerseits steht der Pflicht- und Ritualcharakter, die Folgenlosigkeit des Instruments im Vordergrund seiner Wahrnehmung, andererseits können heftige Auseinandersetzungen bis hin zu Beschwerden und Rekursen um eine bestimmte Einstufung stattfinden. Das Selbstbild als Identitätskomponente, die »Rivalität« um Anerkennung und die Lohnwirksamkeit sind diesbezügliche Verstärker.

Wie wohl bei keinem anderen HRM-Instrument ist die Diskrepanz zwischen der Rhetorik und der Praxis, zwischen der »espoused theory« und der »theory in use« (Argyris, 1985) so ausgeprägt wie bei der Mitarbeiterbeurteilung. Womit hängt das wohl zusammen? Folgende sechs Voraussetzungen, Prinzipien und Praktiken entscheiden über das Schicksal der Mitarbeiterbeurteilung in einer gegebenen Organisation zwischen Effizienz/Nutzen und baldiger Makulatur.

1. Volles Commitment aller Hierarchiestufen (Linie) und insbesondere des obersten Managements. Und dies nicht nur rhetorisch sondern durch aktives »sich einbringen« bei den konzeptuellen Fragen und in der Durchführung; Übernahme von Rollen als Beurteiler und Feedbackgeber. Die Praxis ist jedoch häufig so, dass die Mitarbeiterbeurteilung als Instrument nur bis zu den mittleren Managementstufen verwendet wird.
2. Die Mitarbeiterbeurteilung ist eine Antwort der Organisation und ihres Managements auf grundlegende Fragen und Herausforderungen. Es braucht eine »unternehmensphilosophische« Grundlegung dieses Instruments: Was wollen wir mit diesem Instrument erreichen? (= Politikstrategie, Kultur der Organisation). Welches ist unsere dezidierte Antwort auf die Chancen und die Kritik dieses Instruments?
    - Diese und weitere Fragen zeigen, dass die Mitarbeiterbeurteilung nicht einfach an das

HRM und externe Berater delegiert werden kann. Die Mitarbeiterbeurteilung artikuliert (oder dementiert) das grundlegende Verständnis der Organisation bezüglich den sog. »soft-factors«: Menschen und die Kultur in der Organisation. Dazu braucht es das Engagement und die Mitwirkung des obersten Managements (Eck, 2010b).
3. Die Mitarbeiterbeurteilung in allen ihren Varianten muss voll anschlussfähig sein mit den anderen Methoden und Instrumenten einer professionellen HRM. Erst die volle Integration der Instrumente in ein Gesamtkonzept, die nachweislichen Synergien bzw. die Behebung von Widersprüchen und Neutralisierungseffekten machen die Mitarbeiterbeurteilung glaubwürdig und effektiv.
4. Auf der Basis der Punkte (1) – (3) und in ständiger Bezugnahme zu ihnen kann die Konzeption des bzw. der Instrumente der Mitarbeiterbeurteilung und des sog. Einsatzdoktrins (wie soll das Instrument konkret verwendet werden?) herangezogen werden. Die konzeptuellen Varianten und Entscheidungen umfassen Fragen wie z. B.: Welche Instrumente (Einzelverfahren) sind für welche Funktionen, Positionen, Situationen am besten geeignet? Es empfiehlt sich, in einer Organisation mit 2–3 Instrumenten zu arbeiten – aufgrund einer klaren Indikation. Dann Fragen wie die Periodizität (wie oft, wie lange [Dienstalter]) der Beurteilung – wie kann sichergestellt werden, dass es keine Beurteilung ohne vereinbarte plausible und zielführende Maßnahmen gibt?
5. Einführungsstrategie: Ein von internen und externen Spezialisten entwickeltes, dann den Beurteilern gut »verkauftes« Instrument wird sicher bei den »geforderten« Anwendern, den Beurteilenden weniger innere Verpflichtung und Motivation auslösen als eine partizipative Entwicklungsphase. Wie werden das Beurteilungsverfahren und seine einzelnen Instrumente dokumentiert, transparent gemacht, kommuniziert? Welche Trainings- und Übungsphasen sind vorgesehen und wie zu gestalten? Welchen Support ist vorzusehen?
6. Unabhängig der Qualität eines Instruments und der Sorgfalt bei der Einführung beginnt der »Sinkflug« bald nach der Einführung. Hervorgerufen durch Schwierigkeiten, Widerstände und durch die Routine selbst. Demzufolge braucht jedes System »maintenance«! Detailoptimierung, lokale Adaptationen gehören dazu; v. a. aber eine Evaluation der Handhabung und der Ergebnisse des Systems. Das erfordert eine Metaebene: Rückmeldungen an die Beurteiler bezüglich ihrer Beurteilerleistung und ihres Beurteilerverhaltens; im Bedarfsfall Beurteilungscoaching; ggf. Entzug der »Beurteilerlizenz«! Mitarbeiterbeurteilung ist nicht so sehr eine Pflicht, sondern vielmehr eine Auszeichnung. Die Organisation traut den Beurteilenden das zu und betraut sie, sich valabel mit einer komplexen Aufgabe wie das Beurteilen von Leistung und Verhalten anderer Menschen auseinander zu setzen! Revision des Systems aufgrund der Evaluation. Und: die Laufzeit eines effektiven Systems (Instrumentes) beträgt 5–10 Jahre. Bevor Instrumente veraltern, unglaubwürdig, ineffektiv werden, soll man sie aus dem Verkehr ziehen.

Literatur

Adilya RN, House RJ, Kerr S (2000) Theory and Practice of Leadership: into the new Millenium. In: Cooper CL, Robertson IT (eds) Intern Revue Industr Organizational Psychol 14: 130–165

Bartram D (2005) The great eight competencics: a criterioncentric approach to validation. J Appl Psychol 90: 1185–1203

Becker M, Diemand A, Schuler H (2004) Multimodale Leistungsbeurteilungssysteme für Mitarbeiter, Führungskräfte und Auszubildende in der Kreditwirtschaft – Ziele und Inhalte. In: Schuler H (Hrsg): Beurteilung und Förderung beruflicher Leistung. Hogrefe, Göttingen

Capol M (1965) Die Qualifikation der Mitarbeiter als ganzheitliches Führungsinstrument. Huber, Bern

Deming WE (1986) Out of the Crisis. MIT Institute for Advanced Engineering Study, Cambridge

Eck CD (1990) Rollencoaching als Supervision – Arbeit an und mit Rollen. In: Fatzer G, Eck CD (Hrsg) Supervision und Beratung – Ein Handbuch. Edition Humanistische Psychologie, Köln

Eck CD (2007) Grundsätzliches zur Personaldiagnostik. In: Eck CD, Jöri H, Vogt V (Hrsg) Assessment Center. Springer, Heidelberg Berlin

Literatur

Eck CD (2010a) Kompetenzen modellieren und Personalentwicklung – die Funktion, welche Kompetenzen entwickelt und fördert. In: Werkmann-Marker B, Rietiker I (Hrsg) Angewandte Psychologie für das HRM. Springer, Heidelberg Berlin

Eck CD (2010b) Management – Entwicklung als strategischer Prozess. In: Negri C (Hrsg) Angewandte Psychologie im Ausbildungsmanagement. Springer, Heidelberg Berlin

Fittkau B, Garthe H (1971) Fragebogen zur Vorgesetzenverhaltensbeschreibung (FVVB). Hogrefe, Göttingen

Grunow D (1976) Personalbeurteilung – Empirische Untersuchung von Personalbeurteilungssystemen in Wirtschaft und Verwaltung. Enke, Stuttgart

Harrison R (1977) Rollenverhandeln als harter Ansatz der Teamentwicklung. In: Sievers B (Hrsg) Organisationsentwicklung als Problem. Klett, Stuttgart

Heckhausen H (1989) Motivation und Handeln. 2. Aufl. Springer, Heidelberg Berlin

Jöri H, Vogt M (2007) Es muss nicht immer AC sein. In: Eck CD, Jöri H, Vogt M (Hrsg) Assessment-Center. Springer, Heidelberg Berlin

Lohaus D (2009) Leistungsbeurteilung. Bd. 18 der Praxis der Personalpsychologie. Hogrefe, Göttingen

Marcus B, Schuler H (2006) Leistungsbeurteilung. In: Schuler H (Hrsg) Lehrerbuch der Personalpsychologie. 2. Aufl. Hogrefe, Göttingen

Melchers KZ, Kleinmann M (2007) Beurteilungsakkuratheit und Beurteilungstraining. In: Schuler H, Sonntag K (Hrsg) Handbuch der Arbeits- und Organisationspsychologie. Hogrefe, Göttingen

Muck P, Sonntag K (2007) Zielsetzungs-, Beurteilungs- und Feedbackgespräche. In: Schuler H, Sonntag K (Hrsg) Handbuch der Arbeits- und Organisationspsychologie. Hogrefe, Göttingen

Nerdinger F, (2003) Formen der Beurteilung. In: v Rosenstiel L, Regnet E, Domsch M (Hrsg) Führung von Mitarbeitern. 5. Aufl. Schäffer-Poeschel, Stuttgart

Nerdinger F, Mann W, Blichle G, Schaper N (2008) Leistungsbeurteilung. In: Nerdinger F, Mann W, Blichle G, Schaper N (Hrsg) Arbeits- und Organisationspsychologie. Springer, Heidelberg Berlin

Neuberger O (1980) Rituelle (Selbst)Täuschung: Kritik der irrationalen Praxis der Personalbeurteilung. Die Betriebswirtschaft. 40. Jg. 1: 27–43

Organ DW, Podsakoff PM, Mackenzie SB (2006) Organizational Citigenship Behaviour. Sage, Thousand Oahs

Scherm M, Sarges W (2002) 360°-Feedback, Bd. 1 der Praxis der Personalpsychologie. Hogrefe, Göttingen

Scherm M (2007) 360-Grad-Beurteilung. In: Schuler H, Sonntag K (Hrsg) Handbuch der Arbeits- und Organisationspsychologie. Hogrefe, Göttingen

Schmitt N, Cortina JM, Ingerick MJ, Wichmann D (2003) Personnel Selection and Employee Performande. In: Bormann WC, Ilgen DR, Klomoski RJ (eds) Handbook of Psychology Vol. 12. Industrial and Organizational Psychology. Wiley. Hobohen, New Jersey

Schuler H (1989) Leistungsbeurteilung. In: Roth E, Schuler H, Weinert AB (Hrsg) Organisationspsychologie, Bd. 3. Enzyklopädie der Psychologie, Themenbereich D, Serie III). Hogrefe, Göttingen

Schuler H (2004) Beurteilung und Förderung beruflicher Leistung. 2. Aufl. Hogrefe, Göttingen

Schupp P (2003) Systematisches Qualifizieren. In: Steiger T, Lippmann E (Hrsg) Handbuch Angewandte Psychologie für Führungskräfte, Bd. II. 2. Aufl. Springer, Heidelberg

Selbach R, Pullig KK (1992) Handbuch Mitarbeiterbeurteilung. Gabler, Wiesbaden.

Staufenbiel T (2007) Theorien und Kriterien von Arbeitsleistung. In Schuler H, Sonntag K (Hrsg) Handbuch der Arbeits- und Organisationspsychologie. Hogrefe, Göttingen

Treier M (2009) Personalpsychologie im Unternehmen. Oldenbourg, München

Werkmann-Karcher B (2008) Mitarbeitende beurteilen. In: Steiger T, Lippmann E (Hrsg) Handbuch Angewandte Psychologie für Führungskräfte, Bd. II. 3. Aufl. Springer, Heidelberg Berlin

Personalentwicklung

Volker Est

8.1 Theoretische Grundlegung – 144
8.1.1 Einführung in die Personalentwicklung – 144
8.1.2 Instrumente und Strukturen der Personalentwicklung – 147
8.1.3 Personalentwicklung und Unternehmenskultur – 150

8.2 Gestaltung und Umsetzung eines Personalentwicklungsprozesses – 151
8.2.1 Elemente und Ablauf – 151
8.2.2 Praxisbeispiel: Die Planungsphase von Personalentwicklung – 154

Literatur – 158

Lange Zeit verstand man unter Personalentwicklung reine Bildungsmaßnahmen, die spontan je nach Bedarf des Unternehmens den Mitarbeitern angeboten oder verordnet wurden. Schon seit geraumer Zeit hat sich das Verständnis jedoch geändert. Personalentwicklung wird verstärkt als das gesehen, was sie ist: Eine wichtige Funktion im Unternehmen, die die Erreichung der Unternehmensziele unterstützt und die Interessen und Entwicklungsbedürfnisse der Mitarbeiter berücksichtigt. So trägt eine institutionalisierte und systematisch durchgeführte Personalentwicklung wesentlich zum Erfolg von Unternehmen auch der Gesundheits- und Sozialwirtschaft bei und sichert die Motivation, Leistungsbereitschaft und Unternehmensbindung der wichtigsten Ressource eines Dienstleistungsunternehmens – des Personals. Im wachsenden, aber auch regulierten und umkämpften Markt der Gesundheitsdienstleistungen wird Personalentwicklung immer mehr zu einem wesentlichen Wettbewerbs- und Erfolgsfaktor.

Wissensinhalte

Nach der Lektüre dieses Kapitels kennen Sie
— die theoretischen Grundlagen der Personalentwicklung, wie
  — Ziele und Maßnahmen von Personalentwicklung
  — das Verhältnis von Unternehmenskultur und Personalentwicklung
— Am Beispiel eines Krankenhauses können Sie den Personalentwicklungsprozess in seinen Grundzügen gestalten und umsetzen

Dieses Kapitel kann viele Themen und Anwendungsbereiche nur anreißen. Wenn Sie tiefer in die Materie einsteigen wollen, finden Sie am Schluss des Kapitels hilfreiche Literaturangaben sowohl zur Theorie als auch zur Praxis.

8.1 Theoretische Grundlegung

8.1.1 Einführung in die Personalentwicklung

Warum Personalentwicklung?

Nicht nur Unternehmen auf globalen Märkten stehen in starkem Wettbewerb und sind fortwährend einem Anpassungs- und Veränderungsdruck ausgesetzt. Auch Unternehmen, die ausschließlich in nationalen Märkten tätig sind, sehen sich heutzutage sich verändernden Marktbedingungen ausgesetzt, die Anpassung und Innovation erfordern. Erfolgreiche Produkte und Dienstleistungen, die heute den Markterfolg sichern, sind morgen schnell überholt. Neue Anbieter mit innovativen Angeboten treten als Konkurrenten auf. Die Bedürfnisse der Kunden ändern sich und damit auch die Nachfrage. Diese Aufzählung kann noch um viele Punkte ergänzt werden. Hinzu kommen gesamtwirtschaftliche Konjunkturschwankungen, auf die Unternehmen reagieren müssen, wollen Sie einer Rezession nicht zum Opfer fallen. Die nötigen Anpassungs- und Veränderungsprozesse können dabei jedoch nur zum Erfolg führen, wenn strukturelle Veränderungen das Wissen und die Kompetenzen der Mitarbeiter nicht überfordern. Ein Unternehmen in seiner Organisation weiter zu entwickeln, zieht auch immer eine Veränderung in den beruflichen Anforderungen an die Mitarbeiter nach sich. Qualifizierungs- und Förderungsbedarf entstehen. Daher ist Personalentwicklung ein wichtiges Instrument, um dauerhaft wettbewerbsfähig zu bleiben.

Wie sieht es nun aber in der Gesundheits- und Sozialwirtschaft aus? Sicherlich ist diese Branche von Konjunkturschwankungen nicht so stark betroffen wie andere Bereiche der Volkswirtschaft. Trotzdem wird es Ihrem Erfahrungsbereich entsprechen, dass Ihre Einrichtungen und Unternehmen sich seit Jahren in Umstrukturierungs- und Rationalisierungsprozessen befinden und sich zudem an sich verändernde gesellschaftliche und gesetzliche Rahmenbedingungen anpassen. Auch der Konkurrenzdruck auf Märkten, in denen freigemeinnützige, öffentliche und private Unternehmen gleichzeitig aktiv sind, ist nicht geringer als in anderen Branchen. Die geschilderten Veränderungs- und Anpassungsprozesse tragen dazu bei, dass auch in der Gesundheits- und Sozialwirtschaft Unternehmen verstärkt auf Strategien und Maßnahmen der Personalentwicklung zurückgreifen, um einen qualifizierten und kompetenten Mitarbeiterstamm zu sichern.

Nicht zuletzt das dieses Buch durchziehende Thema »Unternehmenskultur« macht die Wichtigkeit von Personalentwicklung deutlich. Eine positive, gelebte Unternehmenskultur zeichnet sich durch kultursensible Mitarbeiterführung und Mitarbeitermotivation und durch an den Bedürfnissen der Kunden orientierte Dienstleistungen aus.

> Dementsprechend stellt Personalentwicklung als Element der Mitarbeitermotivation und als Grundlage für qualifizierte Leistungserbringung ein wesentliches Element einer guten Unternehmenskultur dar.

Definitionen von Personalentwicklung

Die Antworten auf die Frage »Warum Personalentwicklung?« haben uns bereits erste Hinweise auf eine Definition von Personalentwicklung gegeben. Es ging um:
- Qualifizierung und Förderung,
- die Kompetenzen und die Motivation der Beschäftigten,
- Anpassung an Veränderungen – sowohl beim Unternehmen als auch bei der Belegschaft,
- gute Leistungserbringung und Unternehmenserfolg.

Alle diese Punkte kennzeichnen Personalentwicklung, aber sie umfasst noch mehr. Wendet man sich der wissenschaftlichen Literatur zu, so findet man eine Vielzahl von Definitionen, die unterschiedliche Schwerpunkte und unterschiedliche Umfänge aufweisen.

Peter Mudra versteht Personalentwicklung »ganzheitlich«. Sie umfasse »als Gesamtsystem alle Informationen, Institutionen, Entscheidungen und Maßnahmen in einem Unternehmen, die Bildungs- und Förderungsprozesse bei den Mitarbeitern bewirken (…)« (Mudra, 2004). Ziel der Personalentwicklung sei es, die Mitarbeiter zu befähigen und zu motivieren, aktuelle und zukünftige berufliche Anforderungen zu erfüllen. Man kann bei ihm also besonders die Schwerpunkte der Systematik, der institutionellen Anbindung im Unternehmen und die Aspekte Motivation und Anforderungserfüllung herausstreichen.

Manfred Becker legt sein besonderes Augenmerk auf Personalentwicklungsmaßnahmen, »die von einer Person oder Organisation zur Erreichung spezieller Ziele zielgerichtet, systematisch und methodisch geplant, realisiert und evaluiert werden« (Becker, 2005). Hier wird also besonders auf die Träger der Personalentwicklung (Unternehmen und Personen) sowie auf die Prozesshaftigkeit hingewiesen. Personalentwicklung orientiert sich an dem allgemeinen Unternehmensführungsprozess von Planung, Entscheidung, Realisation (Organisation) und Kontrolle.

Als wesentliche Aufgabe von Personalentwicklung sehen Reiner Bröckermann u. Michael Müller-Vorbrüggen es an, »die Handlungskompetenz der Mitarbeiter eines Unternehmens zu gewährleisten«. Es geht ihnen darum, die weit verbreitete Auffassung, Personalentwicklung bedeute in erster Linie Personalbildung, aufzubrechen. Personalentwicklung beschäftige sich mit Qualifizierung und Wissensvermittlung, lege aber den Schwerpunkt darauf, dass Mitarbeiter Wissen auch kompetent anwenden können. Sie sprechen daher von **Kompetenzen**, die in den Säulen **Personalbildung**, **Personalförderung** und **Arbeitsstrukturierung** vermittelt bzw. erworben werden (Müller-Vorbrüggen, 2006a).

Nach diesem Überblick über ausgewählte Definitionen aus der Literatur ist deutlich geworden, dass man sich nicht einfach auf eine Definition festlegen kann. Hilfreich erscheint es, die verschiedenen relevanten Gesichtspunkte, die in den Definitionen zum Vorschein kamen, gemeinsam aufzulisten, um Personalentwicklung möglichst treffend zu beschreiben.

Personalentwicklung
- ist im Unternehmen institutionell verortet und personell verantwortet
- vermittelt systematisch und zielgerichtet den Mitarbeitern der Organisation Handlungskompetenz

- greift dazu auf Instrumente der Personalbildung, Personalförderung und Arbeitsstrukturierung zurück
- vollzieht sich im Prozess von Planung, Realisation und Evaluation
- dient der Motivation und Befähigung der Mitarbeiter, aktuelle und zukünftige berufliche Anforderungen zu erfüllen

Zielebenen und Zielperspektiven der Personalentwicklung

Welche Ziele verfolgt Personalentwicklung? Diese Frage ist nicht einfach zu beantworten; denn es spielen dabei sowohl mehrere Ebenen von Zielen als auch verschiedene Perspektiven eine Rolle. Von unserer Definition her ergibt sich aus dem letzten Punkt, dass Personalentwicklung der Erfüllung von beruflichen Anforderungen dient. Es müssen also als **Voraussetzung für die Umsetzung** von Personalentwicklung die jetzigen und zukünftigen Anforderungen festgestellt werden. Oder mit anderen Worten (Domsch, 2003):

» Personalentwicklung muss das allgemeine Ziel besitzen, den Bedarf des Unternehmens an Fach- und Führungskräften hinsichtlich ihrer Anzahl und ihrer Qualifikationen und Kompetenzen zum aktuellen Zeitpunkt und für die Zukunft differenziert zu ermitteln. «

Davon unabhängig spricht die Definition von »**zielgerichteter** Vermittlung von Handlungskompetenz«. Hier sind wir auf einer anderen Zielebene: Es geht um die Frage der Ziele von **Personalentwicklungsmaßnahmen**, also um **Ziele der Umsetzung**.

Auf der Zielebene der Umsetzung von Maßnahmen kommen 2 verschiedene Zielperspektiven in Betracht:
- Die **Unternehmensperspektive:** Die Erfüllung beruflicher Anforderungen durch die Mitarbeiter dient den **Zielen des Unternehmens**. Sie ist Grundvoraussetzung für erfolgreiche Leistungserbringung und damit ein Faktor im Wettbewerb. Am Beispiel von Unternehmen der Gesundheits- und Sozialwirtschaft lässt sich diese Überlegung sehr plastisch darstellen: Es ist leicht vorstellbar, was den Patienten widerfahren kann, wenn Krankenschwestern, Pfleger oder Ärztinnen und Ärzte die Anforderungen ihres Berufes nicht erfüllen … – auch die Konsequenzen für das Unternehmen wären gravierend.
- Die **Mitarbeiterperspektive:** Versteht man Personalentwicklung bewusst als Instrument der Mitarbeitermotivation, so ergibt sich daraus, dass nicht nur Unternehmensziele, sondern auch die Ziele der Mitarbeiter angemessen berücksichtigt werden. Zudem werden Entwicklungsmaßnahmen nicht den gewünschten Erfolg haben, wenn die betreffenden Mitarbeiter sich den Maßnahmen explizit oder innerlich verweigern. Daher muss Personalentwicklung auch die Ziele der Mitarbeiter berücksichtigen. Sie soll dazu beitragen: »die Erwartungen und Wünsche hinsichtlich der Möglichkeiten auf persönliche Entfaltung und berufliches Weiterkommen zu befriedigen« (Mentzel, 1994).

Unternehmensspezifische Ziele von Personalentwicklung in der Gesundheitswirtschaft können sein:
- Sicherung des erforderlichen Bestands an Fach- und Führungskräften in Verwaltung, ärztlichem und Pflegedienst.
- Anpassung der Kompetenzen des Pflegepersonals an veränderte Arbeitsorganisation.
- Vorbereitung von Mitarbeitern auf die Nachfolge z. B. der Stationsleitung.
- Verbesserung des allgemeinen Leistungs- oder Sozialverhaltens der Beschäftigten.
- Sicherstellen oder Erhöhen der Motivation der Mitarbeiter.

Mitarbeiterziele von Personalentwicklung sind u. a.:
- Anpassung der eigenen Kompetenzen an die Ansprüche des Arbeitsplatzes.
- Grundlage für beruflichen Aufstieg (Karriereplanung).
- Vorbereitung auf die Übernahme einer Führungsposition (z. B. Pflegedirektion).

- Erschließung bisher ungenutzter persönlicher Fähigkeiten.
- Erhöhung der eigenen Chancen auf dem Arbeitsmarkt der Gesundheitswirtschaft.

Es ist unmittelbar einsichtig, dass die Ziele des Unternehmens und die Ziele der Mitarbeiter nicht immer komplementär sind. Es kann auch zu Zielkonflikten kommen:

Das Krankenhaus X möchte Schwester Ursula Meier für die Stelle der Stationsleitung qualifizieren, Frau Meier möchte jedoch sich mit der erworbenen Qualifikation beim Krankhaus Y bewerben.

Andere Konflikte sind möglich, wenn die Entwicklungsbedürfnisse eines Mitarbeiters nicht mit den Vorstellungen des Unternehmens übereinstimmen:

Der Altenpfleger Uwe Müller möchte sich berufliche Aufstiegschancen eröffnen und strebt die Qualifizierung als Pflegedienstleitung an. Sein Arbeitgeber, die »Zukunft im Alter GmbH«, zweifelt jedoch seine Fähigkeiten dafür an und möchte ihn lieber auf anstehende Veränderungen in der Organisation der Pflegeabläufe vorbereiten. Setzt das Unternehmen sich durch, wird Herr Müller unzufrieden und demotiviert sein und unter Umständen das Unternehmen verlassen.

> Eine besondere Verantwortung tragen daher bei Zielkonflikten die direkten Vorgesetzten. Sie müssen die Ziele des Unternehmens mit den Zielen des jeweiligen Mitarbeiters abstimmen, damit eine Personalentwicklungsmaßnahme erfolgreich sein kann.

8.1.2 Instrumente und Strukturen der Personalentwicklung

Personalentwicklungsmaßnahmen

Personalentwicklung ruht, wie bereits oben erwähnt, auf 3 Säulen (Abb. 8.1), die jeweils einen differenzierten »Werkzeugkasten« von möglichen Maßnahmen bieten:

- Personalbildung,
- Personalförderung,
- Arbeitsstrukturierung.

Die Maßnahmen der Personalbildung lassen sich unterteilen in »on-the-job« und »off-the-job« (DEVAP, 2003):
- »On-the-job« meint in diesem Zusammenhang alle Maßnahmen, die im direkten örtlichen und zeitlichen Zusammenhang mit der beruflichen Arbeit stehen.
- »Off-the-job«-Maßnahmen sind Maßnahmen, die außerhalb des Arbeitsplatzes oder des Unternehmens oder außerhalb der Arbeitszeit durchgeführt werden.

Im Bereich der Personalförderung und der Arbeitsstrukturierung gibt es auch Mischformen, die zwar unternehmensspezifisch, aber außerhalb des eigenen Arbeitsplatzes, der täglichen Aufgabenstellung zu finden sind. Beispiele dafür sind Projektgruppen, Qualitätszirkel, unternehmenseigene Feedback-Instrumente oder Assessment Center. Diese Instrumente werden auch häufig als »near-the-job« bezeichnet.

Säule Personalbildung

Personalbildung zielt auf die Begründung, den Erhalt und die Erweiterung des Wissens von Mitarbeitern ab. Diese Säule beschreibt den Großteil der traditionellen Personalentwicklungsinstrumente und den Schwerpunkt in den meisten Unternehmen. Personalbildung strebt aufgrund ihrer Orientierung an Wissensvermittlung in erster Linie die Qualifizierung der Mitarbeiter an.

Eine Auswahl an Personalbildungsinstrumenten:
- Berufsausbildung,
- funktionsorientierte Weiterbildung, wissenschaftliche Qualifizierung (z. B. für Stationsleitung, Pflegedienstleitung o. ä.),
- Integration und Anlernen neuer Mitarbeiter,
- Wiedereingliederung nach Berufsunterbrechung,
- zielgerichtete und systematische Teilnahme an Seminaren, Fachkongressen, -messen,
- Einlernen bzw. Einüben neuer Arbeitsmethoden oder Anwendung neuer Hilfsmittel,

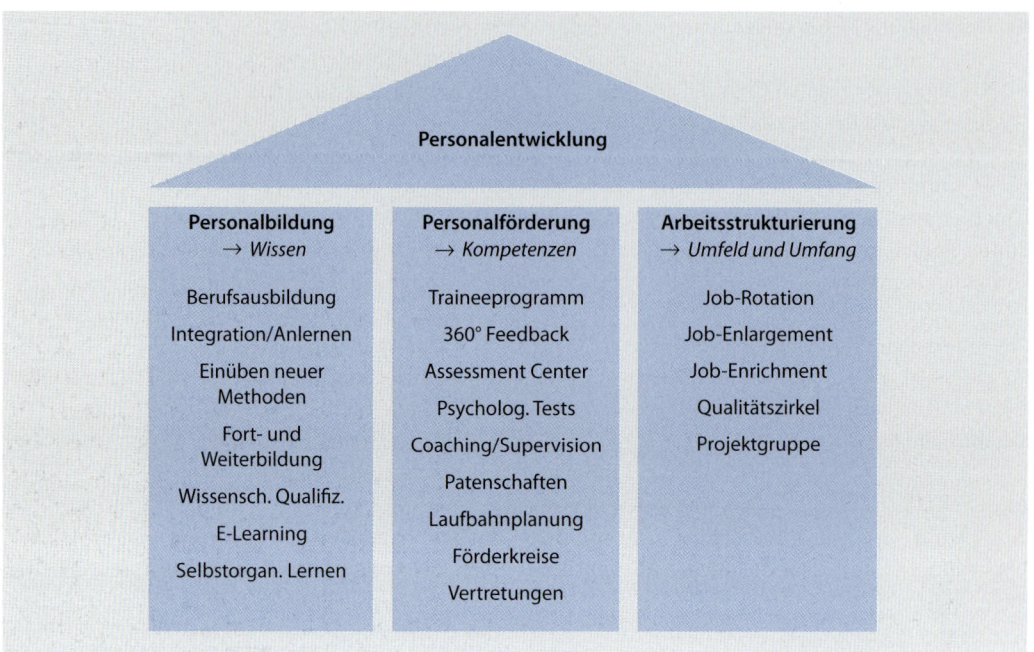

● Abb. 8.1 Die 3 Säulen der Personalentwicklung mit Instrumentenauswahl. (Mod. nach Müller-Vorbrüggen, 2006a)

- Formen von E-Learning und selbstorganisiertes Lernen.

Säule Personalförderung

Personalförderung geht über die Wissensvermittlung hinaus. Sie zielt vielmehr verstärkt auf den Erwerb von Kompetenzen durch die Mitarbeiter ab und umfasst eine Vielzahl von unterstützenden und entwickelnden Angeboten, die Beschäftigten helfen, ihr Wissen erfolgreich anzuwenden.

Instrumente der Personalförderung können z. B. sein:
- Traineeprogramme und Hospitationen,
- 360°-Feedback,
- Assessment Center und psychologische Tests,
- Coaching und Supervision,
- Patenschaften und Mentoring,
- Laufbahnplanung,
- Förderkreise,
- Vertretung von Führungskräften (nicht spontan, sondern systematisch und geplant).

Zwei nicht so bekannte Instrumente sollen hier kurz vorgestellt werden. Diese und weitere sind in der Literatur ausführlich beschrieben.

Das **360°-Feedback** ist ein Instrument der Personalentwicklung für Führungskräfte (▶ Kap. 7). Feedback in diesem Zusammenhang stellt eine subjektive Rückmeldung Dritter dar zu den Kompetenzen und dem Verhalten der betreffenden Person. Der Fokus liegt hier auf den Führungsqualitäten des Mitarbeiters. 360°-Feedback heißt dieses Instrument, weil quasi in einer Rundumsicht alle wesentlichen Gruppen im Umfeld der beruflichen Tätigkeit mit Hilfe von Fragebögen zum Verhalten und den Kompetenzen befragt werden. Dazu gehören in der Regel Mitarbeiter verschiedener Hierarchieebenen und ggf. auch Kunden, Lieferanten, etc. (Brisach, 2006). Der Feedbacknehmer trägt selber die Verantwortung dafür, was er oder sie von diesen subjektiven Rückmeldungen für sich nutzbar machen möchte.

Im Rahmen eines **Assessmentcenters** werden notwendige und wünschenswerte Kompetenzen anhand von simulationsorientierten Assessmentaufgaben, die typische Führungs- und Arbeitssituationen abbilden, analysiert (▶ Kap. 5). Das Verhalten und die Leistungen des Mitarbeiters – oder mehrerer Mitarbeiter gleichzeitig – werden von Verantwortlichen des Unternehmens oder externen

Beratern nach dem Mehr-Augen-Prinzip beobachtet und anschließend bewertet. Die Bewertung erfolgt anhand von Beurteilungskriterien, die aus den nötigen und gewünschten Kompetenzen abgeleitet werden. Das Instrument gibt einen Aufschluss über bestehende Kompetenzen der Mitarbeiter, potenziellen Entwicklungsbedarf und kann auch für konkrete Verbesserungshinweise und Übungen genutzt werden.

Säule Arbeitsstrukturierung

Fragen der Arbeitsstrukturierung beschäftigen natürlich verschiedene Bereiche der Unternehmensführung und der -organisation. Im Zusammenhang der Personalentwicklung geht es um die zielgerichtete Gestaltung von Arbeitsinhalten, dem Arbeitsumfeld und den Arbeitsbedingungen im Hinblick auf die Entwicklung von Mitarbeitern. Werden eine oder mehrere Komponenten der Arbeitssituation, in die die Beschäftigten gestellt sind, gezielt verändert, so vollziehen sich Anpassungsprozesse, die darin münden, dass Beschäftigte neue Fähigkeiten entwickeln und neue Kompetenzen erwerben können.

Instrumente der Arbeitsstrukturierung im Hinblick auf Personalentwicklung sind u. a.:
- Job-Rotation,
- Job-Enlargement, Job-Enrichment,
- Qualitätszirkel, Projektgruppen.

Unter **Job-Rotation** versteht man den unternehmensinternen Arbeitsplatztausch auf Zeit. Dieser dient dazu, neue Tätigkeiten und Arbeitsweisen kennen zu lernen und Kompetenzen, auch sozialer Art, in einem neuen Umfeld zu erwerben.

Die Kompetenzentwicklung durch die Erweiterung der Arbeitsaufgaben um weitere, gleichwertige Tätigkeiten wird als **Job-Enlargement** bezeichnet. In der Regel sind dieses vor- oder nachgelagerte Aufgaben. **Job-Enrichment** hingegen bezeichnet die Erweiterung des Aufgabengebietes um höherwertige Aufgaben mit einem Anforderungs- und Verantwortungszuwachs. Gerade dieses Instrument unterstützt die Weiterentwicklung der Selbständigkeit und Eigenverantwortung der Beschäftigten.

Qualitätszirkel stellen moderierte Arbeitskreise dar, die zu einem besonderen Thema oder zur Bewältigung spezifischer Probleme im Unternehmen oder einer Unternehmenseinheit gebildet werden. Häufig widmen sie sich Fragen des Qualitätsmanagements. Die Mitarbeit in Qualitätszirkeln schlägt sich in einer stärkeren Motivation, einer höheren Identifikation mit dem Unternehmen und in Wissenszuwachs und Kompetenzentwicklung nieder. Ähnliches gilt auch für **Projektgruppen**.

Natürlich sind nicht alle Instrumente für jedes Unternehmen und für alle Mitarbeiter geeignet. Insbesondere Verantwortliche in Krankenhäusern und Einrichtungen der Altenpflege und Altenhilfe werden genau analysieren müssen, welche Instrumente für welche Bereiche ihrer Unternehmen und für welche Mitarbeiter der verschiedenen Aufgaben- und Hierarchiestufen geeignet erscheinen.

> Dies geschieht im Rahmen einer **Kollektivplanung**, in der das Unternehmen zentral das Konzept (inkl. Ziele und Auswahlkriterien) sowie den Einsatz und die Finanzierung von Personalentwicklungsmaßnahmen plant.
> Unterhalb dieser zentralen Kollektivplanung stehen **Individualpläne**, die den Entwicklungsbedarf der einzelnen Mitarbeiter, seine Eignung für ein bestimmtes Entwicklungsinstrument und die Entwicklungsziele individuell in Abstimmung mit ihm planen und festlegen (Bröckermann, 2006).

Kompetenzmodelle

Ein wesentliches Element der Personalentwicklung ist die Sicherstellung der Handlungskompetenz der Mitarbeiter. Personalentwicklung wird daher im Besonderen bei den Kompetenzen der Beschäftigten ansetzen. Doch was sind genau Kompetenzen? Man kann 3 Ausprägungen von Kompetenz unterscheiden (Gessler, 2006):
- die Fähigkeit, Anforderungen zu erfüllen,
- die Fähigkeit, komplexe Probleme lösen zu können,
- die Fähigkeit, selbstorganisiert handeln zu können.

Im Sprachgebrauch werden die Begriffe Qualifikation und Kompetenz – sachlich nicht korrekt

Tab. 8.1 Zuordnung von Kriterien und Merkmalen zu Dimensionen am Beispiel der sozialen Kompetenz

Dimension	Kriterium	Merkmale
Soziale Kompetenz	Kommunikation	Eingehen auf den Gesprächspartner
		Logisch argumentieren
		Präzise formulieren, etc.

– häufig synonym verwendet. Allgemein lässt sich folgende, vereinfachte Abgrenzung der Begriffe aufstellen:

Eine **Qualifizierung** meint Vermittlung und Erwerb von Wissen und führt zu einer Qualifikation (Befähigung). Die **Kompetenz** hingegen bestimmt den Erfolg einer Handlung, also der Anwendung des Wissens. Kompetenz ermöglicht also Menschen, bei Entscheidungen aus verschiedenen Handlungsalternativen die angemessene zu wählen und so erfolgreich zu handeln.

Oder einfacher ausgedrückt:

> **Durch Qualifizierung über die Handlung zur Kompetenz!**

Will ein Unternehmen in der Personalentwicklung die Kompetenzen der Mitarbeiter beeinflussen und dabei strukturiert und systematisch vorgehen, ist es erforderlich, sich mit Kompetenzmodellen auseinander zu setzen. Auf Basis solcher Modelle werden sowohl der qualitative Personalbedarf des Unternehmens geplant als auch die vorhandenen Kompetenzen der Mitarbeiter analysiert.

In der Literatur unterscheidet man in der Regel 3 Arten von Kompetenzmodellen (Kromrei, 2006):
- allgemeine Kompetenzmodelle, die universell anwendbar sind,
- unternehmensspezifische Kompetenzmodelle, die nicht für bestimmte Berufe, Teilaufgaben eines Unternehmens, aber für ein spezifisches Unternehmen insgesamt Geltung besitzen,
- domänenspezifische Kompetenzmodelle, die die notwendigen Kompetenzen im Arbeitsprozess eines bestimmten Berufes erfassen.

Kompetenzmodelle stellen verschiedene Dimensionen auf. So sind für ein unternehmensspezifisches Kompetenzmodell beispielhaft die folgenden Dimensionen zu nennen:
- personale Kompetenz,
- soziale Kompetenz,
- Fachkompetenz und
- Methodenkompetenz.

Diese lassen sich spezifisch erweitern, z. B. durch »Ethikkompetenz«. Die Dimensionen werden mit Kriterien verbunden, die wiederum durch messbare Merkmale gekennzeichnet werden (Tab. 8.1).

> **Kompetenzmodelle umfassen also verschiedene Dimensionen von Kompetenzen, ordnen ihnen Kriterien zu und machen diese Kriterien an überprüfbaren Merkmalen fest.**

Praktischer Nutzen von Kompetenzmodellen

Mit Hilfe solcher Kompetenzmodelle kann einerseits das Unternehmen bestimmen, welche Kompetenzen aktuell und zukünftig erforderlich sind. Die Modelle liefern darüber hinaus Kriterien für die Evaluation von Mitarbeiterkompetenzen und dienen somit sowohl der Entwicklung von Mitarbeitern als auch der Auswahl der passenden Entwicklungsinstrumente.

8.1.3 Personalentwicklung und Unternehmenskultur

Das Thema »Unternehmenskultur« durchzieht als roter Faden dieses Buch. Daher wird in diesem Unterkapitel ausführlicher auf den Zusammenhang zwischen Personalentwicklung und Unternehmenskultur eingegangen (Abb. 8.2).

Personalentwicklung wird wesentlich durch die 2 Perspektiven »Unternehmen« und »Mitarbeiter« bestimmt. Die **Unternehmenskultur** nimmt auf beide Perspektiven Einfluss und wird wiederum von Maßnahmen der Personalentwicklung beeinflusst (▶ Kap. 1):

> Unternehmenskultur umfasst die bindenden Werte und Normen, Überzeugungen und Denkhaltungen, die von den Mitgliedern des Unternehmens geteilt werden und die ihr Denken, Fühlen und Handeln intern und nach außen hin bestimmen.

Die Werte, Normen, Überzeugungen und Denkhaltungen finden ihren Niederschlag in der Art und Weise, wie das Unternehmen seine Unternehmensaufgabe erfüllt. So bestimmt die geteilte Wert- und Denkhaltung der Mitglieder auch die Unternehmensstrategie, die Unternehmensphilosophie, Mission und Vision, Leitbilder. Aus diesen formulierten Elementen der Unternehmenskultur sind wiederum die strategischen Ziele des Unternehmens abgeleitet. An diesen Zielen müssen sich selbstverständlich auch die unternehmensspezifischen Ziele der Personalentwicklung orientieren. Die Erfüllung der Personalentwicklungsziele trägt wiederum zur strategischen Zielerfüllung des Unternehmens bei.

Die **Mitarbeiterperspektive** der Personalentwicklung bezieht die Bedürfnisse, Wünsche und Erwartungen der Beschäftigten mit ein. Auch unter diesem Aspekt besitzt die Personalentwicklung einen engen Bezug zur Unternehmenskultur: Eine gelebte Unternehmenskultur schlägt sich in der internen Kommunikation, im Umgang der Mitarbeiter untereinander und speziell im Führungsverhalten von Führungskräften nieder (▶ Kap. 1). Wenn Beschäftigte sich wertgeschätzt fühlen und erfahren, dass das Unternehmen sich für ihre persönliche und berufliche Entwicklung einsetzt, sind sie motivierter in ihrer Leistung für die Patienten bzw. Kunden, fühlen sich stärker an das Unternehmen gebunden, kommunizieren das Unternehmen als attraktiven Arbeitgeber nach außen. Zudem können sie die vom Arbeitgeber entgegengebrachte Wertschätzung und den entsprechenden Füh-

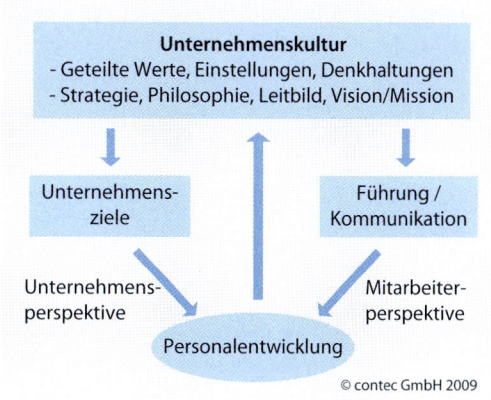

Abb. 8.2 Wechselwirkung von Unternehmenskultur und Personalentwicklung

rungsstil verinnerlichen, was wiederum positiv auf die gesamte Unternehmenskultur zurückwirkt.

> Die Unternehmenskultur beeinflusst die unternehmensspezifische Perspektive der Personalentwicklung. Erfolgreiche Personalentwicklung trägt wiederum zur Erreichung der Unternehmensziele und damit zur Unternehmenskultur bei.
> Die Unternehmenskultur umfasst auch die Mitarbeiterperspektive der Personalentwicklung. An den Bedürfnissen der Mitarbeiter ausgerichtete Personalentwicklungsziele tragen wesentlich zu einer Kultur der Wertschätzung von Mitarbeitern und damit zur Mitarbeitermotivation bei.

8.2 Gestaltung und Umsetzung eines Personalentwicklungsprozesses

8.2.1 Elemente und Ablauf

Nach der Darstellung der wesentlichen Grundlagen von Personalentwicklung (PE) in ▶ Abschn. 8.1 widmet sich ▶ Abschn. 8.2 nun der Gestaltung und Umsetzung eines PE-Prozesses. Hier soll, auch auf Grundlage eines Praxisbeispiels, die Umsetzung von Personalentwicklung in Unternehmen des Gesundheitswesens verdeutlicht werden. Leider würde eine detaillierte Darstellung von Konzeption und Vorgehen in all ihren Schritten den Rahmen dieses Kapitels sprengen, so dass dieser Text sich auf Ausschnitte beschränken muss. Zunächst sollen aber die Elemente eines PE-Prozesses in ihrem Ablauf vorgestellt werden. Hierzu sei an das allgemeine Ziel von Personalentwicklung erinnert. Wir haben zuvor definiert:

» Personalentwicklung muss das allgemeine Ziel besitzen, den Bedarf des Unternehmens an Fach- und Führungskräften hinsichtlich ihrer Anzahl und ihrer Qualifikation zum aktuellen Zeitpunkt und für die Zukunft differenziert zu ermitteln. «

Den quantitativen und qualitativen Personalbedarf des Unternehmens mit Blick auf Kompetenzen zu ermitteln, stellt die Grundvoraussetzung für die Gestaltung und Umsetzung eines Personalentwicklungsprozesses dar. Ferner benötigt man eine Analyse des quantitativen und qualitativen **Personalbestandes** und eine Erhebung der **Entwicklungsbedürfnisse** der Mitarbeiter.

Erste Aufgaben von Personalentwicklung sind also
- Personalbedarfsplanung,
- Personalbestandsanalyse,
- Mitarbeiterbefragung zu Entwicklungsbedürfnissen, Wünschen.

Die **Personalbedarfsplanung** greift (im Idealfall) auf ein bestehendes Kompetenzmodell für das Unternehmen und auf bestehende Stellenbeschreibungen und Anforderungsprofile für Stelleninhaber zurück. Auf dieser Grundlage werden der aktuelle quantitative und qualitative Bedarf an Mitarbeitern und Kompetenzen festgestellt. In Abstimmung mit weiteren Teilbereichen der Unternehmensplanung erfolgt die Prognose des zukünftigen Personalbedarfs mit Blick auf den anvisierten Planungshorizont. In diesem Zusammenhang fließen Prognosen und Planungen der strategischen Unternehmensführung mit ein, die von der Unternehmensleitung in den Prozess der Personalentwicklung eingegeben werden müssen. Fragen der Entwicklung von Patienten-/Kundenzahlen, des Beschäftigungswachstums, der Kapazitätsentwicklung sowie Ergebnisse von Markt- und Wettbewerbsanalysen bestimmen wesentlich die Fragen des zukünftigen Personalbedarfes mit.

> Aktueller sowie zukünftiger Personalbedarf zusammen ergeben den »Kompetenzbedarf des Unternehmens«.

Die **Personalbestandsanalyse** untersucht die vorhandenen Kompetenzen und das Entwicklungspotenzial der bestehenden Mitarbeiter. Auch hier sollte auf Kompetenzmodelle zurückgegriffen werden, um Kompetenzprofile der Mitarbeiter zu erstellen. Die erforderliche Beurteilung der Mitarbeiter erfolgt seitens ihrer Vorgesetzten und stützt sich auf Mitarbeitergespräche und die Bewertung ihrer täglichen Arbeit.

> Die Bestandsanalyse sollte auf jeden Fall formalisiert durchgeführt werden, also mit Hilfe vorgefertigter, an Anforderungskriterien und Kompetenzmerkmalen ausgerichteter Bewertungsbögen.

Die **Mitarbeiterbefragung zu Entwicklungsbedürfnissen** erfolgt ebenfalls in Mitarbeitergesprächen, die dokumentiert werden.

Die Ergebnisse dieser 3 Elemente fließen in das Strategiekonzept der Personalentwicklung ein (◘ Abb. 8.3).

Der schwierigste Bereich der Personalentwicklung besteht im Vergleich von **Kompetenzbedarf**, den **bestehenden Kompetenzen** und **Potenzialen** der Mitarbeiter und ihrer **Entwicklungsbedürfnisse**. Dieser Vergleich muss für die für PE-Maßnahmen infrage kommenden Mitarbeiter von den direkten Vorgesetzten vorgenommen werden. Sie tun dies im Zusammenspiel mit den Gesamtverantwortlichen der Personalentwicklung, also z. B. der Personalabteilung, so dass sowohl für das gesamte Unternehmen als auch für einzelne Abteilungen oder Bereiche ein vorläufiges Strategiekonzept entsteht, das festlegt,
- wie viele Mitarbeiter und
- aus welchen Bereichen des Unternehmens
- mit welchen Zielen
- über welche geeignet erscheinenden Maßnahmen
- zu welchen Zeitpunkten

8.2 · Gestaltung und Umsetzung eines Personalentwicklungsprozesses

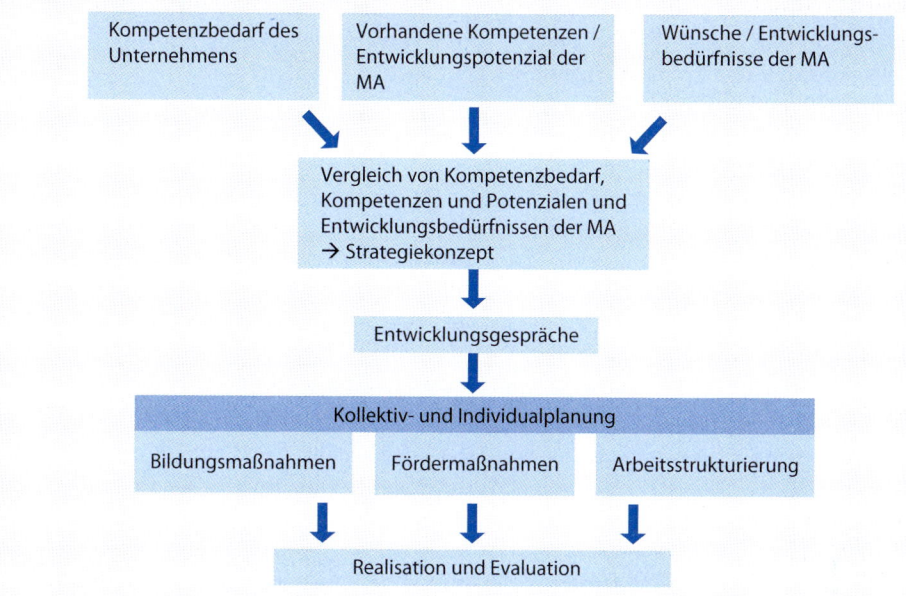

Abb. 8.3 Elemente und Ablauf eines Personalentwicklungsprozesses. (In Anlehnung an Müller-Vorbrüggen, 2006b und Mentzel, 1994)

»entwickelt« werden sollen. Es wird also eine erste **grobe Kollektivplanung** durchgeführt, die aber erst in einem zweiten Schritt präzisiert und festgeschrieben werden kann. Zunächst müssen nämlich die Entwicklungsgespräche mit infrage kommenden Mitarbeitern geführt werden.

In vielen Unternehmen fallen die **Entwicklungsgespräche** mit den regelmäßigen Beurteilungs- oder Mitarbeitergesprächen zusammen. Will man Personalentwicklung bewusst als Mittel zur Mitarbeitermotivation verstehen, sollte dieses aber in extra dafür vereinbarten Terminen geschehen.

> Ziel der Entwicklungsgespräche ist es, im Einvernehmen mit dem Beschäftigten eine Entscheidung im Gespräch oder im Nachgang dazu zu fällen, welche Personalentwicklungsmaßnahme aus dem Katalog der »drei Säulen« er erfährt. Die letzte Entscheidung darüber fällt der direkte Vorgesetzte mit den zentral Verantwortlichen der Personalentwicklung im Unternehmen.

Die auf den Entwicklungsgesprächen fußenden Entscheidungen fließen in das Strategiekonzept sowohl kollektiv wie auch individuell ein: Die Kollektivplanung muss ggf. angepasst werden, falls eine geringere Anzahl an Mitarbeitern für PE-Maßnahmen zur Verfügung steht oder in den Gesprächen deutlich wurde, dass die angezielten Kompetenzen nicht durch die Maßnahmen erreicht werden können. Dann müssen die Personalverantwortlichen im Unternehmen unter Umständen zukünftigen Kompetenzbedarf auf dem externen Arbeitsmarkt decken.

Auf Basis der Ergebnisse der Entwicklungsgespräche wird die konkrete **Maßnahmenplanung** durchgeführt. Die Maßnahmenpläne umfassen dabei folgende Punkte (Bröckermann, 2006):

- **Ziele:** Die Ziele können sich z. B. allgemein auf das Potenzial des Beschäftigten oder auf spezielle Qualifikationen und Kompetenzen beziehen. Darüber hinaus können sie sich auf neue Positionen oder Veränderungen im Berufsverlauf richten (▶ Kap. 8.1.2).
- **Inhalte:** Die Inhalte umfassen die anforderungs- und neigungsgerechte Vermittlung von Wissen, Qualifikationen und Kompetenzen.

- **Methodik:** Die Methodik wird in Abhängigkeit von den konkreten Zielen, den Inhalten, dem Teilnehmerkreis und den finanziellen Ressourcen bestimmt. Es kommen z. B. passive Methoden (Teilnehmer konsumieren Wissensvermittlung) oder aktive Methoden (Teilnehmer sollen praktische Problemstellungen lösen) in Betracht. Maßnahmen können zudem Einzelmaßnahmen oder Gruppenmaßnahmen sein und intern durchgeführt oder extern eingekauft werden.
- **Terminierung:** Der im ersten Schritt der Personalentwicklung ermittelte Kompetenzbedarf des Unternehmens besitzt einen Zeithorizont und gibt den Zieltermin für durchzuführende Maßnahmen vor.
- **Finanzierung:** Es ist zu klären, ob die Maßnahme vollständig vom Unternehmen finanziert wird, externe Fördermittel akquiriert werden können oder ob sich Beschäftigte an der Finanzierung beteiligen.

Ist abschließend über die Maßnahmenpläne entschieden worden, werden die Maßnahmen durchgeführt (**Realisationsphase**).

Der letzte und nicht zu unterschätzende Schritt im Umsetzungsablauf umfasst die Frage nach der **Wirksamkeit der Maßnahmen** bzw. der **Evaluation**. Grundsätzlich sind 2 wesentliche Kriterien für die Bewertung von Personalentwicklungsmaßnahmen entscheidend: Effektivität und Effizienz.

Die **Effektivität** wirft die Frage auf: War die Maßnahme zielführend, d. h. sind die aufgestellten Ziele erfüllt worden. Dazu ist es hilfreich, anhand des Kompetenz-/Mitarbeiterprofils oder ähnlicher Bewertungsbögen eine Mitarbeiterbeurteilung nach einem festgelegten Zeitraum vorzunehmen.

Die **Effizienz** nimmt die Wirtschaftlichkeit der Maßnahmen in den Blick. Dabei geht es nicht allein um den Nutzen, sondern um eine Kosten-Nutzen-Abwägung: Welche Kosten sind für das Unternehmen angefallen (auch durch entgangene Arbeitsleistung während der Teilnahme an externen Maßnahmen)? Hätte man denselben Nutzen im Nachhinein auch mit einem geringeren Ressourceneinsatz erzielen können? Es würde zu weit führen, an dieser Stelle die Evaluation von PE-Maßnahmen ausführlich darzustellen. In der Literatur finden Sie verschiedene hilfreiche Empfehlungen für die Praxis (Witten, 2006).

8.2.2 Praxisbeispiel: Die Planungsphase von Personalentwicklung

Entwicklung eines Strategiekonzepts

Wie kann nun Personalentwicklung in der Praxis der Gesundheits- und Sozialwirtschaft aussehen?

Dazu ein Beispiel aus dem Krankenhaus, das die Planungsphase umfasst:

Das Unternehmen »Barmherzige Schwestern und Brüder gGmbH«, ein kirchlicher Krankenhausträger, hat beschlossen, sich intensiver dem Thema »Personalentwicklung« zu widmen. Das Unternehmen möchte speziell dazu beitragen, dass die Beschäftigten sich mehr mit dem Leitbild christlicher Krankenpflege identifizieren und dass das Krankenhaus in Zukunft besser auf mögliche Abgänge im Personalbereich vorbereitet ist. Ferner erwartet die Unternehmensleitung mittel- bis langfristig eine zunehmende Kooperation zwischen Dienstleistungen des Gesundheitsdienstes, die außerhalb des Krankenhauses stattfinden (Pflege, Rehabilitation, etc.), und den im Krankenhaus verorteten medizinischen und pflegerischen Leistungen. Sie sieht daher die Entwicklung professionsübergreifender fachlicher Kompetenzen für erforderlich an. Zudem verspricht sich das Krankenhaus durch systematische Personalentwicklung eine »bessere Stimmung« unter den Beschäftigten. Der Leiter der Personalabteilung, Herr Werner Bruder, erhält den Auftrag, sich um die Umsetzung zu kümmern. Herr Bruder geht ans Werk.

Wir sehen an diesem Beispiel, dass die »Barmherzige Schwestern und Brüder gGmbH« sich bereits Gedanken über 4 Personalentwicklungsziele gemacht hat. Konkret lauten diese:
a. Sicherung des Bestandes an Fach- und Führungskräften und Anpassungsfähigkeit an personelle Fluktuationen.
b. Kompetenzentwicklung zur Kooperation mit außerklinischen Dienstleistungen und Anbietern.

c. Verbesserung der Identifikation der Beschäftigten mit dem Leitbild christlicher Krankenpflege.
d. Erhöhung der Mitarbeiterzufriedenheit.

Es wird auch der Zusammenhang zwischen Unternehmenszielen, Unternehmenskultur und Personalentwicklungszielen deutlich: Ziele a) und b) ergeben sich aus den Beschäftigungs- und Wachstumszielen des Unternehmens, Ziel c) leitet sich aus einem Element der Unternehmenskultur ab und Ziel d) strebt über Personalentwicklung eine Verbesserung dieser Unternehmenskultur an.

Herr Bruder hat in seine Personalbedarfsplanung ein Kompetenzmodell aufgenommen. Er weiß im Rahmen der durchgeführten Analyse nun, in welchen Aufgabenbereichen die Mitarbeiter in den nächsten Jahren welche Kompetenzen besitzen müssen. Auf Basis des bestehenden Beurteilungssystems führt er in Zusammenarbeit mit den Führungskräften der einzelnen Abteilungen und Bereiche eine Analyse der Kompetenzen der Mitarbeiter und ihres Entwicklungspotenzials durch. Gleichzeitig nehmen die Führungskräfte des Krankenhauses in den Mitarbeitergesprächen anhand von ihm erstellter Erhebungsbögen eine Befragung hinsichtlich der Entwicklungswünsche und -bedürfnisse der Mitarbeiter auf. Er kommt u. a. zu folgenden Ergebnissen:

a. Es werden innerhalb der nächsten 2 Jahre im Pflegebereich 2 Stationsleitungen in Rente gehen, deren Nachfolge noch nicht vorbereitet ist. Mehrere Mitarbeiter haben Interesse an der Nachfolge geäußert.
b. Im ärztlichen Dienst bestehen bereits Kommunikationswege und regelmäßige Abstimmungen z. B. mit Hausärzten und Rehabilitationseinrichtungen. Im Pflegedienst ist festzustellen, dass einige Schwestern und Pfleger zu Strukturen und Methoden der Patientenbetreuung außerhalb der Klinik Bildungsbedarf aufweisen und praktische Erfahrungen in z. B. der Altenpflege oder Rehabilitation zur Kompetenzsteigerung wünschen.
c. Das allgemeine Kompetenzmodell des Unternehmens sieht aufgrund der vorgegebenen Bedeutung des christlichen Leitbildes des Hauses die zusätzliche Dimension »ethische Kompetenz« vor. Eine nicht geringe Anzahl von Mitarbeitern haben in dieser Dimension Entwicklungsbedarf: Es fehlt an Wissen, aber auch an einer inhaltlichen Auseinandersetzung mit dem Leitbild.
d. Die Mitarbeitergespräche haben deutlich gemacht, dass von vielen Mitarbeitern eine hohe Arbeitsbelastung und Zeitdruck beklagt werden. Die Stimmung gerade im pflegerischen Dienst wird dadurch stark beeinträchtigt. Die Mitarbeiter wünschen Hilfestellung, wie sie mit dem Stress umgehen können.

Herr Bruder hat die Analysephase der Personalentwicklung abgeschlossen. Die dargestellten Ergebnisse sind eine Auswahl mit Bezug zu den 4 bereits oben formulierten Zielen der Personalentwicklung. Es gilt nun, ein Strategiekonzept zu formulieren und in konkrete Entwicklungsgespräche mit einzelnen Mitarbeitern einzutreten. Beispielhaft soll in den folgenden Unterkapiteln das Thema »a) Nachfolgeregelung« dargestellt werden. Die Punkte b), c) und d) lassen sich kurz zusammenfassen:

b) Aufgrund bestehender Kompetenzen im ärztlichen Dienst plant Herr Bruder, diese mittelfristig weiter auszubauen. Kurzfristig plant er, die Kompetenzen der Mitarbeiter im pflegerischen Dienst weiter zu entwickeln, indem er ein Kooperationsprojekt mit einem lokalen Komplexträger der Altenhilfe anstrebt. Ziel ist, Hospitationen von Krankenschwestern und -pflegern in den Bereichen »haushaltsnahe Dienstleistungen«, »ambulante Pflege« und »stationäre Altenpflege« zu etablieren.

c) Herr Bruder hat für eine Gruppe von ca. 30 Mitarbeitern eine Personalentwicklungsmaßnahme »Die Hinwendung zum Kranken aus christlicher Perspektive – Werte und gelebte Praxis im modernen Krankenhausalltag« im Blick. Er stellt sich ein Seminar mit theologischer Wissensvermittlung und praktischen Rollenspielen und kritischem Diskurs vor. Für diese Maßnahme, für die er externe Unterstützung benötigen wird, stellt er ein Grobkonzept vor, das mit den betreffenden Mitarbeitern und der Unternehmensleitung abgesprochen werden soll.

d) Herr Bruder hat zu dem Thema »Arbeitsbelastung und Stress« die Wünsche der Mitarbeiter nach Förderung ihrer Gesundheitskompetenz aufgenommen und entwickelt zu diesem Thema ein Fortbildungskonzept zusammen mit der Berufsgenossenschaft für Gesundheitsdienst und Wohlfahrtspflege und 2 Krankenkassen.

Für die Nachfolgeregelung der 2 Stationsleitungen formuliert er aus Unternehmenssicht folgendes Ziel:

Zwei Mitarbeiterinnen des Pflegedienstes erwerben innerhalb von 2 Jahren die Qualifikation zur Stationsleitung und werden in die Übernahme dieser Leitungsaufgabe eingearbeitet.

Wir sehen, dass dieses Ziel bereits die wesentlichen Punkte einer Strategie für die Nachfolgeregelung aufweist: Es ist sowohl die Anzahl der zu fördernden Mitarbeiter bestimmt, der zeitliche Horizont für die Maßnahmen ist gesetzt, der Unternehmensbereich, aus dem die Mitarbeiter stammen, ist definiert und die Inhalte sind umrissen. Herr Bruder macht sich abschließend Gedanken über die nötigen Maßnahmen:

Herr Bruder schaut sich in einem Handbuch die 3 Säulen der Personalentwicklung an und erkennt, dass sein formuliertes Ziel sowohl Bildungsmaßnahmen als auch Fördermaßnahmen umfasst und in eine veränderte Arbeitsstrukturierung mündet. Er fasst folgende Maßnahmen ins Auge:
- »Weiterbildung zur Leitung einer Station im Krankenhaus« eines Bildungszentrums (Bildung).
- Systematische Übernahme von Vertretungen der Stationsleitung (Förderung).
- Job-Enrichment durch endgültige Übernahme der Stationsleitung (Arbeitsstrukturierung).

Herr Bruder hat nun für diesen – zugegebenermaßen kleinen – Ausschnitt der Personalentwicklung des Krankenhauses sein grobes Strategiekonzept stehen.

Individuelle Maßnahmenplanung

Wie sieht nun die individuelle Maßnahmenplanung für eine Mitarbeiterin aus? Herr Bruder muss anhand der entwickelten Strategie die Stationsleiterin Frau Peters einbeziehen und stellt ihr seine Planungen vor. Sie ist die direkte Vorgesetzte von Schwester Ingrid Nordmann, einer Kandidatin für ihre Nachfolge.

Frau Peters führt ein **Entwicklungsgespräch**. Sie schlägt Schwester Ingrid vor, an der Weiterbildungsmaßnahme teilzunehmen und versichert ihr, dass das Krankenhaus die Finanzierung übernehmen werde, sofern sie nach Abschluss der Weiterbildung 3 Jahre im Hause verbleibt. Schwester Ingrid stimmt dem zu. Sie schauen gemeinsam mit Blick auf die Dienst- und Urlaubsplanungen nach möglichen Teilnahmeterminen und einigen sich auf einen Seminarzeitraum im 2. Halbjahr 2010. Stationsleiterin Frau Peters fragt: »Was ist aus Ihrer Sicht noch nötig, damit Sie optimal auf die Übernahme einer Stationsleitung vorbereitet werden?« Schwester Ingrid sieht bei sich noch Entwicklungsbedarf in Fragen der Personalführung. Frau Peters versichert ihr daraufhin, dass sie im Rahmen der Weiterbildung Kompetenzen in diesem Bereich erwirbt. Zugleich macht sie ihr den Vorschlag, nach Abschluss der Weiterbildung im Jahr 2011 als weitere Fördermaßnahme regelmäßig Vertretungsaufgaben einer Stationsleitung zu übernehmen. Frau Peters werde sie dabei mit Rat und Tat als Mentorin unterstützen. So werde sie auch im Bereich der Personalführung auf die Übernahme der Leitungstätigkeit vorbereitet.

Frau Peters gibt im Nachgang des Gesprächs Herrn Bruder eine Rückmeldung und erstellt mit ihm zusammen einen individuellen Entwicklungsplan für Schwester Ingrid auf. Dabei berücksichtigt sie in der Terminierung, wie der Ausfall von Schwester Ingrid während ihrer externen Weiterbildung am besten kompensiert werden kann. Der Plan wird von Herrn Bruder und der Geschäftsführung genehmigt und könnte wie folgt aussehen (◘ Tab. 8.2):

Dieses Praxisbeispiel sollte verdeutlichen – wenn auch in einem sehr kleinen Ausschnitt der Personalentwicklung eines Krankenhauses – wie man prinzipiell in der Planung von Personalentwicklung vorgehen kann. Soll Personalentwicklung zum Erfolg für das Unternehmen und für die Mitarbeiter werden, so ist die Beachtung der Grundprinzipien von großer Bedeutung:
- Einbettung in die Unternehmenskultur und die strategischen Ziele des Unternehmens,

Tab. 8.2 PE-Maßnahmenplan für Schwester Ingrid Nordmann, Station B

Ziele	– Umsetzung der Nachfolgeregelung für Stationsleitung Station B – Vermittlung der nötigen Qualifikation und Führungskompetenzen – Bindung von Schwester Nordmann an das Krankenhaus
Inhalte	– Qualifizierung zur Stationsleitung – Ausbau und Erprobung von Führungskompetenzen, insbesondere Personalverantwortung – Übernahme der Position der Stationsleitung
Methodik	– Externe Bildungsmaßnahme »Weiterbildung zur Leitung einer Station im Krankenhaus« beim Bildungsträger XY – Interne Fördermaßnahme: Systematische Übernahme von Vertretungsaufgaben mit Mentorenbegleitung – Erweiterung von Aufgaben und Verantwortung: Übernahme der Stelle einer Stationsleitung im Hause, Station B
Terminierung	– Bildungsmaßnahme: 2. Halbjahr 2010, Termine: … – Vertretungsaufgaben ab 2. Quartal 2011 – Übernahme der Stationsleitung: 01/2012
Finanzierung	Hausintern, sofern Schwester Nordmann bis Ende 2013 im Haus angestellt bleibt. Sonst Eigenbeteiligung für die Bildungsmaßnahme: 50%

- Beachtung der persönlichen Entwicklungsbedürfnisse und Zielvorstellungen der Mitarbeiter,
- systematisches Vorgehen in Planung und Umsetzung.

Eine moderne Personalentwicklung in Unternehmen der Gesundheitswirtschaft liegt nicht nur in der Verantwortung der Personalabteilung, sondern ist Aufgabe aller Führungskräfte auf allen Hierarchieebenen – von der Unternehmensleitung über den ärztlichen Dienst bis zur Stationsleitung im Pflegedienst. Jeder Führungskraft kommt eine besondere Rolle dabei zu (Regnet, 2003):

» Wird Personalentwicklung als ureigenste Führungsaufgabe wirklich ernst genommen, so ist jede Führungskraft gefordert, die Weiterbildungsbemühungen der Mitarbeiter zu initiieren und zu unterstützen. Die Führungskraft selbst muss zum Coach des Mitarbeiters werden. «

Fazit

Personalentwicklung stellt eine wesentliche Funktion in einem Unternehmen dar, weil sie zur Erreichung der Unternehmensziele und zur Stärkung des Unternehmens im Wettbewerb, aber auch zur Förderung und Motivation der Mitarbeiter und ihrer Leistungsbereitschaft beiträgt. Sie unterstützt auf diese Weise auch die Unternehmensbindung der Mitarbeiter und hilft Einrichtungen der Gesundheitswirtschaft, sich als attraktive Arbeitgeber nach außen darzustellen.

Personalentwicklung dient der Motivation und Befähigung der Mitarbeiter, aktuelle und zukünftige berufliche Anforderungen zu erfüllen, und stellt so systematisch und zielgerichtet die Handlungskompetenz der Beschäftigten sicher. Dazu greift sie auf Instrumente der Bildung, Förderung und Arbeitsstrukturierung zurück. Sie ist ferner gekennzeichnet durch ihren prozesshaften Charakter und unterteilt sich in die Phasen Planung, Realisation und Evaluation.

Auf übergeordneter Ebene besteht das Ziel von Personalentwicklung in der Ermittlung des quantitativen und qualitativen Personalbedarfes an Fach- und Führungskräften für einen definierten Planungshorizont. Die Ziele der Umsetzung von Personalentwicklung lassen sich hingegen in 2 Perspektiven unterteilen: unternehmensspezifische Ziele und mitarbeiterspezifische Ziele. Letztere umfassen die konkreten Wünsche und Entwicklungsbedürfnisse der Beschäftigten. Beide Zielperspektiven können sich zueinander sowohl komplementär als auch konfliktär verhalten. Im Falle von Zielkonflikten kommt den direkten Vorgesetzten die wichtige Aufgabe zu, nach Möglichkeit einen Interessensausgleich herbei zu führen.

Zentraler Ansatzpunkt der Personalentwicklung sind die Kompetenzen der Mitarbeiter. Diese zu erfassen, mit dem Kompetenzbedarf des Unternehmens zu vergleichen und schließlich unter Einbezug der Entwicklungsbedürfnisse der Mitarbeiter ein Strategiekonzept für die Personalentwicklung zu entwerfen, gehört zu den wichtigsten Aufgaben der Planungsphase. Hilfreich sind dabei unternehmensspezifische Kompetenzmodelle.

Auf Basis des Strategiekonzeptes führen die direkten Vorgesetzten mit den Beschäftigten Entwicklungsgespräche, anhand derer die bisherigen Planungen ggf. angepasst werden müssen. Die Ergebnisse dieser Gespräche fließen in die konkrete Maßnahmenplanung ein, die sowohl die Kollektiv- als auch die Individualplanung umfasst. Werden die Planungen von der Unternehmensleitung und den PE-Verantwortlichen beschlossen, erfolgt die Umsetzung der Maßnahmen und die anschließende Evaluation.

Personalentwicklung wird wesentlich durch die Unternehmenskultur über Unternehmensphilosophie, Unternehmensziele und Leitbilder beeinflusst. Sie ist zugleich Ausdruck einer gelebten Unternehmenskultur, wenn sie bewusst als Instrument der Mitarbeitermotivation verstanden wird. In ihr drückt sich ein wertschätzender Umgang mit Mitarbeitern aus, für den die Führungskräfte auf allen Hierarchieebenen Verantwortung tragen.

Literatur

Becker M (2005) Personalentwicklung – Bildung, Förderung und Organisationsentwicklung in Theorie und Praxis. 4. Aufl. Schäffer-Poeschel, Stuttgart

Brisach S (2006) 360°-Feedback. In: Bröckermann R, Müller-Vorbrüggen M (Hrsg) Handbuch Personalentwicklung. Die Praxis der Personalbildung, Personalförderung und Arbeitsstrukturierung. Schäffer-Poeschel, Stuttgart

Bröckermann R, Müller-Vorbrüggen M (2006) Handbuch Personalentwicklung. Die Praxis der Personalbildung, Personalförderung und Arbeitsstrukturierung. Schäffer-Poeschel, Stuttgart

Deutscher Evangelischer Verband für Altenarbeit und Ambulante Pflegerische Dienste e.V (2003) DEVAP Impulse. Hauptelemente einer Personalentwicklung in der Altenarbeit. www.devap.de

Domsch ME (2003) Personalplanung und Personalentwicklung für Fach- und Führungskräfte. In: von Rosenstiel L. Regnet E, Domsch ME (Hrsg) Führung von Mitarbeitern. 5. Aufl. Schäffer-Poeschel, Stuttgart

Gessler M (2006): Das Kompetenzmodell. In: Bröckermann R, Müller-Vorbrüggen M (Hrsg) Handbuch Personalentwicklung. Die Praxis der Personalbildung, Personalförderung und Arbeitsstrukturierung. Schäffer-Poeschel, Stuttgart

Kromrei S (2006) Zur Bedeutung und Praxis von Kompetenzmodellen für Unternehmen. Rainer Hampp, München

Mentzel W (1994) Unternehmenssicherung durch Personalentwicklung. Mitarbeiter motivieren, fördern und weiterbilden. 6. Aufl. Rudolf Haufe, Freiburg

Mudra P (2004). Personalentwicklung. Integrative Gestaltung betrieblicher Lern- und Veränderungsprozesse. Franz Vahlen, München.

Müller-Vorbrüggen M (2006a) Struktur und Strategie der Personalentwicklung. In: Bröckermann R, Müller-Vorbrüggen M (Hrsg) Handbuch Personalentwicklung. Die Praxis der Personalbildung, Personalförderung und Arbeitsstrukturierung. Schäffer-Poeschel, Stuttgart

Müller-Vorbrüggen M (2006b) Management der Personalentwicklung. In: Bröckermann R, Müller-Vorbrüggen M (Hrsg) Handbuch Personalentwicklung. Die Praxis der Personalbildung, Personalförderung und Arbeitsstrukturierung. Schäffer-Poeschel, Stuttgart

Regnet E (2003): Der Weg in die Zukunft – Anforderungen an die Führungskraft. In: von Rosenstiel L, Regnet E, Domsch ME (Hrsg) Führung von Mitarbeitern. 5. Aufl. Schäffer-Poeschel, Stuttgart

Witten E (2006) Controlling der Personal(vermögens)entwicklung. In: Bröckermann R, Müller-Vorbrüggen M (Hrsg) Handbuch Personalentwicklung. Die Praxis der Personalbildung, Personalförderung und Arbeitsstrukturierung. Schäffer-Poeschel, Stuttgart

Probleme im Umgang mit Mitarbeiterinnen und Mitarbeitern

Ursula Geißner

9.1 Ein berufstypischer Konflikt – 160

9.2 Konfliktdiagnose – 162

9.3 Konfliktanalyse – 162
9.3.1 Hypothesen – 162

9.4 Konfliktlösung – 163
9.4.1 Kollegiale Beratung – 163
9.4.2 Klärendes Gespräch – 163
9.4.3 Einzelgespräch – 164

9.5 Hilfen – 165

Literatur – 166

Offene und verdeckte Konflikte behindern die Motivation. Deshalb ist Konfliktarbeit notwendig. Zu den Führungsaufgaben von Leitungen gehört die Konfliktarbeit.

Anhand eines Beispiels wird exemplarisch der Prozess der Konfliktarbeit beschrieben. Fokussiert wird auf einen berufstypischen Wertekonflikt zwischen Mitgefühl und Arbeitsauftrag. Aufgabe der Leitung ist es, die Entscheidung zur Bearbeitung zu treffen und den Prozess einzuleiten, zu begleiten und zu verantworten.

Wissensinhalte

Nach der Lektüre dieses Kapitels kennen Sie
— eine Systematik des Prozesses der Konfliktarbeit anhand derer Sie Konflikte bearbeiten können
— die Elemente des Konfliktarbeit:
  — Konfliktdiagnose
  — Analyse des Konflikts
  — Auswahl der Bearbeitungsformen (kollegiale Beratung, Klärungsgespräche, Einzelgespräche)
  — Zielplanung sowie Zielvereinbarung (Kontrakt)

Außerdem soll dieses Kapitel Ihnen Mut machen, Ihre Kompetenz zum Bearbeiten von Konflikten zu erweitern.

9.1 Ein berufstypischer Konflikt

Vierzehn Frauen sind zu einer Fortbildung gekommen. Alle haben Leitungsaufgaben. Sie nennen sich Teamleitungen, Stationsleitungen oder Wohngruppenleitungen. Diese Bezeichnungen sind institutionsabhängig. Vergleichbar sind sie darin, dass sie alle eine Ausbildung als Pflegende haben und dass sie alle eine Gruppe von Mitarbeiterinnen und Mitarbeitern leiten. Sie berichten aus ihrem Alltag unter dem Leitthema: »**Schwierige Gespräche**.«

Frau B. beginnt: Eine Mitarbeiterin kommt zu mir und sagt: »Frau B! Sie müssen endlich etwas tun. Sie wissen, dass die Kollegin (Frau K.) immer wieder zu spät kommt und wir im Frühdienst alles für sie dann übernehmen müssen. Auf die Dauer geht das einfach nicht! Sie hat auch immer noch eine Bandage an ihrem rechten Arm und sagt, dass sie nichts heben könne.«

Frau B. weiß das und beobachtet es mit Sorge. Manchmal geht sie deshalb mit in den Frühdienst und hilft, wo sie kann. Auch sie weiß, dass das so nicht bleiben kann.

Frau B. weiß aber auch, dass der Ehemann von Frau K. schwer krank ist und Frau K. seine Pflege übernommen hat. Morgens bleibt sie deshalb länger zu Hause. Was sie genau an dem bandagierten Arm hat, weiß sie nicht.

Nach dem Bericht von Frau B. können sich alle Teilnehmerinnen in dieser Fortbildungsgruppe die Situation gut vorstellen und sie fordern Frau B. auf: »Da musst du was tun, so geht das doch nicht.«

Frau B. schweigt. Ich mische mich ein und stelle die Frage:

»Warum meinen Sie, hat Frau B. noch nichts unternommen? Sie weiß ja auch, dass das so nicht weitergeht.«

Vermutungen werden geäußert:
— »Vielleicht will sie sich nicht unbeliebt machen. Sie ist doch erst seit ein paar Monaten Leitung und Frau K. ist schon lange da.«
— »Vielleicht hofft sie, dass sich alles von alleine löst.«
— »Vielleicht hat sie Angst vor der Frau.«
— »Vielleicht hat sie Angst vor dem Gespräch.«

Eine ganze Reihe von ähnlichen Aussagen wird noch vorgebracht.

Dann sagt Frau B.: »Mir tut die Frau einfach leid. Ihr Mann ist wirklich schwer krank und ich finde es auch bewundernswert, was sie alles für ihn tut.«

Jetzt stellt sich der Konflikt als ein Konflikt in Frau B. dar. Auf der einen Seite weiß sie, dass die Arbeit getan werden muss, da sowieso wenig Personal für die Pflege auf Station ist, und es, wie sie selber sagt, ungerecht ist, dass alle mehr arbeiten müssen, da Frau K. entweder gar nicht da ist, oder eben bestimmte Arbeiten nicht ausfüllen kann. Andererseits hat sie Verständnis für die Belastungen, die Frau K. durch die Krankheit ihres Mannes hat.

Zwei gleichwertige Güter stehen miteinander im Widerspruch: ihr Mitgefühl und ihr Arbeitsauftrag.

Als dieser Fokus für die Teilnehmerinnen benannt war, haben viele sich in die weitere Erörterung und Diskussion eingemischt. Sie kennen dieses Dilemma auch, Verständnis für die Situationen der Mitarbeiterinnen zu haben und dennoch darauf zu bestehen, dass die Arbeitsaufträge erfüllt werden müssen.

Pflegende stehen gerade auch im Umgang mit Kranken und ihren Angehörigen immer wieder in einem solchen Konflikt. Wie viel Mitgefühl können sie sich leisten, wenn sie dem Kranke Schmerzen bereiten müssen, wie viel wenn sie den Angehörigen sagen müssen, dass deren Heilungserwartungen sich nicht erfüllen? Dennoch müssen sie die schmerzhafte Lagerung durchführen und den Angehörigen keine falsche Hoffnungen machen, auch wenn sie deren Trauer gut nachvollziehen können.

Die Spannung zwischen diesen beiden Werten, **Mitgefühl**, Verständnis für die Betroffenen und **schmerzhafte Handlungen** und Aussagen kann so groß sein, dass Pflegende sich eine der Seiten aussuchen, um sich zu entlasten. Entweder verdrängen sie die Gefühle oder spalten sie ab. Dann verlieren sie eine der wichtigsten Verbindungen zu den Kranken und den Betroffenen für eine heilsame Kommunikation. Oder sie vernachlässigen ihre pflegerischen Aufgaben und geben sich ganz ihren Gefühlen hin und belasten so die ihnen anvertrauten Kranken und ihre Angehörigen zusätzlich.

Erfahrene Pflegende haben gelernt, eine Balance zu halten, die immer wieder auch aus dem Gleichgewicht geraten kann. In solchen Spannungssituationen brauchen sie Hilfe, um die Balance wieder zu finden, durch die Kolleginnen und Kollegen, insbesondere aber durch ihre direkten Vorgesetzten, z. B. die Stations- oder Pflegedienstleitung.

Auch in der Personalführung und im alltäglichen Umgang ist eine vergleichbare Balance gefragt. Das Verständnis für die persönliche Situation einer Mitarbeiterin kann kein Übergewicht erhalten, wenn der Arbeitsauftrag erfüllt werden muss. Wie angemessen sich der Auftrag und die Arbeitsverteilung an die persönliche Situation einzelner Mitarbeiterinnen oder Mitarbeiter anpassen lassen, das ist eine Balanceaufgabe, die alle Leitungspersonen kennen, wenn sie Dienst- und Urlaubspläne erstellen. Da »man es nicht allen recht machen kann«, muss entschieden werden.

> **Konflikte entstehen, wenn entschieden werden muss.**

Führen heißt auch entscheiden. Um gute Entscheidungen zu treffen braucht es Distanz, um reflektieren zu können. Die Distanz ermöglicht es, einen Konflikt zu beobachten. Bildlich gesprochen erreicht man diese Distanz, wenn man einen Schritt zurücktritt, sich aus der Situation entfernt und sich Zeit nimmt, nachzudenken. Dadurch hat man eine andere Perspektive.

Nimmt man die Anfangssituation aus dem angeführten Beispiel, so kann man sich gut vorstellen, dass es der Leitung nicht gut geht, wenn sie der Mitarbeiterin zuhört. Möglicherweise trägt diese ihr Anliegen auch nicht ruhig und neutral vor, sondern fordernd und vorwurfsvoll: »Sie müssen endlich etwas tun!«

Da die Leitung weiß, dass da ein Problem ist und dass entschieden werden muss, hat sie vielleicht auch noch Gewissensbisse und ist verunsichert. Solchermaßen emotionalisiert kann es sein, dass sie der Mitarbeiterin böse ist, die ihr anscheinend Vorwürfe macht. Oder, was auch eine typische Reaktion ist, in ihrem Zorn über die Mitarbeiterin und sich selbst, handelt die Leitung schnell, spontan, also ohne zu reflektieren,
- woher der Konflikt kommt,
- wie er bearbeitet werden kann.

Stellt sich die Leitung darauf ein, dass nun eine Entscheidung in einer Konfliktsituation ansteht, kann sie eine spontane Reaktion verschieben und mit einem Konfliktgespräch mit der anwesenden Mitarbeiterin, die sie auffordert etwas zu tun beginnen.

Frau B.: »Ja ich weiß um die Schwierigkeit, aber ich weiß noch nicht, was ich tun kann. Ich möchte gerne mit Ihnen nachdenken, was zu tun ist, und wie Sie mir dabei helfen können, eine Lösung zu finden.«

Das ist nur ein Mustersatz. Jede Leitung formuliert das Anliegen anders, je nach ihrem sonstigen Umgangsstil mit den Mitarbeiterinnen und Mitarbeitern.

Das Eingeständnis, dass man noch keine Lösung gefunden hat, ermöglicht den beiden in dieser Gesprächssituation sich gemeinsam Gedanken zu machen. Allzu oft neigen Leitungen dazu, die »Botschafter«, die Konflikte mit Kolleginnen und Kollegen mitteilen, einfach zurück zu schicken mit dem Auftrag, dass sie die Konfliktarbeit machen sollen.

Es gibt gute Gründe, warum Mitarbeiterinnen und Mitarbeiter die Leitung ansprechen und nicht selber in die Auseinandersetzung einsteigen. Die Kollegialität zeigt sich ja am besten im Verständnis und in der gegenseitigen Unterstützung. Kollegiale Gespräche hören sich anders an, auch wenn sie kritische Auseinandersetzungen sind. Der Alltag besteht auch aus vielen Kompromissen, wie in dem angeführten Beispiel, haben die Kolleginnen und Kollegen auch diese mitgetragen.

Die wichtigste Unterscheidung zwischen Leitung und Kollegen ist diese: Leitungen haben innerhalb und für die Organisation Aufträge zu erfüllen. Die Qualität der beruflichen Arbeit garantieren sie. Also haben sie das Recht, einzugreifen und Anforderungen zu stellen und diese auch zu kontrollieren.

9.2 Konfliktdiagnose

In dem hier angeführten Beispiel wird der Konflikt direkt ausgesprochen.

Allerdings gibt es, wie jeder weiß, auch schwelende Konflikte. Konflikte, die unter den Teppich gekehrt oder auf Eis gelegt wurden. Vergleichbar sind Konflikte dann mit Infektionsherden, die solange sie nicht schaden, solange das »Immunsystem« der Organisation, der Arbeitsabläufe und der qualitativ gute Zusammenarbeit unter Kollegen stabil bleiben und gute Abwehrkräfte mobilisiert werden können.

Werden Symptome sichtbar, kann gehandelt werden, d. h. jetzt beginnt die Konfliktarbeit.

Symptome können sein:
— gereizte Reden und Widerreden,
— Demotivation und Fehlzeiten,
— Verlust von Qualität in der professionellen Arbeit,
— mangelnde Hilfsbereitschaft in der Kooperation,
— Suche nach Schuldigen,
— Stigmatisierungen,
— Tabuisierung bestimmter wichtiger Themen,
— Verleugnung von Fehlern und Fehlverhalten und
— vieles mehr. Also alles das, was die Mitarbeiterinnen und Mitarbeiter hindert, mit vollem Einsatz ihre Arbeit auch zur Zufriedenheit ihrer Vorgesetzten zu tun.

Treten diese Symptome auf, gilt es herauszufinden, wo der eigentliche Infektionsherd liegt und sich an die Konfliktarbeit zu machen.

9.3 Konfliktanalyse

Symptome, wie oben beschrieben, regen die Suche nach einem Konflikt an.

Auch hier liegt der Vergleich mit der Arbeit von Pflegenden auf der Hand. Symptome sind Hinweise, sie sind nicht die Wurzel des Übels. Wenn eine Patientin berichtet, sie habe sehr schlecht geschlafen, kann das, wie Pflegende wissen, sehr unterschiedliche Gründe haben und die unbefragte Anordnung, ein Schlafmittel zu verabreichen, scheint nur auf den ersten Blick die schnellste Erleichterung zu schaffen. Die Ursachenforschung kann zu ganz anderen Interventionen und zu besseren, an den Patienten angepassten Pflegehandlungen führen.

9.3.1 Hypothesen

Zur Analyse verhelfen Hypothesenbildungen. In dem angeführten Beispiel haben die Teilnehmerinnen der Fortbildung Vermutungen über die Handlungsursachen geäußert (▶ Abschn. 9.1).

Vermutungen sind im Zusammenhang einer reflektierten Konfliktarbeit Hypothesen. Hypothesen können sich bewahrheiten (verifiziert werden) oder erweisen sich durch die Überprüfung in der Realität als unzutreffend (werden falsifiziert). Lässt man seiner Intuition, seiner Erfahrung und seiner Phantasie freien Raum, ergeben sich viele Hypothesen.

»Uns fallen immer noch Hypothesen ein«, stöhnten die Teilnehmerinnen der Fortbildungsgruppe. Meine Ermunterung, ruhig viele für diese Situation mögliche Hypothesen zu bilden, hat folgenden Hintergrund. Wir alle haben so unsere

Lieblingshypothesen! Für den einen sind immer die Anderen schuld, wenn etwas nicht so geht, wie es gehen sollte. Das ist eine sehr beliebte Hypothese. Andere suchen zuerst die Schuld bei sich. Teams lieben es, die Leitungen als Ursache von Konflikten anzusehen, andere wieder meinen die Organisation sei an allem schuld, oder die Gesellschaft, oder die Gesundheitsreform, oder, eine typische Hypothese in Krankenhäusern, die Ärzte wären die Konfliktherde. Alle diese Zuschreibungen und Hypothesen können zutreffend sein.

Wenn aber jeweils eine bestimmte Hypothese als einzig mögliche, immer wiederholend angeführt wird, wird aus eine Hypothese eine Behauptung: das ist die Ursache und keine andere. Damit werden die Lösungswege eingeschränkt und Bearbeitungsmöglichkeiten gar nicht mehr in den Blick genommen.

Es lohnt sich daher immer, an mehrer Ursachen zu denken und in die Analyse mit einzubeziehen. Nur so kann ein Interventionsrepertoire erarbeitet werden. Selten sind Konflikte einfach, haben nur eine Ursache und einen Verlauf. Das macht die Konfliktarbeit schwierig, aber auch spannend und herausfordernd.

In der Fortbildungsgruppe hatten die Teilnehmerinnen viele Hypothesen geäußert, sich aber nach einiger Zeit immer stärker auf eine Hypothese fixiert. Sie meinten, am wahrscheinlichsten sei es, dass die junge Stationsleitung Mitleid mit der älteren hätte.

Frau B., die die ganze Zeit zugehört hatte, widersprach. Gerade weil sie alle anderen Hypothesen und Vermutungen gehört hatte, war ihr klarer geworden, worin sie das Problem sah.

9.4 Konfliktlösung

9.4.1 Kollegiale Beratung

Kommen Mitarbeiterinnen und Mitarbeiter »an einen Tisch« zusammen, um gemeinsam nach dem Konfliktherd zu suchen, sollten sie durch die Leitung ermutigt werden, gemeinsam Hypothesen zu suchen und sich nicht zu schnell auf eine Konfliktursache fixieren. Sicher, das kostet Zeit, aber die Anregungen durch unterschiedliche Meinungen der Gesprächspartner kann zweierlei erreicht werden:
— schnelle Schuldzuschreibungen werden vermieden,
— Stigmatisierungen von einzelnen Personen können verhindert werden.

Wenn das erreicht wird, dann ist eine Kommunikationsform erreicht, in der gemeinsam an Lösungen gearbeitet werden kann.

Die Moderation eines Teamgesprächs als kollegiale Beratung liegt in den Händen der Leitung.

Obwohl Supervisoren ebenso wie andere externe Berater ihre Professionalität in Bearbeitung von Konflikten sehen, ist zu empfehlen, dass Leitungen die Moderation bei Konflikten primär als ihre Aufgabe sehen und diese Moderation erst abgeben, wenn sie persönlich an ihre Grenzen kommen. Dieser Hinweis ist deshalb so wichtig, weil gerade durch die Konfliktarbeit eine Form der Kommunikation möglich wird, die sich auch auf den Umgang miteinander im Alltag auswirkt. Das schnelle Ansprechen von Störungen, Anfragen um Hilfen und Unterstützung, Angebote von Entlastungen, von Anerkennung und Kritik werden selbstverständlicher in die alltägliche Kommunikation aufgenommen.

> **Gelingen solche kollegiale Beratungen vertiefen sich auch die (Alltags)beziehungen.**

Erst in angespannten Krisensituationen entwickeln Menschen Verständnis füreinander, wenn sie die Kolleginnen und Kollegen mit ihren Sichtweisen deutlicher sehen und auch die Ressourcen entdecken, die sie in den anderen finden können.

9.4.2 Klärendes Gespräch

Eine Teilnehmerin der Fortbildungsgruppe berichtet, sie habe ein Gruppengespräch durchgeführt, das einiges geklärt und alle beruhigt hätte.

Die Situation war so, dass ein Pfleger zu ihnen ins Team gekommen sei und schon nach kurzer Zeit hätten sich immer wieder Mitarbeiterinnen beschwert. »Lauter Kleinigkeiten«, so kam es der Leiterin vor, aber die Stimmung sei sehr gespannt gewesen. Da entschloss sie sich, einen verbindlichen Termin festzulegen und sprach die Situation an. Der neue Pfleger war auch dabei.

Zögernd äußerten sich die Mitarbeiterinnen, eine nach der anderen: »Der Neue räume nicht auf, er ließe selber alles liegen und stehen, er wäre nicht bereit zu helfen usw. Und er macht keinen Tee für unsere Pause!«

Wenn man das, was hier steht, liest, kann man verwundert sein: das sollen Probleme sein, die die Arbeit eines ganzen Teams belasten?

Wieder handelt es sich um Symptome, die auf einen tiefer liegenden Konflikt verweisen.

Was war geschehen? Eine Kollegin aus dem Team hatte innerhalb der Klinik eine andere Stelle angenommen. Das hat die Kolleginnen verwirrt. Sie haben die Gründe nicht erfahren, warum sie die Kollegin verlassen hat und unterstellten ihr ihre eigenen Phantasien. Eine dieser Phantasien war, sie, die Zurückgebliebenen hätten sie vertrieben, sie wären nicht fair, oder nicht kollegial gewesen. Vielleicht wäre ihr Team auch im ganzen Haus verschrien, hätte einen schlechten Ruf bekommen.

Der Ersatz, der neue Pfleger, kam also zu einem verunsicherten Team.

Er hatte zwar schon Erfahrung in der Pflege, aber natürlich noch keine in diesem neuen Arbeitsfeld. Er fragte oft nach und ließ sich vieles zeigen. Das deuteten die Kolleginnen so, als hätten sie nun als Ersatz für die kompetente Kollegin, die sie verlassen hatte, einen unerfahrenen Anfänger bekommen. Was der »Neue« auf keinen Fall wissen konnte, waren die Gewohnheiten und Rituale, die die Gruppe miteinander pflegte und die ihnen so selbstverständlich waren, dass keiner auf die Idee kam, sie zu erklären. Die Sache mit dem »Teekochen vor der Pause« war so ein Ritual, das sich über längere Zeit eingespielt hatte und von dem alle wussten, wie es sein sollte, der »Neue« natürlich nicht.

All das konnte schrittweise, nach und nach besprochen werden. Dass die Kollegin die Station gewechselt hatte, lag daran, dass sie ihre Arbeitszeit reduziert hat und dies nun mal auf der angestammten Station nicht möglich war. Aber niemand hatte so darüber gesprochen. Die Stationsleitung gestand, sie habe es einfach vergessen, sie sei zu sehr damit beschäftigt gewesen, die Stelle wieder zu besetzen.

Als alles einigermaßen geklärt war, bedankte sich der neue Pfleger. Er machte allen sogar ein Kompliment: »Dass man hier so offen über Probleme reden kann, das finde ich gut!«

Dann aber sagte er auch: »Ich hatte den Eindruck, dass Ihr mich wie einen Schüler behandelt habt, einen, der den Tee machen soll, der aufräumen soll, den man irgendwie beschäftigt. Das hat mich auch trotzig gemacht. Ich hoffe, das wird sich ändern.«

9.4.3 Einzelgespräch

Obwohl Frau B. aufmerksam diesem Bericht zugehört hatte, fand sie es für ihre Situation besser, ein Einzelgespräch mit Frau K. zu führen.

Sie meinte: »Ich bin mir nicht sicher, ob die Mitarbeiterinnen und Mitarbeiter jetzt ihren angestauten Zorn zurückhalten können!«

Gefragt, welche Erfahrungen sie in Einzelgesprächen haben, berichteten einige von den Teilnehmerinnen der Leitungsfortbildung (▶ Abschn. 9.1), dass es ihnen immer wieder passierte, dass sie sich von dem eigentlichen Gesprächsgegenstand abbringen ließen, wenn das Gegenüber ausführlich und detailreich erzählte. Oder: »Wenn jemand Sachen vorbringt, die ich noch gar nicht weiß« oder »wenn jemand die anderen beschuldigt und das auch einsichtig erscheint« oder »wenn jemand mich beschuldigt oder angreift« oder »wenn jemand anfängt zu weinen«.

> **Praxistipp**
>
> Einzelgespräche sind nicht einfacher als Gruppen- oder Teamgespräche.
> Ich rate dazu, keine Einzelgespräche als »4-Augen-Gespräche« zu führen.

Die Leitung kann eine Stellvertretung bitten, mit ihr das Gespräch vorzubereiten, durchzuführen und auch zu protokollieren. Die Betroffene kann ein Teammitglied oder, wie es arbeitsrechtlich vorgesehen ist, jemanden aus dem Betriebsrat mitbringen.

Leitungen finden dieses Arrangement oft erschreckend, als würde man aus einer »Mücke einen Elefanten« machen. Aber Personalangelegenheiten sind immer auch Angelegenheiten der gesamten Organisation. Denn die Vernachlässigung der Arbeitsqualität auf einer Station durch eine einzelne Mitarbeiterin schadet der Arbeit der ganzen Station und damit der Organisation, die qualifizierte und professionelle Pflege als Qualitätsmerkmal des ganzen Hauses benötigt.

Das Gespräch zu viert bietet daher mehr Sicherheit:

- Einseitige Urteile über das Gespräch, die sich als Gerüchte verbreiten können, werden ausgeschlossen.
- Das Protokoll ist verbindlich, darauf können sich die Leitung und auch der Mitarbeiter berufen.
- Für Leitungen kommt noch ein positiver Effekt dazu. Gerade wenn Leitungen im Alltag noch sehr nahe bei den Personen im Team sind, oft auch noch im Alltag mitarbeiten, ist die Rollentrennung von Leitung und Kollegin emotional nicht einfach. Wird sie in einem offiziellen Arrangement, wie dem geschilderten, tätig, kann sie einfacher und zumeist auch besser die Leitungsrolle übernehmen.

Nach einiger Zeit des Übens, wird diese Art der Konfliktbearbeitung selbstverständlich und dann auch von allen akzeptiert.

Zielplanung

Für ein solches Gespräch ist eine Zielplanung wichtig. Nicht nur der Befund, z. B. »Sie kommen immer zu spät zum Dienst« reicht aus, ein Konfliktgespräch zu führen. Die Tatsachen sind nur ein Einstieg, eine Begründung warum das Gespräch durchgeführt wird.

Zu den zu nennenden Tatsachen kann und soll sich die Betroffene äußern. Auch Lösungsvorschläge sollten gemeinsam erarbeitet werden.

Wenn die Mitarbeiterin sagt, sie müsse ihren Mann pflegen und auch die Belastungen erzählt, die sie bedrängen, dann sind das Tatsachen, die man auch bewegt und voller Mitgefühl hören kann. Die Leitung kann aufrichtig sagen: »Ich verstehe Sie und ich fühle mit Ihnen, aber ich kann Ihre Lösung nicht akzeptieren.«

Warum sie sie nicht akzeptieren kann, sollte sie gut begründen können.

Jetzt kann die Leitung nachfragen: »Haben sie Lösungsvorschläge?« Alle Vorschläge von der Betroffenen können gemeinsam bedacht werden.

Bei der Bearbeitung in der Teilnehmergruppe zu dem hier besprochenen Beispiel hat Frau B. folgende Zielvorstellung für sich herausgefunden:

- sie schlägt Frau K. vor, sich mit einem ambulanten Dienst in Verbindung zu setzen und mit den Mitarbeitern dieses Dienstes einen Terminplan zu erarbeiten.
- Sie fordert Frau K. auf, umgehend zu dem Betriebsarzt zu gehen, die Beeinträchtigung an ihrem Arm diagnostizieren zu lassen und wenn möglich ein therapeutisches Programm zu beginnen.

9.5 Hilfen

»Können Konflikte überhaupt gelöst werden?«, so fragte mich vor kurzem eine Studentin, nachdem wir die Komplexität der Verwicklungen in Konflikten analysiert hatten und nach Lösungsmöglichkeiten suchten.

Meine Antwort darauf war folgende:

Die Lösung von Konflikten bleibt ein Wunsch, wie der Wunsch nach dem Frieden, wo, prophetisch gesprochen, »das Lamm neben dem Löwen ruht«. Dieser Traum ist wie ein Leitstern in allen, auch stürmischen, Zeiten. Darauf zu hoffen, dass

Frieden sein kann, in uns und mit den Anderen, ist der Motor, die Konfliktarbeit zu beginnen.

Konfliktarbeit sind die kleinen Schritte, manchmal, zu aller Überraschung auch große Sprünge auf dem Lösungsweg. Das Aufdecken, das Besprechen von Konfliktsituationen hilft, Lösungsschritte anzugehen. Je besser sich Kommunikationsformen dieser kleinen Schritte etablieren lassen, umso sicherer wird es, dass übergangene Konflikte nicht zu Infektionsherden entwickeln, die das Miteinander vergiften.

Beim Besprechen können die Beteiligten viele Entdeckungen machen. Sie können andere und sich besser kennen lernen und besser verstehen, warum so und nicht anders gehandelt wurde. Es ist nicht leicht, sich und noch schwieriger andere einfach so zu verändern.

Dennoch können gerade Leitungen Konstellationen und Situationen verändern, die zu anderem Handeln und Verhalten auffordern. Sie können Organisationen verpflichten, Bedingungen zu schaffen, in denen die Mitarbeiter auch ihre Kompetenzen zur Konfliktarbeit einbringen können. Und sie können sich helfen lassen im Coaching oder in Supervisionen oder auch in Fortbildungen zu dieser Thematik.

Literatur

Falk G, Heintel P, Krainz E (2005) Handbuch Mediation und Konfliktmanagement. Vs, Wiesbaden
Geißner U (2006) Kommunikation verstehen. Gespräche führen, beraten und anleiten. Thieme, Stuttgart
Glasl F (2004) Konfliktmanagement. 8. Aufl. Haupt, Bern Stuttgart
Looss W (2001) Coaching für Manager. 6. Aufl. EHP, München
Schultz-Hardt S (1997) Realitätsfluch in Entscheidungsprozessen. Huber, Bern
Schwarz G (2003) Konfliktmanagement. 6. Aufl. Gabler, Wiesbaden

Kündigung und Abmahnung

Moritz Ernst

10.1	Beendigungsgründe – 168	
10.2	Ordentliche Kündigung des Arbeitsverhältnisses – 168	
10.2.1	Kündigungserklärung – 168	
10.2.2	Allgemeine Gründe für die Unwirksamkeit einer Kündigung – 170	
10.2.3	Unkündbarkeit – 171	
10.2.4	Besonderer Kündigungsschutz – 171	
10.2.5	Kündigungsschutz nach KSchG – 171	
10.2.6	Kündigungsfrist und -termin – 175	
10.2.7	Anhörung Betriebsrat bzw. Personalrat – 175	
10.2.8	Klageerhebungsfrist – 175	
10.3	Außerordentliche Kündigung – 175	
10.4	Sonstige Beendigungstatbestände – 177	
	Literatur – 177	

Elementar für eine Tätigkeit als Führungskraft sind Kenntnisse im Arbeitsrecht. Im Folgenden werden nach einem kurzen Überblick über sonstige Beendigungstatbestände die Voraussetzungen wirksamer Kündigungen (ordentlich und außerordentlich) und im Rahmen dessen von Abmahnungen dargestellt und erläutert. In der Praxis einer Führungskraft lässt sich die Anwendung der Instrumente Abmahnung und Kündigung trotz vorgehend geschilderter Möglichkeiten der Konfliktbearbeitung (▶ Kap. 9) im Vorfeld nicht vermeiden oder gar ausschließen. Nicht zuletzt hat diese Thematik vor dem Hintergrund eines sich verschärfenden Wettbewerbs auch enorme wirtschaftliche Bedeutung. Dabei sind die Anforderungen an die Wirksamkeit einer Abmahnung und arbeitgeberseitigen Kündigung als nicht gering anzusehen. Da die Nichteinhaltung der zwingenden Voraussetzungen überwiegend zur Unwirksamkeit einer ausgesprochenen Abmahnung und Kündigung führt, ist genaue Kenntnis und penible Einhaltung der Vorschriften erforderlich.

Eine Abmahnung kann zunächst ein wirksames Instrument sein, dem Arbeitnehmer sein Fehlverhalten zu verdeutlichen und ihn ernsthaft zu einer Änderung seines Verhaltens zu bewegen. Zudem ist (mindestens) eine Abmahnung in der überwiegenden Zahl der Fälle der verhaltensbedingten Kündigung Voraussetzung für deren Wirksamkeit.

> **Wissensinhalte**
>
> Nach Lektüre dieses Kapitels haben Sie
> - einen Überblick über die Möglichkeiten und Voraussetzungen der Beendigung eines Arbeitsverhältnisses
> - kennen insbesondere die Voraussetzungen einer wirksamen Kündigung
> - sowie Aufbau und Form einer wirksamen Abmahnung
> - und können die Wirksamkeit von Kündigungen und Abmahnungen anhand der hier dargestellten Prüfschemata prüfen und bewerten

10.1 Beendigungsgründe

Zunächst wird ein Überblick über die möglichen, ein Arbeitsverhältnis betreffenden Beendigungsgründe, gegeben, wobei in der Praxis in der Mehrzahl der Fälle eine Kündigung das Arbeitsverhältnis enden lassen dürfte. Daher wird in diesem Kapitel der Fokus auf diesen Beendigungstatbestand gelegt und die übrigen Möglichkeiten nur kurz dargestellt (◘ Tab. 10.1).

10.2 Ordentliche Kündigung des Arbeitsverhältnisses

Die Kündigung beendet ein Arbeitsverhältnis durch einseitige Erklärung des Arbeitnehmers oder des Arbeitgebers. Die Kündigung eines Arbeitsverhältnisses kann ordentlich (Ende des Arbeitsverhältnisses nach Ablauf der Kündigungsfrist) oder außerordentlich (mit Auslauffrist, aber üblicher Weise fristlos) erklärt werden.

Im Folgenden wird zunächst das Prüfschema einer ordentlichen Kündigung nebst Nennung der Schwerpunkte des Prüfungsinhalts in Schlagworten dargestellt, bevor auf die einzelnen Punkte näher eingegangen wird (◘ Tab. 10.2).

10.2.1 Kündigungserklärung

Zunächst ist eine Willenserklärung gegenüber dem Arbeitsvertragspartner erforderlich, **die eindeutig erkennen lässt**, dass das Arbeitsverhältnis zu einem bestimmten Zeitpunkt beendet werden soll. Dies ist für die Frage entscheidend, ob eine ordentliche oder außerordentliche Kündigung (ggf. mit Auslauffrist) vorliegt. Zweifel oder Unklarheiten gehen zu Lasten des Erklärenden (Schaub/Linck, § 123 Rd. 2 unter Verweis auf BAG 11.06.1959, AP Nr. 1 zu § 130 BGB). Dabei muss das Wort »Kündigung« nicht verwendet werden (Däuber S. 547 RN. 969).

> Die Kündigungserklärung muss **schriftlich erfolgen, § 623 BGB**, andernfalls ist die Kündigungserklärung unwirksam.

Tab. 10.1 Beendigung des Arbeitsverhältnisses

Das Arbeitsverhältnis endet durch	Arbeitsverhältnis endet (grundsätzlich) nicht durch
Kündigung (ordentlich oder außerordentlich)	Tod des AG
Anfechtung	Betriebsübergang, § 613a BGB
Lossagung vom faktischen Arbeitsverhältnis	Insolvenz des Arbeitgebers, aber: § 113 InsO
Aufhebungsvertrag	Einberufung zum Wehr- oder Zivildienst
Gerichtliche Auflösung	Abmahnung
Befristungsablauf oder Bedingungseintritt bei zeitlich befristeten oder zweckbefristeten Arbeitsverhältnis	Suspendierung im Arbeitskampf
Tod des AN	

AN = Arbeitnehmer; AG = Arbeitgeber; RG = Rechtsgeschäft

Grundsätzlich ist in der Kündigungserklärung die **Angabe von Kündigungsgründen** entbehrlich. In Ausnahmefällen wie z. B. der Kündigung einer Schwangeren (§ 9 Abs. 3 S. 2 MuSchG) muss ein (zulässiger) Kündigungsgrund angegeben werden, ebenso bei fristloser Kündigung von Auszubildenden nach Ablauf der Probezeit (§ 22 Abs. 2 BBiG). Zudem können sich aus tarifvertraglichen Vereinbarungen Begründungspflichten ergeben, deren Nichteinhaltung zur Nichtigkeit der Kündigung führen würde (Schaub/Linck § 123 RN. 62f).

Zur Wirksamkeit einer Kündigungserklärung ist erforderlich, dass die Erklärung dem Empfänger zugeht. Sollte der **Zugang** strittig sein, hat ihn der Erklärende zu beweisen. Da der Zugang der Kündigungserklärung wegen der Folgen für die Wirksamkeit einer Kündigung bzw. der Kündigungsfrist von maßgeblicher Bedeutung ist, ist dieser nicht selten einer der Hauptstreitpunkte vor dem Arbeitsgericht. Daher ist besondere Sorgfalt auf die Nachweisbarkeit des Zugangs zu legen.

Vor diesem Hintergrund ist die wohl sicherste Variante, zwei Originale vom Kündigungsschreiben zu fertigen, das Kündigungsschreiben persönlich zu übergeben und sich dabei die Übergabe vom Erklärungsempfänger auf dem eigenen Exemplar unterschreiben zu lassen (Tschöpe/Schulte Teil 3D Rn. 91). Ggf. sollte die Kündigung unter Hinzuziehung eines Zeugen, der den Inhalt der Kündigungserklärung kennt, überreicht werden. Mit der Übergabe gilt die Kündigung als zugegangen. Für den Zugang einer schriftlichen Kündigung unter Anwesenden genügen die Aushändigung und Übergabe des Schriftstücks, so dass der Empfänger in der Lage ist, vom Inhalt der Erklärung Kenntnis zu nehmen (Schaub/Linck § 123 Rn. 34).

Unter Abwesenden ist Zugang dann zu bejahen, wenn die Kündigung so in den Machtbereich des Empfängers geraten ist, dass dieser unter gewöhnlichen Umständen vom Inhalt der Erklärung Kenntnis nehmen kann (BAG 26.06.2004 AP 22 zu § 620 Kündigungserklärung). Dies bedeutet, dass ein in den Briefkasten des Empfängers eingeworfener Brief zur nächsten üblichen Postleerungszeit zugeht. Gleiches gilt für ein durch einen Boten eingeworfenes Schriftstück. Wichtig ist dabei, den Einwurf eines Kündigungsschreibens in den Briefkasten des Empfängers (ggf. durch Zeugen) beweisen zu können.

Ein Übergabeeinschreiben geht mit der Aushändigung durch die Post zu, der Benachrichtigungszettel im Briefkasten ersetzt nicht den Zugang. Der Zugang erfolgt dann erst mit Abholung des Einschreibens durch den Adressaten, so dass die zu einiger zeitlicher Verzögerung des Zugangs führen kann.

Bei einem Einwurfeinschreiben wird vom Zusteller die Zustellung vermerkt. Durch diesen Vermerk und die Zeugenaussage des jeweiligen Zustellers ließe sich ggf. der Zugang der Kündigung nach-

Tab. 10.2 Prüfschema einer ordentlichen Kündigung durch den Arbeitgeber

Prüfungsoberpunkte	Prüfungsinhalt (Schwerpunkt)
1. Kündigungserklärung	Auslegung, Schriftform, Zugang, Vertretung
2. Allgemeine Gründe für die Unwirksamkeit	z. B. Treuwidrigkeit, Sittenwidrigkeit, Maßregelungsverbot
3. Unkündbarkeit	Vertraglicher oder tarifvertraglicher Ausschluss der Kündigung? § 34 Abs. 2 TVöD-AT Befristetes Arbeitsverhältnis nur dann ordentlich kündbar, wenn dies arbeitsvertraglich oder tarifvertraglich vereinbart ist, § 15 III TzBfG
4. Besonderer Kündigungsschutz	Verbote, Zustimmungserfordernisse? Vgl. §§ 85ff SGB IX Schwerbehinderte, § 9 MuSchG Schwangerschaft, § 18 BErzGG Erziehungsurlaub, § 15 KSchG Betriebs- bzw. Personalrat, § 613a IV Betriebsübergang
5. Kündigungsschutz nach KSchG	Anwendbarkeit KSchG, soziale Rechtfertigung
6. Kündigungsfrist und -termin	§ 622 BGB; § 34 TVöD; vertraglich vereinbarte längere Fristen? Fristverkürzung einzelvertraglich nach § 622 V BGB?
7. Anhörung Betriebs- bzw. Personalrat	
8. Klageerhebungsfrist	§§ 4, 7 KSchG Frist: 3 Wochen

Eine Kündigung durch den Arbeitnehmer fällt nicht unter die engen Voraussetzungen, die eine arbeitgeberseitige Kündigung erfüllen muss. Bei einer arbeitnehmerseitigen Kündigung sind grundsätzlich nur die Prüfungspunkte 1., 2., (3.) und 6. der Tab. 10.2 einschlägig.

weisen. Jedoch wird der Beweiswert als »begrenzt« angesehen, weil regelmäßig nicht anzunehmen ist, dass sich ein Zusteller an die einzelne Zustellung erinnern kann (Schaub/Linck, § 123 Rn. 46).

Ein sicherer, aber sicher auch umständlicherer Weg der Zustellung ist der über den Gerichtsvollzieher gem. § 132 BGB, der die Kündigungserklärung förmlich zustellen kann.

Praxistipp

Neben der persönlichen Übergabe (s. o.) ist der Weg der Zustellung mittels eines zuverlässigen Boten zu empfehlen. Dabei muss sich der Bote vor der Zustellung (persönlich oder an eine Empfangsperson des Adressaten) das Schriftstück selber durchlesen und sollte nach Zustellung einen entsprechenden Vermerk fertigen und unterzeichnen (Tschöpe/Schulte, Teil 3D Rn. 101).

Sofern die Kündigungserklärung durch einen Bevollmächtigten des Arbeitgebers erklärt wird, kann der Arbeitnehmer gem. § 174 BGB der Arbeitnehmer die Kündigung unverzüglich (= ohne schuldhaftes Zögern, § 121 BGB) zurückweisen und damit die Unwirksamkeit der Kündigung bewirken, sofern der Bevollmächtigte die Originalurkunde seiner Bevollmächtigung nicht vorlegen kann. Die **Zurückweisung** ist nur dann ausgeschlossen, wenn der Vollmachtgeber den anderen von der Bevollmächtigung in Kenntnis gesetzt hatte (§ 174 S. 2 BGB).

10.2.2 Allgemeine Gründe für die Unwirksamkeit einer Kündigung

Eine Kündigung ist **treuwidrig (§ 242 BGB)**, wenn die Kündigung oder ihre Begründung wegen ihrer Art und Weise auf Bedenken stößt. Hier ist allerdings ein sehr enger Anwendungsbereich anzunehmen. Angenommen wurde die Treuwidrigkeit einer Kündigung, die zur Unwirksamkeit führt, in der Vergangenheit z. B. bei Aushang der Kündigung in der Kantine. Treuwidrig kann eine Kündigung im Kleinbetrieb (keine Anwendbarkeit des KSchG) sein, wenn einem Beschäftigten wegen eines »nicht ins Gewicht fallenden einmaligen Fehlers« gekündigt wird, obwohl der Beschäftigte seit Jahrzehnten beanstandungsfrei gearbeitet hat (Erfurter Kommentar/Kiel, § 13 KSchG, Rn. 19 unter Verweis auf BAG, 21.08.2003 AP BGB § 242 Kündigung Nr. 17).

Die Kündigung darf nicht gegen das **Maßregelungsverbot des § 612a BGB** verstoßen. Das bedeutet, dass der Arbeitgeber den Arbeitnehmer nicht deswegen benachteiligen darf, dass dieser in zulässiger Weise seine Rechte ausübt.

Den Arbeitgeber darf z. B. nicht die nach seiner Ansicht mangelnde Einsicht des Arbeitnehmers veranlassen, die Kündigung auszusprechen, wenn der Arbeitnehmer – nach Abmahnung – dennoch die Überzeugung vertritt, sich ordnungsgemäß verhalten zu haben, hierbei nehme der Arbeitnehmer berechtigte Interessen wahr (Henssler/Willemsen/Kalb/Thüsing § 612a BGB Rn. 13 unter Verweis auf LAG Frankfurt, 24.04.2000 – 14 Sa 957 / 99).

Sittenwidrig und damit unwirksam gem. § 138 Abs. 1 BGB ist eine Kündigung dann, wenn sie auf einem verwerflichen Motiv des Kündigenden beruht, wie insbesondere Rachsucht oder Vergeltung oder wenn die Umstände, unter denen sie ausgesprochen wird, allgemeinen Wertvorstellungen widerspricht (Henssler/Willemsen/Kalb/Thies § 13 KSchG, Rn. 19 unter Verweis auf BAG NZA 1989, 962), ist aber in der gerichtlichen Praxis nur von untergeordneter Bedeutung.

10.2.3 Unkündbarkeit

Vertraglich oder tarifvertraglich kann die ordentliche Kündigung ausgeschlossen sein. Dann wäre eine dennoch erfolgte ordentliche Kündigung nichtig. Gem. § 34 Abs. 2 TVöD-AT sind Beschäftigte des Tarifgebietes West, die das 40. Lebensjahr vollendet haben und mehr als 15 Jahre beschäftigt sind, nur außerordentlich kündbar.

Ein befristetes Arbeitsverhältnis ist nur dann ordentlich kündbar, wenn dies arbeitsvertraglich oder tarifvertraglich vereinbart ist, § 15 III TzBfG. Eine außerordentliche Kündigung bleibt möglich.

10.2.4 Besonderer Kündigungsschutz

Eine **ordentliche** Kündigung ist grundsätzlich ausgeschlossen, sofern besonderer Kündigungsschutz besteht:

Die Kündigung eines Schwerbehinderten kann gem. §§ 85ff SGB IX nur mit vorheriger Zustimmung des Integrationsamtes erfolgen.

Gem. § 9 MuSchG genießen Frauen während der Schwangerschaft und bis zum Ablauf von 4 Monaten nach der Entbindung Kündigungsschutz, der für ordentliche und außerordentliche Kündigungen gilt. In besonderen Fällen kann die für Arbeitsschutz zuständige Landesbehörde die Kündigung für zulässig erklären, § 9 Abs. 3 MuSchG.

Gem. § 18 BErzGG besteht Kündigungsschutz während der Elternzeit und bis zu 8 Wochen vor Beginn derselben, sofern der Antrag gestellt ist. Wiederum kann in besonderen Fällen von der für Arbeitsschutz zuständigen Landesbehörde eine Kündigung für zulässig erklärt werden.

Gegenüber einem Mitglied des Betriebsrates oder der Jugend- und Auszubildendenvertretung ist die ordentliche Kündigung unzulässig, § 15 KSchG, § 103 BetrVG. Eine außerordentliche Kündigung ist mit Zustimmung des Betriebsrates möglich, § 103 Abs. 1 BetrVG, oder mit Zustimmungsersetzung des Arbeitsgerichtes, § 103 Abs. 2 BetrVG. Gleiches gilt für Mitglieder einer Personalvertretung, § 15 KSchG.

Die Kündigung des Arbeitsverhältnisses eines Arbeitnehmers wegen des Übergangs eines Betriebes oder Betriebsteiles ist unwirksam, § 613a Abs. 4 BGB. Eine Kündigung aus anderen Gründen bleibt jedoch möglich.

10.2.5 Kündigungsschutz nach KSchG

Aus den Bestimmungen des KSchG kann sich die Unwirksamkeit einer ausgesprochenen Kündigung ergeben. Voraussetzung dafür ist, dass das KSchG

Tab. 10.3 Prüfschema verhaltensbedingte Kündigung

Prüfungsoberpunkte	Prüfinhalt
1. Kündigungsgrund an sich	rechtswidriger, schuldhafter Arbeitsvertragsverstoß Ultima ratio (Abmahnung erforderlich?, Vorrang milderer Maßnahmen als die Kündigung)
2. Interessenabwägung	Einzelfallbetrachtung

anwendbar und die Kündigung nicht sozial gerechtfertigt ist, § 1 Abs. 1 KSchG.

> Sozial ungerechtfertigt ist die Kündigung, wenn sie nicht aus verhaltens-, personen- oder betriebsbedingten Gründen erfolgt, § 1 Abs. 2 KSchG.

Das Kündigungsschutzgesetz ist **anwendbar**, wenn

a. ein Arbeitnehmer von einer Kündigung betroffen ist. Arbeitnehmer ist eine Person, die aufgrund eines privatrechtlichen Vertrages im Dienste eines anderen zur Leistung weisungsgebundener fremdbestimmter Arbeit in persönlicher Abhängigkeit verpflichtet ist (BAG, 21.04.2005 – 2 AZR 125/04, AP Nr. 134 zu § 1 KSchG). Das KSchG gilt ebenso für leitende Angestellte (beachte aber § 14 KSchG).
b. das Arbeitsverhältnis länger als 6 Monate bestand
c. und in dem Betrieb in der Regel mehr als 10 Arbeitnehmer beschäftigt werden, ausschließlich der zur Berufsausbildung Beschäftigten, § 23 Abs. 1 S. 2 KSchG. Bei Arbeitsverhältnissen, die bereits vor dem 01.01.2004 bestanden, ist die Anwendbarkeit des KSchG zu bejahen, wenn 5 Arbeitnehmer beschäftigt gewesen sind und die Zahl zwischenzeitlich nicht unter 5 abgesunken ist. Teilzeitbeschäftigungsverhältnisse werden anteilig in die Berechnung einbezogen (regelmäßige wöchentliche Arbeitszeit von bis zu 20 Stunden: 0,5 Vollzeitkräfte, bis zu 30 Stunden: 0,75 Vollzeitkräfte).

Ist das KSchG anwendbar, ist die Kündigung unwirksam, wenn sie sozial ungerechtfertigt ist, § 1 Abs. 1 KSchG.

Verhaltensbedingte Kündigung

Die Kündigung kann aufgrund schwerer Vertragsverletzungen des Arbeitnehmers als **verhaltensbedingte Kündigung** gerechtfertigt sein, wobei die Kündigung das letzte Mittel (ultima ratio) darstellen soll (Tab. 10.3).

Verhaltensbedingte Kündigungsgründe können sich aus Vertragsverletzungen ergeben, die sich auf den Leistungsbereich beziehen (Schlecht- oder Fehlleistung, z. B. unentschuldigtes Fehlen), aus der Verletzung von Nebenpflichten (z. B. Verstöße gegen Geheimhaltungspflichten oder gegen die betriebliche Ordnung) oder Störungen im Vertrauensbereich ergeben (z. B. wegen Vermögensdelikten; Tschöpe/Tschöpe, Teil 3 E Rn. 152), in der Regel müssen die Verstöße schuldhaft begangen sein (Tschöpe/Tschöpe, Teil 3 E Rn. 153).

Eine Abmahnung vor Ausspruch der Kündigung ist grundsätzlich erforderlich (»Ultima-ratio-Prinzip«) im Leistungsbereich, aber auch dann bei Störungen im Vertrauensbereich, wenn ein »steuerbares Verhalten des Arbeitnehmers in Rede stehe und erwartet werden könne, dass das Vertrauen wiederhergestellt werde« (Tschöpe/Tschöpe, Teil 3 E Rn. 162).

Ausnahmsweise kann eine einmalige, besonders schwere Verletzung arbeitsvertraglicher Pflichten den unmittelbaren Ausspruch der Kündigung (ohne vorherige Abmahnung) zulässig machen, sofern die Rechtswidrigkeit der Pflichtverletzung dem Arbeitnehmer ohne weiteres erkennbar ist und der Arbeitgeber das Verhalten offensichtlich nicht dulden wird (BAG, 12.01.2006-2 AZR 179/05, DB 2006, 1566), z. B. bei Tätlichkeiten oder Beleidigungen unter Arbeitskollegen oder Verstößen, die den Vertrauensbereich betreffen und das Vertrauen unwiderruflich beschädigen.

Grundsätzlich ist vor einer verhaltensbedingten Kündigung eine Abmahnung erforderlich. Die Abmahnung hat 3 Funktionen: die **Hinweis-**, **Missbilligungs-** und **Warnfunktion**. Der Arbeitgeber muss in der Abmahnung deutlich machen, welche Vertragspflichtverletzungen er beanstandet, diese genau darlegen, das vertragsgemäße Alternativverhalten aufzeigen und einfordern und gleichzeitig klarstellen, dass im Wiederholungsfalle Inhalt und Bestand des Arbeitsverhältnisses gefährdet sind (BAG, 30.05.1995-6 AZR 537/95, NZA 1997,145). Es reicht nicht aus, allein »weitere rechtliche Schritte« bzw. »arbeitsrechtliche Konsequenzen« in Aussicht zu stellen (Tschöpe/Tschöpe, Teil 3 E Rn. 152 unter Verweis auf BAG, FA 2001, 305). Die Abmahnung kann zwar auch mündlich ergehen, jedoch sollte sie zur Beweissicherung im Hinblick auf einen späteren Kündigungsschutzprozess schriftlich mit Empfangsbestätigung erfolgen. Folgende Angaben zum vertragswidrigen Verhalten sind unverzichtbar: Art, Ort, Zeit und Dauer sowie die Auswirkungen des Pflichtverstoßes nebst Hinweis, dass weitere Pflichtverstöße nicht hinnehmbar sind bei erneutem Vorkommen zur Entlassung führen (Höfert S. 1).

> **Evidentes Fehlverhalten sollte abgemahnt werden, um den Arbeitnehmer künftig zu vertragstreuem Verhalten zu veranlassen und vor weiterem Fehlverhalten zu warnen. Zudem ist die Abmahnung im Hinblick auf eine im Wiederholungsfalle ggf. notwendig werdende Kündigung grundsätzlich erforderlich.**

Soweit in den jeweiligen Landespersonalvertretungsgesetzen Mitwirkungsrechte des Personalrats bei Abmahnungen vorgesehen sind, sind diese zu beachten. Sofern das KSchG nicht anwendbar ist (»Kleinbetriebe«), ist in der Regel eine Abmahnung vor einer Kündigung entbehrlich.

Abmahnungsberechtigt sind die Mitarbeiter, die im Hinblick auf die vertraglich geschuldete Leistung weisungsbefugt hinsichtlich Ort, Zeit sowie Art und Weise der Leistung sind (BAG, 18.01.1980-7 AZR 75/78, AP Nr. 3 zu § 1 KSchG 1969).

Im Wiederholungsfalle des Arbeitsvertragsverstoßes kann eine verhaltensbedingte Kündigung ausgesprochen werden, sofern ein ähnlicher, nicht zu fern liegender Pflichtenverstoß zu verzeichnen ist (Großkopf/Klein S. 334; **Gleichartigkeit des Pflichtenverstoßes**, z. B. zunächst Unpünktlichkeit und dann unrechtmäßige Ausdehnung der Pausen).

Das Gericht nimmt bei Prüfung der verhaltensbedingten Kündigung zudem eine **umfassende Abwägung** zwischen dem Bestands- und dem Auflösungsinteresse vor. Dabei wägt es u. a. zwischen dem Maß der Vertragsverletzung ab, der Häufigkeit des Fehlverhaltens, prüft, ob sich prognostisch auf Störungen in der Zukunft schließen lässt, eine Wiederholungsgefahr besteht, wägt Lebensalter, Unterhaltspflichten ab und prüft, ob mildere Mittel in Betracht kommen, z. B. eine weitere Abmahnung, Versetzung oder eine Änderungskündigung.

Zwar hat ein Arbeitnehmer Anspruch auf Entfernung von Abmahnungen, die Vertragsverletzungen beanstanden, die nicht zutreffen und könnte diesen Anspruch mittels einer Klage durchsetzen. Er hat zudem einen Anspruch darauf, eine Gegendarstellung zur Personalakte zu geben. Dies kann ausreichend sein, denn die Wirksamkeit einer Abmahnung wird – sofern Wirksamkeitsvoraussetzung – im Falle der Kündigung in einem Kündigungsschutzprozess ohnehin geprüft (Weber S. 474). Nach beanstandungsfreiem Zeitablauf (bis zu 3 Jahren) kann ein Anspruch auf Entfernung aus der Personalakte entstehen. Für den Fall, dass ein Anspruch auf Entfernung der Abmahnung aus der Akte vermeintlich wegen unzutreffender Behauptungen nicht eindeutig gegeben ist, kann es sogar taktisch klüger sein, nur eine Gegendarstellung zur Personalakte zu geben, da mit längerem Zeitablauf der Nachweis der abgemahnten Pflichtverstöße nicht mehr so ohne weiteres gelingen dürfte wie direkt nach Erteilung der Abmahnung (Großkopf/Klein S. 334). Eine schriftliche Abmahnung erbringt nämlich allein noch keinen Beweis für das tatsächliche Vorliegen eines Pflichtverstoßes (BAG, 13.03.1987, AP KSchG 1969 § 1 verhaltensbedingte Kündigung Nr. 18).

Ein weiteres geeignetes Mittel, Mitarbeitern ihr Fehlverhalten deutlich vor Augen zu führen ist die **Ermahnung**, die zwar auch die Hinweisfunktion innehat und insoweit der Abmahnung gleicht. Jedoch wird im Rahmen der Ermahnung nicht die Warnung vor einer Kündigung des Arbeitsverhältnisses im Wiederholungsfall angedroht. Das Mittel der Ermahnung bietet sich also für die Fälle an, in denen im Übrigen zuverlässige Mitarbeiter zwar auf einen Verstoß gegen arbeitsvertragliche Pflichten hingewiesen und zu vertragstreuem Verhalten bewegt werden, jedoch nicht durch die drastische in einer Abmahnung enthaltene Warnung/Drohung demotiviert werden sollen (Weber S. 472).

Personenbedingte Kündigung

Eine **personenbedingte Kündigung** ist dann sozial gerechtfertigt, wenn der Arbeitnehmer aufgrund persönlicher Eigenschaften, Fähigkeiten oder nicht vorwerfbarer Einstellungen nicht mehr in der Lage ist, künftig eine vertragsgerechte Leistung zu erbringen. Gemeint sind Umstände, an denen der Arbeitnehmer nichts ändern kann, selbst wenn er wollte.

Beispiele für personenbedingte Gründe sind:
- Fehlende Eignung/Leistungsfähigkeit (z. B. auch fehlende Arbeits-/Berufsausübungserlaubnis)
- Arbeitsunfähigkeit infolge Krankheit (u. U. häufige Kurzerkrankungen oder Langzeiterkrankung)
- Alkohol- oder Drogensucht
- Strafhaft (Tschöpe/Tschöpe Teil 3 E Rn. 132ff).

Zudem muss eine erhebliche und konkrete Beeinträchtigung betrieblicher, vertraglicher oder wirtschaftlicher Interessen des Arbeitgebers gegeben sein und eine negative Prognose hinsichtlich der Erfüllung der Arbeitspflicht und damit des Fortbestehens der Interessenbeeinträchtigung. Die Kündigung darf auch hier nur ultima ratio sein, d. h. wenn mildere Mittel wie Abmahnung, Versetzung oder Änderungskündigung nicht greifen. Dabei erfolgt wiederum eine umfassende, einzelfallbezogene Interessenabwägung zwischen Bestands- und Auflösungsinteresse (unter Berücksichtigung z. B. langer Betriebszugehörigkeit, bisherigen Verlaufs des Arbeitsverhältnisses, wirtschaftliche Belastung, Unterhaltspflichten).

Betriebsbedingte Kündigung

Eine Kündigung aus **betriebsbedingten Gründen** ist dann rechtmäßig, wenn sie durch dringende betriebliche Erfordernisse, die einer Weiterbeschäftigung des Arbeitnehmers entgegenstehen, bedingt ist, § 1 Abs. 2 Var. 3 KSchG, und der Arbeitgeber die richtige Sozialauswahl gem. § 1 Abs. 3 S. 1 KSchG vorgenommen hat.

Eine betriebsbedingte Kündigung ist dann wirksam, wenn sie durch **zwingende betriebliche Erfordernisse bedingt** ist, d. h. wenn aufgrund einer freien Unternehmerentscheidung (Weth/Thomae/Reichold, Teil 3 F Rn. 153) die Beschäftigungsmöglichkeit wegfällt (z. B. Rationalisierung, Umstrukturierung, Betriebsstilllegung) und aufgrund der Dringlichkeit der betrieblichen Erfordernisse andere, weniger einschneidende Maßnahmen, wie z. B. Umsetzung, der sonstige Abbau von Kapazitäten, Teilzeitarbeit oder eine Umschulung des Betroffenen nicht in Betracht kommen, d. h. die Kündigung das »letzte Mittel« bleibt. Vor Gericht trägt dafür der Arbeitgeber die Beweislast. Das Arbeitsgericht prüft die unternehmerische Entscheidung nur darauf, ob sie »offensichtlich unsachlich, unvernünftig oder willkürlich ist« (BAG NZA 2003, 549, 551).

Zudem muss bei der betriebsbedingten Kündigung die Sozialauswahl ordnungsgemäß erfolgen, andernfalls ist die Kündigung sozial ungerechtfertigt. Dabei sind die **Kriterien der Sozialauswahl** gem. § 1 Abs. 3 S. 1 KSchG:
- zuvorderst die Dauer der Betriebszugehörigkeit,
- dann das Alter,
- danach die Unterhaltsverpflichtungen,
- sowie die Schwerbehinderung des Arbeitnehmers.

Der Arbeitgeber kann gem. § 1 Abs. 3 S. 2 KSchG bestimmte Personen im betrieblichen Interesse von der Sozialauswahl herausnehmen (Helml, S. 306).

> **Der Arbeitgeber darf nur demjenigen Arbeitnehmer kündigen, der sozial weniger schützenswert ist.**

Die Beweislast für die Fehlerhaftigkeit der Sozialauswahl trägt der Arbeitnehmer, § 1 Abs. 3 S. 3 KSchG. Das bedeutet, der Arbeitnehmer muss in einem Prozess weniger schutzbedürftige Arbeitnehmer konkret benennen.

Der Arbeitnehmer hat einen **Abfindungsanspruch gem. § 1a KSchG** gegen den Arbeitgeber, sofern die Kündigung ausdrücklich betriebsbedingt begründet wird und der Arbeitgeber im Kündigungsschreiben zudem darauf hinweist, dass ein Abfindungsanspruch nur entsteht, sofern innerhalb der Klagefrist des § 4 KSchG keine Kündigungsschutzklage erhoben wird und sich der Arbeitnehmer danach richtet. Die Höhe des Abfindungsanspruchs beträgt 0,5 Bruttoverdienste pro Beschäftigungsjahr. Bei der Ermittlung der Beschäftigungsdauer wird ab einem Zeitraum von mehr als 6 Monaten auf ein Jahr aufgerundet, § 1a Abs. 2 KSchG.

10.2.6 Kündigungsfrist und -termin

Zu berücksichtigen sind die Kündigungsfristen der § 622 BGB, § 34 TVöD, sofern nicht vertraglich vereinbarte längere Fristen eingreifen oder eine Fristverkürzung einzelvertraglich nach § 622 V BGB wirksam vereinbart ist.

Für eine Kündigung durch den Arbeitgeber bleiben bei der von der Dauer der Betriebszugehörigkeit abhängigen Fristberechnung gem. § 622 Abs. 2 S. 2 BGB Zeiten der Beschäftigung unberücksichtigt, die vor dem 25. Lebensjahr des Arbeitnehmers liegen. Diese Regelung ist nach Ansicht des Europäischen Gerichtshofes (EuGH - C-555/07 - Urteil vom 19.01.2010; NZA 2010, 85) jedoch unwirksam, das sie altersdiskriminierend ist und gegen des Gleichbehandlungsgrundsatz verstößt. Bis zur Neufassung des § 622 BGB wird der Arbeitgeber deshalb bei der Berechnung der Kündigungsfrist auch Zeiten der Betriebszugehörigkeit von dem 25. Lebensjahr des Arbeitnehmers einzubeziehen haben.

10.2.7 Anhörung Betriebsrat bzw. Personalrat

Sofern ein Betriebsrat oder ein Personalrat besteht, muss vor dem Ausspruch der Kündigung eine Anhörung erfolgen, § 102 BetrVG bzw. § 79 BPersVG. Der Betriebs- bzw. Personalrat ist zumindest über Personalien des Beschäftigten, die Art der Kündigung, den Kündigungstermin sowie Kündigungsfrist und -gründe zu informieren. Andernfalls führt dies zur Unwirksamkeit der Kündigung.

10.2.8 Klageerhebungsfrist

> Wird die Rechtsunwirksamkeit, d. h. die Fehlerhaftigkeit einer Kündigung nicht rechtzeitig, d. h. innerhalb von **3 Wochen nach Zugang der Kündigung** durch Klageerhebung beim Arbeitsgericht, geltend gemacht, so gilt die Kündigung als von Anfang an rechtswirksam, § 4, § 7 KSchG.

In Ausnahmefällen besteht nach Ablauf dieser Frist ein Anspruch auf nachträgliche Zulassung der Klage gem. § 5 KSchG, wenn der Arbeitnehmer nach erfolgter Kündigung trotz Anwendung aller ihm nach Lage der Umstände zuzumutenden Sorgfalt gehindert war, die 3-wöchige Klagefrist einzuhalten.

10.3 Außerordentliche Kündigung

In diesem Kapitel zur außerordentlichen Kündigung werden nur die Unterschiede zur ordentlichen Kündigung herausgestellt. Im Übrigen gelten die Ausführungen zur ordentlichen Kündigung (▶ Kap. 10.2), die entsprechend heranzuziehen sind (◘ Tab. 10.4).

Die Kündigungserklärung muss eindeutig ergeben, dass das Arbeitsverhältnis aus wichtigem Grund außerordentlich gekündigt werden soll. Eine außerordentliche Kündigung kann fristlos, aber auch mit Auslauffrist erklärt werden. Die Kündigung muss schriftlich erfolgen, die Angabe von Gründen ist erst auf Verlangen des Erklärungsgegners erforderlich und hat dann unverzüglich zu erfolgen, § 626 Abs. 2 S. 3 BGB. Bei der außerordentlichen Kündigung von Berufsausbildungsverhältnissen müssen die Kündigungsgründe angegeben werden, 15 BBiG, vgl. auch KrPflG und AltPflG.

Auch ordentlich unkündbare AN bzw. befristete Arbeitsverhältnisse sind außerordentlich kündbar.

Zum besonderen Kündigungsschutz lassen sich die Ausführungen zur ordentlichen Kündigung heranziehen. Allerdings bedarf es zur außerordentlichen Kündigung des Mitglieds des Betriebsrates der Zustimmung des Betriebsrates gem. § 103 BetrVG, ggf. der Zustimmungsersetzung durch das Arbeitsgericht.

Tab. 10.4 Prüfschema einer außerordentlichen Kündigung durch den Arbeitgeber

Prüfungsoberpunkte	Prüfungsinhalt (Schwerpunkt)
Kündigungserklärung	Eindeutige Erklärung: Beendigung ohne Einhaltung Kündigungsfrist; Begründung auf Verlangen des AN; im Übrigen s. Ausführungen zur ordentlichen Kündigung
Allgemeine Gründe für die Unwirksamkeit	s. Ausführungen zur ordentlichen Kündigung
Unkündbarkeit?	Auch unkündbare AN bzw. befristete Arbeitsverhältnisse sind außerordentlich kündbar
Besonderer Kündigungsschutz	§ 9 MuSchG; §§ 85, 91 SGB IX Schwerbehinderte; Betriebsräte, § 103 BetrVG, beachte ggf. Zustimmungserfordernis des Betriebsrats oder der Behörde
Kündigungsgrund	a) Kündigungserklärungsfrist, § 626 Abs. 2 BGB: 2 Wochen (Ausschlussfrist) b) wichtiger Kündigungsgrund, § 626 Abs. 1 BGB
Anhörung Betriebsrat / Personalrat	s. Ausführungen zur ordentlichen Kündigung; Tipp hilfsweise Anhörung zur ordentliche KÜ (Umdeutung)
Sofortige Beendigung oder Auslauffrist?	
Klageerhebungsfrist	§§ 13, 4, 7 KSchG Frist: 3 Wochen
Umdeutung in ordentliche KÜ	§ 140 BGB

> Die Kündigungsmöglichkeit unterliegt einer 2-Wochen-Ausschlussfrist, d. h. die Kündigung muss innerhalb von 2 Wochen nach Kenntnisnahme der kündigungserheblichen Tatsachen zugegangen sein.

Für die Kündigung ist ein wichtiger Grund erforderlich, § 626 BGB. Ein wichtiger Kündigungsgrund ist gegeben, wenn Tatsachen vorliegen aufgrund derer dem Kündigenden unter Berücksichtigung aller Umstände des Einzelfalles und unter Abwägung der Interessen beider Vertragsteile die Fortsetzung des Arbeitsverhältnisses bis zum Ablauf der ordentlichen Kündigungsfrist oder der vereinbarten Beendigung des Arbeitsverhältnisses nicht zumutbar ist, § 626 BGB.

Die Rechtsprechung prüft das Vorliegen eines wichtigen Grundes im Sinne des § 626 Abs. 1 BGB in 2 Schritten (BAG NZA 89,755):
1. Liegen Tatsachen vor, die abstrakt, d. h. für sich genommen, einen wichtigen Grund darstellen? Darunter sind besonders schwerwiegende Pflichtenverletzungen zu fassen, wie z. B. vorgetäuschte Erkrankung, beharrliche Arbeitsverweigerung, eigenmächtiger Urlaubsantritt (Palandt/Weidenkaff § 626 Rn. 44ff).
2. Interessenabwägung im Einzelfall unter Berücksichtigung der Verhältnismäßigkeit. Die außerordentliche Kündigung muss die »ultima ratio« sein, d. h. es darf kein milderes Mittel mehr eingreifen kann, z. B. die ordentliche Kündigung, eine Versetzung oder Abmahnung. Bei der Interessenabwägung sind z. B. die bisherige Dauer des Vertragsverhältnisses, frühere Verfehlungen, Wiederholungsgefahr, das bisherige Verhalten, Höhe des Entgelts sowie die Sozialdaten zu berücksichtigen (Palandt/Weidenkaff § 626 Rn. 38ff).

Der Betriebsrat ist anzuhören, die Erklärungsfrist beträgt dabei 3 Tage gem. § 102 Abs. 2 S. 3 BetrVG.

In aller Regel wird das Arbeitsverhältnis durch die außerordentliche Kündigung sofort beendet, es kann aber auch eine außerordentliche Kündigung mit Auslauffrist erklärt werden.

Auch hier gilt wie bei der ordentlichen Kündigung, dass die Klageerhebungsfrist 3 Wochen ab Zugang der Kündigung beträgt.

Bei Unwirksamkeit der ordentlichen Kündigung kommt ggf. eine Umdeutung der außerordentlichen Kündigung in eine ordentliche Kündigung durch das Arbeitsgericht in Betracht, sofern der unbedingte Wille, das Arbeitsverhältnis zu beenden aus der Kündigungserklärung hervorgeht.

> **Praxistipp**
>
> Sofern der Betriebsrat zu einer außerordentlichen Kündigung angehört wird, sollte sogleich die Anhörung zu einer ordentlichen Kündigung erfolgen, damit vor dem Arbeitsgericht eine Umdeutung nicht an einem Anhörungsmangel scheitert.

Im Sonderfall der sog. **Verdachtskündigung**, d. h. einer Kündigung, bei der der Arbeitgeber **wegen des objektiv durch Tatsachen begründeten Verdachts** einer schweren Verfehlung des Arbeitnehmers und des damit verbundenen **Verlusts des erforderlichen Vertrauens** kündigt, hat der Arbeitgeber alle zumutbaren Anstrengungen zu leisten, dass der Sachverhalt aufgeklärt wird. Der Arbeitnehmer ist insbesondere zwingend vor Ausspruch einer Kündigung anzuhören, andernfalls führt dies zur Unwirksamkeit der Kündigung. Soweit der Verdacht einer schweren Verfehlung dringend (hohe Wahrscheinlichkeit) ist und eine Interessabwägung zu Ungunsten des Arbeitnehmers ausfällt (ständige Rechtssprechung; statt vieler: BAG vom 06.12.2001 - 2 AZR 496/00 - AP BGB § 626 Verdacht strafbarer Handlung Nr. 36) kann, soweit die Voraussetzungen einer außerordentlichen Kündigung im Übrigen gegeben sind, eine sog. Verdachtskündigung ausgesprochen werden.

händig durch Namensunterschrift unterzeichnet werden muss (Lansnicker § 3, A Rn. 20). In manchen Fällen hat der Arbeitgeber ein wirtschaftliches Interesse daran, sich einvernehmlich von einem Mitarbeiter gegen Zahlung einer auszuhandelnden Abfindung zu trennen.

Literatur

Bassenge P, Brudermüller G et al. (2009) Palandt Kurzkommentar Bürgerliches Gesetzbuch. Beck, München
Däubler W (2009) Das Arbeitsrecht. Rowohlt, Reinbek
Großkopf V, Klein H (2007) Recht in Medizin und Pflege. Spitta, Balingen
Helmel E (2009) Arbeitsrecht für Pflegekräfte. Bund, Frankfurt/Main
Henssler M, Willemsen H, Kalb H (2008) Arbeitsrechtskommentar. Dr. Otto Schmidt, Köln
Höfert R (2009) Von Fall zu Fall - Pflege im Recht. Springer, Heidelberg Berlin
Lansnicker F (2008) Prozesse in Arbeitssachen. Nomos, Baden-Baden
Müller-Glöge R, Presi U, Schmidt I (2010) Erfurter Kommentar zum Arbeitsrecht. Beck, München
Schaub G (2007) Arbeitsrechtshandbuch. Beck, München
Tschöpe U (2007) Anwaltshandbuch Arbeitsrecht. Dr. Otto Schmidt, Köln
Weth S, Thomae H, Reichold H (2007) Arbeitsrecht im Krankenhaus. Dr. Otto Schmidt, Köln
Weber M (2007) Arbeitsrecht für Pflegeberufe. Kohlhammer, Stuttgart
Zirnbauer U (2009) Münchner Prozessformularbuch Arbeitsrecht. Beck, München

10.4 Sonstige Beendigungstatbestände

Ein Arbeitsverhältnis kann auch durch **Anfechtung** wegen Irrtums oder wegen Täuschung aufgelöst werden, durch Befristungsablauf oder Bedingungseintritt bei zeitlich befristeten oder zweckbefristeten Arbeitsverhältnis oder z. B. einvernehmlich durch **Aufhebungsvertrag**, der schriftlich abgeschlossen werden, § 623 BGB, und von beiden Parteien eigen-

Organisationskultur und Personalpolitik – Verantwortungsbewusster Umgang mit Mitarbeitern – Welche Unterstützungsmöglichkeiten hat ein Unternehmen?

Kapitel 11 Stressmanagement und Burnout-Prävention – 181
Regine Vieweg

Kapitel 12 Kollegiale Beratung, Coaching und Supervision als Erfolgsfaktoren der Mitarbeiterführung – 197
Christian Loffing

Kapitel 13 Work-life-Balance der Mitarbeiter stärken – 209
Wencke Moog

Kapitel 14 Auswirkungen der Personalpolitik auf die Organisationskultur und die Motivation der Mitarbeiter – 223
Ingrid Smerdka-Arhelger

Stressmanagement und Burnout-Prävention

Das gesunde Unternehmen – Luxus oder gelebtes Leitbild?

Regine Vieweg

11.1 Bekannter Wegbegleiter: Das Phänomen Stress – 182

11.2 Burnout – Was darunter verstanden wird und wie es entsteht – 184

11.3 Jeder hat Einfluss – Maßnahmen zur Prävention – 186
11.3.1 Was sind unsere Hauptstressoren? Die Analyse von Belastungen – 188
11.3.2 Zeitdruck reduzieren – 189
11.3.3 Kommunikation verbessern – 190
11.3.4 Personalentwicklung – 191
11.3.5 Gesundes Führungsverhalten – 192
11.3.6 Individuelles Gesundheitsmanagement – 193

Literatur – 195

Studien belegen, dass die Arbeit von Pflegekräften mit erhöhten Belastungen und Gesundheitsrisiken verbunden ist. Laut einer AOK-Statistik lag der Krankenstand im Jahr 2007 für Pflegefachkräfte bei 4,2% – je 100 AOK-Mitglieder ergaben sich 1.531 Arbeitsunfähigkeitstage (Heyde, 2009). Bei Pflegehelfern lag die Quote mit 6,5% deutlich höher. Neben den physischen Belastungen spielen die psychischen Stressoren eine ganz erhebliche Rolle. In der repräsentativen BELUGA-Studie an fast 2.000 Pflegekräften aus Altenpflegeheimen wiesen 25% der befragten Mitarbeiter eine beeinträchtigte psychische Gesundheit auf und 8% der Studienteilnehmer befanden sich gar im fortgeschrittenen, klinisch behandlungsbedürftigen Burnout-Stadium (Glaser, 2008). Pflegekräfte tragen ein hohes Risiko aufgrund psychischer und psychosomatischer Erkrankungen frühzeitig aus dem Beruf auszuscheiden. Das durchschnittliche Rentenzugangsalter liegt für die Berufsgruppe derzeit bei 58,5 Jahren (Hien, 2009).

> **Wissensinhalte**
>
> Nach der Lektüre dieses Kapitels kennen Sie
> — die Charakteristika und Ursachen von Stress und Burnout,
> — die Gründe, warum sich die Vermeidung von Stress und Burnout lohnt,
> — Wege zur Reduktion von Belastungen in Ihrem konkreten Pflegealltag,
> — Möglichkeiten, die individuelle Stresskompetenz Ihrer Mitarbeiter zu stärken und
> — die Merkmale einer gesundheitsförderlichen Organisations- und Führungskultur.

Die Zahlen sprechen aus betriebswirtschaftlicher und gesellschaftspolitischer Sicht gegen die »Luxus-Variante«. Eine **gesundheitsförderliche Organisationskultur** – die Berücksichtigung psychischer Belastungen eingeschlossen – muss für Krankenhäuser, Altenheime und ambulante Pflegedienste eine Selbstverständlichkeit sein. Denn:

> Die Qualität unseres Seins bestimmt die Qualität unseres Handlungen. (Thich Nhat Hanh, buddhistischer Mönch, 2006) **«**

Wer sich nicht wohl fühlt, wird kaum dauerhaft engagiert, fürsorglich und kompetent Dienstleistungen mit hohen Anforderungen für kranke und/oder ältere Menschen erbringen können. Gute Leistungen und Zufriedenheit bei Patienten bzw. Bewohner – und in der Folge auch gute wirtschaftliche Ergebnisse – können so nicht erwartet werden. Ganz abgesehen von den Schäden, die durch krankheitsbedingte Fehlzeiten für die Unternehmen (wirtschaftlich) und für die einzelnen Teams (höhere Belastungen durch Personalausfälle, dadurch steigende Unzufriedenheit, weitere Ausfälle) entstehen.

Sie als Führungskraft nehmen in der Vermeidung psychischer Belastungen eine herausragende Rolle ein. Einen direkten Einfluss können Sie einerseits ausüben, in dem Sie Belastungsschwerpunkte in Ihrem Verantwortungsbereich wahrnehmen und so weit möglich unmittelbar für Abhilfe oder zumindest dafür sorgen, dass sie an übergeordneter Stelle »bearbeitet« werden. Andererseits obliegt es Ihnen auch, Ihr Team für die eigentlichen Präventionsmaßnahmen zu gewinnen und diese gemeinsam zu realisieren. Zudem können Sie selber ganz unmittelbar einen Belastungsfaktor für Ihre Mitarbeiter minimieren: **Unangemessenes Führungsverhalten** wirkt sich negativ auf die Zufriedenheit, die Motivation und auch auf die Gesundheit Ihrer Mitarbeiter aus. Dies zeigt sich in der täglichen Praxis und wurde in einer Vielzahl von wissenschaftlichen Studien für die Arbeitswelt generell und auch spezifisch für Unternehmen der Gesundheitsbranche belegt (Brücker, 2009; Glaser, 2008; INQA, 2008a).

> **❯** Es zählt zu Ihren wesentlichen Führungsaufgaben, für ein angemessenes Stressmanagement sowie eine entsprechende Burnout-Prävention in Ihrem Bereich zu sorgen und eine gesunde Kultur zu etablieren und zu leben.

11.1 Bekannter Wegbegleiter: Das Phänomen Stress

Jeder hat ihn schon selbst erlebt: Den **intensiven, unangenehmen Spannungszustand**, der entsteht, wenn eine stark negativ erlebte, bedrohliche Situation nicht vermieden werden kann bzw. lange andauert. Dabei wird unser Organismus aktiviert – aus Evolutionssicht sinnvoll – in »Kampfstellung« gebracht: Die Herzaktivität gesteigert, die Atemfrequenz erhöht, der Muskeltonus gesteigert – alle Sinne sind »wach«. Hastiges Tempo oder überzogener Kraftaufwand können in der Folge beobachtet werden. Das Erleben von Druck, Nervosität und Angst nimmt zu.

Faktoren, die mit erhöhter Wahrscheinlichkeit Stress auslösen, werden als **Stressoren** oder auch – nach dem **arbeitspsychologischen Stressmodell** (Bamberg, 2006) – als **Belastungen** bezeichnet. In der Pflege sind folgende Stressoren besonders relevant (BAuA, in Druck):

- Stressoren aus der Arbeitsaufgabe:
  - zu hohe quantitative und qualitative Anforderungen (Patienten/Bewohner, Krankheitsbilder),
  - Zeit- und Termindruck,
  - Informationsüberflutung,
  - fehlende Fachkenntnisse, mangelnde Berufserfahrung,
  - widersprüchliche Arbeitsanweisungen von Pflegedienst- und Teamleitungen, Ärzten etc.
- Stressoren aus der Arbeitsrolle:
  - zu hohe Verantwortung:
  - unklare Aufgabenübertragung,
  - fehlende Unterstützung und Anerkennung.
- Stressoren aus der Arbeitsumgebung:
  - ungünstige Bedingungen (z. B. Lärm),
  - komplexe technische Systeme,
  - fehlende Hilfsmittel,
  - Einzelarbeitsplatz (nachts oder an Wochenenden).
- Stressoren aus der sozialen Umgebung:
  - schlechtes Betriebsklima,
  - Konflikte im Pflegeteam, mit Vorgesetzten oder Mitgliedern anderer Berufsgruppen,
  - geringe oder schlechte Kommunikation,
  - mangelhafte Informationsweitergabe (z. B. durch Schichtwechsel),
  - Personalmangel,
  - strukturelle Veränderungen im Unternehmen.

Vergleiche zeigen einige Unterschiede zwischen den Belastungsprofilen in den 3 Pflegesegmenten auf: Pflegekräfte im Krankenhaus erleben im Vergleich zu ihren Kollegen in der Altenpflege höhere psychische Belastungen, auch kommt es bei ihnen häufiger zum Burnout (Glaser, 2008). Allerdings werden Pflegende in der Altenhilfe häufiger mit bewohnerbezogenen Stressoren konfrontiert. In der ambulanten Pflege werden von Befragten etwas weniger psychische Belastungen als von ihren in Heimen tätigen Kollegen berichtet.

Wie man im Arbeitsalltag gut beobachten kann, wirken Belastungen allerdings nicht auf jede Pflegekraft (gleich intensiv).

> Stress ist ein **subjektives Phänomen**. Er entsteht durch das Zusammenspiel aus den genannten objektiv bestehenden Faktoren und deren **individueller Bewertung** (»negativ«, »bedrohlich«, »Situation ist nicht kontrollierbar«).

Nach dem arbeitspsychologischen Stressmodell werden zudem noch **persönliche Risikofaktoren** der Mitarbeiter, wie z. B. Erkrankungen, Ärger, Angst vor Aufgaben, vor Misserfolg oder vor Tadel, fehlende soziale und kommunikative Kompetenzen oder ineffizienter Arbeitsstil, betrachtet. Diese erhöhen die Wahrscheinlichkeit, Stress zu erleben (Bamberg, 2006).

Ressourcen dagegen wirken stressverhindernd oder -reduzierend. Sie können **bedingungsbezogen** durch die Arbeitsaufgabe oder die Organisation, z. B. in Form von Kontrollmöglichkeiten, Autonomie oder sozialer Unterstützung, oder **personenbezogen**, wie etwa in Form von Bewältigungsstrategien oder sozialer Kompetenzen, gegeben sein.

So konnte gezeigt werden, dass in manchen Bereichen mit besonders hohem Gefährdungspotenzial, die Gesamtarbeitssituation nicht belastender empfunden wird als anderenorts. So werden in der Notfallversorgung oder im Intensiv- und OP-Bereich aufgrund der wenig vorhersehbaren kritischen Notfallsituationen hohe Ansprüche an die Handlungszuverlässigkeit der Mitarbeiter gestellt. Die Arbeitssituation stellt sich als hoch »riskobehaftet« dar; zudem sind die Belastungen durch Ausführungsbedingen in der Arbeit, wie Unterbrechungen bzw. unvorhergesehene Störungen, hoch. Andererseits wird die Tätigkeit von den Pflegekräften aber auch als ganzheitlicher und abwechslungsreicher erlebt im Vergleich zu anderen Bereichen (Metz, 2006). Diese bedingungsbezogenen Ressourcen sorgen offensichtlich als Gegengewicht.

Wird Stress häufig empfunden – **entscheidend sind hierbei meist nicht große Ereignisse sondern vielmehr die alltäglichen, kleinen Ärgernisse und Probleme** – kann dies langfristig zur Entstehung von organischen Krankheiten oder psychosomatischen Beschwerden (z. B. chronische Rückenschmerzen, Magenprobleme, Herz-Kreislauf-Beschwerden, Migräne, Hörstürze) führen (Bamberg, 2006). Arbeitsunzufriedenheit, Ängstlichkeit, Depressivität oder Burnout können die psychischen Auswirkungen sein. Auf der Verhaltensebene äußern sich langfristige Stressfolgen bei Mitarbeitern u. a. möglicherweise in Form von Leistungsverweigerung, gehäuften Fehlzeiten, negativem Gesundheitsverhalten (Rauchen, Alkohol- und Medikamentenmissbrauch), Kündigung oder aber auch Einschränkung des Freizeitverhaltens und der sozialen Kontakte im privaten Bereich. Stressfolgen können zudem neuen Stress erzeugen (z. B. Mehrarbeit für Kollegen durch Fehlzeiten, Verschlechterung des Teamklimas etc.), der zu einer weiteren Erhöhung der Belastungen führt – eine **Stressspirale** (Bamberg, 2006).

11.2 Burnout – Was darunter verstanden wird und wie es entsteht

»Burnout« bezeichnet einen Zustand der andauernden Beeinträchtigung des Wohlbefindens, der insbesondere durch emotionale, aber auch geistige und körperliche **Erschöpfung** gekennzeichnet ist. Gefühle, Einstellungen und Erwartungen ändern sich in eine negative Richtung: »Ich fühle mich von meiner Arbeit ausgelaugt«, »Mein Akku ist völlig leer«, »Ich bin nicht mehr belastbar« oder »Ich sehe keinen Sinn mehr in meinem Leben« – so oder ähnlich beschreiben Betroffene ihr Befinden.

Des Weiteren sind das Gefühl, **keine persönliche Erfüllung** in der Arbeit (und im Privatleben) zu erlangen, und **Depersonalisierung** charakteristisch (Burisch, 2006). Letzt genanntes Merkmal beschreibt die Entfremdung der Mitarbeiter von ihren Pflegebedürftigen, die sich darin äußert, dass Patienten und Bewohner nur noch als Objekte – nicht aber mehr als zuwendungsbedürftige Menschen – wahrgenommen werden.

> Hieran wird deutlich, dass Burnout bei Pflegekräften auch eine unmittelbare Gefährdung des Wohlbefindens der Kunden bzw. Klienten darstellt, da sich die Qualität der Interaktion, Kommunikation und der gesamten Leistungserbringung stark verschlechtert.

Ein Burnout-Syndrom zu diagnostizieren ist nicht unproblematisch, denn die Symptomatik ist unspezifisch und es gibt weder charakteristische noch obligatorische Einzelsymptome (Burisch, 2006; Wenninger, 2009).

Kriterien eines drohenden Burnout
Bei der Auflistung handelt es sich um eine Auswahl möglicher Kriterien und nicht um einen vollständigen Katalog von Symptomen
— Kann nicht mehr abschalten
— Kann sich nicht mehr konzentrieren
— Scheint nicht mehr belastbar zu sein
— Häufige Gefühlsausbrüche
— Gehäuft auftretende psychosomatische Beschwerden
— Kein Interesse mehr für Hobbies und Freizeitaktivitäten
— Allgemein hohe Unzufriedenheit (Arbeitsituation, Beruf, Privatleben)
— Depressive Stimmung
— Andere Menschen scheinen gleichgültig zu sein
— Zynismus gegenüber Pflegebedürftigen
— Patienten/Bewohner werden nur als unpersönliche »Objekte« betrachtet (Depersonalisierung)
— (Zusätzlich) starke familiäre Belastungen bzw. Lebenskrisen
— (Zusätzlich) finanzielle Probleme

Wer **ausgebrannt** ist, hat zuvor »gebrannt« – für seinen Beruf, seine Patienten oder Bewohner, sein Team, seinen Arbeitgeber. Ein Burnout betrifft oft die Mitarbeiter oder Führungskräfte, die besonders engagiert und hochmotiviert mit »Herz und Gefühl« dabei waren. Sie haben viele Überstunden geleistet, sich mit guten Ideen eingebracht, waren jederzeit für Patienten, Kollegen und Mitarbeiter ansprechbar. Aber sie haben sich offensichtlich über einen längeren Zeitraum zu viel »aufgeladen« und keinen geeigneten Ausgleich gefunden. Nun sind sie behandlungsbedürftig und fallen wegen Arbeitsunfähigkeit aus: **Burnout ist teuer.**

Als zentrale Ursache für die Entstehung des Syndroms wird das häufige bzw. anhaltende Erleben von Stress gesehen (Bamberg, 2006). Daneben scheinen eine Reihe von personenbezogenen Verhaltensweisen und Merkmalen (»Helfer-Syndrom«, übertriebene berufsethische Vorstellungen, alle Energie wird in die Arbeit investiert, eigene Bedürfnisse dauerhaft zurückgestellt, generelle Tendenz zur Unzufriedenheit, Ungeduld, eher geringe Belastbarkeit) begünstigend zu wirken (BAuA, in Druck; Burisch, 2006).

Nicht wenige Pflegekräfte laufen Gefahr, langfristig unter einem »**Gewissensstress**« zu leiden (Hien, 2009). Viele Mitarbeiter haben den Beruf aufgrund idealer Werte und Vorstellungen gewählt, die jedoch häufig mit den Realitäten im Pflegealltag unvereinbar sind. Zeitdruck hindert die Mitarbeiter an der zwischenmenschlich erforderlichen Zuwendung gegenüber den Patienten bzw. Bewohnern (Glaser, 2008). Eben diesen Zustand beklagen auch die Bewohner und Patienten selber. Für die Pflegekräfte ein Dilemma in doppelter Hinsicht: Das Wissen, die Bedürfnisse der Kunden nicht befriedigen zu können, und das Fehlen der Anerkennung und des Dankes durch Patienten und Bewohner führen zu Frustration. Juthberg (2008) konnten bei Pflegekräften im ambulanten Bereich einen bedeutsamen Zusammenhang zwischen diesem »Gewissensstress« und dem Burnout-Risiko nachweisen.

Als besonders Burnout gefährdet können Pflegende in der Onkologie oder in der Hospizarbeit betrachtet werden, denn in der Behandlung und Betreuung dieser Patienten bzw. Bewohner werden die Mitarbeiter regelmäßig mit Momenten konfrontiert, in denen eigene Grenzen deutlich zu spüren sind. Das »zupackende« Helfenkönnen – als ein zentrales Motivationsmoment für Pflegende – wird abgelöst durch **Hilflosigkeit**. Dies kann unter Umständen als Misserfolg erlebt werden (Thielking-Wagner, 2009).

> Oft werden Warnzeichen für ein drohendes Burnout übersehen und zu spät Hilfe geholt. Wichtig ist in diesem Zusammenhang, dass Sie als Führungskraft die Verantwortung für die Gesundheit Ihres Mitarbeiters übernehmen und ihm die Hand zur Hilfe reichen. Denn häufig besteht das Problem darin, dass die Betroffenen selber die Warnzeichen ignorieren oder sich derer schämen und in Isolation flüchten, da solche Befindlichkeiten nicht zu ihrem Selbstbild als »Powermensch« passen.

Das nachfolgende Fallbeispiel illustriert, wie ein »Stressklima« auf Pflegebedürftige wirken kann.

Der Krankenhausaufenthalt aus Sicht von Frau Schwarz

Die 83-jährige Frau Schwarz liegt seit fast 2 Wochen im Krankenhaus, da sie wegen eines Sturzes einen Oberschenkelhalsbruch erlitten hat. Mit dem hektischen Alltag hier kommt sie überhaupt nicht zurecht. Sie hat den Eindruck es herrscht ein ständiges Kommen und Gehen: Schwestern, Physiotherapeuten, Reinigungskräfte und andere Personen scheinen sich permanent die »Klinke in die Hand zu geben«. Manche klopfen nur ganz kurz an – wenn überhaupt – und stürzen dann regelrecht in das Zimmer hinein. Anfangs hat sie sich häufiger darüber erschrocken.

Manche Schwestern und den Pfleger Michael findet Frau Schwarz sehr freundlich. Die geben sich richtig Mühe und haben auch mal Zeit für ein paar nette Worte. Aber viele Schwestern kommen nur kurz rein, um zu helfen, wenn man klingelt und eilen dann wieder schnell davon.

Neulich musste sie 2-mal kurz hintereinander klingeln, weil sie beim ersten Mal vergessen hatte, um eine neue Flasche Wasser zu bitten. Als Schwester Dorothea zum zweiten Mal kam, schien sie genervt zu sein und meinte nur kurz angebunden: »Was ist denn? Es gibt noch ganz viele andere Patienten hier, um die ich mich auch kümmern muss… Ich kann ja auch nichts dafür, wenn manche Kollegen andauernd krank sind. Wir haben halt einfach nicht genug Leute!«

Inzwischen klingelt Frau Schwarz auch wirklich nur noch, wenn es gar nicht anders geht. Und selbst das ist ihr manchmal unangenehm.

Schwester Dorothea findet sie überhaupt ziemlich unsympathisch, insbesondere deshalb, weil sie immer von ihr angeschrieen wird. Wahrscheinlich, weil sie meint, sie wäre schwerhörig, was jedoch nicht der Fall ist. Und dann muss sie jedes Mal an das Namensschild an ihrem Bett schauen, weil sie anscheinend ihren Namen nicht mehr weiß. »Frau… ähm…Schwarz…« Dabei ist sie doch schon fast 2 Wochen hier! Außerdem sieht sie nicht gut aus, findet Frau Schwarz: sehr blass, tiefe Augenringe, belegte Stimme – irgendwie ganz schön fertig. Die sollte sich mal richtig ausschlafen… und weniger rauchen!

Na ja, zum Glück schmeckt wenigstens das Essen recht gut…

Heute Morgen rief ihre Enkeltochter an und berichtete von ihrem Baby. Darüber freute sie sich sehr und wollte es Pfleger Michael, der sie heute Mittag versorgte, berichten. Der hörte zunächst interessiert zu. Dann aber kam eine Schwester hinein, die ihm etwas ins Ohr flüsterte. Darauf hin tauschten sich die beiden über eine Kollegin aus, die »nun richtig« krank zu sein schien und »wohl nicht belastbar sei und den Stress hier nicht mehr aushalten« könnte. Danach war Michael fertig und ging zusammen mit seiner Kollegin aus dem Zimmer. Frau Schwarz fühlte sich in dem Moment wie Luft.

In einigen Tagen wird Frau Schwarz wieder »nach Hause« in ihr Altenheim kommen. Dort – und auch gegenüber ihrem Hausarzt – wird sie zweifelsohne von ihrem Krankenhausaufenthalt berichten und ein entsprechend negatives Bild entwerfen.

Richten wir nun den Blick auf die betroffenen Pflegekräfte:

Schwester Dorothea fühlt sich schon seit längerer Zeit extrem ausgelaugt und erschöpft. Sie hat den Eindruck, selbst mehrere Tage dienstfrei genügen nicht mehr, damit sie sich erholen kann. Früher hat sie ihre Arbeit sehr gerne gemacht und hat es geliebt, ihre Patienten ermuntern und aufbauen zu können. Mittlerweile findet sie Patienten nur noch anstrengend. Besonders die alten, schwerhörigen, den man alles 3mal sagen oder sie regelrecht anschreien muss. Am schlimmsten findet sie jedoch die demenzkranken Patienten. Manche sprengen völlig den Alltag auf Station. Erst neulich hatten sie eine Patienten, die nur im Unterhemd bekleidet ziellos auf dem Flur umherirrte. Am nächsten Tag war sie plötzlich völlig verschwunden und musste im ganzen Haus gesucht werden. Das war ein Stress! Wie soll man sich bei dem knappen Personalschlüssel denn auch noch vernünftig darum kümmern?! Und noch dazu, wo permanent bestimmte Kollegen wegen Krankheit ausfallen. Ihre Migräneattacken treten in der letzten Zeit gehäuft auf. Dann geht es ihr sehr schlecht, sie kann sich nicht gut konzentrieren und ist gereizt. Das belastet sie sehr, aber sie schleppt sich trotzdem meistens zum Dienst.

Pfleger Michael hat so eben von seiner Kollegin erfahren, dass Dorothea einen Hörsturz erlitten hat und stationär behandelt wird. Und sie auch etwas »Psychisches« zu haben scheine – wahrscheinlich Burnout. Das macht ihn sehr betroffen, denn er schätzt Dorothea sehr. Anfangs hat er sie aufgrund ihrer Erfahrung, ihres Engagements und ihrer Herzlichkeit gegenüber Patienten sehr bewundert. Aber innerhalb der letzten 2 Jahre hat sie sich verändert. Sie war häufig schlecht gelaunt, müde und rauchte wie ein Schlot. Patienten gegenüber empfand er sie z. T. erschreckend emotionslos. Natürlich waren auch viele Kollegen krank und die Stimmung im Team sehr schlecht, aber trotzdem. In der letzten Zeit beschwerte sie sich mehrfach bei ihm über Tanja, die neue Stationsleitung, die »ihnen von oben vor die Nase gesetzt wurde«. Michael selber findet, dass Tanja eine sehr gute Leitung ist. Die Stimmung im Team wird allmählich besser, seit sie da ist. Er vermutet, dass Dorothea frustriert ist, weil sie selber gerne Stationsleitung werden wollte. Verständlich nach so vielen Jahren Dienstzeit!

11.3 Jeder hat Einfluss – Maßnahmen zur Prävention

Stressmanagement und Burnout-Prävention müssen sowohl an den stressförderlichen Bedingungen der Arbeit als auch an den persönlichen Risiko-

Tab. 11.1 Beispiele für Interventionsansätze auf den verschiedenen Ebenen. (Mod. nach Bamberg, 2006)

Arbeitsbedingungen		Mitarbeiter		
Stressoren reduzieren	Ressourcen fördern	Stressoren reduzieren	Ressourcen fördern	Bewertung/Bewältigung
Aufgaben	Soziale Beziehungen	Negative Verhaltensmuster	Kohärenzsinn (Sinn erkennen: »Ich bin nicht dem Schicksal ausgeliefert«)	Positive Bewertungsmuster in Bezug auf Situation und Bewältigungsmöglichkeiten entwickeln
Arbeitsorganisation	Klima im Team	Einstellungen	Kontrollgefühl	Ineffiziente Bewältigungsstrategien abbauen (z. B. Konfliktvermeidung)
Arbeitsmittel	Organisationsklima	Überzeugung	Zeitmanagement	
Arbeitszeit	Ganzheitlichkeit der Arbeit (z. B. Bezugspflege)	Übertriebene Arbeitshaltung (»Helfer-Syndrom«)		
Führung				
Gehalt				

faktoren ansetzen (▶ Abschn. 11.1, ▶ Abschn. 11.2). Es gilt also, vermeidbare Fehlbelastungen zu reduzieren (**bedingungsbezogene Interventionen** oder **Verhältnisprävention**) und die Mitarbeiter bei der Bewältigung unvermeidbarer Belastungen zu unterstützen (**personenbezogene Interventionen** oder **Verhaltensprävention**). Darüber hinaus können die unterstützenden Ressourcen der Arbeit und der Mitarbeiter gefördert werden (Tab. 11.1; Bamberg, 2006).

Idealerweise werden Stressmanagement und Burnout-Prävention im Rahmen eines umfassenden betrieblichen Gesundheitsmanagements – verankert in Unternehmensleitbild, Qualitäts- und Personalmanagement – systematisch geplant und umgesetzt. Aber auch ohne solch ein übergreifendes Konzept können Sie den alltäglichen Belastungen wirksam begegnen.

> **Praxistipp**
>
> Um ein Bewusstsein bei den Mitarbeitern hierfür zu wecken, können kleine Symbole ausreichen. Bei einem städtischen Träger von Altenheimen wurde z. B. der Apfel ein Symbol der Gesundheitsförderung: Die Mitarbeiter erhielten das Angebot, sich täglich einen Apfel in den Pausenräumen zu holen. Dies löste zwar zunächst Verwunderung und sogar Kritik aus, machte jedoch auch deutlich, dass ein neues Vorhaben gestartet war. Der Apfel sollte die Beschäftigten daran erinnern, die eigene Gesundheit nicht zu vergessen und stand gleichzeitig symbolisch für den »Biss«, der für eine nachhaltige Prävention benötigt wird (INQA, 2005).

> Entscheidend ist, die Mitarbeiter mit ins Boot zu holen und sie für die Prävention zu motivieren, denn noch mehr als in anderen Bereichen gilt für das Thema Gesundheit: Ohne die (innere) Beteiligung der Mitarbeiter – kein Erfolg!

Im Folgenden werden verschiedene Möglichkeiten und Ansätze der Prävention vorgestellt – eingeleitet mit einem Abschnitt zur Belastungsanalyse.

11.3.1 Was sind unsere Hauptstressoren? Die Analyse von Belastungen

Die Belastungssituation ähnelt sich für alle Pflegekräfte. Dennoch gibt es große Unterschiede – zwischen verschiedenen Häusern, Einrichtungen und Pflegediensten – und auch innerhalb eines Hauses bzw. Unternehmens zwischen den einzelnen Bereichen bzw. Teams.

> **Daher ist es enorm wichtig, dass Sie herausfinden, welche Stressoren sich speziell in Ihrem Bereich bzw. Team besonders negativ auswirken und am dringendsten minimiert werden müssen. Nur so können Sie sicherstellen, erfolgreich Stressmanagement und Burnout-Prävention für und mit Ihren Mitarbeiter(n) zu betreiben.**

Bei der Analyse der Arbeitssituation (**Gefährdungsbeurteilung**) werden objektiv bestehende Belastungen ermittelt, die eine Gefährdung der Mitarbeiter darstellen. Darüber hinaus sollte beurteilt werden, wie sie auf die Pflegekräfte wirken und welche spezifischen Ressourcen vermindernd wirken.

Im Rahmen von umfangreicheren Untersuchungen mit externer Unterstützung werden hierzu meist objektive (Tätigkeitsbeobachtungen durch Experten) und subjekte Methoden (Experteninterviews, anonyme Mitarbeiterbefragungen) zur Belastungsanalyse eingesetzt (Metz, 2006).

In der Praxis hat sich eine einfache und relativ wenig aufwändige Kombination als sehr effektiv erwiesen (Glaser, 2008; INQA, 2008a):

1. Es erfolgt eine Erstanalyse der psychischen Gefährdung innerhalb der einzelnen Teams/Bereiche mittels **Checklisten** oder **einfacher Befragungsinstrumente** (▶ Praxistipp).
2. Einführung eines **Gesundheitszirkels** auf Teamebene: Eine Auswahl (freiwilliger) Mitarbeiter bearbeitet im Rahmen regelmäßiger Treffen die analysierten Belastungen, legt Prioritäten in der Reduktion fest, diskutiert Lösungen und erarbeitet einen Handlungsplan mit Verantwortlichkeiten und Zeitrahmen. Die Treffen werden moderiert (z. B. durch den Arbeitsschutzverantwortlichen, Qualitätsbeauftragten oder einen spezifisch geschulten Gesundheitszirkelverantwortlichen) und die Ergebnisse mit den Vorgesetzten abgestimmt.
3. Idealerweise Implementierung eines **hausübergreifenden Gesundheitszirkels**: Hier bearbeiten die Mitarbeiter aus verschiedenen Bereichen und Berufsgruppen gemeinsam Stressoren, die für alle oder viele Bereiche bzw. Abteilungen kritisch sind. Zudem werden die Ergebnisse aus den einzelnen Teams vorgestellt, um den »Ideenpool« zu erweitern.

Der Gesundheitszirkel verfolgt das **Prinzip des partizipativen Ansatzes der Arbeitsgestaltung**: Die Pflegekräfte sind Experten für ihre Tätigkeit – und auch für deren Belastungen – und verfügen als solche auch in der Regel das Wissen über die alltagstauglichsten Lösungsmöglichkeiten. Sie werden intensiv in die Prävention eingebunden und wirken als Multiplikatoren für das Thema in ihren Teams. Durch ernsthafte Beteiligung wird Wertschätzung erlebt – eine wichtige Ressource der Gesundheitsförderung. Wichtig sind hierbei eine enge Kommunikation mit der Führungsebene und die Vereinbarung konkreter Ziele bezüglich der Umsetzung zwischen Zirkel und Führungskraft.

Zudem lernen die Mitarbeiter auch ihre eigene Arbeitsorganisation zu hinterfragen – eine Chance, die eigene »Betriebsblindheit« in Bezug auf einfach zu beseitigende Stressoren in Selbsterkenntnis aufzudecken.

> **Praxistipp**
>
> Es gibt diverse einfache und umsetzungsorientierte Fragebögen und Checklisten zur Selbstbewertung speziell für den Pflegebereich. So haben z. B. die Berufsgenossenschaft für Gesundheitsdienst und Wohlfahrtspflege (BGW) und die Bundesanstalt für Arbeitsschutz und Arbeitsmedizin (BAuA) eine Reihe solcher Instrumente entwickelt. Mehr dazu erfahren Sie unter www.bgw-online.de, im »Leitfaden für Sicherheit und Gesundheit bei der Arbeit im Gesundheitswesen« (BAuA, in Druck) oder unter www.baua.bund.de/Toolbox bzw. www.inqa-pflege.de.

11.3.2 Zeitdruck reduzieren

Die zeitliche Entlastung von Pflegekräften hat meist die höchste Priorität in der Prävention. Aber nicht nur zum Zweck der Gesundheitsförderung der Mitarbeiter und der Kundenzufriedenheit (im Sinne von »mehr Zeit für Zuwendung«) sondern auch im Hinblick auf die Vermeidung von Pflegefehlern sollte dies für alle Verantwortlichen ein vordringliches Anliegen sein. Denn, wie auch eine aktuelle Studie hierzu belegen konnte (Habermann, 2009), werden Arbeitsverdichtung und Zeitdruck als eine der Hauptfehlerquellen gesehen.

Folgende Maßnahmen mindern den Zeitdruck:

- **Personalschlüssel** regelmäßig kritisch prüfen und ggf. anpassen. Überprüfen, ob sich unter Umständen der Einsatz von Wohnbereichsassistenten bzw. Alltagsbegleitern, die die Pflegekräfte entlasten, lohnt. Hol- und Bringdienste im Krankenhaus einführen. Ehrenamtliche Helfer oder Schülerpraktikanten zur Entlastung suchen.
- Einführung einer **Bezugspflege als Pflegesystem**: Bessere Strukturierung und geringere Störanfälligkeit der Pflege. Zudem weitere Vorteile durch Vollständigkeit der Arbeit (Motivation der Mitarbeiter) und deutlich höhere Bewohnerorientierung (Kundenzufriedenheit).
- **Arbeitsprozesse und -abläufe** klar definieren, beschreiben und Zuständigkeiten verbindlich festlegen, um Sicherheit zu gewährleisten und Doppelarbeiten zu vermeiden.
- **Arbeits- und Hilfsmittel** in ausreichendem Maße zur Verfügung stellen – auch einfache Dinge, wie Faxgerät, mobiles Telefon etc. Für Anwendungssicherheit und -akzeptanz bei den Mitarbeitern sorgen. Arbeitsräume und Hilfsmittel standardisieren im Haus: Reduziert Suchaufwand und beschleunigt Orientierung für neue Mitarbeiter oder Aushilfskräfte.
- **Einsatzzeiten** kritisch prüfen – Müssen z. B. immer zwingend alle Mitarbeiter an der Dienstbesprechung teilnehmen?
- Implementierung verbindlicher Zeitkorridore für Visiten bzw. gemeinsame **Visitezeiten** für verschiedene Fachdisziplinen, um unnötige Wartezeiten zu vermeiden. Weiterer Vorteil: Erhöhung der Patientenzufriedenheit. (»Ja, der Arzt kommt gleich. Die Visite sollte eigentlich schon längst begonnen haben – wir warten auch schon…«)
- **Personal** kurzfristig **bereichsübergreifend** einsetzen: Kurze Morgenbesprechung, um Arbeitsspitzen bzw. Engpässe zu klären – Mitarbeiter von anderen, akut weniger belasteten Stationen/Bereichen unterstützen kurzzeitig.
- Einrichtung einer **Überleitungspflege** im Krankenhaus: Sichert die poststationäre Versorgung der Patienten, entlastet Mitarbeiter auf der Station.
- **Kooperation** mit Hausärzten und Apotheken: Eine geringere Zahl an externen Ansprechpartnern bringt einen geringeren Organisations- und Absprachaufwand.
- **Angehörigenarbeit** ernst nehmen: Bitten Angehörige spontan um ein Gespräch zu einem ungünstigen Zeitpunkt, abwägen, ob ein kurzfristiger Termin angeboten werden kann, zu dem das Gespräch in Ruhe geführt werden kann.

Nicht alle aufgezählten Interventionen werden in jedem Unternehmen umsetzbar sein oder gleich hohe Akzeptanz finden. Aber schon wenige Maßnahmen können – gut umgesetzt und ernst genommen – Erleichterung bringen.

Im Folgenden werden 2 weitere Stellschrauben für die Reduzierung von Zeitdruck kurz beschrieben.

Dokumentation entschlacken

Die **Pflegedokumentation** ist häufig der größte, gefühlte »Zeitfresser«. Selbstverständlich ist eine gute Dokumentation im Hinblick auf die Qualitätssicherung und Arbeitserleichterung (wichtige Informationen gehen nicht verloren) absolut unumgänglich. Die Betonung liegt allerdings auf gut. In der Regel lohnt es sich, das was und wie der Dokumentation kritisch zu überprüfen (INQA, 2008c):

- Zahl der Elemente der Pflegedokumentation reduzieren: Verzichtbare Zusatzelemente werden abgeschafft, Informationen vorrangig in Basiselementen untergebracht – Dokumentation wird kompakter und übersichtlicher.

- Pflegeplanung wird handlungsleitend gestaltet: Tagesstrukturplan mit Tagesablauf des Bewohners und Ablauf von Pflege und Betreuung über 24 h, Bezugnahme auf die AEDL o. Ä., Einbezug von Trink- und Ernährungsplan, Prophylaxen etc. – Zusatzelemente werden überflüssig.
- Einzelnachweise werden reduziert: Wenn der Maßnahmenplan als Tagesstruktur vorliegt, Leistungsblocks zeitlich definiert sind und Leistungen im jeweiligen Zeitraum von einer Person erbracht und bestätigt werden, kann auf Einzelnachweise für Grundpflege und Betreuung verzichtet werden. Einzelnachweis für Behandlungspflege wird beibehalten.
- An Stelle von Vorgaben zu Bearbeitungsintervallen inhaltliche Vorgaben (Festlegung von Situationen, in denen verbindlich Skalen angewandt und Eintragungen vorgenommen werden) – Vorteil: es wird weniger, aber gehaltvoller dokumentiert.
- Dokumentation ggf. direkt vor Ort beim Bewohner durchführen: Die Daten und Eindrücke sind noch sehr präsent und gehen daher nicht verloren. Vorteil: Es wird mehr Zeit mit dem Bewohner verbracht.

Flexibilisierung der Arbeitszeit

In der Pflege gibt **Arbeitsspitzen,** in denen die Mitarbeiter quantitativ besonders gefordert sind: In der Regel liegen diese morgens, spät nachmittags und am frühen Abend. Mit der Einführung von flexiblen Arbeitszeiten können **Zwischendienste** eingerichtet werden, die Entlastung bringen.

Im Krankenhaus kann mit einem **5-Schicht-Modell** gute Erfolge erzielt werden. Bestandteile sind früher und später Frühdienst, früher und später Spätdienst und Nachtdienst. Zuvor muss allerdings stationsbezogen genau analysiert werden, wann die Arbeitsspitzen konkret anfallen, um die Dienstzeiten passgenau einzurichten.

Korrespondierend hierzu wurde in der Altenhilfe mit der **RAP-orientierten Dienstplangestaltung** gute Erfahrungen gesammelt (Friedrich, 2001): Die Ruhe- und Aktivitätsphasen (RAP) der Bewohner werden ermittelt und dienen als Grundlage für die Einsatz- und Dienstplanung. In einem Altenheim wurden die Arbeitszeiten z. B. so angepasst, dass – ohne Aufstockung des Stellenplans – ein spät-/nachtschichtüberbrückender Dienst zwischen 17 und 22 Uhr eingeführt wurde. In diesem Zeitkorridor wird zusätzlich eine späte Zwischenmahlzeit angeboten und die Zubettgehzeiten der Bewohnerinnen geöffnet (INQA, 2008b).

> **Entscheidend für den Erfolg im Sinne eines wirksamen Stressmanagements ist bei der Flexibilisierung der Arbeitszeit die Einbindung der Mitarbeiter.**

Beteiligung bei der Einführung eines solchen Modells und bei der konkreten Dienstplanung sowie Verbindlichkeit bei der Umsetzung sind die Vorraussetzungen, um nicht neue Stressoren für die Pflegekräfte (z. B. durch Unvereinbarkeit mit Privatleben/Familie) zu schaffen.

11.3.3 Kommunikation verbessern

Schlechte Kommunikation kann auf vielen Ebenen zu einem Stressor werden und sich früher oder später auf das Wohlbefinden von Mitarbeitern aber auch Bewohnern bzw. Patienten auswirken.

Leider lässt sich gute Kommunikation nicht so schnell »beschaffen« wie ein fehlendes Arbeitsmittel. Hierfür bedarf es einer Vielzahl an Bemühungen und Ausdauer. Ihrer Organisation – und Ihnen als Führungskraft – muss es gelingen, eine **Kommunikationskultur** zu schaffen. Beinhalten sollte diese in erster Linie einen **respektvollen Umgang** miteinander. Gegenseitiger Respekt gegenüber der Würde anderer auf allen Bereichen des Arbeitsplatzes ist ein Schlüsselfaktor einer erfolgreichen Einrichtung (EU, 2007).

Es gilt die **Grundlagen einer positiven Kommunikation** (einfache und klare Sprache, aktiv zuhören, Aufgeschlossenheit gegenüber Kritik, gegenseitige Wertschätzung etc.) einzuhalten. Dies betrifft im besonderen Maße die Interaktionen mit Pflegebedürftigen und deren Angehörigen, aber ebenso das Miteinander aller Beschäftigten. Diese Grundlagen sollten thematisiert werden – in Teambesprechungen, Weiterbildungen, im Rahmen des Qualitätsmanagements – und in »alltagstaugliche« Hinweise verarbeitet werden. Daher bietet es sich

an, anschauliche **Kommunikationsleitfäden** zu entwickeln, für:
- die erste Begegnung mit einem neuen Bewohner oder Patienten,
- das Führen von kritischen Gesprächen mit Angehörigen,
- die Gestaltung effizienter, ergebnisorientierter Besprechungen,
- den Umgang mit Konflikten bzw. Störungen im Team oder
- das Äußern konstruktiver Kritik gegenüber Kollegen, Vorgesetzten, Vertretern anderer Berufsgruppen.

Diese können als erste Hinweise – oder auch als regelmäßige Wiederholung – eine gute Unterstützung sein. Eine Kommunikationskultur, in der Kritik tatsächlich konstruktiv geäußert und ein Konflikt offen angesprochen werden kann, aber muss mit Leben gefüllt werden – insbesondere durch Sie als Führungskraft.

Manchmal bedarf es auch zunächst struktureller Veränderungen, um überhaupt die **Gelegenheit zur Kommunikation** herzustellen: In diesem Zusammenhang wurden z. B. gute Erfahrungen mit einer Anpassung der Arbeitszeit von Wohnbereichs- bzw. Stationsleitungen gesammelt (INQA, 2008b). Diese wurden so verändert, dass die Führungskräfte schichtübergreifend im Einsatz sind – also die Chance haben, kontinuierlich die Mitarbeiter beider Schichten zu sehen. Darüber hinaus wurde festgelegt, dass die Leitungen nur noch an einem Wochenenddienst im Monat arbeiten.

11.3.4 Personalentwicklung

Im Rahmen von Personalentwicklung können Sie direkt auf die psychische Gesundheit Ihrer Mitarbeiter Einfluss nehmen, in dem spezielle »Stress- und Burnout-Themen« (s. unten) in das Visier genommen werden. Des Weiteren kann Personalentwicklung, so fern sie ernsthaft und systematisch betrieben wird, sich auch indirekt über die Zufriedenheit auf das Wohlbefinden Ihrer Pflegekräfte auswirken: Das eigene Wissen und Können steht im Vordergrund, die individuelle berufliche Weiterentwicklung wird thematisiert, eigene Vorstellungen werden berücksichtigt – der einzelne Mitarbeiter fühlt sich ernst genommen und wertgeschätzt.

Auf das Thema Personalentwicklung wurde bereits ▶ Kap. 8 dieses Buches ausführlicher eingegangen. Daher seien an dieser Stelle nur noch einmal 2 Facetten hervorgehoben, da ihnen ein wichtiger Stellenwert in der Vermeidung psychischer Fehlbelastungen zukommt.

Mitarbeitergespräche

Konstruktive Rückmeldungen über die eigenen Arbeitsleistungen und das Verhalten zu erhalten, individuelle Fähigkeiten und Kompetenzen gezielt in der Einrichtung bzw. im Unternehmen einbringen zu können und weiter zu entwickeln und neue Tätigkeitsperspektiven nach eigenen Vorstellungen und Möglichkeiten im Unternehmen erarbeiten zu können, wünscht sich die Mehrheit der Mitarbeiter. Wird dem nicht entsprochen, kann das zu Unsicherheit oder Frust führen und auf die Dauer als belastend empfunden werden. Im Arbeitsalltag ist es natürlich schwierig all dies zu erfüllen.

> **Praxistipp**
>
> Mit dem Mitarbeitergespräch steht Ihnen ein effektives Instrument zur Verfügung, um diese Aufgabe zu lösen. In dem Sie regelmäßig (mindestens 1-mal jährlich) Mitarbeitergespräche durchführen, sorgen Sie also nicht nur für den Erhalt und die Erweiterung von Kompetenzen zum Zweck der Qualitätssicherung und Kundenzufriedenheit in Ihrem Team, sondern indirekt auch für die Reduzierung von psychischen Belastungen Ihrer Pflegekräfte.

Im Sinne des Stressmanagements und der Burnout-Prävention sollten Sie die Gespräche auch dazu nutzen, individuelle Belastungen des jeweiligen Mitarbeiters sowie gesundheitliche Folgen zu besprechen und gemeinsam Gegenmaßnahmen zu planen. Zudem haben Sie in einem solchen Vier-Augen-Gespräch die Chance von Ihren Pflegekräften eine konstruktive Rückmeldung zu Ihrem Führungsverhalten zu erhalten und Möglichkeiten zur Verbesserung der Zusammenarbeit zu erörtern.

Erhöhung der fachlichen Kompetenz

Das Gefühl, mit den Anforderungen der Arbeit überfordert zu sein, erzeugt Stress. Daher sind Erhalt und Erweiterung des fachlichen Wissens und Könnens wichtige Bausteine des Stressmanagements. Abgesehen von dem zentralen Ergebnis, der Sicherung der Pflegequalität, wird bei den Mitarbeitern dadurch eine höhere Sicherheit im alltäglichen pflegerischen Handeln erzielt.

> **Praxistipp**
>
> Bezüglich der Vermittlung von Wissen und v. a. Fertigkeiten sollten Sie im Hinterkopf haben, dass nicht immer die Teilnahme an (kostenintensiven) externen Schulungen oder Trainings notwendig ist. Als effektiv hat sich durchaus auch eine interne, kollegiale Vermittlung in der Praxis – meist durch ältere, erfahrene Mitarbeiter – erwiesen. Dies trifft v. a. auf »weiche« Themen, wie den Umgang mit herausfordernden Patienten, kritischen Situationen im Pflegealltag oder »schwierigen« Angehörigen, zu. Denn hier haben Pflegekräfte, die schon lange im Beruf sind, in der Regel eine entsprechende Expertise entwickelt. Auf diese Weise sorgen Sie einerseits für einen Wissenstransfer innerhalb des Teams. Dies kann den Zusammenhalt stärken und die Zusammenarbeit verbessern. Andererseits bieten Sie den älteren Mitarbeitern, die häufig den körperlichen Anforderungen nicht mehr in vollem Umfang gerecht werden können, eine Chance der Kompensation: Viele wünschen sich explizit, ihr Erfahrungswissen im Haus oder Dienst weiter geben zu können (Hien, 2009). Durch diese Wertschätzung kann wiederum ein wichtiger Beitrag zum Erhalt der psychischen Gesundheit der älteren Mitarbeiter geleistet werden.

Zwei Themenfelder bieten sich im Rahmen der Kompetenzerweiterung im besonderen Maße an, da sie wesentliche Stressoren für die Arbeit der Pflegenden darstellen: Umgang mit Gewalt und Aggression sowie Umgang mit demenzkranken Personen.

Mit einem internen **Trainingskonzept zur Deeskalation** wurden in der Praxis gute Erfahrungen gesammelt, um die Kompetenz der Pflegekräfte in Bezug auf Gewalt und Aggression zu erhöhen (INQA, 2008b). Hierbei nehmen ein oder mehrere Mitarbeiter an einem externen Deeskalationstraining teil, mit dem Ziel, Erregungszustände bei Bewohnern bzw. Patienten frühzeitig zu erkennen und gezielt situationsgerechte Gegenmaßnahmen einzuleiten. Die Mitarbeiter schulen anschließend als »Deeskalationsexperten« Ihre Kollegen im Rahmen von internen Trainings und stehen beratend für das Thema im Alltag zur Verfügung.

Die **Pflege von demenzkranken Menschen** bringt spezifische Belastungen für die Beschäftigten mit sich. Speziell im Krankenhaus stellen u. a. die Informationsdefizite der Pflegenden über Alltagsgestaltung und bewährte Reaktionen, fehlende Mitarbeit der Patienten bei pflegerischen Maßnahmen, Wanderungstendenzen und sonstiges herausforderndes Verhalten eine besondere Schwierigkeit dar (Kleina, 2007). In diesem Zusammenhang ist es notwendig den Mitarbeitern – auf der Basis eines zu etablierenden Pflegekonzeptes für Demenzerkrankte im Haus – entsprechendes Know-how zu vermitteln. Folgende Themen sollten dabei fokussiert werden:

- Validation – Wertschätzung der demenzkranken Person und ihres Erlebens,
- Biografieorientierung,
- Aufbau und Gestaltung verlässlicher Beziehungen (Bezugspflege),
- Anregung der Sinne,
- vertrauensvolle Zusammenarbeit mit Angehörigen.

11.3.5 Gesundes Führungsverhalten

Die Kommunikation mit Mitarbeitern kann respektvoll oder kränkend, menschlich oder distanziert sein. Anforderungen und Ziele können für Pflegekräfte herausfordernd oder über- bzw. unterfordernd, klar und transparent oder unvollständig und widersprüchlich sein; sie können gemeinsam erarbeitet oder autoritär vorgegeben werden. Die Unterstützung und Förderung von Beschäftigten kann ernsthaft realisiert werden oder auch nicht. – Es gibt viele Möglichkeiten als Führungskraft (unbewusst) zusätzliche Stressoren für Pflegekräfte aufzubauen – oder diese bewusst zu vermeiden.

In den vorangegangen Kapiteln des Buches haben Sie bereits viel über erfolgreiches, motivationsförderliches Führungsverhalten, effektive Instrumente und angemessene Führungskultur erfahren. Wer all dies in seinem Handeln berücksichtigt, führt auch gleichzeitig gesund – im Sinne der Stressvermeidung und der Burnout-Prävention.

Anhand der nachfolgenden Fragen zu besonders gesundheitsrelevanten Aspekten können Sie Ihr eigenes Führungsverhalten kritisch reflektieren (in Anlehnung an INQA, 2008a):

- Wissen Ihre Mitarbeiter genau, was Sie von Ihnen erwarten?
- Loben Sie Ihre Mitarbeiter für gute Leistungen, besonderes Engagement, gute Ideen – individuell, konkret, unmittelbar und persönlich?
- Äußern Sie Unzufriedenheit mit Ihren Pflegekräften klar, persönlich, respektvoll und lösungsorientiert?
- Informieren Sie Ihre Mitarbeiter rechtzeitig und angemessen über anstehende Änderungen?
- Leben Sie in Ihrem Team eine produktive Fehlerkultur – Fehler als Lernchance, offen kommuniziert, fokussierend auf zukünftige Vermeidung statt Schuldzuweisung?
- Führen Sie Ihre Besprechungen offen (für Diskussionen), aber gleichzeitig ergebnisorientiert, klaren Regeln folgend?
- Kennen Sie die persönliche Lebenssituation Ihrer Mitarbeiter?
- Bekommen Sie mit, wenn eine Pflegekraft »angeschlagen« wirkt und sprechen Sie dies an?
- Führen Sie mindestens einmal jährlich Mitarbeitergespräche?
- Beteiligen Sie Ihre Mitarbeiter an Veränderungsprozessen bzw. Entscheidungen, die unmittelbare Auswirkungen auf ihre Arbeitsbedingungen haben?
- Wissen Sie, was Ihre Mitarbeiter von Ihnen erwarten und wie sie Ihr Führungsverhalten bewerten?

11.3.6 Individuelles Gesundheitsmanagement

Um unvermeidbaren Belastungen adäquat begegnen zu können, gilt es, die persönliche **Stresskompetenz** eines jeden Mitarbeiters zu erhöhen und entsprechende Techniken zur Stressbewältigung zu vermitteln. Das Training muss so alltagsnah wie möglich erfolgen, um tatsächliche Erfolge – also eine **Verhaltensänderung** – zu erzielen. Denn die **Erlebnis- und Verhaltensmuster** wurden meist viele Jahre lang geprägt und sind nur schwer aufzubrechen. Das neue – stressresistentere – Verhalten muss also »neurologisch gespurt werden – wie eine Loipe im Neuschnee« (Wenninger, 2009). Dies braucht in der Regel viele Impulse (darüber lesen, hören, darüber nachdenken, Beispiele sehen, sich wieder daran erinnern, …) und insbesondere praktische Übungsmöglichkeiten.

> Dementsprechend ist – wie beim Trainieren allen neuen Verhaltensweisen – die direkte Umsetzung im (Arbeits)alltag entscheidend.

Vermittlung von Wissen über sich selbst

Wer mehr über sich selbst weiß, zum Beispiel seine inneren »Antreiber« und seine Motivation zum »Stressverhalten«, hat eine Chance seine Wahrnehmung und entsprechende Bewertungsprozesse in Stresssituationen zu ändern. Jede Pflegekraft muss verstehen, dass Stress ein subjektiver Zustand ist und wie er entsteht.

Mentales Training

Mentales Training setzt an der Wahrnehmung und Verarbeitung von Situationen, die Stress erzeugen können, an (Wenninger, 2009). Erlernt wird unter anderem:

- innere Dialoge zu führen und Sorgen in Worte zu fassen,
- Einsatz von Gedankenstopp (bei negativen, immer wiederkehrenden Gedanken),
- NEIN zu sagen,
- das Prinzip Achtsamkeit beim Ausführen von Alltagshandlungen – »bewusst (er)leben« und

- eine gesunde Distanz zu seiner pflegerischen Aufgabe, seinen Patienten oder Bewohnern herzustellen.

Reflexion

Als gesundheitsförderlich hat sich die Reflexion von besonders einprägsamen und v. a. belastenden Erlebnissen im Arbeitsalltag erwiesen. Im Rahmen von **Supervision** erhalten die Mitarbeiter hierfür einen professionellen Rahmen (▶ Kap. 12).

Selbstpflege

Gut für andere zu sorgen heißt, dass man auch gut mit sich selbst umgeht. Ohne eine angemessene **Selbstpflege** oder **Selbstfürsorge** kann niemand den körperlichen und psychischen Belastungen im Pflegealltag objektiv betrachtet auf die Dauer standhalten. Jedem Pflegenden muss es gelingen können, seine Kräfte ökonomisch einzusetzen, um die eigene Verletzbarkeit und Widerstandskraft langfristig zu erhalten. Das bedeutet konkret: So oft wie möglich ganz bewusst Zeiträume zum Abschalten und Entspannen einrichten – kurzzeitig während des Dienstes und intensiv danach.

Wichtig für Sie als Führungskraft ist, die Regeneration Ihrer Mitarbeiter während des Dienstes ernst nehmen und für angemessene Pausen zu sorgen. In diesem Zusammenhang bietet es sich an, die Gestaltung der Pausenräume zu überprüfen und diese so umzugestalten, dass sie den Bedürfnissen des Personals entsprechen. In einem nordrhein-westfälischen Altenheim wurde z. B. auf Wunsch der Beschäftigten ein Punching-Ball zum Abreagieren angeschafft (INQA, 2005).

Grundsätzlich muss jeder individuell für sich eine angemessene Balance zwischen beruflicher (und privater) Anspannung und Entspannung finden. Dies kann durch einschlägige Entspannungsmethoden, sportlichen Ausgleich, Meditation oder durch soziale und ehrenamtliche Aktivitäten im privaten Umfeld, musische Betätigung bzw. prinzipiell Hobbies in der Freizeit erfolgen. Die Wege zur Balance sind sehr verschieden.

Als ein wirksamer Weg der Selbstpflege haben sich u. a. folgende **Entspannungsverfahren** bewährt:
- Yoga,
- Qigong,
- Tai Chi,
- progressive Muskelrelaxation,
- autogenes Training.

Die Verfahren können relativ schnell erlernt und angewendet werden. Dies kann auch gemeinsam im Team erfolgen – entweder mittels externer Unterstützung (Schulung durch Experten, z. B. über Berufsgenossenschaft) oder intern. Hierbei könnten Sie z. B. anregen, dass eine interessierte Mitarbeiterin eine Entspannungstechnik erlernt und diese im Rahmen mehrerer gemeinsamer Treffen den Kollegen vermittelt. Einen praxisnahen Einstieg zu den Verfahren mit konkreten Übungsanleitungen zum »sofort Ausprobieren« finden Sie und Ihr Team bei Ingrid Kollak (2008).

Im Rahmen eines **Betriebssportangebotes** kann zudem aktiv der sportliche Ausgleich der Mitarbeiter gefördert werden. Gut angenommen werden meist Lauf(lern)gruppen, deren Mitglieder sich regelmäßig zum Training aber auch zur gemeinsamen Teilnahme an Spendenläufen und anderen Laufevents in der Umgebung treffen. Weiterhin bietet sich die Kooperation mit Fitnesszentren oder die Zusammenarbeit mit Inhouse-Trainern an. Wichtig ist es, ein Angebot zu schaffen, was möglichst viele Beschäftigte anspricht bzw. auf individuelle Bedürfnisse zugeschnitten werden kann, um möglichst eine große Anzahl der Mitarbeiter aktivieren zu können.

Um Mitarbeitern tatsächlich ausreichende Spielräume für die Erholung außerhalb der Arbeit geben zu können und gleichzeitig zusätzliche Stressoren durch die Unvereinbarkeit zu minimieren, sollte die **Vereinbarkeit von Beruf und Familie** gefördert werden (▶ Kap. 13).

Was Sie sicherlich bereits ahnen: Selbstpflege wird ohne einen **generell gesundheitsbewussten Lebensstil** – gekennzeichnet durch ausgewogene Ernährung, ausreichend Schlaf, regelmäßig sportliche Betätigung, maßvollen Konsum von Genuss- und Verzicht auf Suchtmittel und ähnliches – wenig(er) erfolgreich sein.

Selbstverständlich muss dies jeder Mitarbeiter für sich entscheiden und umsetzen. Aber Sie als Führungskraft können im Sinne einer gesunden Führungskultur, zumindest einen solchen Lebensstil bewerben: Thematisieren Sie Ernährungsgewohnheiten, sportliche Aktivitäten, Genussmittelkonsum und Suchtmittel im Team und behutsam in individuellen Gesprächen. Wie wäre es z. B., einen gemeinsam »Ausflug« zu einem Ernährungsberater zu unternehmen bzw. einen solchen im Rahmen einer Fortbildung einzuladen? Darüber hinaus können gezielt Raucherentwöhnungsprogramme angeraten werden. Bei dem Verdacht auf Alkohol- oder Medikamentenmissbrauch liegt es in Ihrer dringenden Verantwortung, aktiv zu werden – in erster Linie um eine Gefährdung der Patienten oder Bewohner zu vermeiden, aber auch um Ihrem Mitarbeiter Unterstützung anzubieten.

Wie der Begriff Selbstpflege nahe legt, ist jeder Mitarbeiter in erster Linie selber dafür verantwortlich, seine eigenen psychischen und physischen Ressourcen zu erhalten. Sie können jedoch als verantwortliche Führungskraft ein Klima erzeugen, indem Selbstpflege aktiv gefördert und als wirksames Mittel des Stressmanagements und der Burnout-Prävention propagiert wird. Damit prägen Sie eine gesunde Kultur in Ihrem Verantwortungsbereich und fördern die individuelle Gesundheitskompetenz Ihrer Mitarbeiter.

Und ergänzend (als Umkehr des Zitates von Heinrich Heine; Ziemann, 2009):

» Predige nicht öffentlich Wein und trinke heimlich Wasser. «

Praxistipp

Pflegen Sie sich selbst angemessen und reden Sie darüber!

■■ **Fazit**

Pflegekräfte sind einer Vielzahl von Belastungen ausgesetzt, die die Gesundheit bedrohen können. Ob es tatsächlich dazu kommt, hängt auch von den persönlichen Risikofaktoren des Mitarbeiters und der Existenz förderlicher Ressourcen ab. Stressmanagement und Burnout-Prävention beziehen sich daher gleichermaßen auf alle genannten Aspekte. Es gibt eine Vielzahl von – auch speziell in der Pflege bewährten – Interventionsmöglichkeiten. Um diese gezielt einsetzen zu können, muss im Vorfeld eine Analyse der spezifischen Belastungen erfolgen.

Die Folgen von andauerndem Stresserleben und Burnout sind für den einzelnen Mitarbeiter, das Team und die gesamte Organisation negativ und unakzeptabel. Daher steht deren Vermeidung im Interesse aller.

Wer eine gesunde Führungs- und Organisationskultur lebt – sich also die Erhaltung der (psychischen) Gesundheit seiner Mitarbeiter und Führungskräfte explizit zur Aufgabe macht – wird sich nicht nur über eine höhere Motivation seiner Pflegekräfte, eine bessere Dienstleistungsqualität und zufriedenere Patienten und Bewohner freuen, sondern auch über eine längerfristige Bindung seiner Mitarbeiter an das Haus bzw. den Dienst und verfügt zudem über ein gutes Argument für der Gewinnung neuer Pflegekräfte – ein wichtiger Vorteil im Wettbewerb um gute Mitarbeiter. Und nicht nur in diesem Zusammenhang: Auch bei Patienten oder Bewohnern wird eine solche spürbare Kultur gut ankommen. Wer möchte schon gerne sich selber oder seine Angehörigen versorgt wissen von Menschen, die »bis zum Umfallen« arbeiten?

Literatur

Bamberg E, Keller M, Wohlert C, Zeh A (2006) BGW-Stresskonzept. Das arbeitspsychologische Stressmodell. Hamburg: Berufsgenossenschaft für Gesundheitsdienst und Wohlfahrtspflege (Eigendruck)

Bundesanstalt für Arbeitsschutz und Arbeitsmedizin (BAuA) Sicherheit und Gesundheit bei der Arbeit im Gesundheitswesen. Leitfaden für Prävention für Prävention und gute Betriebspraxis. Dortmund: BAuA (in Druck)

Brücker H (2009) Aspekte des Führungsverhaltens und gesundheitliches Wohlbefinden im sozialen Dienstleistungsbereich – Ergebnisse empirischer Untersuchungen in Krankenhäusern. In: Badura B, Schröder H, Vetter C (Hrsg) Fehlzeiten-Report 2008. Betriebliches Gesundheitsmanagement: Kosten und Nutzen. Zahlen, Daten und Analysen aus allen Branchen der Wirtschaft. Springer, Heidelberg Berlin

Burisch M (2006) Das Burnout-Syndrom. Springer, Heidelberg Berlin

Europäische Union (2007) Framework agreement on harassment and violence at work. http://ec.europa.eu/employment_social/news/2007/apr/harassment_violence_at_work_en.pdf (08.11.2009)

Friedrich D (2001) RAP im Altenheim. Ein Instrument zur Optimierung der Arbeitslogistik. Altenheim 8: 31–34

Glaser J, Lampert B, Weigl M (2008) Arbeit in der stationären Altenpflege. Analyse und Förderung von Arbeitsbedingungen, Interaktion, Gesundheit und Qualität. Wirtschaftsverlag NW, Bremerhaven

Habermann M (2009) Fehler in der Pflege: Forschungsprojekt der Hochschule Bremen über Fehlerarten und Fehlerursachen mit ersten Ergebnissen. Hochschule Bremen: Pressemitteilungen. 20.05.2009. http://www.hs-bremen.de/internet/de/einrichtungen/presse/mitteilungen/2009-pe-116/index.html (06.11.2009)

Heyde K, Macco K, Vetter C (2009) Krankheitsbedingte Fehlzeiten in der deutschen Wirtschaft im Jahr 2007. In: Badura B, Schröder H, Vetter C (Hrsg) Fehlzeiten-Report 2008. Betriebliches Gesundheitsmanagement: Kosten und Nutzen. Zahlen, Daten und Analysen aus allen Branchen der Wirtschaft. Springer, Heidelberg Berlin

Hien W (2009) Pflegen bis 67? Die gesundheitliche Situation älterer Pflegekräfte. Mabuse, Frankfurt/Main

Initiative Neue Qualität der Arbeit (INQA, Hrsg) (2005). Gute Lösungen in der Pflege. INQA-Bericht 14. Wirtschaftsverlag NW, Bremerhaven

Initiative Neue Qualität der Arbeit (INQA, Hrsg) (2008a). Gute Mitarbeiterführung. Psychische Fehlbelastung vermeiden. Wirtschaftsverlag NW, Bremerhaven

Initiative Neue Qualität der Arbeit (INQA, Hrsg) (2008b). Gute Lösungen in der Pflege II. INQA-Bericht 35. Wirtschaftsverlag NW, Bremerhaven

Initiative Neue Qualität der Arbeit (INQA, Hrsg) (2008c). Entbürokratisierung der Pflege. Druck Kettler, Bönen

Juthberg C, Erikson S, Norberg A, Sundin K (2008) Stress of conscience and perceptions of conscience in relation to burnout among care-providers in older people. J Clin Nursing 17: 1897–1906

Kleina T, Wingenfeld K (2007) Die Versorgung demenzkranker älterer Menschen im Krankenhaus. Veröffentlichungsreihe des Instituts für Pflegewissenschaft an der Universität Bielefeld (IPW). Bielefeld: Universität Bielefeld

Kollak I (2008) Burnout und Stress. Anerkannte Verfahren der Selbstpflege in Gesundheitsfachberufen. Springer, Heidelberg Berlin

Metz AM, Neuhaus K, Kunze D (2006) Gesund Pflegen im Krankenhaus. Nachhaltige Reduzierung psychischer Fehlbelastung von Krankenpflegkräften durch Gesundheitsförderung. INQA-Bericht 12. Wirtschaftsverlag NW, Bremerhaven

Thielking-Wagner G (2009) Die eigene Kraft erhalten – Selbstfürsorge in der Onkologie und Hospizarbeit. Hospiz-Dialog Nordrhein-Westfalen 41: 17–19

Wenninger G (2009) Wie kann ich dem Ausbrennen vorbeugen? Hospiz-Dialog Nordrhein-Westfalen 41: 14–16

Ziemann GH (2009) Burnout-Prophylaxe in helfenden Berufen – Anforderungen und Ressourcen im Gleichgewicht. Hospiz-Dialog Nordrhein-Westfalen 41: 12–13

Kollegiale Beratung, Coaching und Supervision als Erfolgsfaktoren der Mitarbeiterführung

Christian Loffing

12.1	Das Menschenbild des »complex man«	– 198
12.2	Die Führungskraft und ihr Portfolio an Führungsstilen	– 200
12.2.1	Der Moderatoransatz der Führung – 200	
12.2.2	Führungsstilportfolio – 201	
12.3	Coaching und kollegiale Beratung im Führungskontext	– 203
12.3.1	Coaching als Führungsstil – 203	
12.3.2	Anleitung zu einer kollegialen Beratung – 205	
12.4	Raum für Supervision – 206	
	Literatur – 207	

Das Gesundheitswesen befindet sich in einem fortlaufenden Wandel. Erfolgreich sind dabei die Einrichtungen, die diesen Wandel als Herausforderung verstehen und dabei im Sinne einer lernenden Organisation ihre Mitarbeiter zur Bewältigung der anfallenden Aufgaben befähigen und sie weiterentwickeln. Hierbei kommt den Führungskräften eine besondere Bedeutung zu. Sie ermitteln Ressourcen und haben einen nicht zu unterschätzenden Einfluss auf die Motivation ihrer Mitarbeiter.

Für diese Aufgaben benötigt eine Führungskraft Flexibilität in ihrem Führungsverhalten, denn auf der Grundlage des heutigen Menschenbildes eines »complex man« (engl.: vielschichtiger Mensch) reicht es nicht mehr aus, ausschließlich eindimensional autoritär oder demokratisch zu führen. Führungskräfte müssen sich stattdessen in der Lage sehen, situativ angemessen führen zu können. Dazu benötigen sie ein Portfolio an Führungsstilen, die authentisch zu verwenden sind. Die moderne und heute erfolgreiche Führungskraft wird damit unter anderem auch ein Coach und ebenso ein Befürworter und Förderer einer kollegialen Beratung.

> **Wissensinhalte**
>
> Nach Lektüre dieses Kapitels wissen Sie
> — über welches Führungsstilportfolio eine erfolgreiche Führungskraft verfügen muss
> — wie Führungsstile situativ angemessen eingesetzt werden können
> — was ein Coaching beinhaltet und welche Faktoren ein Coaching erfolgreich machen
> — welche Voraussetzungen für eine kollegiale Beratung existieren müssen
> — wann eine Supervision angezeigt ist
> — welchen Einfluss diese einzelnen Instrumente auf die Motivation der Mitarbeiter haben
>
> Die eigene Handlungskompetenz in der Rolle als Führungskraft wird damit bestätigt respektive erweitert.

12.1 Das Menschenbild des »complex man«

Im Kontext der Mitarbeiterführung bringt ein Menschenbild zum Ausdruck, wie ein Mitarbeiter in einem Unternehmen aus der Perspektive der obersten Leitung gesehen wird (Ulich, 2005). Hierbei handelt es sich um eine nicht zu unterschätzende Erkenntnis, denn die Arbeitstätigkeit selbst und das damit eng in Zusammenhang stehende Verhalten der Mitarbeiter prägen das jeweilige Menschenbild in einem Unternehmen. Dieses Menschen- oder genauer Mitarbeiterbild macht wiederum ein besonderes Führungsverhalten erforderlich, um einen Führungserfolg bei diesen Mitarbeitern zu erzielen (Loffing, 2002; Loffing, 2005; ▶ Abschn. 12.2.1).

Im Rahmen einer Analyse der im 20. und 21. Jahrhundert vorherrschenden Menschenbilder, zeigt sich ein fortlaufender Wandel. Während im Zeitalter der Industrialisierung ein Mitarbeiter noch als »economic man« (engl.: ökonomischer Mensch) betrachtet wurde, der ausschließlich nach Gewinn strebt, so haben wir heute mit einem »complex man« (engl.: vielschichtiger Mensch) zu tun (Taylor, 2004; Ulich, 2005). Gleichwohl ökonomische und soziale Aspekte motivieren den vielschichtigen Menschen in einem Unternehmen, der dabei auch noch intra- und interindividuelle Differenzen aufweist. Wesentliche Unterscheidungsmerkmale dieser beiden Menschenbilder sind in Hinblick auf das Organisationsverständnis, das Gestaltungskonzept des Unternehmens, die Organisationsstruktur, die wesentlichen Bewertungskriterien der Arbeit und das Führungsverhalten in ◘ Tab. 12.1 zusammengefasst (Ulich, 2005).

Der »economic man« arbeitete im Zeitalter der Industrialisierung in einer Fabrik (Taylor, 2004). Eine rationale Arbeitsverrichtung ausschließlich unter Berücksichtigung einer Schädigungsfreiheit der Person des Leistungserbringers kennzeichnete diese Tätigkeit. Einrichtungen im Gesundheitswesen sind heute im Gegensatz dazu Systeme mit einer in vielen Bereichen realisierten Individualisierung der Arbeitstätigkeit und einer aktiven Förderung der Persönlichkeit der Mitarbeiter. Dabei handelt es sich um Faktoren, die – ergänzend zu den Ausführungen zum »complex man« – gerade

Tab. 12.1 Ausgewählte Menschenbilder. (In Anlehnung an: Ulich, 2005)

Merkmal	economic man	complex man
Organisationsverständnis	technisches System	soziotechnisches System
Gestaltungskonzept	Rationalisierung	Individualisierung
Organisationsstruktur	zentral, bürokratisch	dezentral, flach
Bewertungskriterien	Schädigungsfreiheit	Persönlichkeitsförderung
Führungsverhalten	autoritär	flexibel

heute in Zeiten der Knappheit personeller Ressourcen über den Erfolg eines Unternehmens im Gesundheitswesen entscheiden können (Loffing, 2009a; Loffing, 2009b).

> Wenn die Nachfrage nach qualifizierten Mitarbeitern das Angebot übersteigt, kommt der von potenziellen Mitarbeitern wahrgenommenen Attraktivität eines Arbeitgebers eine besondere Bedeutung zu.

Während Fließbandarbeit in einem technischen System rational ist, so braucht die pflegerische Versorgung eines Menschen in einem Altenheim oder einem Krankenhaus eine hohe Individualität, die auch in Hinblick auf die dortigen Beschäftigten zu berücksichtigen ist.
- Den Bewohnern in einem Altenheim geht es nicht nur um eine pflegerische Versorgung, sondern vielmehr um Lebensqualität im letzten Lebensabschnitt.
- Den Mitarbeitern geht es nicht ausschließlich darum Geld zu verdienen, sondern sie wünschen sich auch eine Weiterentwicklung der eigenen Persönlichkeit.

Wobei sowohl bei den Bewohnern als auch den Mitarbeitern intra- und interindividuelle Differenzen zu berücksichtigen sind. Es handelt sich eben jeweils um einen »complex man«.

> Mitarbeiter sind vielschichtige Menschen mit individuellen Ressourcen, Wünschen und Problemen. Sie benötigen wertschätzende Organisationen, eine fördernde Arbeitsumgebung und flexible Führungskräfte.

Auch wenn in einzelnen Unternehmen oder Teilbereichen ausgewählter Unternehmen im Gesundheitswesen weder flache Hierarchien noch eine Persönlichkeitsförderung der Mitarbeiter feststellbar sind, so befinden wir uns dennoch auf dem Weg dorthin (Loffing, 2006b; Tab. 12.1). Unternehmen im Gesundheitswesen sind keine rein technischen Systeme. Dienstleistungsunternehmen werden als soziotechnische Systeme betrachtet werden. In ihnen kommt der Betrachtung der Mitarbeiter als wesentlichem Teil des Systems eine besondere Bedeutung zu (Krallman, 2002).

Praxistipp

Eine Führungskraft sollte sich in regelmäßigen Gesprächen einen Überblick über Wünsche und Probleme der Mitarbeiter verschaffen (Rogal, 2005; Loffing, 2006a). Nur so besteht die Möglichkeit, individuelle Probleme zu lösen und individuell Ressourcen zu fördern.

Eine gezielte individuelle Unterstützung der Mitarbeiter lohnt sich, denn diese kann einen positiven Einfluss auf folgende Aspekte haben:
- Krankenstand (Verringerung),
- Arbeitszufriedenheit (Erhöhung),
- Arbeitsmotivation (Erhöhung),
- Betriebsklima (Verbesserung),
- Image eines Unternehmens (Verbesserung), etc.

Gründe genug für eine Führungskraft, sich diesem Thema ausführlich zu widmen.

12.2 Die Führungskraft und ihr Portfolio an Führungsstilen

Unter Berücksichtigung der Ausführungen in ▶ Abschn. 12.1 sind heute die Führungskräfte erfolgreich, die sich flexibel verhalten können und über ein Portfolio an geeigneten Führungsstilen verfügen (▶ Abschn. 12.2.1). Dabei reicht ein verinnerlichtes Portfolio unterschiedlicher Verhaltensweisen jedoch nicht aus. Diese müssen auch
1. authentisch angewendet (Goleman, 1999; Goleman, 2000; Loffing, 2002; Loffing, 2005) und
2. in der richtigen Situation eingesetzt werden könnnen (Steinmann, 1997; Loffing, 2002; Loffing, 2005).

Gemeinsam mit dem Personalleiter überreicht die Pflegedienstleitung einer Mitarbeiterin eine Abmahnung. Sie verweist noch einmal detailliert auf den Vorfall der zur Abmahnung führte und belehrt über die arbeitsrechtliche Bedeutung einer Abmahnung. Dabei verhält sie sich ruhig, sachlich und autoritär. Über die Entscheidung zur Vergabe der Abmahnung gibt es keine weitere Diskussion mit der Mitarbeiterin.

Eine Stunde später befindet sich die Pflegedienstleitung in einer Besprechung mit den Stationsleitungen der Einrichtung. Hier soll demokratisch über die Anschaffung neuer Arbeitskleidung entschieden werden. Die Stationsleitungen haben dazu bereits Rückmeldungen ihrer Mitarbeiter erhalten, die zuvor ausgewählte Modelle getestet haben. Eine demokratische Abstimmung in der Runde der Stationsleitungen wird zum Ende der heutigen Sitzung zu einer Entscheidung führen. Anschließend soll das favorisierte Modell bestellt werden.

Am späten Nachmittag schließlich befindet sich die Pflegedienstleitung in einer Informationsveranstaltung der Geschäftsführung speziell für das obere und mittlere Management des Unternehmens. Hier berichtet der Geschäftsführer autoritativ (visionär und begeisternd) über die Fortschritte beim Neubau des Seniorenzentrums auf dem Gelände des Unternehmens. Der Tag der Eröffnung steht bereits fest und der Geschäftsführer verspricht, dass zur Einweihung ein großes Fest für alle Mitarbeiter stattfinden wird.

Dieses Beispiel aus der Praxis verdeutlicht, wie vielschichtig die tägliche Führungsarbeit in einem Unternehmen heute sein muss. In ▶ Abschn. 12.2.1 wird das hierfür notwendige theoretische Fundament mit dem so genannten Moderatoransatz der Führung gesetzt. In ▶ Abschn. 12.2.2 folgen Erkenntnisse zu einem ausgewählten Führungsstilportfolio, dessen Erfolg in einer komplexen Studie belegt werden konnte (Goleman, 2000; Loffing, 2005). Die Verbindung dieser beiden Aspekte macht eine heute erfolgreiche Führungskraft in einem Unternehmen im Gesundheitswesen aus.

> **Erfolgreiche Führungskräfte führen flexibel und der Situation angemessen. Damit werden sie vielschichtigen Menschen und ihren intra- und interindividuellen Differenzen am ehesten gerecht.**

Flexibles, situativ angemessenes und authentisches Führungsverhalten ist lernbar. Entscheidend ist dabei jedoch, dass man sich diesem Lernfeld auch mit ausreichend Zeit widmet. Hier kommt sowohl den Führungskräften selbst im Rahmen der Erweiterung ihrer persönlichen Handlungskompetenz als auch den Unternehmen eine hohe Bedeutung zu. Letztere haben den Auftrag, ihre Führungskräfte in der Persönlichkeitsentwicklung aktiv zu fördern und dafür einen geeigneten Rahmen zu schaffen.

12.2.1 Der Moderatoransatz der Führung

Der Alltag einer Führungskraft im Gesundheitswesen ist komplex. In soziotechnischen Systemen fordern unterschiedlichste Situationen täglich ein flexibles Verhalten (Ulich, 2005). In der Theorie beschreibt der so genannte Moderatoransatz der Führung die hierzu notwendige Flexibilität im Führungsverhalten sehr anschaulich (Steinmann, 1997; Loffing, 2005; ◘ Abb. 12.1).

Eine Führungskraft muss Situationen schnell erfassen können und dabei ein Verhalten zeigen, das gerade in dieser Situation zu einem Führungserfolg führt. Führungserfolg heißt in diesem Zusammenhang, dass das mit dem Führungsverhalten erhoffte Ziel auf Seiten eines Mitarbeiters erreicht wird (Loffing, 2005).

Der plötzliche Tod der Mutter eines Mitarbeiters im Altenheim erfordert von Seiten der Wohnbereichsleitung und Pflegedienstleitung Mitgefühl. Einfühlend widmen sich beide in einem Gespräch mit dem betroffenen Mitarbeiter seiner aktuellen Situation und seinem damit einhergehendem Gefühlszustand. Gemeinsam entscheiden sie, dass er ein paar Tage Sonderurlaub nehmen kann, um sich allen Formalitäten, einer würdigen Beerdigung und der eigenen Trauer zu widmen. Die Unterstützung zur Übernahme der dadurch ausgefallenen Dienste durch die Kollegen ist nach einfühlender Informationsweitergabe der Wohnbereichsleitung im Rahmen einer Dienstbesprechung gewiss.

Mitarbeiterführung lernt man nicht an einem Tag. Es handelt sich vielmehr um einen Prozess, der sich über das gesamte Berufsleben erstreckt. Dem entsprechend sollte eine Führungskraft sich fortlaufend der eigenen Persönlichkeitsentwicklung und ihrer damit eng in Zusammenhang stehenden Fähigkeit zur flexiblen Führung widmen. Folgende Grundsätze sollten dabei zusammenfassend Berücksichtigung erfahren:
— Erfolgreiche Mitarbeiterführung beginnt bei der Einstellung der Führungskraft.
— Mitarbeiterführung lernen braucht Zeit.
— Im Rahmen der Mitarbeiterführung lernt man immer dazu.

12.2.2 Führungsstilportfolio

Die Forschung zur Mitarbeiterführung hat eine lange Tradition (Neuberger, 1995; Neuberger, 2002). Dabei wurden im Laufe der Jahre unterschiedliche Konzepte und Führungsverhaltensweisen favorisiert. Heute unterstellen wir, dass es sich beim Prozess der Mitarbeiterführung um ein mehrdimensionales Geschehen handelt (Steinmann, 1997; Loffing, 2005). Wir gehen davon aus, dass eine erfolgreiche Führungskraft über ein Führungsstilportfolio verfügen muss, das mindestens

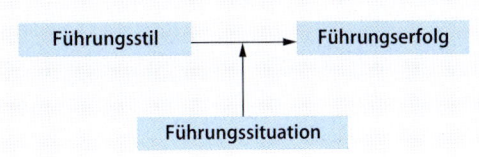

◘ Abb. 12.1 Der Moderatoransatz der Führung. (Mod. nach Steinmann, 1997)

die folgenden 6 Führungsstile umfasst (Goleman, 2000; Loffing, 2005):
— autoritärer Führungsstil,
— autoritativer Führungsstil,
— demokratischer Führungsstil,
— affiliativer Führungsstil,
— leistungsbetonter Führungsstil,
— coachender Führungsstil.

> **Die erfolgreiche Anwendung dieser Führungsstile sollte trainiert werden.**

Wer Mitarbeiterführung als leicht erlernbar betrachtet, da das dargestellte Portfolio nur 6 Führungsstile umfassen muss, der unterschätzt die zusätzlich notwendige Authentizität und situative Angemessenheit im Führungsverhalten sowie die Tatsache, dass der Führungsalltag mit hohen Arbeitsbelastungen einhergeht.

In ◘ Tab. 12.2 sind die erwähnten 6 Führungsstile kurz charakterisiert (Goleman, 2000; Loffing, 2005). Exemplarisch sind dabei einige Situationen genannt, in denen der jeweilige Führungsstil zum Einsatz kommen sollte, um einen Führungserfolg zu erzielen.

Eine Analyse des Alltags von Führungskräften sowohl im oberen als auch im mittleren und unteren Management verdeutlicht, dass mit zunehmender Komplexität der Aufgaben, Notwendigkeit zu schnellen Entscheidungen und damit einhergehender zunehmender Arbeitsbelastung die Gefahr besteht, dass sich der autoritäre Führungsstil zu einem dominanten Führungsverhalten einer Führungskraft entwickelt. Dies ist darauf zurückzuführen, dass insbesondere dieses Führungsverhalten auf den ersten Blick eine schnelle Wirkung zeigt und damit wunderbar in den komplexen Führungsalltag passt. Langfristig besteht in einer überdauernden Anwendung gerade dieses dominanten Führungsverhaltens jedoch die Gefahr, dass

Tab. 12.2 Führungsstilportfolio. (In Anlehnung an: Goleman, 2000 und Loffing, 2005)

Führungsstil	Charakteristika	Ausgewählte Situationen
Autoritärer Führungsstil	Sachlich und bestimmend	– Geeignet in Krisensituation (Abmahnung, Kündigung, Notfälle etc.)
Autoritativer Führungsstil	Visionär und begeisternd	– Geeignet in Situationen, in denen Hoffnung wichtig ist (Strategie des Unternehmens, zukünftige Projekte etc.)
Demokratischer Führungsstil	Gemeinschaftlich	– Geeignet in Situationen, bei denen die Konsequenzen einer Entscheidung v. a. von den Mitarbeitern zu tragen sind (Anschaffung von neuer Dienstkleidung, Urlaubsplanung etc.)
Affiliativer Führungsstil	Einfühlend	– Geeignet in Situationen, die mehr Harmonie benötigen (Streit, persönliche Probleme etc.)
Leistungsbetonter Führungsstil	Motivierend, Leistung fordernd	– Geeignet in Ausnahmesituationen, die ein hohes Maß an Leistung verlangen (Arbeitsausfall eines Kollegen, hohe Arbeitsbelastung durch Umstrukturierung etc.)
Coachender Führungsstil	Unterstützend	– Geeignet in Situationen, in denen es um die Förderung des Mitarbeiters geht (Einarbeitung, Vorbereitung auf zukünftige Aufgaben etc.)

sich das Arbeitsklima unter den Mitarbeitern verschlechtert, die – analog des Menschenbildes eines »complex man« (▶ Abschn. 12.1) – nach Persönlichkeitsförderung und Mitbestimmung streben (Goleman, 2000; Loffing, 2005). Darüber hinaus führt gerade dieses Führungsverhalten zu einer mehr oder weniger ausgeprägten Reaktanz, die wiederum einen Führungserfolg in Frage stellt (Brehm, 1966; Loffing, 2003).

> **Reaktanz**
> Unter Reaktanz wird ein motivationaler Zustand verstanden, der darauf abzielt, eine wahrgenommene Einschränkung der persönlichen Freiheit wiederherzustellen (Brehm, 1966). Übertragen auf den Führungskontext bedeutet dies, dass ein Mitarbeiter gerade dann Reaktanz zeigt, wenn ihm häufig ein autoritäres Verhalten seiner Führungskraft begegnet mit dem seine persönliche Entscheidungsfreiheit eingeschränkt wird. Die daraus resultierende Reaktanz kann sich mehr oder weniger ausgeprägt in folgenden konkreten Verhaltensweisen zeigen:
> a. aggressives Verhalten (verbal und/oder nonverbal),
> b. unmittelbare Arbeitsverweigerung respektive ein Dienst nach Vorschrift,
> c. Motivierung eines Kollegen, sich über das angewiesene Verhalten hinwegzusetzen.
>
> Alle 3 möglichen Verhaltensweisen dienen dazu, die subjektiv empfundene Einschränkung der Verhaltensfreiheit wiederherzustellen.

Eine Führungskraft kann ihr eigenes Führungsstilportfolio überprüfen, in dem sie sich fragt, welche Verhaltensweisen sie im Führungskontext authentisch zeigen kann. Dabei kann das in ◻ Tab. 12.2 dargestellte Portfolio als Grundlage für eine erste Überprüfung dienen. Ergänzend können analog einem 360°-Feedback auch die Mitarbeiter zu diesem Punkt befragt werden. Hierbei ist jedoch im Vorfeld zu prüfen, ob diese ein ehrliches Feedback geben werden.

Spannend ist in diesem Zusammenhang auch die Frage, ob es einen dominanten Führungsstil bei einer Führungskraft gibt. Mehr Flexibilität und situative Angemessenheit könnten hier erforderlich sein, um den Führungsalltag zu erleichtern und gleichzeitig erfolgreicher zu gestalten.

12.3 Coaching und kollegiale Beratung im Führungskontext

In ▶ Abschn. 12.2.2 wurde bereits deutlich, dass das Coachen ein wichtiges Führungsverhalten ist (Loffing, 2003). Hierbei wird die Führungskraft motivierend und unterstützend tätig. Gerade dieser Führungsstil ist heute in zahlreichen Situation im Führungsalltag gefragt und wird von einigen Mitarbeitern sogar aktiv eingefordert (▶ Abschn. 12.3.1). Die Führungskraft übernimmt damit die Rolle eines aktiven Unterstützers der eigenen Mitarbeiter.

Eine Stationsleitung hat vor 3 Monaten eine neue Stellvertretung bekommen. Beide haben vereinbart, dass sie sich einmal pro Woche zu einem einstündigen Gespräch unter vier Augen treffen wollen. Mit diesen Coachinggesprächen verfolgt die Stationsleitung das Ziel, die neue Stellvertretung zu einer selbstständigen Übernahme ausgewählter Aufgaben zu befähigen. Die Stellvertretung schätzt diese Gespräche aufgrund des vertrauensvollen Verhältnisses und v. a. aufgrund der Möglichkeit, konkrete Probleme ansprechen zu können und eigene Ideen einzubringen. Sie erlebt die Stationsleitung als persönlichkeitsfördernd und betrachtet sie als ihren Coach.

Des Weiteren gehört es zu den Aufgaben einer Führungskraft, unter den Mitarbeitern eine Kultur zu erzeugen, in der eine kollegiale Beratung möglich wird (▶ Abschn. 12.3.2). Dabei besteht die Hauptaufgabe der Führungskraft darin, das Fundament für diese Form der Unterstützung zu bereiten. Denn ohne eine bewusste Förderung der kollegialen Beratung wird diese nicht alle Mitarbeiter erreichen (Tietze, 2003; Herwig-Lempp, 2004).

Die Patienten auf Station 2a sind immer wieder begeistert von der Freundlichkeit des Pflegepersonals und melden dies persönlich sowie über den Feedback-Bogen des Krankenhauses zurück. Die Stationsleitung weiß, dass dies unter anderem an der kollegialen Beratung liegt. Auf dieser Station erinnern sich die Mitarbeiter regelmäßig gegenseitig daran, dass es auch in belastenden Situationen nicht an einer Freundlichkeit gegenüber den Patienten mangeln darf. Neue Mitarbeiter sind begeistert von dem hier gelebten Vertrauensverhältnis und der deutlich zu spürenden wertschätzenden Atmosphäre, die es ermöglicht, auch einmal offen mit einem Kollegen über wahrgenommene Probleme zu sprechen.

12.3.1 Coaching als Führungsstil

Der Ursprung des Begriffes Coaching wird in Übereinstimmung zahlreicher Autoren im sportlichen Sektor gesehen. Hier wurde die Tätigkeitsbezeichnung »to coach s.o.« (engl.: jemanden betreuen/trainieren) geprägt. Allerdings findet der Begriff Coaching in den USA auch bereits seit den 1970er Jahren im Management Verwendung. Mitte der 1980er Jahre tauchte der Begriff Coaching erstmalig auch in deutschen Unternehmen auf (Böning, 2000). Die Einzelbetreuung von Topmanagern und Vorstandsmitgliedern durch externe Berater/Betreuer prägte zunächst das Bild des Coaching außerhalb des Sports. Coaching entsprach hier v. a. einer exklusiven Dienstleistung, die nur wenigen Menschen vorbehalten war – ungeachtet der Bedürfnisse von Führungskräften und Mitarbeitern auf niedrigeren Hierarchieebenen. Der Wertewandel in der Bevölkerung, der zunehmende Bedarf nach persönlichkeitsbezogener Beratung und das veränderte Selbstverständnis von Führungskräften sowie einige weitere Faktoren prägten schließlich die Einsicht eines sinnvollen Einsatzes von Coaching auf unterschiedlichen Hierarchieebenen, in unterschiedlichen Branchen und durch unterschiedliche – sowohl interne als auch externe – Coachs (Loffing, 2003).

> Einer Führungskraft kommt heute die Rolle eines internen Coachs zu.

Im Anschluss an eine anfängliche – aber auch heute durchaus noch vorherrschende – synonyme Verwendung der Begriffe Coaching und Training, lässt sich mittlerweile eine deutliche Differenzierung nachweisen. Dem Laien wird der markante Unterschied v. a. im Rahmen einer Analyse der besonderen Form der Zusammenarbeit zwischen einem Coach und seinem Coachee deutlich (Loffing, 2003).

> Das Besondere an der Beziehung zwischen Coach und Coachee ist, dass letzterer in seiner Rolle als Leistungsträger in einem Unternehmen ohne Kompromisse jederzeit im Mittelpunkt der Führungsarbeit steht. Der Coachee wird nach diesem Verständnis zum wichtigsten Kapital des Unternehmens, in dem er beschäftigt ist – ein im Gesundheitswesen besonders wichtiges Verständnis, das sich zunehmend entwickelt und weiter verbreitet (Loffing, 2003; Loffing, 2005).

In diesem Verständnis gibt die Führungskraft in ihrer Rolle als interner Coach den Weg nicht vor, sondern unterstützt ihren Schützling dabei, ihn selbstständig zu finden und zu beschreiben. Der Coachee selbst hat somit den größten Einfluss auf seine eigene Entwicklung und den konkreten Weg zum Erfolg. Der Coach agiert dabei als professioneller Frager und Zuhörer. Er regt den Coachee dazu an, die eigenen Ziele zu erkennen und unterstützt ihn auf dem Weg, diese zu verwirklichen. Er hilft, die eigenen Scheuklappen abzulegen und Gesamtzusammenhänge zu erkennen. Der Coach fördert kontinuierlich die eigene Selbstständigkeit seines Partners in einem Coachingprozess. Seine eigenen Bedürfnisse, Wünsche und Meinungen können dabei mit einfließen, sie rücken jedoch in den Hintergrund (Loffing, 2003). In Anlehnung an Maaß und Ritschl lassen sich folgende Charakteristika eines Coachings herausarbeiten (1997):

- persönliche Beratung und Begleitung,
- Hilfe zur Selbsthilfe,
- eine Hilfestellung bei der Ablösung alter Denkmuster durch neue Ideen,
- eine Form der Beratung, in der es um die Steigerung des beruflichen Erfolges geht,
- eine Möglichkeit, das Potenzial eines Menschen freizusetzen und seine eigene Leistung zu maximieren,
- ein klientenzentriertes und individuelles Betreuungskonzept zur Optimierung aller vorhandenen Kräfte und Potenziale,
- lehrt nicht, sondern hilft Menschen zu lernen,
- gezieltes Feedback-Instrument,
- ein Prozess zur Entwicklung der Persönlichkeit und der rollenspezifischen Fähigkeiten,
- eine Begleitung auf Zeit,
- eine Form der Lebensberatung, in der es in erster Linie um die Verbesserung der Leistungsfähigkeit des Klienten geht,
- Initiation von individuellen Entwicklungsprozessen,
- ein neuer Führungsstil,
- eine Maßnahme der Personalentwicklung,
- ein Dialog über Freud und Leid im Beruf.

Ein Mitarbeiter eines ambulanten Pflegedienstes interessiert sich sehr für die Pflegeberatung und psychosoziale Unterstützung der Patienten und pflegenden Angehörigen. Der Inhaber des Unternehmens hat daraufhin angeboten, dass er eine entsprechende Weiterbildung für den Mitarbeiter finanzieren würde. Aufgrund massiver Ängste vor dem Besuch einer Weiterbildung und einem etwaigen Scheitern in der Abschlussprüfung lehnt der Mitarbeiter dies jedoch zunächst ab. Er sagt, dass er diesbezüglich schon einmal schlechte Erfahrungen gemacht hat und über massive Prüfungsängste verfügt. Ein klassischer Fall für ein Coaching durch den Geschäftsführer, der im Rahmen einer möglichen Ablösung alter Denkmuster (Prüfungsangst) durch neue Ideen (Ich schaffe es!) helfen möchte. Er bietet ihm an, dass sie sich in den nächsten Wochen noch zwei- oder dreimal über dieses Thema unterhalten können. Der Mitarbeiter willigt ein.

Die folgenden Tipps können einen Beitrag dazu leisten, die Führungsaufgabe Coaching erfolgreich umzusetzen.

Praxistipp

- Schaffung eines Rollenverständnisses, das auf Wertschätzung und Bereitschaft zur Persönlichkeitsförderung der zu coachenden Mitarbeiter ausgerichtet ist.
- Schaffung von zeitlichen Ressourcen für ein Coaching.

- Schaffung eines angemessenen Rahmens insbesondere für ein zeitlich umfassenderes Coaching.
- Berücksichtigung etwaiger Verbindlichkeiten, die im Coachingprozess entstanden sind.
- Umsetzung eines Selbstmanagements, das im Führungsalltag die Übernahme der Rolle als Coach erlaubt.

12.3.2 Anleitung zu einer kollegialen Beratung

Entsprechend der heute notwendigen Zusammenarbeit in einem Team, wird neben dem in ▶ Abschn. 12.3.1 beschriebenen Coaching durch eine Führungskraft noch eine andere potenzielle Unterstützung in einem Unternehmen offenbar. Ressourcenorientiert können auch Mitarbeiter ihre eigenen Kollegen im Rahmen einer kollegialen Beratung gezielt fördern (Tietze, 2003; Herwig-Lempp, 2004).

> **Grundvoraussetzung für eine erfolgreiche kollegiale Beratung ist eine Kultur, in der in einem Team offen miteinander umgegangen werden kann und eine Bereitschaft existiert, andere zu fördern und auch sich selbst fördern zu lassen.**

Folgende Tipps können einen Beitrag dazu leisten, eine Kultur für eine mögliche kollegiale Beratung zu schaffen:

Praxistipp

- Mitarbeiter müssen die Aufgabe der kollegialen Beratung, als eine ihrer Aufgaben wahrnehmen.
- Ein wertschätzender Umgang miteinander wird von Seiten der Mitarbeiter begrüßt und v. a. auch gelebt.
- Im Team kann auch über Fehler und Beinahefehler offen gesprochen werden, ohne dass dies direkt zu einer Bestrafung führt.
- Feedback wird dankbar angenommen und als wichtige Rückmeldung aufgefasst.
- Kollegen werden als Partner im Rahmen einer gemeinsamen Aufgabe betrachtet.

Die hier gemachten Ausführungen verdeutlichen, dass eine kollegiale Beratung eine komplexe Vorbereitung in einem Team erforderlich macht (Herwig-Lempp, 2004; Tietze, 2003). Mitarbeiter müssen v. a. darin geschult werden, diese Aufgabe aktiv zu übernehmen. Dazu müssen zeitliche Ressourcen geschaffen und die besondere Kommunikation im Rahmen einer kollegialen Beratung trainiert werden. Eine Führungskraft, die dies unterstützt ist wünschenswert und trägt zusammen mit den kollegial beratenden Mitarbeitern maßgeblich zum Erfolg eines Unternehmens bei.

Die Leiterin eines Wohnbereichs in einem Altenheim hat zusammen mit einem erfahrenen Trainer die Mitarbeiter in der Durchführung einer kollegialen Beratung geschult. Im Mittelpunkt standen dabei Inhalte, wie z. B.:

- Woran merkt mein Kollege, dass ich ihn wertschätze?
- Wann und wie gebe ich ein Feedback?
- Wie gehe ich mit negativen Rückmeldungen um?
- Wie können wir uns gegenseitig fördern?
- Wie fordere ich eine kollegiale Beratung ein?
- Wie führe ich eine kollegiale Beratung durch?

In zahlreichen Rollenspielen haben die Mitarbeiter auf der Grundlage realer Ereignisse gelernt, sich angemessene Rückmeldungen zu geben und kollegial zu beraten.

Eine kollegiale Beratung der Mitarbeiter entlastet nicht nur eine Führungskraft, sondern nutzt gleichzeitig auch die Kompetenz der Teammitarbeiter. Getreu der Teamberechnung »1 + 1 = 3« lässt sich auf diese Weise ein zusätzlicher Gewinn realisieren, der sich in folgenden Aspekten äußern kann:

- Entlastung der Führungskraft.
- Persönlichkeitsentwicklung der kollegialen Berater.

- Persönlichkeitsentwicklung der Beratungsempfänger.
- Förderung kreativer Ideen bei der Lösung von Problemen.
- Nutzung der Ideen des gesamten Teams.

12.4 Raum für Supervision

In Einrichtungen des Gesundheitswesens kommt es jedoch immer wieder auch einmal zu Situationen, die weder von der Unternehmensleitung noch von den Führungskräften unterschiedlicher Ebenen bewältigt werden können. Es könnte sogar enorme negative Konsequenzen nach sich ziehen, wenn man glauben würde, dass sämtliche Probleme auf einer zwischenmenschlichen Ebene ausschließlich durch flexible Führungskräfte (▶ Abschn. 12.2) und kollegial beratende Mitarbeiter (▶ Abschn. 12.3) zu lösen wären.

> **Erfolgreiche Führungsarbeit heißt auch, eigene Grenzen zu erkennen und rechtzeitig professionelle Helfer einzuschalten.**

Auf der vor einem halben Jahr neu eingerichteten Palliativstation eines Krankenhauses steigt der Krankenstand und es kommt häufiger zu konfliktreichen Auseinandersetzungen der Mitarbeiter. Die Stationsleitung vermutet, dass trotz der umfassenden Qualifizierung der Mitarbeiter die v. a. psychisch belastende Versorgung der Patienten und die ebenso notwendige Betreuung der Angehörigen einen Einfluss auf die aktuelle Situation haben. Ihr ist bewusst, dass hier Handlungsbedarf besteht, der über ihre eigenen Fähigkeiten hinausgeht. Sie beantragt im Gespräch mit ihrer Pflegedienstleitung eine Supervision.

Bei einer Supervision handelt es sich um eine problemzentrierte Intervention, die sich – durchgeführt durch einen qualifizierten Supervisor – einer einzelnen Person oder einer Gruppe widmet. Im Mittelpunkt können hier konkrete Probleme ebenso wie Situationen stehen, in denen die Ursachen für aufgetretene Schwierigkeiten noch nicht klar beschrieben werden können. Der Supervisor agiert hier in der Rolle eines Mäeut (griech.: Geburtshelfer), der Einzelpersonen oder die Gruppe dazu bringt, das Problem auszusprechen und wahrzunehmen. Daraus resultierend hilft er, eine Lösung respektive einen Umgang mit dem wahrgenommenen Problem zu erarbeiten (Fatzer, 2003). Dabei kann eine Supervision sowohl nach einem konkreten Fall abgeschlossen werden, als auch in der Form einer fortlaufenden Begleitung für Mitarbeiter in besonders belastenden Situationen angeboten werden.

> **Gerade im Rahmen der psychisch und physisch belastenden Tätigkeit in Einrichtungen im Gesundheitswesen muss es möglich sein, die damit einhergehenden Probleme in einem professionellen Rahmen zum Thema zu machen. Seit vielen Jahren hilft hier die Supervision.**

Unbedingt zu beachten ist, dass im Rahmen der Problemorientierung in einer Supervision der Begriff Problem nicht zwingend negativ betrachtet werden muss. Ganz im Gegenteil bietet jedes wahrgenommene Problem in einer Supervision auch eine Chance für einen Lösung. Allerdings wird die Supervision bei einem Problem häufig erst sehr spät als Intervention der Wahl genutzt. Dies erschwert den Prozess.

An folgenden Aspekten kann der dringende Bedarf für eine Supervision festgemacht werden:
- Ein wahrgenommenes Problem übersteigt die Kompetenzen der jeweiligen Führungskraft und auch durch eine übergeordnete Führungskraft ist das Problem nicht zu lösen.
- Es existiert ein Problem, das nach einer Lösung ruft, jedoch aktuell nicht klar beschrieben werden kann.
- Die Führungskraft ist selbst Element eines wahrgenommenen Problems und kann dadurch auch nicht die Rolle des Problemlösers einnehmen.

•• Fazit

Erfolgreiche Führungskräfte führen flexibel. Sie verfügen über ein Portfolio unterschiedlicher Führungsstile, die sie in der jeweils richtigen Situation anwenden können. In diesem Zusammenhang handelt es sich v. a. um 6 verschiedene Führungsstile, die eine erfolgreiche Führungskraft authentisch und in der richtigen Situation anwenden können muss (Goleman, 2000). Neben einem **autoritären**

Verhalten benötigen Führungskräfte auch heute die Fähigkeit, **demokratisch** führen zu können. Darüber hinaus gibt es jedoch Situationen in denen **autoritativ** (visionär) oder **affiliativ** (einfühlend) geführt werden muss. Schließlich darf insbesondere im Alltag der Tätigkeit im Gesundheitswesen nicht unberücksichtigt bleiben, dass ein **leistungsbetonter** Führungsstil unabdingbar ist. Häufig bleibt dabei jedoch zu wenig Zeit für ein **Coaching**, wobei gerade dieses Verhalten im Führungskontext eine zunehmend wichtige Rolle einnimmt.

In der Literatur zur Mitarbeiterführung und -motivation wenig berücksichtigt bleibt bislang die Wirkung einer **kollegialen Beratung**. Hierfür sollte eine Führungskraft Raum schaffen und erfolgreich anleiten. Auf dieser Grundlage kann eine kollegiale Beratung zu einer wichtigen Stütze der Führungsarbeit werden und gleichzeitig die Persönlichkeitsentwicklung der Mitarbeiter vorantreiben. Letztendlich wird es jedoch immer Situationen geben, in denen weder die Führungskraft selbst noch die Mitarbeiter im Rahmen einer kollegialen Beratung eine erwünschte Lösung bei Problemen herbeiführen können. In diesen Fällen sollte der Einsatz einer **Supervision** geprüft werden. Mit Hilfe eines professionellen Supervisors können gemeinsam, problemorientiert Lösungen entwickelt werden.

Nicht unberücksichtigt bleiben darf zu guter Letzt, dass Erfolg jedoch nicht durch die »Allmacht« einer Führungskraft entsteht. Zahlreiche weitere Faktoren beeinflussen die Motivation der Mitarbeiter in einem Unternehmen.

Literatur

Böning U (2000) Coaching: Der Siegeszug eines Personalentwicklungs-Instruments. Eine 10-Jahres-Bilanz. In: Rauen C (Hrsg) Handbuch Coaching. Verlag für Angewandte Psychologie, Göttingen

Brehm JW (1966) A theory of psychological reactance. Academic Press, New York

Fatzer G (2003) Supervision und Beratung: Ein Handbuch. 11. Aufl. Edition Humanistische Psychologie, Bergisch-Gladbach

Goleman D (1999) Emotionale Intelligenz – zum Führen unerlässlich. Harvard Business manager 3, S. 27–36

Goleman D (2000) Durch flexibles Führen mehr erreichen. Harvard Business manager 5, S. 9–22

Herwig-Lempp J (2004) Ressourcenorientierte Teamarbeit: Systemische Praxis der kollegialen Beratung. Ein Lern- und Übungsbuch. 2. Aufl. Vandenhoeck & Ruprecht, Göttingen

Krallman H, Frank H (2002) Systemanalyse im Unternehmen. Oldenbourg, München

Loffing C (2002) Flexibel führen verspricht Erfolg. Pflegezeitschrift 2: 129–132

Loffing C (2003) Coaching in der Pflege. Huber, Bern

Loffing C (2005) Mitarbeiter richtig führen. Erfolgreiche Führungskräfte führen flexibel. Kohlhammer, Stuttgart

Loffing C, Budnik S (2006a) Gespräche in der Pflegepraxis. So meistern Sie das Mitarbeitergespräch. Kohlhammer, Stuttgart

Loffing C, Hofmann C, Splietker M (2006b) Mitarbeitermotivation leicht gemacht. Tipps für die Motivationsarbeit. Kohlhammer, Stuttgart.

Loffing C (2009a) Ein Apfel pro Tag reicht nicht – Ganzheitliches Gesundheitsmanagement sichert Beschäftigungsfähigkeit auch von älteren Mitarbeitern. Häusliche Pflege 3: 28–30

Loffing C (2009b) Potenziale gezielt fördern – Human Resource Management für Anwender. In: Kacmarek T, Bierther IR (Hrsg) Personal managen – Arbeitsrecht beachten. Vincentz, Hannover

Maaß E, Ritschl K (1997) Coaching mit NLP: Erfolgreich coachen in Beruf und Alltag. Ein Übungsbuch. Junfermann, Paderborn

Neuberger O (1995) Führen und geführt werden. 5. Aufl. Enke, Stuttgart

Neuberger O (2002) Führen und führen lassen: Ansätze, Ergebnisse und Kritik der Führungsforschung. 6. Aufl. UTB, Stuttgart

Rogall R, Josuks H, Adam G, Schleinitz G (2005) Professionelle Kommunikation in Pflege und Management. Ein praxisnaher Leitfaden. Schlütersche, Hannover

Steinmann H, Schreyögg G (1997) Management. Grundlagen der Unternehmensführung. 4. Aufl. Gabler, Wiesbaden

Taylor FW (2004) Die Grundsätze wissenschaftlicher Betriebsführung: The Principles Scientific Management. VDM, Saarbrücken

Tietze KO, Schulz von Thun F (2003) Kollegiale Beratung: Problemlösungen gemeinsam entwickeln. Miteinander reden: Praxis. 3. Aufl. Rowohlt, Reinbek

Ulich E (2005) Arbeitspsychologie. 6. Aufl. Schäffer-Poeschel, Stuttgart

Work-life-Balance der Mitarbeiter stärken

Wencke Moog

13.1	Die Work-life-Balance – 210	
13.2	Das Human- und Sozialkapital – oder warum die Work-life-Balance wichtig wird – 212	
13.2.1	Das Humanvermögen der Unternehmen – 212	
13.2.2	Sozialkapital – 213	
13.3	Die verschiedenen Betrachtungsweisen von Work-life-Balance – 213	
13.3.1	Die gesellschaftliche Perspektive – 213	
13.3.2	Die organisationale Perspektive – 214	
13.3.3	Die individuelle Perspektive – 216	
13.3.4	Beispielhafte Umsetzung der Work-life-Balance aus anderen Unternehmen – 217	
13.4	Kompetenzen und Aufgaben von Führungskräften – 217	
13.4.1	Kompetenzen – 218	
13.4.2	Aufgaben – 219	
	Literatur – 221	

In den Gesundheitsberufen hat die Arbeitsverdichtung in den letzten Jahren stark zugenommen. Die Übernahme neuer Aufgaben, Flexibilisierungen und Umstrukturierungen der Arbeitsorganisation haben die Anforderungen an die Mitarbeitenden verändert. Die Diskussion um die Work-life-Balance nimmt nicht nur deshalb gerade im Gesundheitswesen einen immer größeren Raum ein. Veränderungen in den Geschlechterrollen und der demographischen Entwicklung bringen neue Herausforderungen für die Vereinbarkeit von Beruf, Familie und Privatleben hervor.

Für die Personalpolitik kann eine Ausrichtung auf Work-life-Balance und »Diversity« einen Wettbewerbsvorteil auf dem Arbeitsmarkt darstellen. So stellt die Ermöglichung einer Work-life-Balance und die Positionierung als familienfreundliche Organisation Vorteile in Bezug auf Anwerbung und Motivation von Mitarbeitenden dar und dient zudem der Verringerung der Fluktuation. Die zunehmenden Ausfallzeiten auf Grund psychischer Erkrankungen stellt die Erhaltung der Gesundheit, der Leistungsfähigkeit und der Motivation der Beschäftigten in einen zentralen Fokus der Unternehmen. Die Work-life-Balance soll helfen, eine gesunde Ausgewogenheit zwischen privaten und beruflichen Anforderungen und den eigenen Ressourcen zu finden.

> **Wissensinhalte**
>
> Nach Lektüre dieses Kapitels wissen Sie
> - was mit dem Begriff Work-life-Balance gemeint ist und welche Bedeutung die Work-life-Balance hat,
> - warum es sich für Unternehmen lohnt, die Work-life-Balance zu unterstützen und
> - welchen Beitrag Sie dazu leisten können, um die Ressourcen der Mitarbeitenden zu unterstützen, um ein Gleichgewicht in und zwischen der Arbeits- und der Lebenswelt herzustellen.

13.1 Die Work-life-Balance

Work-life-Balance: der Ausgleich zwischen Arbeit und Freizeit?

Wenn man Work-life-Balance (WLB) so versteht, ist man prompt einem populären Missverständnis aufgesessen. Anders als häufig angenommen bedeutet WLB nicht, dass das Privatleben das Gegengewicht zur Arbeit bildet, sondern, dass eine Balance zwischen Belastungen und Ressourcen, egal ob in der Arbeit oder Freizeit, erreicht wird. WLB ist damit die Grundlage für eine lange Gesundheit und hohe Lebensqualität.

Das Gleichgewicht bzw. die Balance ist in diesem Zusammenhang bildlich zu verstehen, als eine Waage auf der sich Belastungen (Anforderungen) und Ressourcen (Fähigkeiten) ausbalancieren (Wittke, 2007, ◘ Abb. 13.1a). Das Gleichgewicht hat in diesem Gefüge auch die Bedeutung »Stabilität« bezüglich der körperlichen und seelischen Gesundheit. Das Ausbalancieren von Arbeit und Leben ist ein kontinuierlicher Prozess, der immerwährend Anpassungen an aktuelle Veränderungen erfordert. Im Regelfall sollte dieses Gleichgewicht eine positive Vereinbarkeit zwischen diesen beiden Bereichen herstellen. Je mehr die Work-life-Balance in der Waage gehalten werden kann, desto besser sind die persönliche Gesundheit und das Wohlbefinden (Wittke, 2007).

Besteht aber ein Ungleichgewicht zwischen Arbeit und Leben, kann in diesem Zusammenhang Work-life-Balance auch als Spannungsfeld bezeichnet werden, man empfindet Stress. Ein Übergewicht der privaten und beruflichen Belastungen wird zumeist als Überforderung erlebt. Entsteht ein Übergewicht auf der Ressourcenseite wird dies oftmals als Unterforderung, z. B. durch Monotonie und Sinnlosigkeit der Aufgaben, empfunden (◘ Abb. 13.1b).

Sowohl aus positiver als auch negativer Sicht handelt es sich bei der Work-life-Balance immer um eine Verknüpfung beider Welten – der beruflichen und der privaten Lebenswelt.

Der Begriff Work-life-Balance wird also immer stärker mit Gesundheitsaspekten verbunden und verschmilzt so mit den Aktivitäten des betrieblichen Gesundheitsmanagement (Kuhn, 2004).

Aber nicht nur die private Situation in Verbindung mit dem Arbeitsleben kann ein Ungleichgewicht in der Work-life-Balance hervorrufen. Auch das Arbeitsleben, losgelöst vom Privatleben kann eine Dysbalance verursachen: Erhöhter Erfolgs-

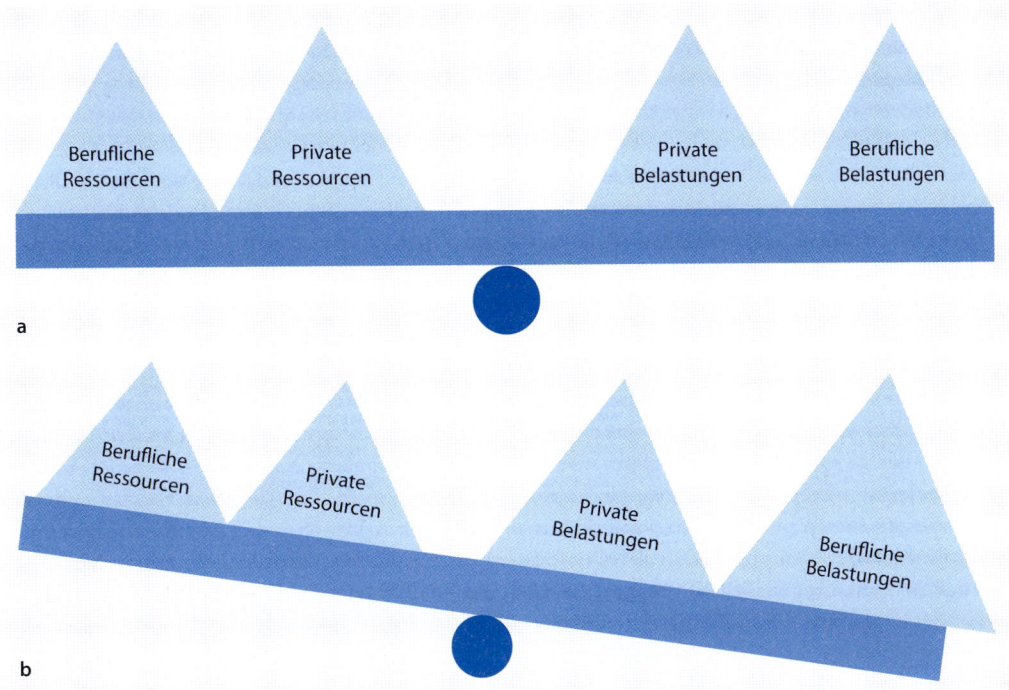

◘ **Abb. 13.1** Work-life-Balance. a positive Vereinbarkeit zwischen Belastungen und Ressourcen; b Übergewicht der privaten und beruflichen Belastungen

druck, verschärfter Konkurrenzdruck, Veränderungen im betrieblichen Umfeld, steigende Wochenarbeitszeiten, Intensivierung der Arbeitsweise, fehlende Kommunikation haben den Bedarf an spezifischen Modellen hervorgerufen, die sich mit den Beziehungen zwischen Arbeits- und Privatleben auseinandersetzen (Zaugg, 2006).

Die Definition von Work-life-Balance wird in der einschlägigen Literatur unterschiedlich akzentuiert. Nachfolgend zwei Definitionen, die den Begriff in seiner Gesamtheit erklären.

– »Work-life-Balance bedeutet eine neue, intelligente Verzahnung von Arbeits- und Privatleben vor dem Hintergrund einer veränderten und sich dynamisch verändernden Arbeits- und Lebenswelt. Betriebliche Work-life-Balance-Maßnahmen zielen darauf ab, erfolgreiche Berufsbiographien unter Rücksichtnahme auf private, soziale, kulturelle und gesundheitliche Erfordernisse zu ermöglichen. Ein ganz zentraler Aspekt in dieser grundsätzlichen Perspektive ist die Balance von Familie und Beruf« (BMFSFJ, 2005).
– »Work-life-Balance beschäftigt sich mit der Schaffung eines psychologischen Gleichgewichts zwischen dem Erwerbsleben und dem Privatleben anhand von individuellen, organisationalen und gesellschaftlichen Maßnahmen. Arbeitsleben wird dabei als Erwerbstätigkeit und allen damit verbundenen Tätigkeiten umschrieben. Privatleben umfasst alle Tätigkeiten, die außerhalb des Erwerbslebens stattfinden« (Zaugg, 2006).

Warum lohnt es sich für Unternehmen, die Work-life-Balance ihrer Mitarbeitenden zu unterstützen? Warum muss ein Gleichgewicht oder ein Ausgleich zwischen Arbeits- und Lebenswelt geschaffen werden?

13.2 Das Human- und Sozialkapital – oder warum die Work-life-Balance wichtig wird

Da sich unsere Gesellschaft zu einer Wissen- und Dienstleistungsgesellschaft wandelt, erlangen die in ihr arbeitenden Menschen für die Unternehmen eine wesentliche Bedeutung. Sie repräsentieren mit ihrem Wissen und Fähigkeiten das eigentliche Vermögen des Unternehmens. Der Begriff »betriebliches Humankapital« wurde – als Unwort des Jahres 2004 – geprägt und umschreibt die große Bedeutung qualifizierter und motivierter Mitarbeitender für die Wettbewerbsfähigkeit eines Unternehmens und soll eine wesentliche Grundlage moderner Unternehmens- und Personalpolitik verdeutlichen: Mitarbeiter sind mehr als nur reine Produktions- und Kostenfaktoren. Damit werden Leistungsbereitschaft und Fähigkeiten der Mitarbeitenden sowie alle Mittel und Bemühungen, diese zu erhalten und zu stärken, mehr als bisher in den Mittelpunkt unternehmens- und personalpolitischer Zielsetzungen gerückt.

13.2.1 Das Humanvermögen der Unternehmen

Die Ressource »Mitarbeitende« vereint die Kombination von Wissen, Erfahrungen und Fähigkeiten in dem Begriff Humanvermögen. Daraus können sich durchaus beachtliche ökonomische Relevanzen entwickeln. Unternehmen sollen sich dafür interessieren, in ihre Angestellten und deren Arbeitsbedingungen zu investieren.

Um das Humanvermögen zu entwickeln und zu steigern, sind folgende Schritte wichtig:
1. Die Personalstrategie und -entwicklung:
   - Sie muss mit der Unternehmensphilosophie konform gehen und in diese eingebunden sein.
   - Die Führungskräfte müssen ihre eigene Fach- und Sozialkompetenz kontinuierlich weiterentwickeln, um gerade in Zeiten der kontinuierlichen Veränderung die Mitarbeitenden in ihrer Entwicklung begleiten zu können.
   - Viele Unternehmen der Gesundheits- und Sozialwirtschaft haben hier noch Entwicklungsbedarfe. Gerade als Leitungskraft sind sie gefordert, wenn es um die »Vermögensentwicklung« geht. Mit Ihrer Fortbildung investieren Sie in sich, aber auch gleichzeitig in die Unternehmensentwicklung.
2. Die unternehmensinterne Kommunikation:
   - Informationen müssen den Weg durch alle Ebenen des Unternehmens finden (z. B. Intranet, Newsletter, …) um richtig zu wirken.
   - Gerade in der Kommunikation sind sie in ihrer Rolle auf Informationen angewiesen, um diese entsprechend auch weiterzugeben. Eine gute Kommunikation ist entscheidend, um Sicherheit in der Ausgestaltung der Arbeit zu haben. Sie wissen selbst um die »Gerüchteküche«, die oft ein typisches Kennzeichen von mangelhafter Regelkommunikation sind. Klare Kommunikation von Führungskräften ist notwendig und schafft Sicherheit.
3. Mitarbeiterbindung:
   - Einführung von Arbeitszeitmodellen.
   - Motivation und Zufriedenheit werden durch Befragungen gemessen und ggf. nachhaltig verbessert.
   - Die Work-life-Balance ist gerade in Gesundheitsberufen, in denen Schichtdienst geleistet wird, von der Dienstplanung beeinflusst. Welche Arbeitszeitmodelle angeboten werden, wie flexibel auf Anforderungen reagiert wie der Wechsel von längeren Arbeits- und Freizeitphasen gestaltet wird, ist von dem Unternehmen abhängig. Wie allerdings die Regeln der Dienstplanung in Hinblick auf die Work-life-Balance im Team gelebt werden, ist von Ihnen als Führungskraft und dem Team abhängig, Langfristige, jährliche Rahmendienstplanungen helfen die eigene Freizeit langfristig zu planen und nicht in 4-Wochen-Rhythmen zu planen, bei denen der Dienstplan an die kurzfristigen Freizeitwünsche angepasst wird. Die Mitarbeitenden in die Meinungsbildung mit einzubeziehen, verbreitet nicht nur das Know-how des Unternehmens, sondern ein wichtiges Instrument um Pro-

bleme bei der Work-life-Balance zu identifizieren und zu verbessern.
4. Gesundheitsmanagement:
   - Aktive Gesundheitsförderung muss in Unternehmensrichtlinien festgelegt werden.
   - Teambildung (altersübergreifender Know-how-Transfer; Kröger, 2009).
   - Die Mitarbeitenden werden in den nächsten Jahren älter werden. Mitarbeitende langfristig gesund im Beruf zu halten, ist ein wichtiges Unternehmensziel, welches durch ein betriebliches Gesundheitsmanagement unterstützt wird. Für die Führungskraft vor Ort ist es wichtig dafür zu sorgen, das Know-how der älteren Mitarbeitenden auf jüngere Mitarbeitende zu übertragen. Hierbei helfen strukturierte Herangehensweisen wie Mentorenprogramme und Know-how-Partnerschaften zu einzelnen Themen.

All diese Maßnahmen werden durch die Führungskräfte an die Mitarbeitenden vermittelt. Gerade als Führungskraft im Gesundheitswesen wissen Sie, dass eine qualitativ gute Dienstleistung gesunde und motivierte Mitarbeitende erfordert. Die Gestaltung der Arbeit vor Ort hängt auch von Ihnen ab.

> Personalentwicklung der Führungskräfte bedeutet nicht nur organisatorische Aspekte der Arbeit im Blick zu haben, sondern einen Blick für die Ressourcen und Belastungen der Mitarbeitenden über den Arbeitsalltag hinaus zu entwickeln.

Denn hiermit prägen Sie als Führungskraft auch das soziale Kapital des Unternehmens

13.2.2 Sozialkapital

Der Begriff Sozialkapital wurde ursprünglich im Zusammenhang mit der Suche nach sozialen Einflüssen des individuellen beruflichen Erfolgs geprägt. Es wird als Merkmal sozialer Systeme definiert, das sich gleichermaßen positiv auf die Leistungsfähigkeit und das Wohlbefinden ihrer Mitglieder auswirkt und sich in ihren Wirkungen dabei wechselseitig verstärkt.

Investitionen in das Sozialkapital haben einen direkten Effekt auf und steigern:
- Wohlbefinden und Gesundheit der Beschäftigten,
- Wettbewerbskraft der Unternehmen,
- Flexibilität und Leistungsbereitschaft,
- Förderung der Kooperation.

Diese Investitionen erleichtern die Zusammenarbeit und unterstützen die Identifikation mit dem Unternehmen und der eigenen Arbeit. Sie schaffen Voraussetzungen für ein positives Selbstwertgefühl und gesundheitsförderliches Verhalten (Walter, 2004).

Unternehmen oder Organisationen, die reich an Sozialkapital sind, gelten als mitarbeiterorientiert, erfolgreich und werden oft als »attraktive« Arbeitgeber angesehen. Unternehmen oder Organisationen, die arm an Sozialkapital sind, können ihre Möglichkeiten zumeist nicht ausschöpfen und neigen dazu, ihre Mitarbeitenden gesundheitlich zu verschleißen (Badura, 2007).

Eine Investition in das Human- und Sozialkapital und somit in die persönliche Work-life-Balance aller Mitarbeitenden kann ein wichtiger Beitrag zum Erfolg des Unternehmens sein. Zudem werden weit verbreitete Organisationskrankheiten wie Motivationsverlust, innere Kündigung, Mobbing sowie hohe Fehlzeiten verhindert bzw. bewältigt.

13.3 Die verschiedenen Betrachtungsweisen von Work-life-Balance

Work-life-Balance lässt sich aus gesellschaftlicher, organisationaler und individueller Perspektive betrachten. Diese Perspektiven zeigen jeweils andere Schwerpunkte und Sichtweisen auf, die auf die WLB wirken. Um den richtigen Weg für das eigene Handeln zu finden, sind diese unterschiedlichen Perspektiven hilfreich.

13.3.1 Die gesellschaftliche Perspektive

Work-life-Balance-Maßnahmen sind v. a. durch gesellschaftspolitische Rahmenbedingungen und die damit verbundenen gesamtwirtschaftlichen Veränderungen geprägt. Diese Veränderungen stellen eine große Herausforderung an die Gesellschaft, Wirtschaft und an jedes einzelne Individuum dar. Der Bereich der Gesundheits- und Pflegeberufe wird insbesondere von der demographischen Entwicklung betroffen sein. Steigenden Kosten im Gesundheitswesen stehen weniger Beitragszahler aber eine erhöhte Nachfrage nach Gesundheitsleistungen gegenüber. Der Generationenvertrag gerät in Gefahr. Die Umgestaltung des Gesundheitswesens ist in vollem Gange und wirkt sich auf die Unternehmen und die Mitarbeitenden aus.

Die Reduktion des Arbeitskräftepotenziales wird auch im Pflegebereich spürbar werden. Die beschäftigten Mitarbeitenden werden älter und Berufsnachwuchs wird aus verschiedenen Kulturen kommen. Hierfür müssen gesellschaftliche Lösungen entwickelt werden.

Die technologischen Fortschritte bedeuten lebenslanges Lernen. Dieses betrifft junge wie ältere Mitarbeitende.

Weiterhin beeinflusst der Wertewandel in der Gesellschaft auch die Arbeit. »Wir arbeiten um zu leben« ist die heutige Devise. Das Streben nach Individualität und veränderte Lebensformen prägen unsere derzeitige Gesellschaft. Männer wollen mehr Zeit in und mit der Familie verbringen und Frauen wollen sich nicht mehr zwischen Kinder und Karriere entscheiden müssen. Gerade der medizinische Sektor erlebt diese Umbrüche sehr deutlich. Der aktuelle Ärztemangel erfordert neue langfristige Konzepte der Beschäftigung. Im Pflegebereich arbeiten z. B. viele Alleinerziehende. Gerade diese beiden Gruppen machen deutlich, wie wichtig die Vereinbarkeit von Beruf- und Familie und die Work-life-Balance in der Zukunft wird und deshalb eine gute Infrastruktur in der Kinderbetreuung aber auch der Pflege für ältere Menschen in den Wohnquartieren notwendig wird.

13.3.2 Die organisationale Perspektive

Die Implementierung von Work-life-Balance-Konzepten bzw. -Maßnahmen findet in Organisationen und Unternehmen in Deutschland seit Mitte der 1990er Jahren statt. Diese Maßnahmen erstrecken sich fast über alle Bereiche des Personalmanagements und dienen, angesichts des wachsenden Wettbewerbs, der besseren Integration und Motivation von Mitarbeitenden.

Die Zielsetzung für einen Einsatz von Work-life-Balance-Maßnahmen sollte eine Attraktivitätssteigerung für hochqualifiziertes Personal, eine Produktivitätssteigerung und eine Erhöhung der Mitarbeiterbindung sein.

Für immer mehr Menschen ist die Balance zwischen Beruf, Familie und Zeit für sich selbst eine alltägliche Herausforderung. Die Unternehmen des Gesundheitswesens müssen neue Arbeits- und Beschäftigungsformen gerade auch für ältere Mitarbeitende finden. Berufsnachwuchs muss gefunden und gehalten werden – hierfür sind attraktive Bedingungen in den Unternehmen zu gestalten. Auf Grund des Arbeitskräftemangels werden schon heute Mitarbeitende aus verschiedenen Kulturkreisen in das Unternehmen und die Teams integriert. Managing Diversity (▶ Übersicht) beschreibt den verantwortungsvollen Umgang mit der Vielfalt der Mitarbeitenden.

> **Diversity Management**
> Wörtlich übersetzt heißt »diversity« so viel wie Vielfalt oder Unterschiedlichkeit. Zum besseren Verständnis wird im weiteren Verlauf der Begriff Vielfalt verwendet. Im Kontext mit dem Berufs- bzw. Arbeitsleben wird daraus die Vielfalt der Mitarbeitenden eines Unternehmens oder einer Organisation.
>
> **Diversity Management** bedeutet die gezielte Wahrnehmung, das aufrichtige Wertschätzen und das bewusste Nutzen von Unterschieden, besonders innerhalb der Primär- und Sekundärdimensionen (Diversity-Gesellschaft, 2010).
>
> Zu den Primärdimensionen gehören z. B. Alter, Geschlecht und/oder ethnische Herkunft. Zu den Sekundärdimensionen zählen z. B. Einkommen, beruflicher Werdegang und/oder Familienstand. Weitere Bereiche die in der Sekundärdimension verortet werden, sind Arbeitsstil, die Rolle im Team Erscheinungsbild und/oder Hierarchie.

Managing Diversity ist daher der verantwortungsvolle Umgang mit der Vielfalt der Mitarbeitenden. Der Wert dieser Vielfalt muss, innerhalb der Personalentwicklungsstrategien, erkannt und im positiven Sinne mit seinen Synergieeffekten genutzt werden. Wenn das geschieht, lassen sich daraus folgende Erfolgsfaktoren ableiten:
- Akzeptanz: Vermeidung der Bevorzugung von spezifischen Zielgruppen.
- Ganzheitlichkeit: Vernetzung von Human- und Sozialkapital sowie Unternehmenskommunikation mit weiteren betrieblichen Funktionen zur Verbesserung des Unternehmenserfolgs.
- Kohärenz: Zusammenführen von Interessen aller Mitarbeitenden und der Führungskräfte.
- Einheit als Vielfalt: Wertschätzung und Nutzen von Unterschieden (BMFSFJ, 2010).

Insbesondere in Organisationen des Gesundheitssektors, z. B. in Krankenhäusern, ist das Thema Diversity von zentraler Bedeutung. Das Aufbrechen von Hierarchieebenen (z. B. Ärzte > Pflegepersonal > Zivildienstleistende > Reinigungskräfte), die Dauer der Unternehmenszugehörigkeit oder aber das Problem mangelnder Personalplanung stellen immer noch große Herausforderung dar.

Erst wenige Betriebe des Gesundheitswesens bieten ihren Beschäftigten gute innovative Arbeitszeitmodelle, Kinder- und Seniorenbetreuung oder ein ganzheitliches Gesundheitsmanagement. Die Maßnahmen für die erfolgreiche Berücksichtigung einer Work-life-Balance können mit folgenden Strategien umgesetzt werden (Zaugg, 2006):
- Innerhalb des Personalmanagements
  - Personalführung:
    - Führungskräfte müssen ein Gespür für Work-life-Balance entwickeln.
    - Erhöhung der Partizipation und Selbstverantwortung sowie Notwendigkeit eines vertrauensbasierten Führungsstil (Management-by-Trust).
  - Interne Kommunikation:
    - Bereitstellung von Medien (Inter- und Intranet, E-Mail).
    - Schaffung von Begegnungsmöglichkeiten (Cafeteria, Informationsmärkte).
  - Wissensmanagement:
    - Implementierung von Wissensdatenbanken.
    - Mitarbeiter tragen Mitverantwortung zur Aktualisierung und Pflege.
- Innerhalb der Personalpflege
  - Gesundheitsförderung und Kinderbetreuung:
    - Arbeitssicherheit, Ergonomie, Ernährungsberatung, Sportangebote.
    - Bereitstellung von Kinderkrippen oder Vermittlung von Betreuungspersonen.
  - Pflege- und Sozialberatung:
    - Angebot an kompetenter Beratung.
    - Häufig von externen Organisationen durchgeführt (Ehe-, Familien-, Rechts- und Suchtberatung; Beratung bei psychischen Problemen).
    - Employee-assistance-Programme oder Employee Counseling.
  - Personalplanung, -gewinnung und -marketing:
    - Flexible Personalplanungssysteme.
    - Ausgeprägte Kommunikations- und Teamfähigkeit, Bereitschaft zur Verantwortungsübernahme und hohe Flexibilität.
    - Passende Anforderungsprofile erstellen.
  - Personaleinsatz:
    - Arbeitszeitmanagement und Arbeitsorganisation.
    - Gleitzeit oder Vertrauensarbeitszeit, Langzeitkonten und Lebensarbeitszeit, Sabbaticals, Career Break mit Wiedereinstiegsprogrammen, Job-Sharing, Telearbeit.
  - Personalerhaltung, -motivation, und -planung:
    - Anreizgestaltung in Form von Cafeteriamodellen (z. B. Geld-Zeit-Optionen, Bereitstellung von Freizeitangeboten, Beiträge zur Erhöhung der persönlichen Mobilität, usw.).

– Systematische und vorausschauende Personalplanung.
– Angebote von Mediation, Supervision oder Coaching.

Familienfreundliches Krankenhaus: Beispiel für Module
- Umfassende Kinderbetreuung
  - auch erkrankter Kinder
- Ausreichender zeitlicher Umfang
  - z. B. 5 von 30 bis 21 von 30 an 365 Tagen im Jahr
- Angebote zur Hausaufgabenbetreuung
- Schulkinderferienbetreuung
- Notgruppen bei Ausfall der sonstigen Kinderbetreuung

13.3.3 Die individuelle Perspektive

Der Umgang mit bzw. die Vermeidung von Stress, Gewichtung der Lebensbereiche und -phasen, Gestaltung der Lebensweise sind in dieser Betrachtungsweise von besonderer Bedeutung (Michalk, 2007). Jeder Einzelne ist gefordert, eine eigene, stimmige Lebensbalance zu kreieren und immer wieder neu herzustellen.

Arbeit ist für viele Pflegende ein wichtiger Bestandteil des Lebens. Oft rückt er sehr stark in das Zentrum, beansprucht konkurrenzlos die persönlichen Ressourcen und wird zum zentralen Lebensmittelpunkt. Gerade in der Pflege ist ein häufig anzutreffendes Phänomen die geringe Fähigkeit sich von der Arbeit und seinen Problemen in den Nichtarbeitszeiten zu distanzieren. Dieses ist neben anderen Faktoren durch kurzfristiges Einspringen bei Ausfällen im Team, belastende Pflegesituationen und Probleme in der Kooperation von unterschiedlichen Berufsgruppen beeinflusst. Das schwächt die Widerstandskraft gegenüber belastenden Situationen und verschiebt die innere Balance auf den Schwerpunkt des Arbeitslebens. In Extremausprägungen können Burnout-Symptomatiken erwachsen (▶ Kap 11).

Die Stationsleitung Frau H. kommt nachmittags in das Patientenzimmer von Frau S. und erkundigt sich nach ihrem Wohlbefinden. Nachdem Frau S. erklärt, dass sie sich schon bedeutend besser fühlt, spricht sie Frau H. auf den Pfleger Herrn P. an. Ihrer Meinung nach wirkt Herr P. missgelaunt, erschöpft und unkonzentriert. Frau S. sagt: »Herr P. war heute Morgen aber sehr schlecht gelaunt. Außerdem hat er sehr unkonzentriert meinen Verband gewechselt. Damit bin ich aber nicht zufrieden. Ich habe ihm seinen Job schließlich nicht ausgesucht.« Darauf antwortet Frau H.: »Wir haben im Moment einen personellen Engpass und Herr P. musste in der letzten Zeit einige Schichten übernehmen. Außerdem hat er private Probleme. Aber ich werde mit Herrn P. natürlich über sein Verhalten sprechen.«

Personen, die ein Ungleichgewicht im Bereich der Work-life-Balance erfahren, müssen zuerst eine Standortbestimmung ihres Selbst und ihrer Lebensbereiche vornehmen. Hierbei kann sich die Unterstützung von professioneller Beratung als sehr sinnvoll erweisen.

Der Umgang mit den beruflichen und familiären Anforderungen ist immer individuell. Abhängig von Lebensalter und der Lebenssituation setzt jede Einzelperson andere Schwerpunkte.

Es lassen sich auch Unterschiede in den verschiedenen Generationen, der »Babyboomer-Generation«, Generation X und Generation Y, erkennen. Für die Führungskraft bedeutet dieses, dass es zwar auf organisationaler Seite Lösungsstrukturen im Umgang mit der Work-life-Balance geben muss, diese aber immer auf die individuelle Situation des Mitarbeitenden abgestimmt werden.

Beispielhaft kann dieses bei den verschiedenen Generationen und deren Blickwinkel auf die Work-life-Balance gesehen werden. Während die in Deutschland im Zeitraum von 1955 bis 1965 geborenen **Babyboomer** bei der WLB primär den Balanceakt zwischen Beruf und Familie sehen, wechseln sich bei den in den 1960er und 1970er Jahren geborene Menschen der **Generation X** Phasen von Erwerbstätigkeit und Phasen der Kindererziehung oder außerberuflicher Tätigkeiten im Rahmen der WLB ab. Die **Generation Y** hingegen, die als Nachfolgegeneration der Babyboomer und der Generation X in den 1980er Jahren geboren wurden, zeichnet sich durch eine technologieaffine Lebensweise aus, da es sich um die erste Generation handelt, die größtenteils in einem Umfeld von Internet und mobiler Kommunikation aufgewachsen ist. Sie legen weniger Wert auf eine strikte Trennung von Erwerbstätigkeit und Privatleben und zielten v. a. darauf, die eigene Zeit sinnvoll und nützlich einzusetzen.

Daher ist bei der Umsetzung von Maßnahmen die zu einer ausgeglichen Work-life-Balance führen sollen, die individuelle Perspektive des Einzelnen zu beachten. Zudem muss die Umsetzung durch die Person selbst erfolgen. Als Führungskraft können sie ihren Blick für das Phänomen schulen, den Mitarbeitenden ansprechen, betriebliche Lösungen anbieten und zur Auseinandersetzung motivieren.

> **Spill-over-Hypothese**
> Es gibt keine Grenzen zwischen verschiedenen Lebensbereichen: Erfahrungen im Bereichen Arbeit und der Nichtarbeit korrelieren positiv miteinander.
> Beispiel: Stressvolle Arbeit macht müde, sodass die Person z. B. am familiären Leben weniger »effektiv« teilnehmen kann.

Hier noch einmal einige »Selbstverständlichkeiten« für die praktische Umsetzung:
- Qualifizierung der Führungskräfte (»Führerschein für Führungskräfte«),
- Verbesserung von Transparenz und Informationsfluss (vertrauensbildende Maßnahmen),
- Stärkung des Teamzusammenhalts,
- Verbesserung der Kooperation und Kommunikation,
- Reduzierung von Über- und Unterforderung,
- Pflege gemeinsamer Überzeugungen, Werte, Regeln (z. B. durch Betriebsvereinbarungen),
- Aufklärung zum Thema Gesundheit, ihrer Ursachen und Auswirkungen als Teil der Unternehmenskultur.

13.3.4 Beispielhafte Umsetzung der Work-life-Balance aus anderen Unternehmen

Die Wichtigkeit der organisationalen und individuellen Perspektive soll mit Hilfe einer Studie verdeutlicht werden (Perlow, 2010).

Vier Jahre lang haben die Autorinnen in mehreren Büros der Boston Consulting Group ein Experiment mit »geplanten Auszeiten« durchgeführt. Der Hintergrund für die Durchführung war die hohe Arbeitsintensität von Unternehmensberatern, Wirtschaftsprüfern und Investmentbankern. Diese arbeiten teilweise mehr als 60 Stunden pro Woche, wobei freie Tage oder früher Feierabend nicht vorgesehen sind. Innerhalb des Experiments legten die Autorinnen zu Beginn eines Projekts »geplante Auszeiten« fest. Diese Auszeiten bezeichneten vorher festgelegte Zeitspannen, in denen die Berater sich frei nehmen mussten (entweder einen ganzen Tag oder einen Abend in der Woche). Die Berater waren dazu angehalten, sich diese Zeiten 100%ig freizuhalten, d. h. sie durften weder ihre E-Mails abrufen noch ihren Anrufbeantworter abhören.

Anfänglich stießen die Autorinnen auf erheblichen Widerstand und Skepsis der Berater. Sie machten sich Sorgen um eine negative Leistungsbewertung, hatten Angst um ihren Arbeitsplatz oder bei einer Beförderung übergangen zu werden. Im Laufe der Zeit legte sich die Skepsis und an ihrer Stelle trat eine Akzeptanz für dieses Experiment. Die Berater entwickelten ein Verständnis füreinander und es entstand ein gegenseitiges Vertrauens- und Respektverhalten. Durch die regelmäßigen Teamtreffen konnten sie sich untereinander austauschen und lernten sich als Menschen und nicht nur als Arbeitskollegen zu schätzen. Der Kooperationsgedanke rückte immer mehr in den Vordergrund, wobei die verbesserte Kommunikation nicht nur das Verhalten der einzelnen Berater, sondern auch die Qualität der Arbeitsergebnisse positiv beeinflusste.

Diese und ähnliche Experimente bzw. die Implementierung von Work-life-Balance funktioniert aber nur, wenn die Führungsebene unterstützt und mit gutem Beispiel vorangeht.

13.4 Kompetenzen und Aufgaben von Führungskräften

Aufgrund der sich häufenden Beschwerden über Herrn P., sieht sich die Stationsleitung Frau H. gezwungen, mit dem Pfleger ein klärendes Mitarbeitergespräch zuführen.

Frau H.: »Leider gab es in der letzten Zeit vermehrt Beschwerden über ihr Verhalten und ihre Arbeitseinstellung. Das geht so nicht weiter. Ich kann ihr Verhalten gegenüber den Patienten so nicht hinnehmen. Auch wenn sie derzeit private Probleme haben und des Öfteren Überstunden machen mussten, ist das noch lange kein Grund sich so unkonzentriert und unhöflich gegenüber den Patienten zu verhalten. Arbeit ist Arbeit und Privatleben ist Privatleben. Das dürfen sie auf gar keinen Fall vermischen.« Herr P.: »Ich bin jetzt schon so lange Pfleger hier in diesem Haus. Da geht es mir im Moment nicht so gut und sie machen mir noch Vorwürfe. Ich wünschte, sie hätten ein wenig Verständnis für meine Situation. Aber das ist ja wohl nicht zu erwarten.« Frau H.: »Es gibt hier auch noch andere Mitarbeitenden. Ich kann mich nicht um alle kümmern. Regeln sie ihre Angelegenheiten selbst, ich habe dafür keine Zeit.«

»Eine Führungskraft ist für die ihr unterstellten Mitarbeiter zuständig und verantwortlich. Sie ist damit verpflichtet, in ihrem Zuständigkeitsbereich alle nach den Arbeitsschutzvorschriften erforderlichen Anordnungen und Maßnahmen zu treffen. Die Pflichten sind meist nicht konkret im Arbeitsvertrag beschrieben. Sie ergeben sich jedoch aus der Stellenbeschreibung sowie aus der betrieblichen Organisation und Praxis. Eine Führungskraft trägt Verantwortung für Sicherheit und Gesundheit ihrer Mitarbeiter auch dann, wenn ihr dies nicht ausdrücklich mitgeteilt wurde.«…(BGHW, 2008)

»Gute« Führungskräfte sehen ihre Aufgaben darin, Wohlbefinden bei denen zu wecken, die von ihnen geführt werden. Sie schaffen eine gewisse Art von Positivität, die das Beste in ihren Mitarbeitenden freisetzt. Dies geschieht allerdings auch nur, wenn ein ideales Umfeld geschaffen ist, in denen Führungskräfte motiviert und eigenverantwortlich agieren können (Hölzl, 2009).

Sie beeinflussen maßgeblich Organisationskultur und -klima sowie den Grad der Identifikation der Mitarbeitenden mit deren Aufgabe. Dieses geschieht durch Festlegung von Zielen, Strukturen und Prozessen sowie durch tägliches Entscheidungs- und Kommunikationsverhalten. In vielen Fällen sind sich Führungskräfte ihrer Aufgaben und Verantwortung nicht ausreichend bewusst. Insbesondere in Krankenhäusern werden auch heute immer noch Führungspositionen von denen besetzt, die fachlich hochqualifiziert sind, aber bezüglich der Mitarbeiterführung erhebliche Schwächen aufweisen.

> Führungskräfte haben großen Einfluss auf das Wohlbefinden, die Motivation und Arbeitsleistung ihrer Mitarbeitenden und können somit zur Steigerung von Produktivität und Qualität beitragen.

Infolgedessen besteht eine besondere Beziehung hinsichtlich der gesundheitlichen Relevanz zwischen Führungskräften und Mitarbeitenden, die auf das engste mit wahrgenommener Anerkennung oder Ablehnung, Belohnung oder Bestrafung, Förderung oder Zurücksetzung verbunden ist. Des Weiteren sind sie durch ihre Entscheidungen für die Qualität der Beziehungen der Mitarbeitenden untereinander mitverantwortlich (Badura, 2004).

13.4.1 Kompetenzen

Wie unterscheiden sich »gute Führungskräfte« von »schlechten Führungskräften«? Nachfolgend sind einige unerlässliche **Kompetenzen einer guten Führungskraft** aufgelistet:
- hat Vertrauen in die Mitarbeitenden,
- kann Verantwortung an Mitarbeitende abgeben,
- Probleme werden offen angesprochen und im Team gelöst,
- ist fähig, ehrliche Anerkennung und Feedback zu geben,
- kann mit Kritik umgehen und gesteht eigene Fehler ein,
- eher stärken- als schwächenorientiert,
- kann die Mitarbeitende für zukünftige Aufgaben motivieren und begeistern.

Führungskräfte, die über den eigenen Tellerrand hinausschauen können, sprich über Grenzen und Hierarchieebenen, werden in der Lage sein, Beziehungen zu gestalten und unterschiedliche Kompetenzen zusammenbringen.

13.4.2 Aufgaben

Was können Sie tun?

In der Regel genügen einfache Maßnahmen, um die Work-life-Balance zu verbessern. Die Grundlage dafür bildet zunächst eine ehrliche Analyse der jeweiligen Anforderungen und Bewältigungsmöglichkeiten.

Häufig fehlt es ganz einfach an körperlichem und geistigem Ausgleich für hohe Belastungen.

> Grundsätzlich ist jeder Mensch selbst für seine Gesundheit verantwortlich. Als Führungskraft haben Sie jedoch die Möglichkeit und sogar die Verpflichtung das Gesundheitsverhalten Ihrer Mitarbeiter am Arbeitsplatz positiv zu beeinflussen.

Achten Sie insbesondere auf Mitarbeiter, die stark belastet sind. Machen Sie Ihren Mitarbeitern deutlich, wie wichtig Gesundheit zur Erhaltung der eigenen Leistungsfähigkeit ist. Dies wirkt sich z. B. positiv auf den beruflichen Erfolg und die Karriere aus.

Bieten Sie Informationen und evtl. sogar Ihre Unterstützung an. Aber machen Sie auch deutlich, dass jeder Ihrer Mitarbeiter letztendlich selbst die Verantwortung dafür trägt, seine Gesundheit zu erhalten und dass Sie hier lediglich eine Hilfestellung anbieten können.

Es gibt fünf verschiedene Aufgaben die eine Führungskraft erfüllen muss (Grundl, 2008):

1. **Menschen fördern:**
   - Eine Führungskraft sollte seine Mitarbeitenden stets mit System fördern. Dieses System beinhaltet **vier Phasen**, die jeder Mensch durchlaufen kann und in jeder Phase einen anderen Führungsstil benötigt.
   - **Phase 1**: geringe Kompetenz – hohes Engagement:
     – In dieser Phase wird dem Mitarbeitenden genau vorgegeben, was er zu tun hat. Die Führungskraft dirigiert.
   - **Phase 2**: etwas gestiegene Kompetenz – nachlassendes Engagement:
     – Die Führungskraft muss mit dem Mitarbeitenden trainieren, Ziele zu setzen und das Erreichen der Ziele kontrollieren.
   - **Phase 3**: hohe Kompetenz – unbeständiges Engagement:
     – In dieser Phase muss der Mitarbeitende gefordert werden.
   - **Phase 4**: hohe Kompetenz – hohes Engagement:
     – Die Führungskraft kann in dieser Phase delegieren und die Verantwortung an seinen Mitarbeitenden abgeben.
2. **Unternehmenszweck erfüllen:**
   - Kein übergeordnetes Ziel jedes Unternehmen lässt sich erreichen ohne Gewinn zu erzielen. Zu diesem Zweck ist die Führungskraft eingestellt worden. Seine Aufgabe besteht jetzt darin, wirtschaftlich und fortwährend an der Firmenidee zu arbeiten.
3. **Systeme schaffen:**
   - Jede Führungskraft muss sich ihre eigenen Systeme schaffen. Er muss innerhalb dieser Systeme immer weniger führen, da jeder Mitarbeitende seine Aufgaben kennt. Die Systeme müssen so geschaffen sein, dass die Führungskraft entbehrlich wird und offen für neue Aufgaben sein kann. Für jedes System muss er passende Mitarbeitende finden, deren Stärken hier sinnvoll sind.
4. **Delegieren:**
   - Eine Führungskraft sollte nicht die Aufgaben seiner Mitarbeitenden übernehmen, vielmehr muss die Arbeit an sie übertragen werden. Er muss darauf achten, dass die Mitarbeitenden nicht über- oder unterqualifiziert bzw. über- oder unterfordert sind.
5. **Kontrollieren:**
   - Die ersten vier Aufgaben müssen einer immerwährenden Kontrolle unterstehen. Damit die Mitarbeitenden keine Angst vor Kontrolle haben, muss diese mit Hilfe eines transparenten Systems erfolgen. Die Kompetenz der Mitarbeitenden wird ihrerseits regelmäßig durch schriftliche Berichte dokumentiert, wobei die Beurteilung klar nach messbaren Kriterien erfolgt, die im Vorfeld von beiden Parteien vereinbart wurden.
   - Die Führungskraft hat die Aufgabe das Verhalten und Engagement der Mitarbeitenden zu beurteilen und daraufhin ein schnelles

Feedback zu geben. Je mehr die Kontrolle als Hilfe zur Zielerreichung verstanden wird, desto mehr wird sie von den Mitarbeitenden akzeptiert werden.

Teamführung ist als weitere wichtige Aufgabe von Führungskräften zu nennen. Sie müssen ein Team neutral führen können und die einzelnen Teammitglieder, ihren Kompetenzen entsprechend, fördern und fordern. Eine gute Teamführung bedeutet, auch ein guter Teamplayer zu sein. Es müssen Arbeitsbedingungen geschaffen werden, in denen eine hohe Arbeitszufriedenheit und -motivation sowie ein gutes Arbeitsklima möglich sind.

»Geführt werden kann entweder durch Erzeugung von Angst oder materielle Anreize, aber auch durch Überzeugungsarbeit, vorbildliches Verhalten und Verfolgung gemeinsam akzeptierter Werte und Ziele. Inwieweit Führungskräfte Wohlbefinden und Gesundheit ihrer Mitarbeiter aktiv fördern oder missachten, wird ganz wesentlich davon abhängen, ob und wieweit ihr eigenes Verhalten an entsprechende Zielvorgaben gemessen wird,…« (Badura, 2004).

Hier noch einmal das Beispiel des Pflegers P. Diesmal mit einer anderen Reaktion der Stationsleitung:

Aufgrund der sich häufenden Beschwerden über Herrn P., zuletzt von Frau S., sieht sich die Stationsleitung Frau H. gezwungen, mit dem Pfleger ein klärendes Mitarbeitergespräch zu führen.

Frau H.: »Leider gab es in der letzten Zeit vermehrt Beschwerden über Ihr Verhalten und Ihre Arbeitseinstellung. Was ist den im Moment mit Ihnen los? Kann ich Ihnen irgendwie helfen?« Herr P.: »Meine familiäre Situation macht mir sehr zu schaffen und dann noch die ganzen Überstunden. Ich schaffe das zurzeit einfach nicht.« Frau H.: »Warum sind Sie nicht schon früher zu mir gekommen. Das sind doch alles Dinge, die wir miteinander klären können.« Herr P.: »Wenn ich das gewusst hätte, hätte ich von mir aus ein Gespräch gesucht. Mir wäre eigentlich schon damit geholfen, wenn ich in der nächsten Zeit meine Überstunden abbauen und vielleicht noch ein oder zwei Tage Urlaub nehmen könnte.« Frau H.: »Wie werden für Morgen ein Teammeeting einberufen und Ihre Situation dort schildern. Wir müssen ein wenig den Dienstplan umstellen, aber das wird bestimmt kein Problem sein. Bei uns springt doch jeder für den anderen ein. Machen Sie sich keine Sorgen. Das schaffen wir schon.«

Nehmen Sie sich abschließend kurz Zeit, um das folgende Beispiel zu reflektieren.

Der Pfleger Herr P. ist 45 Jahre alt und seit 15 Jahren auf der gleichen Station tätig. Die Stationsleitung Frau H. ist 28 Jahre alt und hat seit einem halben Jahr diese Position inne. In den letzten 3 Monaten gab es immer wieder Unstimmigkeiten bezüglich der Personalplanung. Bei dem letzten Mitarbeitergespräch wurden die Probleme dann von Frau H. thematisiert.

Frau H.: »Ich möchte heute über die Personalplanung und Ihr Verhalten mir gegenüber sprechen. In der letzten Zeit haben Sie mir immer wieder zu verstehen gegeben, dass Sie sowohl mit der Planung als auch mit mir nicht zufrieden sind. Wo ist das Problem?« Herr P.: »Es kann ja wohl nicht angehen, dass jemand der mittlerweile 15 Jahre hier tätig ist und auch Familie hat, so oft am Wochenende arbeiten muss. Bevor Sie kamen, war alles besser organisiert und strukturiert. Sie sind doch erst 28 Jahre und haben noch nicht so viel Erfahrung in diesem Bereich.« Frau H.: »Jetzt bin ich aber da und ich glaube nicht, dass das mit meinem Alter zu tun hat. Nur weil Sie ein paar Jahre mehr auf dem Buckel haben, heißt das noch lange nicht, dass ich keine Ahnung habe. Ich mache die Dienstpläne und wenn Sie Ihnen nicht passen, dann kann ich auch nicht helfen.« Herr P.: »Das muss ich mir von Ihnen nicht gefallen lassen. Sie könnten ja meine Tochter sein. Was Sie sich in Ihrem Alter schon alles rausnehmen. Ich werde mich über Sie Beschweren.« Frau H.: »Machen Sie das. Aber es wird Ihnen nichts nützen. Ich bin jetzt Ihre Vorgesetzte.«

- Was ist während des Gesprächs falsch gelaufen?
- Was hätte Frau H. besser machen können?
- Warum kann Herr P. mit dieser Situation nicht umgehen?
- Wie hätten Sie reagiert?

Wenn Sie für sich diese Fragen beantwortet haben, zu welchem Schluss sind Sie gekommen?
Eine mögliche Lösung haben wir für Sie im ▶ Anhang vorbereitet.

In der nachfolgenden Übersicht haben wir für Sie nochmals die wichtigen (formalen) Grundvoraussetzungen für das Gelingen eines Mitarbeitergesprächs zusammengestellt.

Innerhalb eines Mitarbeitergesprächs sind folgende Punkte von besonderer Bedeutung:
- Gesprächstermin frühzeitig planen, um Mitarbeitenden genügend Zeit für eigene Gedanken und Notizen zu geben
- Planen Sie genügend Zeit ein (ca. 1–2 h)
- Führen Sie das Gespräch nicht unter Zeitdruck, legen Sie aber trotzdem eine klare Zeitgrenze fest
- Das Gespräch sollte an einem ruhigen und neutralem Ort geführt werden
- Nehmen Sie Ihren Gesprächspartner ernst und hören Sie ihm zu
- Fragen helfen, das Gespräch zu steuern
- Der Einstieg in das Gespräch prägt das Klima
- Kritik nicht als Vorwurf formulieren, sondern eher als Frage oder persönliche Sichtweise
- Gemeinsames Gesprächsergebnis finden
- Wird kein gemeinsames Ergebnis gefunden, sollte ein weiterer Termin vereinbart werden

Fazit

Sie haben jetzt Hintergrundinformationen über Work-life-Balance. Wie können Sie dieses Wissen in Ihren Arbeitsalltag transferieren? All diese Aufgaben, die auf Führungskräfte und ihre Mitarbeitenden zukommen, stellen natürlich große Herausforderungen dar. Doch im Hinblick auf das Ergebnis kann gesagt werden: »Es lohnt sich«.

» Integrierte Work-life-Balance-Konzepte beinhalten bedarfsspezifisch ausgestaltete Arbeitszeitmodelle, eine angepasste Arbeitsorganisation, Modelle zur Flexibilisierung des Arbeitsortes wie Telearbeit, Führungsrichtlinien sowie weitere unterstützende und gesundheitspräventive Leistungen für die Beschäftigten. Work-life-Balance ist in erster Linie als ein Wirtschaftsthema zu verstehen. Die dreifache Win-Situation durch Work-life-Balance resultiert aus Vorteilen für die Unternehmen, für die einzelnen Beschäftigten sowie einem gesamtgesellschaftlichen und volkswirtschaftlichen Nutzen, …(BMFSFJ, 2005). «

Work-life-Balance muss aus betriebswirtschaftlicher Sicht ein relevanter Aspekt sein. Bei aller Euphorie um dieses Thema muss aber erwähnt werden, dass die Implementierung von Work-life-Balance-Maßnahmen nicht On-Top geschehen sollte. Work-life-Balance-Maßnahmen wie betriebliches Gesundheitsmanagement, eine gute Personalplanung oder Mitarbeiterführung sind existenziell und als Grundlage für jedes gut funktionierende Unternehmen unerlässlich und sollten in die (gelebte!) Unternehmensphilosophie mit aufgenommen werden.

Literatur

Badura B (2004) Salutogenetische Ansätze zur Gesundheitsförderung. Fachtagung Sport und Gesundheit. Zugriff am 07.02.2010 unter http://www.sachsen-anhalt.de/LPSA/fileadmin/Elementbibliothek/Bibliothek_Politik_und_Verwaltung/Bibliothek_MS/Sport/Fachvortrag_Badura.pdf

Badura B (2007) Grundlagen präventiver Gesundheitspolitik: Das Sozialkapital von Organisationen. In: Kirch W, Badura B, Pfaff H (Hrsg) Prävention und Versorgungsforschung. Ausgewählte Beiträge des 2. Nationalen Präventionskongresses und 6. Deutschen Kongress für Versorgungsforschung. Springer, Berlin

Badura B, Vetter C (2004) »Work-life-Balance« – Herausforderung für die betriebliche Gesundheitspolitik und den Staat. In: Badura B, Schellschmidt H, Vetter C (Hrsg): Fehlzeiten-Report 2003. Springer, Berlin Heidelberg

BGHW – Berufsgenossenschaft Handel und Warendistribution (2008) Verantwortung im Arbeitsschutz. Rechtspflichten und Rechtsfolgen. In: BG – Berufsgenossenschaft Chemie (Hrsg): Rechtsgrundlagen Verantwortung im Arbeitsschutz – Rechtspflichten und Rechtsfolgen (aktualisierte Fassung 1/2007). Medienshop BG Chemie, Heidelberg

BMFSFJ – Bundesministerium für Familie, Senioren, Frauen und Jugend (2010) Das Verhältnis von Gender Mainstreaming zu Diversity Management. Zugriff am 12.02.2010 unter http://www.bmfsfj.de/gm/Wissensnetz/ziele,did=16586.html

BMFSFJ – Bundesministerium für Familie, Senioren, Frauen und Jugend (2005) Work-life-Balance. Motor für wirtschaftliches Wachstum und gesellschaftliche Stabilität. Analyse der volkswirtschaftlichen Effekte – Zusammenfassung der Ergebnisse. Zugriff am 07.02.2010 unter http://www.bmfsfj.de/RedaktionBMFSFJ/Broschuerenstelle/Pdf-Anlagen/Work-Life-Balance,property=pdf,bereich=bmfsfj,sprache=de,rwb=true.pdf

Diversity Gesellschaft (2010) Managing Diversity. Zugriff am 12.02.2010 unter: http://www.diversity-gesellschaft.de/

Grundl B (2008) Mitarbeiterführung. Delegieren kann man lernen. Zugriff am 08.02.2010 unter: http://www.focus.de/karriere/management/fuehrungskompetenz/tid-9818/mitarbeiterfuehrung-delegieren-kann-man-lernen_aid_298830.html

Hölzl F (2009) Besondere Führungsaufgabe – Das Führen von Führungskräften. Zugriff am 08.02.2010 unter: http://www.business-wissen.de/mitarbeiterfuehrung/besondere-fuehrungsaufgabe-das-fuehren-von-fuehrungskraeften/

Kröger C (2009) Humankapital wichtiger Faktor für den Unternehmenserfolg. Wie Unternehmen ihr Humankapital steigern und dadurch profitieren. Zugriff am 07.02.2010 unter: http://www.work-life.at/pdf/hpi/0901-CompendiumPlus.pdf

Kuhn D, Sommer D (2004) Der Begriff Work-life-Balance verändert seine Bedeutung. In: Kuhn D, Sommer D (Hrsg) Betriebliche Gesundheitsförderung. Ausgangspunkte – Widerstände – Wirkungen. Gabler, Wiesbaden

Michalk S, Nieder P (2007) Erfolgsfaktor Work-life-Balance. WILEY-VCH, Weinheim

Perlow LA, Porter JL (2010) Work-life-Balance. Weniger arbeiten – mehr leisten. Harvard Business Manager, 32. Jahrgang, S. 24–35

Walter U, Münch E, Badura B (2004) Betriebliches Gesundheitsmanagement – eine Investition in das Sozial- und Humankapital. In: Seyd W, Thrun M, Wicher K (Hrsg) Die Berufsförderungswerke. Netzwerk der Zukunft. Hamburg

Wittke G (2007) Work-life-Balance – der Ausgleich zwischen Arbeit und Freizeit. Zugriff am 07.02.2010 unter: http://www.gregorwittke.de/Artikel_20Gregor_20Wittke_20Work-Life_20Balance_20kurz.pdf

Zaugg RJ (2006) Work-life-Balance. Ansatzpunkte für den Ausgleich zwischen Erwerbs- und Privatleben aus individueller, organisationaler und gesellschaftlicher Sicht. Diskussionspapier Nr. 9 der Wissenschaftlichen Hochschule Lahr (WHL)

Auswirkungen der Personalpolitik auf die Organisationskultur und die Motivation der Mitarbeiter

Möglichkeiten und Grenzen

Ingrid Smerdka-Arhelger

14.1 Bilder von Organisationen – Komplexität und Vernetztheit – 225
14.1.1 Vom Ende der absoluten Wahrheit und den Folgen für Führungshandeln – 227
14.1.2 Klassische Bilder von Organisationen – 228
14.1.3 Führen heißt Ausbalancieren vielfältiger Interessen – 230

14.2 Personalpolitik – ein Weg, um aus der Vielfalt Ordnung zu schaffen und Vorherrschaft zu verhindern? – 232
14.2.1 Organisationen als politische Gebilde – 233
14.2.2 Krankenhäuser sind klassische Expertenorganisationen – 234

14.3 Wie lässt sich das Konzept der Motivation von Menschen vor dem Hintergrund der bisherigen Ausführungen einordnen? – 235

Literatur – 237

Die Organisationskultur und Personalpolitik eines Unternehmens bilden den Rahmen, in dem die konkrete Führungsarbeit stattfindet. Bei gut organisierten Unternehmen werden beide aus den Unternehmenszielen und der Unternehmenspolitik abgeleitet und den Führungskräften und Mitarbeitern zugänglich gemacht. Bei anderen ergeben sie sich durch die agierenden Personen. So oder so setzen sie entweder Grenzen für Führungskräfte und die Mitarbeitentwicklung oder sie eröffnen Möglichkeiten.

> **Wissensinhalt**
>
> Nach der Lektüre dieses Kapitels kennen Sie
> - Anforderungen an Führungskräfte, die sich aus der Komplexität großer sozialer Systeme ergeben
> - Forschungsergebnisse zum menschlichen Erkenntnisprozess und die Konsequenzen für Führungshandeln
> - Traditionelle Konzepte von Organisationen und ihr Einfluss auf Führungsverhalten
> - Politische Aspekte des Organisationsleben und Möglichkeiten personalpolitischer Interventionen
> - Kritische Überlegungen zu gängigen Motivationstheorien und alternative Führungsstrategien

Personalpolitik wird häufig als ein Instrumentenkasten mit Techniken und Verfahrensweisen betrachtet, derer man sich bedient, wenn die Organisationskultur den jeweils neuen Zielen und Interessen angepasst werden soll. Seit der Wettbewerb Einzug in die Gesundheitsbranche genommen hat, sind Veränderungen mit Auswirkungen auf die Organisationskultur und Personalpolitik an der Tagesordnung und der Umgang damit gewinnt an Bedeutung. Teilweise allerdings gerät Beides, die Organisationskultur und die Personalpolitik, komplett in den Hintergrund und es werden nur noch die ökonomischen Ziele verfolgt.

Bemerkenswerter Weise hat ausgerechnet Ernst & Young 2006 ein unabhängiges Marktforschungsinstitut mit der Durchführung einer Studie zu diesem Thema beauftragt. Böhlke u. Walleyo (2007) haben den Erfolg von 189 Transaktionen börsennotierter deutscher Unternehmen untersucht. Sie kommen dabei zu dem Ergebnis, dass die meisten Transaktionen, »da sind sich vier von fünf Unternehmensvertretungen und Stakeholdern einig, an einem mangelnden Integrationsmanagement scheitern«. Als weitere Gründe werden hauptsächlich die misslungene kulturelle Integration, die divergierenden Zielvorstellungen, die mangelnde interne und externe Kommunikation sowie der Verlust an Leistungsträgern genannt. Tatsächlich ist diese Erkenntnis nicht neu.

Bereits 1948 wurde eine Studie von Coch u. French zur Reaktion von Facharbeitern auf die Art und Weise, wie diese in Veränderungen an ihrem Arbeitsplatz eingebunden worden sind, veröffentlicht. Verglichen wurde die Reaktion auf vier Arten von Vorgehen, die in ihren Polen des Führungsverhaltens vom Stellen der Mitarbeiter vor vollendete Tatsachen bis zur kompletten Einbindung der Betroffenen in den Veränderungsprozess reichten. Während alle Arbeiter bis zum Tag der Umstellung auf etwa gleichem Niveau arbeiteten, veränderte sich die Situation schlagartig mit der Einführung des neuen Arbeitsverfahrens. Die größten Unterschiede ergaben sich zwischen der Gruppe, die in keinerlei Weise eingebunden war und den Gruppen, die von Anfang an in die Veränderung eingebunden waren. »Die von der Partizipation ausgeschlossenen Gruppen regierten übrigens nicht nur mit massivem Leistungsabfall, sondern es kam auch zu weiteren Problemen wie Kommunikationsstörungen und Aggressivität gegenüber den Vorarbeitern, demonstrativer Einschränkung der Kooperationswilligkeit und sogar zu Kündigungen« (von Rosenstiel, 2003).

Trotz dieser vorliegenden Erfahrungen wird im Unternehmensalltag immer noch der vermeintlich schnellere Weg gewählt, Veränderungen verordnen oder »durchdrücken« zu wollen; vielfach gepaart mit der Unkenntnis, dass das so zerschlagene Porzellan zumindest im Nachgang gekittet werden muss, wenn die Produktivität, d. h. die Leistungsbereitschaft der Mitarbeiter wieder hergestellt werden soll.

> **Die scheinbar schnellen Lösungen erweisen sich im Nachgang häufig als die teureren Varianten.**

Heutzutage erfolgen Strategieänderungen manchmal so schnell aufeinander, dass die eine Änderung die Organisation noch gar nicht durchdrungen hat und schon der nächste Richtungsschwenk ansteht. In solchen Fällen kann es zu resignativen Haltungen bei den Beschäftigten kommen, weil ihnen der Gestaltungsraum genommen und sie in eine passive Rolle gedrängt werden. Gelegentlich verhält sich die Organisation, d. h. die Menschen, die die Organisation bilden und leben, jedoch auch robust und sie unterlaufen die neuen Vorgaben. Anders ausgedrückt: Sie leben erst einmal ihr Organisationsleben weiter, bis erkennbar wird, ob der Strategiewechsel ein längerfristiger sein wird. So oder so bindet jeder Strategiewechsel in einem Unternehmen Ressourcen, weil die Betroffenen die neuen Situationen jeweils ausloten müssen, um sich orientieren zu können. Das kostet Geld.

Mit diesen Beispielen sind auch schon zwei wesentliche Merkmale großer Organisationen angesprochen:

- Organisationen sind kein Abstraktum, wie »das Krankenhaus«, vielmehr werden Organisationen durch die dort tätigen Menschen gebildet und gelebt.
- Wenn Personalpolitik nachhaltigen Einfluss auf Organisationen, d. h. die sie bildenden Menschen und deren Kultur, nehmen will, d. h. die Menschen in Zeiten der Veränderung mitnehmen will, braucht es Zeit und eine gewisse Beständigkeit.

Andersherum ist eine Organisationskultur durch Personalpolitik schnell zu zersetzen und in eine Misstrauenskultur zu überführen. Das Vertrauen der Mitarbeiter in ihre Führungskräfte kann immer schneller zerstört werden, als es an Zeit bedarf, Vertrauen aufzubauen. Ob Vorstände und Direktorien Personalpolitik als technischen Interventionskasten für taktische Manöver betrachten, ob Organisationskultur und Personalpolitik als überflüssiges Beiwerk angesehen werden und die ökonomischen Ziele als einzig maßgebliche ins Zentrum gestellt werden, all dieses wird von den Menschen, die die Organisation bilden, wahrgenommen und interpretiert. All dieses führt zu Antworten der Organisation.

Um diese Mechanismen zu verstehen, ist es sinnvoll, die aufeinander treffenden Komponenten Organisationskultur und Personalpolitik und ihr Zusammenwirken in den Menschen zu betrachten. Denn die Art und Weise, wie sich Einflussnahme in Organisationen vollzieht, und in welchem Durchdringungsgrad eine Beeinflussbarkeit durch Personalpolitik möglich ist, hängt auch von dem Verständnis dieser Prozesse ab. Anders ausgedrückt, die Vorstellungen, die sich die agierenden Führungskräfte und Vorstände vom Funktionieren von Organisationen und den Menschen in den Organisationen machen, beeinflussen die Art ihres Handelns und damit ihre Wirkung in die Organisationen. Je reflektierter dieses Handeln ist, umso größer ist die Chance, die Komplexität ausbalancieren zu können, statt von ihr überrollt zu werden.

Um diesen Gedanken zu vertiefen, werden zunächst einige gängige Definitionen der Konzepte Organisation und Organisationskultur sowie von Personalpolitik, ihren Auswirkungen auf das Organisationsleben und auf die Ziele der Organisation vorgestellt und diskutiert. Vor diesem Hintergrund wird das Thema Einflussnahme in und auf Organisationen und Menschen diskutiert. Dabei wird auch der »Mythos Motivation« (Sprenger, 1998) in der Führungsarbeit auf seine Füße gestellt.

14.1 Bilder von Organisationen – Komplexität und Vernetztheit

In der heutigen Organisationslehre wird überwiegend davon ausgegangen, dass Organisationen offene Systeme sind, die mit ihrer Umwelt, der Gesellschaft und ihrer Umgebung interagieren (von Rosenstiel, 2003; Morgan, 1997; Probst, 1993). Die Interaktion erfolgt nicht nur von außen nach innen und umgekehrt, vielmehr bildet die Organisation selbst ein Netzwerk von interagierenden Subsystemen. Von Rosenstiel u. Comelli (2003) nutzen die Metapher des Spinnennetzes: Zieht man an nur einem Faden des Spinnennetzes, verändert sich das gesamte Netz. »Übertragen auf die Organisationsrealität bedeutet dies, dass einzelheitliches ebenso wie lineares und einfaches Kausaldenken für die Lösung oder Bewältigung komplexer Zusammenhänge nicht mehr ausreichen können«. Weder kann man in komplexen Systemen sicher sein, dass die Ursache für ein in einem Subsystem auftretendes Problem dort auch tatsächlich seinen Ursprung hat und nicht eher an anderer Stelle verursacht wurde, noch kann man davon ausgehen, dass, wenn man in ein Subsystem interveniert, diese Intervention auf diesen Bereich beschränkt bliebe. »Man kann mit fast absoluter Sicherheit davon ausgehen, dass Veränderungen in einem der Subsysteme mehr oder weniger starke Auswirkungen in allen anderen Subsystemen haben werden«.

Probst (1992) erweitert diesen Ansatz um die Unterscheidung zwischen technischen und sozialen Systemen. »Ein soziales System entsteht, existiert und entwickelt sich in den Funktionen seiner Systemmitglieder. Damit unterscheidet es sich von technischen Systemen, deren Handlungslogik einfach oder kompliziert sein kann«. Auch noch so schwierige und komplizierte technische Probleme wie z. B. die Quantenphysik lassen sich durch eine Ursache-Wirkungs-Kette identifizieren. »Völlig anders verhält es sich mit sozialen Systemen, wo das Verhalten der Menschen, die Anzahl und Dynamik der Beziehungsverhältnisse und somit das gesamte in seine Umwelt eingebettete System die Richtung beeinflusst.« In Konfrontation mit Problemen technischer Natur ist das richtige Vorgehen, die Probleme aufzulösen und zu zerlegen und durch das Verständnis der Teile das Zusammenwirken zu verstehen. Dem gegenüber geht es in sozialen Systemen darum, durch Vernetzungen und Erweiterungen der Zusammenhänge Lösungen anzuregen. »Komplexität richtet sich nach den möglichen Zuständen, die ein System durch die Interaktion seiner Teile untereinander und des Ganzen mit seiner Umwelt annehmen kann. Komplexität bemisst sich nach der Varietät der Verhaltensmöglichkeiten, über die ein bestimmtes System verfügt und die es gestalten kann. Ein soziales System, das in seiner Umwelt eine Aufgabe übernimmt, bearbeitet Probleme, die das Systemganze betreffen, und gibt sich nicht unbedingt mit isolierten Teillösungen zufrieden.«

Dietrich Dörner (1993) beschreibt in seinem Buch »Die Logik des Misslingens – Strategisches Denken in komplexen Situationen« dieses Phänomen folgendermaßen: »Komplexität, Intransparenz, Dynamik, Vernetztheit und Unvollständigkeit oder Falschheit der Kenntnisse über das jeweilige System: dies sind die allgemeinen Merkmale der Handlungssituationen im Umgang mit solchen Systemen.« Ähnlich wie von Rosenstiel weist er auf die Notwendigkeit hin, Vernetzungen zu erkennen oder zumindest als Option in Betracht zu ziehen, um nicht vorschnell Opfer eines eingeengten Blickwinkels zu werden. Er plädiert für den Erwerb von »Strukturwissen« als Konstrukt, um Detail- und Überblickswissen in einer Metaperspektive zu vereinen.

Morgan (1997) beschreibt die Schwierigkeit im Umgang mit komplexen Situationen folgendermaßen: »Ich glaube, einige der grundlegendsten Probleme, mit denen wir uns auseinandersetzen, beruhen auf der Tatsache, dass die Komplexität und Ausgereiftheit unseres Denkens es nicht mit der Komplexität und Differenziertheit der realen Situationen aufnehmen kann, mit der wir es zu tun haben.« Auch weist er auf die Gefahr hin, »dass wir zu übermäßigen Vereinfachungen neigen« und plädiert für die Entwicklung der Fähigkeiten, mit offen Situationen und Mehrdeutigkeiten umzugehen. Die erste Voraussetzung dafür ist, den »Unterschied zwischen der umfassenden und vielfältigen Realität einer Organisation und dem Wissen, das wir uns über eine Organisation aneignen können« zu erkennen und anzuerkennen.

Tendenziell nimmt die Komplexität großer Unternehmen und natürlich auch die der Krankenhäuser zu und Führungskräfte werden damit vor die neue Aufgabe stellt, diese Komplexität zu handhaben und nicht in vereinfachende Weltbilder zu verfallen. Sie müssen Veränderungsprozesse anstoßen, deren Ausgang im Einzelnen nicht planbar ist. Sie setzen Prozesse in Gang, von denen sie nur die Zielrichtung, aber nicht die Unwägsamkeiten auf dem Weg dahin und die Reaktionen der Umwelt darauf kennen. Sie müssen lernen, in nur teilweise bekannten Gewässern zu steuern und den Kompass ständig nachzujustieren. Um im Bild zu bleiben: Gut ist, in solchen Situationen die Mannschaft nicht gegen sich, sondern hinter sich zu haben.

Diese Aufgabe ist keineswegs trivial. Denn nicht nur die Komplexität des Unternehmens und seines Umfeldes sind nicht reduzierbar und überschaubar zu machen, auch die Menschen, die Mitarbeiter, die Kollegen und die Vorgesetzten, sind keineswegs offene Bücher, in denen man ihre Motive und Absichten lesen könnte. Die Wissenschaft wartet auch an dieser Stelle mit immer neuen Erkenntnissen auf, die diese Aufgabe keineswegs leichter machen, aber helfen, ein Verständnis von den Vorgängen zu gewinnen. Deshalb werden im Folgenden einige Aspekte zum Erkenntnis- oder Wahrnehmungsprozess und seinen Auswirkungen auf das menschliche Handeln – und damit auch auf Führungshandeln – vorgestellt.

14.1.1 Vom Ende der absoluten Wahrheit und den Folgen für Führungshandeln

Die bisherigen Annahmen über die Möglichkeiten menschlicher Erkenntnis erhielten Ende des letzten Jahrhunderts durch den Neurobiologen Maturana und den Biologen Varela (1987) neue Impulse. Sie weisen nach, dass jegliches menschliches Erkennen ein biologisches Phänomen ist, das durch die (neuro)biologische Struktur von Wahrnehmungsprozessen determiniert wird. Sie belegen, dass der biologische Prozess der Wahrnehmung immer nur eine Innensicht des Betrachters widerspiegelt, so dass Erkennen weder »getreue Abbildung (Repräsentation) einer vom Erkennenden unabhängigen Realität noch willkürliche oder beliebige Konstruktion (ist). Vielmehr dient es der Lebenserhaltung und entspricht den strukturellen Möglichkeiten und dem jeweiligen Zustand des Erkennenden« (Ludewig, 1992). Danach gibt es keine Objekte der Außenwelt, kein »da-draußen«, das nur irgendwie in den Kopf gebracht werden muss, sondern es gibt eine jeweils persönliche (subjektive) Erfahrung mit »da-draußen«, die auf eine spezifische Weise durch die menschliche, biologische Struktur konfiguriert und in der Form einer Beschreibung des jeweils Wahrnehmenden ausgedrückt wird. Jeglicher Erkenntnisprozess ist an das Subjekt mit seinen persönlichen (Lern- und Sozialisations)erfahrungen gebunden und unübertragbar.

Menschliches Erkennen gehört somit zum biologischen Bereich und findet immer in der Rolle des Beobachters statt, der seine eigene Wahrnehmung interpretiert; dennoch wird menschliches Erkennen immer in einer kulturellen Tradition gelebt (Maturana, 1987) und über Sprache und Rituale transportiert. Obwohl oder gerade weil Menschen grundsätzlich füreinander undurchschaubar sind, gehen sie im Alltagshandeln »von struktureller Gleichartigkeit aus, um die bestehende Kluft pragmatisch zu überwinden. Kommunikation lässt sich daher als »**kooperative Problembewältigung**« auffassen, mit der Menschen ihre wechselseitige Intransparenz meistern.« (Ludewig, 1992) Das alte Sprichwort »Niemand kommt aus seiner Haut« hat damit gewissermaßen seine wissenschaftliche Fundierung erhalten. Der gleiche Gedanke ist von Watzlawick in seiner mittlerweile berühmten Geschichte vom Mann, der sich beim Nachbarn einen Hammer leihen wollte, wunderbar veranschaulicht (Watzlawick, 2000).

Aus diesen Gedanken folgt, dass es keine objektive Wahrnehmung und somit auch keine objektive Wahrheit gibt. Möglich ist stattdessen ein Abgleich von Wahrnehmungen verschiedener Personen untereinander, wobei logischerweise jede Person ihre biographische Geschichte mitbringt und deshalb immer den subjektiven Filter zusätzlich zum biologischen Kognitionsprozess in sich trägt.

Erst wenn Brüche auftreten, d. h. wenn Sprache, Tradition und Rituale versagen, setzt Reflexion ein. In diesem Sinne nehmen Menschen Krisen auch als Chancen für das Erlernen von neuen Dingen wahr. Denn Reflexion ermöglicht »zu erkennen, wie wir erkennen« (Maturana, 1987). Für Maturana und Varela folgt daraus, dass die Erkenntnis dieses Sachverhalts verpflichtet. »Sie verpflichtet uns zu einer Haltung ständiger Wachsamkeit gegenüber der Versuchung der Gewissheit. Sie verpflichtet uns einzusehen, dass unsere Gewissheiten keine Beweise der Wahrheit sind, dass die Welt, die jedermann sieht, nicht **die** Welt ist, sondern **eine** Welt, die wir mit anderen hervorbringen. Sie verpflichtet uns dazu zu sehen, dass die Welt sich ändern wird, wenn wir anders leben. (…) Wenn wir wissen, dass unsere Welt notwendig eine Welt ist, die wir zusammen mit anderen hervorbringen, dann können wir im Falle eines Konflikts mit einem anderen menschlichen Wesen, **mit dem wir weiterhin koexistieren wollen**, nicht auf dem beharren, was für uns gewiss ist (auf einer absoluten Wahrheit), weil das die andere Person negieren würde.

Wollen wir mit der anderen Person koexistieren, müssen wir sehen, dass ihre Gewissheit – so wenig wünschenswert sie uns auch erscheinen mag – **genauso so legitim und gültig ist wie unsere.**« (Maturana, 1987).

> **Ethik**
> »Alles menschliche Tun findet in Sprache statt. Jede Handlung in der Sprache bringt eine Welt hervor, die mit anderen im Vollzug der Koexistenz geschaffen wird und das hervorbringt, was das Menschliche ist. So hat alles menschliche Tun seine Bedeutung, denn es ist ein Tun, das dazu beiträgt, die menschliche Welt zu erzeugen. Diese Verknüpfung der Menschen untereinander ist letztlich die Grundlage aller Ethik als Reflexion über die Berechtigung der Anwesenheit des anderen« (Maturana, 1987).

In vielen Wissenschaftszweigen (Pädagogik, Philosophie, Sozialwissenschaften oder Biologie) spielen die systemische Denkweise und der Konstruktivismus mittlerweile eine beachtliche Rolle. Welche Auswirkungen hat dieser erkenntnistheoretische Ansatz für die Arbeit in sozialen Systemen und für die Arbeit von Führungskräften? Unter systemischen Organisationsentwicklern wird gelegentlich das Bild verwendet »Die Erbse in der Schote glaubt, die ganze Welt sei grün.« Eine Führungskraft, die in der Schote verharrt, ohne sich dessen bewusst zu sein, wird ihre Mitarbeiter nicht führen können. Sie wird versuchen, ihr Weltbild anderen überzustülpen und damit die andere Person einschränken und missachten. Dieses geht erfahrungsgemäß nicht gut und führt absehbar zu Sand im Getriebe. Ist die Führungskraft sich dieses Faktums nicht bewusst, wird sie schnell den Kontakt zu ihren Mitarbeitern verlieren und mit ihrer Strategieumsetzung scheitern. Stattdessen geht es bei Führungsarbeit darum, sich auf den steinigen Weg der Kommunikation als »**kooperative Problembewältigung**« zu begeben. Die Betrachtung der Mitarbeiter, Kollegen und Vorgesetzten aus systemischem Blickwinkel liefert die Fundierung sowohl für ein respektvolles Miteinanderumgehen wie auch für die Offenheit für neue Entwicklungen. Denn die Gewissheit, dass der eigene Horizont trotz vieler Erfahrungen begrenzt ist und durch die immer eigene Interpretation eben dieser Erfahrungen auch begrenzt bleiben wird, ermöglicht erst einen Austausch mit anderen auf gleichberechtigter und respektvoller Ebene, ein Hinhören auf deren Interpretationen der Situationen und damit auf kooperative Problembewältigung durch Austausch.

14.1.2 Klassische Bilder von Organisationen

Wie sehen demgegenüber die klassischen oder traditionellen Bilder von Organisationen aus und auf welchen Menschenbildern fußen sie?

Das griechische Wort »organon«, von dem unser heutiger Begriff »Organisation« abstammt, bedeutet Werkzeug oder Instrument. Frühe Theorien über Organisationen haben diese Begrifflichkeit aufgenommen und auf dieser Grundlage ein mechanistisches Modell entwickelt. Diesem Modell liegt ein lineares Verständnis von Ursache und Wirkung zugrunde, wie es dem naturwissenschaftlichen und technischen Denken der frühindustriellen Epoche entsprach. Ein bekannter Vertreter dieser Richtung ist der amerikanische Ingenieur Taylor.

Taylorismus

Taylor ging davon aus, dass sich ein Produktionsprozess nach einer einmaligen Analyse-Wirkungs-Betrachtung zerlegen ließe und im Folgenden im Wesentlichen stabil bliebe, dass somit der Planungsumfang überschaubar sei. Deshalb waren für ihn die Arbeiter die »Hände«, die Vorgaben zu erfüllen hatten, während die Denkarbeit und die Planungskompetenz beim oberen Management lag. Die »Hände« würden bei Einhaltung der von oben festgelegten und in definierte Teilschritte zergliederten Abläufe eine gesicherte Qualität liefern.

Dieses Modell funktionierte deshalb zeitweilig, weil die Komplexität und die Veränderungen durch neues Wissen gering waren bzw. in großen Zeitabschnitten erfolgten. Mit dem Voranschreiten der industriellen Entwicklung wurden die Taktzeiten der Veränderungen immer schneller. Das fraktionierte Zuteilen von Tätigkeiten durch eine Zentralstelle wurde zunehmend disfunktional; denn diese Zentrale konnte nicht schnell genug auf die vielfältigen aktuellen Änderungen reagieren. Allerdings stieß das Modell auch deshalb schnell an seine Grenzen, weil Menschen sich nicht über lange Zeiträume so reduzieren lassen.

Klassische Managementtheorien

Dem Taylorismus folgten die heute als klassische Managementtheorien bezeichneten Modelle von Führung (Weinert, 2004). Im Unterschied zum mechanistischen Verständnis des Taylorismus, trugen die klassischen Managementtheorien den neuen Entwicklungen in zweierlei Hinsicht Rechnung: Die Arbeitspakete für die Mitarbeiter wurden größer geschnürt, womit eine größere Flexibilität im Arbeitsablauf entstehen konnte. Damit wurde einerseits mehr Verantwortung auf die Mitarbeiter übertragen, während andererseits die Kontrollmechanismen verfeinert wurden. Somit wurde sowohl dem Faktum Rechnung getragen, dass Menschen einen »eigenen Kopf« haben und durch ihr Wirken Produktion oder Dienstleistungen so wohl quantitativ wie auch qualitativ befördern oder behindern können. Andererseits konnten die größeren Arbeitsvolumina schneller bewältigt werden, weil nicht jede kleine Entscheidung durch die Führungskräfte gefällt werden musste. Dem Menschen im Arbeitsprozess wurde auch insofern Rechnung getragen, als neben Werten wie Disziplin und Arbeit für das Gesamtziel auch eine gewisse Gerechtigkeit und Freundlichkeit eine Rolle spielten. Dennoch basiert das Menschenbild, das diesem Denkansatz zugrunde liegt, auf einer Kultur des Misstrauens, weshalb ständige Kontrolle für erforderlich gehalten wird. Sollte ein Mitarbeiter eine »Motivationslücke« haben, ist es nach diesem Modell Aufgabe der Führungskraft, diese Lücke zu schließen (Morgan, 1997). Viele an dieser Stelle nicht zu behandelnde Führungstechniken und -instrumente wie z. B. die Bonus-Malus-Systeme, Loben und Tadeln der Mitarbeiter sowie ein gewisser patriarchalischer Führungsstil fußen auf diesen Führungstheorien (Sprenger, 1998).

Die klassischen Managementtheorien bewegen sich in der Organisationstheorie von ihrem Denkansatz auf der rational-wissenschaftlichen Ebene, der davon ausgeht, dass Organisationen rationale und geschlossene Systeme seien, in denen weitgehend nach logisch-rationalen Prinzipien und zugewiesenen Zuständigkeiten gearbeitet würde. Während in den klassischen Managementtheorien die ordnende Rolle den Führungskräften zugewiesen war, wird das bei Max Weber eher durch das Regelwerk der Zuständigkeiten und strukturellen Gliederungen bürokratischer Organisationen bewirkt. Für diesen Ansatz stehen die Linienorganisation mit klaren Organigrammen und zugewiesenen Aufgabenpaketen sowie definierten Hierarchien und Weisungsbefugnissen. »Führen durch Organigramm« ist hier das Stichwort. Aber auch diese Modelle erwiesen sich als zu bürokratisch und unflexibel angesichts des schnellen Wandels – auch wenn sie heute durchaus noch v. a. in Behörden und behördennahen Einrichtungen vorkommen (Schäfer, 2009).

Malik (2006) beschreibt das Dilemma zwischen dem Streben nach Kontrolle und bürokratischer Steuerung einerseits und den abzuarbeitenden Aufgaben andererseits folgendermaßen: »Selbst dort, wo aufgrund bestimmter Organisationsstrukturen, bestimmter Kompetenzverteilungen, eines bestimmten Selbstverständnisses und bestimmter Rituale der äußere Anschein sehr stark sein mag, dass die Steuerung von einem Zentrum aus erfolgt, und selbst wenn faktisch von einem Zentrum aus eine objektiv sehr starke, vielleicht sogar dominierende Determinationswirkung auf das Unternehmen entfaltet wird, so wird man doch feststellen können, dass für die wirkliche und vollständige Steuerung wesentlich mehr an Informationen erforderlich ist und dass eine wesentlich größere Zahl von Beziehungen ständig neu adjustiert werden muss, als dies durch Weisungen von einem Zentrum aus möglich wäre«.

Führen über Ziele

In vielen Unternehmen wird diesem Dilemma heute dadurch Rechnung getragen, dass über Ziele geführt wird, entweder als Zielvorgaben durch das obere Management oder über Zielvereinbarungen unter kommunikativer Einbindung der Mitarbeiter. In beiden Fällen stehen die Ziele nicht zur Disposition. In der ersten Version dominiert das zentralistische Element stärker. Während in der zweiten Version die Führungskräfte im mittleren Management und die Mitarbeiter eher Gelegenheit haben, den Sinn der Ziele zu verstehen und auf die Umsetzungsgestaltung Einfluss zunehmen. Die Kultur der Unternehmensführung durch Zielvereinbarungen ist häufig mit einem aufgabenorientierten Führungsverständnis verknüpft. Dabei geht es um die Zielerreichung harter Fakten wie Produktionskennzahlzahlen oder Fallzahlen in Krankenhäusern. Aus dem Blick gerät, dass die Arbeitsergebnisse, egal welcher Art, nach wie vor von Menschen erbracht werden müssen, die dafür ein entsprechendes Umfeld und die persönlichen Möglichkeiten brauchen. Auch in diesem Fall schimmert wieder das rational-wissenschaftliche Organisationsverständnis durch.

Dennoch sei an dieser Stelle auch darauf verwiesen, dass Führungskräfte natürlich, insbesondere im Topmanagement, das klassische, aufgabenorientierte Managementrepertoire in Kombination mit den sog. »hard skills« wie z. B. Datenauswertung, Geschäftsplanung und Monitoring von Informationen beherrschen müssen. Natürlich brauchen sie Eigenschaften wie Durchsetzungsvermögen und Einsatzbereitschaft, natürlich müssen auch Entscheidungen getroffen werden, die nicht einvernehmlich sind, aber die Agierenden im Management müssen sich der Konsequenzen bewusst sein, wenn sie dabei die Menschen aus den Augen verlieren. Deshalb wächst für Führungskräfte angesichts des weit verbreitet organisationalen Wandels »wie beispielsweise der Verflachung von Hierarchien, einem größeren Fokus auf Teamarbeit sowie einer verstärkten Kundenorientierung« die Bedeutung von personenorientierten Aspekten (Sczesny, 2007) als Bestandteil von Führungskompetenz.

In diesem Sinne fährt Malik fort: »Wir sind, ob wir wollen oder nicht, darauf angewiesen, dass die weitaus größte Zahl von Beziehungen gewissermaßen an Ort und Stelle sich selbst adjustiert und zwar unter Berücksichtigung der jeweils gerade örtlich vorherrschenden, sich häufig sehr schnell ändernden relevanten Umstände … Vielleicht liegt hier überhaupt der Kern des Irrtums der heutigen Managementtheorie. Man akzeptiert die große Komplexität einer Ökonomie … Man geht aber wie selbstverständlich davon aus, dass die Verhältnisse auf der Ebene der Unternehmung vergleichsweise so einfach seien, dass die Erkenntnisse über Regulierungsprobleme der ökonomischen und sozialen Ordnungstypen hier nicht relevant sein könnten könnten« (Malik, 2006).

Arbeitsorganisation und Führung in der Pflege

In der Pflege lässt sich die skizzierte Entwicklung der Arbeitsorganisation und des Führungsverständnisses übrigens sehr gut an den jeweils vorherrschenden Pflegesystemen nachvollziehen. Die Funktionspflege entspricht dem frühindustriellen Taylorismus zu Beginn des letzten Jahrhunderts, während die Bereichspflege eher auf der klassischen Managementtheorie basiert. »Primary nursing« ist der Schritt hin zu einem Pflegesystem, das dem heutigen raschen Wandel, der wachsenden Komplexität der Arbeitssituation und dem Erfordernis, zeitnah und vor Ort die erforderlichen Entscheidungen zu treffen, am ehesten entgegenkommt. Auch hier gilt: Bei jedem Wechsel eines Pflegesystems ändert sich der Fokus von Führung und damit die Anforderungen an die pflegerischen Führungskräfte.

> **Die Schwierigkeiten, die Führungskräfte mit dem Pflegesystem des »primary nursing« haben, sind übrigens eng verwoben mit dem Menschenbild, das diese sich von ihren Mitarbeitern und den Arbeitsprozessen machen. Auch in Krankenhäusern ist die oben beschriebene Misstrauenskultur weit verbreitet.**

14.1.3 Führen heißt Ausbalancieren vielfältiger Interessen

Zu bilanzieren ist bis hierhin, dass die umfassenden und vielfältigen »Realitäten« einer Organisation und das Wissen, das Individuen sich darüber aneignen können, auseinander klaffen, dass Organisationen und ihre Verflechtungen untereinander sich nur in den Grenzen der jeweiligen persönlichen Erfahrungen erkennen lassen und dass diese, wie dargelegt, sehr unterschiedlich sind – je nachdem, ob aus der Perspektive des Chefsessels oder des Betriebsarbeiters, der Krankenschwester oder des Arztes geschaut wird. Nimmt man dann noch die Vielfalt der Perspektiven aus den individuellen

Biografien dazu, ist Krankenschwester nicht gleich Krankenschwester, Chef nicht gleich Chef usw.

Man – und das schließt Führungskräfte ausdrücklich ein – kann mit Hilfe von Metaphern und Theorien versuchen, Erfahrungen und Wissen auszudrücken oder seine Erkenntnisse vermitteln, doch man kann niemals sicher sein, richtig zu liegen. »Wir sollten uns dieser grundlegenden Ungewissheit immer gewiss sein. (…) Wir können versuchen, Organisationen in Gruppen ähnlicher Variablen zu zerlegen: strukturelle, technische, politische, kulturelle, menschliche etc. doch dürfen wir dabei nicht vergessen, dass dies dem Wesen des Phänomens nicht wirklich gerecht wird. (…) Die Unterteilung in verschiedene Dimensionen spielt sich in unserem Denken ab, nicht in den Phänomenen selbst« (Morgan, 1997).

Dennoch setzen wir und setzen Führungskräfte die Bilder in ihrem Kopf (Analysen und Informationen) in Handlungen um, treffen Entscheidungen und erzeugen bei anderen Resonanzen, auf die diese wiederum mit ihren Konstrukten reagieren. Wie sehr sich die eigene Wahrnehmung verfestigen und den Handlungsrahmen verengen kann, wenn die Grenzen nicht mitreflektiert werden, beschreibt Scholl (2007) in seinem Artikel »Einfluss nehmen und Einsicht gewinnen – gegen die Verführung der Macht«: »Bei Personen mit einem hohen Machtpotenzial liegt die Aufmerksamkeit eher auf Belohnungen und Chancen, andere werden als mögliche Mittel für eigene Zwecke wahrgenommen. Bei geringer Macht liegt die Aufmerksamkeit dagegen eher auf möglichen Bedrohungen und Gefahren; hier sieht man sich selbst als mögliches Mittel für die Zwecke anderer. Bei hohem Machtpotenzial sieht die Welt einfacher aus, andere Personen werden eher flüchtig und stereotyp wahrgenommen, die Eigengruppe wird favorisiert und andere Gruppen werden tendenziell diskriminiert. Bei geringer Macht wird die soziale Umgebung sorgfältiger beobachtet, die einzelnen Personen werden jede für sich genauer analysiert auf mögliche Anzeichen einer Machtausübung hin und man sympathisiert eher mit anderen Gruppen als mit der eigenen.« Scholl zitiert etliche Untersuchungen, die These belegen, dass Machtausübung den Wissenszuwachs und die Effektivität behindern, während Einflussnahme sie fördert. Dabei definiert er Machtausübung und Einflussnahme folgendermaßen: »Mächtigere können also ihr Potenzial so nutzen, dass sie ihre eigenen Interessen gegen die anderer durchsetzen (Machtausübung) oder so, dass sie die anderer berücksichtigen oder zumindest respektieren (Einflussnahme)«. In heutigen Unternehmen, wo in immer enger werdenden Zeitfenstern und kürzeren Zeittaktungen vorgegebene Ziele erreicht werden sollen, ist die Gefahr groß, den scheinbar schnelleren Weg der Machtausübung zu gehen. Mit sog. »Bombenwurfstrategien«, d. h. Verkündungen tief greifender Veränderungen von oben, statt Einbindung von betroffenen Abteilungen, glauben viele Manager, schneller ans Ziel zu kommen.

Scholl beschreibt einen idealtypischen fatalen Zyklus von Führungsverhalten in Machtpositionen: »Zunächst sind es Wissen, Können, Geschicklichkeit sowie der Wille zur Macht, die Menschen in höhere Machtpositionen bringen. Dort tendieren sie dann zunehmend zu Machtausübung anstelle von Einflussnahme, lernen zu wenig, machen Fehler, versuchen, die Fehler zu korrigieren durch noch größere Fehler und treiben so sich und die von ihnen dominierte Einheit in den Ruin« (Scholl, 2007). Im realen Leben liest sich derselbe Sachverhalt in einem Kommentar des Hamburger Abendblattes aus dem Sommer 2009 zum Ende eines Machtkampfes zwischen dem Aufsichtsratsvorsitzenden des VW-Konzerns und dem ehemaligen Vorstandschef von Porsche, der mit dem Rücktritt Wiedekings endete, so: »Nun ist Wiedeking weg. Der Mann, der mehr als 15 Jahre lang einen exzellenten Job als Vorstandschef gemacht hat. Dann wurde er zu ehrgeizig, verlor im Strudel der Finanzmarktkrise die Kontrolle über sein Handeln. Die Quittung gab's gestern« (Hamburger Abendblatt, 24.07.2009)

Demgegenüber stellt Malik zu Recht fest, dass Management weniger mit Optimierung als mit Balancierung zu tun hat; »zwar auch mit Analyse, aber v. a. mit Integration und Synthese sehr verschiedenartiger Faktoren, weniger mit der Konstruktion widerspruchsloser Zielsysteme als mit der sich täglich neu stellenden Problematik der Harmonisierung unvermeidlich widersprüchlicher Absichten und Erwartungen. Management kann man möglicherweise – so die Vermutung – viel besser verstehen als das ständige Bemühen, ein sehr komplexes System unter Kontrolle zu bringen und zu halten, das durch ein hohes Maß an Prohabilismus gekennzeichnet ist, dessen Elemente sich ständig verändern, sowohl bezüglich ihrer Zustände als auch, grundlegender, bezüglich ihrer Art und Zahl, und dessen Eigendynamik bewirkt, dass es nur schwer, und häufig mit unerwünschten Nebenwirkungen, beeinflusst werden kann« (Malik, 2006).

Bei dieser Betrachtungsweise von Unternehmen erhalten Menschen mit ihren eigenen Vorstellungen und Interessen ein ganz anderes Gewicht als bei mechanistischen und komplexitätsreduzierten Bildern von Organisationen.

14.2 Personalpolitik – ein Weg, um aus der Vielfalt Ordnung zu schaffen und Vorherrschaft zu verhindern?

Was kann Personalpolitik vor den oben dargelegten Ausführungen bewirken und welche Rolle kann sie einnehmen? Der Begriff der Organisations- und Personalpolitik entstand erst in den 60er Jahren des letzten Jahrhunderts. Seitdem ebbt die Debatte über politisches Handeln in Organisationen nicht ab und hat auch den Personalbereich erreicht. Nach Morgan entsteht Organisationspolitik, »wenn Menschen verschieden denken und unterschiedlich handeln wollen.« Dem Begriff Personalpolitik liegt damit die Einsicht zugrunde, dass es auch in Unternehmen um Beziehungen und Interessen, um Macht und Konflikte, um Interessengruppen, Koalitionen und Cliquen geht, um Fragen wie: wer kontrolliert die Entscheidungsprozesse, wer verfügt über die Expertenmacht, wer verteilt die Finanzmittel, wer beeinflusst welche Netzwerke usw.

Jede Beschäftigung mit Politik und politischen Systemen führt unweigerlich zu Aristoteles, der als Vater der Wissenschaft der politischen Philosophie gilt. Kern seiner Betrachtungen ist, dass Politik ein Mittel ist, um Ordnung herzustellen. Der Diskurs der politischen Philosophie kreist um die Lösung der gesellschaftlichen Ordnung, damit die Gesellschaft nicht in einen Zustand verfällt, den Hobbes (1651) als »den Krieg aller gegen alle« bezeichnet hat. Dass ordnende Maßnahmen in Unternehmen seit den 1960er Jahren als Personalpolitik bezeichnet werden, impliziert in diesem Sinne die Anerkennung des Aufeinandertreffens von konkurrierenden Interessen sowie eines aktiven Agierens der Beteiligten.

> Personalpolitik kann seither als ein Instrument betrachtet und genutzt werden, um Interessen zu versöhnen oder Partialinteressen durchzusetzen.

Insofern ist der politische Blickwinkel auf Unternehmen hilfreich, um sich darin zurechtzufinden, er kann als eine Metapher genutzt werden, die die Betrachtungsdimensionen erweitern.

Welcher Instrumente und Mittel bedient sich Personalpolitik nach traditionellem Verständnis? Allgemein wird heute unter Personalpolitik die Gesamtheit der personellen Konzepte und Maßnahmen eines Unternehmens verstanden. Häufig wird der Begriff synonym mit Personalwesen, Personalmanagement oder Personalwirtschaft gebraucht (Gabler, Wirtschaftslexikon). Tatsächlich handelt es sich, wie oben dargelegt, nicht um einen einfachen Austausch von Begrifflichkeiten. Vielmehr trägt die Einführung des Begriffes »Politik« durchaus im Sinne der aristotelischen Gedanken der Erkenntnis Rechung, dass in einem Unternehmen unterschiedliche Interessenlagen aufeinander stoßen und dass es die Aufgabe von Führungskräften ist, eine Ordnung herzustellen, damit der Zweck der jeweiligen Unternehmung nicht den Einzelinteressen zum Opfer fällt.

Die Definition des wirtschaftslexikon24 kommt diesem Sachverhalt schon näher. Danach leitet sich Personalpolitik »aus den Grundsätzen der allgemeinen Unternehmenspolitik sowie den Unternehmenszielen ab, die wiederum in eine bestimmte Unternehmenskultur eingebettet sind; ihr Charakter ist demnach weitgehend derivativ. Die Personalpolitik ist einerseits Teil der betrieblichen Personalwirtschaft. Andererseits ist sie ein Teil der Unternehmungspolitik und damit mit den anderen Teilgebieten der Unternehmungspolitik eng verbunden. Als Teil der Unternehmenspolitik gehören zur Personalpolitik alle struktur- und ablaufbestimmenden Entscheidungen über die Unternehmensziele und deren Mittel im Bereich der Personalwirtschaft. Die betriebliche Personalpolitik umfasst dabei diejenigen Ziel- und Mittelentscheidungen, die

die wechselseitigen Beziehungen zwischen Unternehmungsführung und Belegschaft, zwischen den Mitarbeitern untereinander und zwischen den Mitarbeitern und ihrem Arbeitsplatz gestalten. Zu der betrieblichen Personalpolitik gehören insbesondere die Festlegung der Entgeltpolitik und der Beförderungspolitik, aber auch Fragen der betrieblichen Erfolgsbeteiligung, der betrieblichen Altersversorgung und der betrieblichen Mitbestimmung« (www.wirtschaftslexikon24.net/de).

Die große Vielfalt der Fragestellungen, die personalpolitisch behandelt werden, verdeutlicht, wie breit gestreut die Interessenvielfalt in Unternehmen gelagert sind, was allerdings vor dem Hintergrund der Ausführungen im ersten Teil dieses Kapitels nicht verwunderlich ist.

14.2.1 Organisationen als politische Gebilde

»Organisation ist vieles« schreibt Morgan in seinem Buch »Bilder der Organisation«. In der Tat verändern sich Organisationen, Krankenhäuser, Pflegeheime oder ambulante Eineinrichtungen, wenn sie durch unterschiedliche Brillen betrachtet werden. Setzt man statt der mechanistischen oder rational-wissenschaftlichen die »politische Brille« auf, entdeckt man, dass Organisationen im Alltag tatsächlich nicht wie reibungslos ineinander greifende Zahnräder funktionieren. Statt integrierter rationaler Unternehmen, die ein gemeinsames fachliches Ziel verfolgen, treten Gebilde, die als lose geknüpfte Netzwerke von Menschen mit unterschiedlichen Interessen erscheinen, die sich zum Zwecke gegenseitigen Nutzens zusammenfinden, z. B., um den Lebensunterhalt zu verdienen, um Karriere zu machen, um ein angestrebtes Ziel zu erreichen oder eine bestimmte Absicht zu verfolgen. »Manche Arbeitnehmer fühlen sich ihrer Arbeit als Selbstzweck verpflichtet, andere sind mehr an ihrer Karriere interessiert. Wieder andere verwenden den Großteil ihrer Energie darauf, sich die Arbeitszeit so wenig beschwerlich wie möglich zu gestalten« (Morgan, 1997).

Der Unternehmenszweck scheint in den Hintergrund und die Menschen in Vordergrund zu treten. Diese Menschen agieren höchst interessegeleitet. Sie haben nicht nur eigene Gedanken, sondern sie vernetzen sich auch unter- und gegeneinander, um ihre Interessen durchzusetzen. Viele Organisationen beherbergen so ein nicht immer produktives Eigenleben, bei dem der Unternehmenszweck gelegentlich nur den Rahmen zu bieten scheint. Der »aseptische Humankapitalbegriff erfährt durch die Vielzahl menschlicher Interaktionen eine sozialpsychologische Dimension« (Rasche, 2007). Die Organisation zerfällt auf einmal in Cliquen und Netzwerke, die höchst unterschiedliche Ziele verfolgen.

Unter diesem Blickwinkel sind Organisationen Koalitionen und setzen sich aus Koalitionen zusammen. Dabei versuchen dominante Koalitionen wichtige Bereiche der Organisationspolitik zu überwachen oder zu beherrschen. Koalitionsbildung ist eine wichtige Dimension bei fast allen Aspekten von Organisation (Morgan, 1997). Statt der reibungslosen Umsetzung klarer Managementvorgaben oder rationaler Ziele zu folgen, funktioniert die Organisation als Ganzes deshalb häufig schlicht mit einem Minimum an Konsens. Nur dadurch kann sie überleben.

> Gelebte Personalpolitik besteht häufig darin, die Vielfalt der Ziele ihrer Mitglieder, deren Interessen und Vorhaben in Betracht zu ziehen und zu berücksichtigen.

Die Organisation in ihrer Gesamtheit muss in ihren Zielen oft mit befriedigenden und nicht mit optimalen Problemlösungen vorlieb nehmen.

Transparenz, Verhandlungen und Kompromisse bekommen mehr Gewicht als Vorschriften und Vorgaben mit unklarem Hintergrund, als machtpolitisches Durchdrücken von Entscheidungen oder als der Glaube an die technische Vernunft. Personalpolitik kann als Möglichkeit genutzt werden, um Interessen zu versöhnen oder um Partialinteressen durchzusetzen. Jede Führungskraft sollte sich bewusst sein, egal, welche personalpolitische Maßnahme man zur Ausführung bringen will, alle unterliegen der Interpretation der Betroffenen und der Beobachter. Wer wird eingestellt? Wer wird befördert? Wem wird gekündigt? Wer geht von selbst? Wie viel Entscheidungsbefugnis bekommt wer/welche Berufsgruppe?

Es gibt keinen Königsweg, eine Organisation aufzubauen und zu führen. »Es geht also wesentlich darum, ein System zu lenken, und diese Aufgabe stellt sich je nach der Struktur und den Wirkungsmechanismen des Systems unterschiedlich dar. Die Lenkbarkeit von Systemen zu ermöglichen, oder zu verbessern, ist wiederum eine wichtige Gestaltungsaufgabe von Managern« (Malik, 2006). Personalpolitik, die in diesem Sinne eingesetzt wird, kann einen Beitrag leisten, dass Menschen umweltbezogen in einem dynamischen Analyse-, Entscheidungs- und Kommunikationssystem so geführt werden, dass Ziele durch planvolles, organisiertes und kontrolliertes Leisten erreicht werden können (von Rosenstiel, 2003).

Da in jedem Unternehmen Mitarbeiter trotz aller Heterogenität, bei der Erfüllung ihrer Aufgaben zusammenarbeiten müssen, selbst dann, wenn der Kampf um knappe Ressourcen, Statusneid und Streben nach Beförderung teilweise zu feindlicher Lagerbildung führt, kommt der Personalpolitik dauerhaft eine die Kultur beeinflussende Rolle zu. Da es tendenziell immer knappe Ressourcen und zu wenig Beförderungsstellen gibt, wird es auch immer Konkurrenz und Machtspiele in Organisationen geben. Sei es in Fragen der Budgetverteilung, sei es in Fragen der Zuständigkeiten oder der Übertragung von Verantwortungsbereichen, der Verteilung von Statussymbolen wie etwa die Bürogröße. »Man braucht nicht besonders berechnend und übermäßig politisch zu sein, um schließlich auch an der Organisationspolitik beteiligt zu sein«, kommentiert Morgan diesen Alltag in den Betrieben, um dann fortzufahren: »Politisches Verhalten ist ja eine ganz natürliche Reaktion auf die Spannungen, die zwischen Individuen und Organisationen entstehen. Die Machiavellis in den Unternehmen, die sich unbeirrt ihren Weg durch die Organisationspolitik bahnen, sind lediglich ein Abbild der stärksten und am weitesten entwickelten Ausprägung einer Tendenz, die den meisten Aspekten der Organisationspolitik innewohnt« (Morgan, 1997).

14.2.2 Krankenhäuser sind klassische Expertenorganisationen

In Krankenhäusern als klassische Expertenorganisation wird das »normale Missverstehen« dadurch gesteigert, dass sich die Fachexperten – egal ob in der Medizin oder Pflege – nur ihren fachlichen Verpflichtungen verantwortlich fühlen und auf ihren isolierten Fachinseln die Fachlichkeit anderer Experten im Betrieb weniger wahrnehmen, als die von Fachkollegen in anderen Expertenbetrieben. »Diese Expertenorientierung findet sich im Krankenhaus als abgeschottete Versäulung nach Berufsgruppen, vorrangig Medizin und Pflege, mit der Verwaltung/Kfm. Leitung als dritter Säule. (…) Im minimalen Fall besteht das Krankenhaus aus der Addition verschiedener Fachkliniken, die gegeneinander um Ressourcen konkurrieren. Die Arbeitsorganisation innerhalb dieser einzelnen Fachgebiete wiederum folgt durchgängig dem Versäulungsprinzip nach Berufsgruppen. Innerhalb dieser Berufsgruppensäulen werden fachlogische Selbstverständnisse und Kulturen gepflegt, mit einer Tendenz sich nach innen zu orientieren und die in anderen Säulen entwickelten Selbstverständnisse, Fachlogiken und Kulturen zu ignorieren« (Rausch, 2007).

Personalpolitik in Gesundheitseinrichtungen kann die Versäulung fördern, sie kann die Kluft zwischen den Berufsgruppen durch Anlegen unterschiedlicher Wertmaßstäbe und Intransparenz vergrößern oder aber einen Rahmen schaffen, in dem die verschiedenen Interessen der Beteiligen als gleichberechtigte Perspektiven in einen konstruktiven Austausch treten können und Machtmissbrauch minimiert wird. Die unterschiedlichen Sichtweisen auf einen Sachverhalt oder eine Situation kann sie nicht ändern. Insofern kann in Krankenhäusern viel Energie eingespart werden, die häufig darauf verwandt wird, der jeweils anderen Berufgruppe vorzuwerfen, dass sie jeweils anders denkt als man selbst. Im Sinne Maturanas ginge es vielmehr darum, die andere Perspektive als genau so legitim und gültig wie die eigene zu akzeptieren und in einen Aushandlungsprozess über die Ziele und Interessen einzutreten.

Wenn Führungskräfte im Gesundheitswesen sich über solche Mechanismen im Klaren sind, entpersonalisiert das Konflikte und eröffnet Raum

14.3 · Wie lässt sich das Konzept der Motivation von Menschen

für konstruktive Interventionen. Findet Führungsarbeit jedoch statt, ohne ein Bewusstsein von der berechtigten Vielfalt der Perspektiven und von der Begrenztheit des eigenen Blickwinkels zu haben, sind günstigstenfalls Missverständnisse und unnütz eingesetzte Interventionen das Resultat, auf Dauer wird man sich Grabenkriege einhandeln und Mitarbeiter demotivieren.

> **Führen ist v. a. das Vermeiden von Demotivation (Sprenger, 1998).**

Aus den bisherigen Ausführungen wird deutlich, dass Menschen keine trivialen Maschinen sind, in die eine Führungskraft ein Lob oder eine Anreizprämie hineinstecken könnte und höchste Produktivität als Reaktion herausbekäme, die dann am liebsten auch noch gerne – nämlich motiviert – erbracht werden sollte. Diese Sichtweise findet sich jedoch in vielen Führungshandbüchern. Sie beruht auf den eingangs diskutierten mechanistischen und technisch-rationalen Denkmodellen, in denen Menschen als Reiz-Reaktions-Maschinen betrachtet werden. Viele Motivationsmodelle bieten auf dieser Basis Instrumentenkoffer für Führungskräfte an. Lob und Tadel, Bonus-Malus-Modelle jeglicher Couleur haben hier ihre Basis. Während viele Führungskräfte die Wirksamkeit dieser »Motivatoren« für sich selbst weit von sich weisen, haben sie keine Probleme damit, sie auf ihre Mitarbeiter anzuwenden.

Der Webfehler dieser Motivationsmodelle liegt nicht nur in ihrem schlichten Denken, das der Komplexität der Menschen nicht gerecht wird. Vielmehr basieren sie auf einer Misstrauenskultur, weil sie »eine behauptete oder beobachtete Lücke zwischen tatsächlicher und möglicher Arbeitsleistung« (Sprenger, 1998) des Mitarbeiters unterstellen, die dieser dem Unternehmen mutwillig vorenthält. »Über Motivation zu diskutieren heißt geradezu Menschenbilder zu diskutieren« (Sprenger, 1998). Und in der Tat liegt der Auffassung, dass Mitarbeiter motiviert werden müssen und dieses über finanzielle Anreize wie Geld, Dienstwagen oder andere materielle Leistungen wirksam verfolgt werden könne, ein letztlich abwertendes Menschenbild zugrunde, welches impliziert, dass Menschen tendenziell Leistungsverweigerer, Reiz-Reaktions-Maschinen und käuflich sind. Dass Menschen eine andere Sicht auf die Dinge und gar eine eigene Meinung zu einem Sachverhalt haben könnten, kommt in dieser Sichtweise nicht vor. Auch die in der Pflege – wenn auch immer verkürzt wiedergegebene – jedoch weit verbreitete nach Maslow benannte Bedürfnispyramide, nach der der Mensch auf ein hierarchisch gestaffeltes Bedürfnisbündel zurechtgestutzt wird, spielt in einigen Managementbüchern trotz längst erwiesener Unhaltbarkeit immer noch eine Rolle bei Theorien zur Mitarbeitermotivation.

14.3 Wie lässt sich das Konzept der Motivation von Menschen vor dem Hintergrund der bisherigen Ausführungen einordnen?

Unter Motivation wird im Allgemeinen die Summe der Beweggründe verstanden, die die Handlungen oder Entscheidungen einer Person beeinflussen. Motivationsforschung befasst sich mit dem **Warum** von Handlungen und Entscheidungen, während es in Führungsratgebern häufig nur noch um das **Wie** und damit um eine Instrumentalisierung von Motivation, um Motivierung geht, bei der die Grenze zur Manipulation manchmal zu verwischen droht.

Wenn Führungskräfte wirklich Einfluss auf die Motive ihre Mitarbeiter nehmen sollen oder wollen, impliziert das, dass sie Einfluss auf die Beweggründe für deren Tun nehmen müssten, sei es, um sie für neue Aufgaben gewinnen oder um sie zu höherer Leistung anspornen zu wollen. Eine Voraussetzung dafür ist, dass die Vorgesetzten die Beweggründe ihrer Mitarbeiter kennen, d. h. sie müssen mit ihren Mitarbeitern reden, was nicht anderes bedeutet, als sich auf den oben entwickelten steinigen Weg der Kommunikation als **kooperative Problembewältigung** begeben müssen. Dabei müssen sie in Kauf nehmen, dass kein Einvernehmen über die Ziele oder die aktuelle Beurteilung der Situation erreicht wird, weil der Mitarbeiter aus einer anderen Situation auf die Welt blickt. Möglicherweise gibt es nur Teilübereinstimmungen, die dann erst einmal als Arbeitsgrundlage dienen müssen. Eine zweite Voraussetzung ist, anzuerkennen, dass Menschen sich nur selbst motivieren können und die dritte Voraussetzung ist, »wer andere motivieren will, muss selbst motiviert sein. (…) Es geht hier um Selbstmotivation einerseits und die ansteckende Wirkung der Selbstmotivation bei anderen« (von Rosenstiel, 2003).

> **Alle heutigen Erkenntnisse deuten darauf hin, dass man niemanden von außen motivieren kann, sondern dass Menschen sich nur selbst motivieren können.**

Das entlastet Führungskräfte einerseits davon, sich ständig neue Motivationstricks auszudenken. Andererseits existieren nach den heutigen Erkenntnissen der Arbeitswissenschaft förderliche Rahmenbedingungen für die Motivation von Menschen, nämlich die **Sinnhaftigkeit** der Arbeit, die **Anerkennung** der Arbeitsleistungen sowie die **Selbstbestimmung** und der **Einfluss** auf den Arbeitsprozess, also Gestaltungsraum. Das sind dann auch die neuen Felder, die Führungskräfte ins Blickfeld nehmen sollten, die sie als Handlungsräume erschließen und für ihre Mitarbeiter zur Verfügung stellen sollten.

Das Motiv der Sinnhaftigkeit von Arbeit ist in sozialen Berufen noch stärker ausgeprägt als in anderen Bereichen. Verliert die Arbeit durch zunehmende Verdichtung die Sinnstiftung, sind Pflegende und Mediziner Burnout gefährdet. Da die Beschäftigten im Gesundheitsbereich Anerkennung und Wertschätzung faktisch überwiegend durch die Patienten oder Klienten und eher selten durch die jeweiligen Führungskräfte erfahren, verringert sich dieses motivierende Moment bei großer Arbeitsverdichtung schlicht durch die kürzeren Kontaktzeiten mit den Patienten sowie durch das Wissen um die unzureichende Unterstützung der Patienten auf dem Genesungsweg. Ähnlich wie in der tayloristischen Funktionspflege führt hohe Arbeitsverdichtung zu einer Reduktion des Handlungsspielraumes und zu einem Gefühl der Machtlosigkeit mit folgenden Implikationen: »Ein geringer Handlungsspielraum reduziert das Verantwortungsgefühl, und eine geringe Verantwortungsübernahme bedingt wenig Eigenaktivität und Eigeninitiative, was wiederum zu einer Verringerung des Handlungsspielraumes führt« (Frese, 2000). Verstärkt wird dieser Effekt durch das verbreitete Phänomen des unklaren Verantwortungsbereiches und damit der Unklarheit darüber, wo Pflegende selbständig entscheiden und Pflege gestalten – und verantworten – können. Der Grund für die Klage vieler Führungskräfte in der Pflege über die mangelnde Bereitschaft von Pflegenden, Verantwortung zu übernehmen, ist somit im Wesentlichen hausgemacht.

Damit reihen sich Führungskräfte in der Pflege in eine verbreitete Fehlerkette von Führungshandeln ein: Wenn Mitarbeiter auch nicht von außen motiviert werden können, so können sie dennoch durch Führungskräfte demotiviert werden, indem diese ihnen nicht die erforderlichen Rahmenbedingungen zur Verfügung stellen, damit vernünftig gearbeitet kann.

> » Wir brauchen also eine Unternehmenskultur, in der die Mitarbeiter den ihnen entgegengebrachten Respekt als eine Gelegenheit erkennen, ihren eigenen Gestaltungsraum selbst verantwortlich wahrzunehmen (Sprenger, 1998). «

Damit schließt sich erneut der Kreis, der uns die enge Verbindung zwischen dem Denken und Handeln im Organisationsalltag vor Augen führt. Denn auch in diesem Fall gilt, dass unsere Art, das Verhalten der Menschen in Organisationen zu deuten, Einfluss darauf hat, wie wir intervenieren und die Organisation dadurch formen. Insofern sind Bilder und Konzepte nicht nur einfach theoretische Konstrukte, die zur Analyse genutzt werden, sie prägen gleichzeitig die Organisationsrealität. In der Führungsarbeit geht es darum, sich dessen bewusst zu sein und die gegenseitigen Vorstellungen und Wahrnehmungen abzugleichen, die Interessen auszuloten als Voraussetzung für eine gemeinsame Arbeitsbasis und für ein gemeinsames Verständnis der Ziele des Unternehmens. Deshalb verwundert es auch nicht, dass Führungsarbeit zu über 40% aus Kommunikation und Zuhören besteht.

Es geht, um mit Scholl (2007) zu sprechen, somit kein Weg an der Erkenntnis vorbei, »dass menschliche Rationalität begrenzt ist und dass selbst die Klügsten bei weitem nicht so viel wissen können, wie man benötigt, um eine größere soziale Einheit sinnvoll zu führen. Man ist darauf angewiesen, so viel wie möglich und so unverfälscht wie möglich Wissen von vielen anderen zugeliefert und integriert zu bekommen.«

Literatur

Böhlke R, Walleyo S (2007) Handeln wieder besseres Wissen. In: Rausch K (Hrsg) Organisation gestalten Struktur und Kultur versöhnen. Pabst Science Publishers, Lengerich

Dörner D (1993) Die Logik des Misslingens Strategisches Denken in komplexen Situationen. Rowohlt, Reinbek

Fackelmann B (2009) Weber trifft Machiavelli in: OrganisationsEntwicklung. Handelsblatt, Düsseldorf

Frese M, Fey D (2000) Entwicklung von Eigeninitiative: Neue Herausforderungen für Mitarbeiter und Führungskräfte. In: Welge MK, Häring K, Voss A (Hrsg) Management Development. Schäffer-Poeschel, Stuttgart

Gabler Wirtschaftslexiko. http://wirtschaftslexikon.gabler.de

Hamburger Abendblatt, 24.07.2009

Hobbes T (1691) Leviathan. In: Braun E et al. (Hrsg) Politische Philosophie – Ein Lesebuch. Rowohlt, Reinbek bei Hamburg

Ludewig K (1997) Systemische Therapie. 4. Aufl. Klett-Cotta, Stuttgart

Malik F (2006) Strategie des Managements komplexer Systeme. 9. Aufl. Haupt, Bern Stuttgart Wien

Maslow A (1989) Motivation und Persönlichkeit. Rowohlt, Reinbek

Maturana HR, Varela FJ (2004) Der Baum der Erkenntnis. Scherz, Bern München

Morgan G (1997) Bilder der Organisation. Klett-Cotta, Stuttgart

Probst GJB (1993) Organisation. Moderne Industrie, Landsberg/Lech

Rasche C (2007) Pitfalls of Corporate Reconstructuring – Theorien, Trends, Thesen gescheiterer Veränderungsprozesse. In: Rausch K (Hrsg) Organisation gestalten, Struktur mit Kultur versöhnen. Pabst Science, Lengerich

Rausch K (2007) Strukturbrüche in der Arbeitsorganisation von Krankenhäusern. In: Rausch K (Hrsg) Organisation gestalten Struktur und Kultur versöhnen. Pabst Science, Lengerich

von Rosenstiel L, Comelli G (2003) Führung zwischen Stabilität und Wandel. Franz Vahlen GmbH, München

Schäfer F, Raumann M (2009) Changemanagement im öffentlichen Dienst. In: OrganisationsEntwicklung. Handelsblatt, Düsseldorf

Sczesny S, Bosak J (2007) Selbst- und Fremdwahrnehmung von Führungseinschaften. In: Wirtschaftspsychologie III, 9. Jahrgang. Pabst Science, Lengerich

Scholl W (2007) Einfluss nehmen Einsicht gewinnen – Gegen die Verführung der Macht. In: Wirtschaftspsychologie III, 9. Jahrgang. Pabst Science, Lengerich

Sprenger RK (1998) Mythos Motivation. 14. Aufl. Campus, Frankfurt/Main New York

Sprenger RK (1998) Das Prinzip Selbstverantwortung. 8. Aufl. Campus, Frankfurt/Main New York

Watzlawick P (2000) Anleitung zum Unglücklichsein. 21. Aufl. Piper, München

Weinert AB (2004) Organisations- und Personalpsychologie. 5. Aufl. Beltz, Weinheim Basel

www.wirtschaftslexikon24.net/de. Zugriff am: 23.02.2010

Anhang 1:
Einarbeitungsstandard

Dorothea Theune

Anhang 1: Einarbeitungsstandard

Struktur	Prozess	Ergebnis
Vor dem ersten Arbeitstag		
Die **Stationsleitung** verfügt über das notwendige Wissen zur Organisation und Koordination einer Einarbeitung. Die **Einrichtung** überträgt der Stationsleitung die notwendigen Kompetenzen zur Organisation und Koordination einer Einarbeitung. Der **Mentor** besitzt – die Motivation zur Einarbeitung – gutes Fachwissen – Berufserfahrung – didaktisch-methodische Fähigkeiten Die **Einrichtung** stellt die notwendigen Hilfsmittel und Informationsmaterialien zur Verfügung.	Die Stationsleitung – lässt dem neuen Mitarbeiter Informationsmaterial zur Einrichtung und zur Station zukommen. – wählt den Mentor aus und holt sich die Zustimmung ein. – führt Vorgespräche mit dem neuen Mitarbeiter, dem Mentor und dem Team. – gewährleistet im Dienstplan die Begleitung des neuen Mitarbeiters durch den Mentor. – gewährleistet die Freistellung des neuen Mitarbeiters und ausgewählter Kollegen/Personen von den Standardarbeiten zur Einführung in festgelegte Themen der Einarbeitung (z. B. Einführung in Geräte, Essensbestellung, EDV). – gewährleistet die Bereitstellung von Spind, Schlüsseln etc. Der **Mentor** bereitet sich auf die Einarbeitung vor.	Der neue Mitarbeiter – hat sich mit dem Informationsmaterial vertraut gemacht. – kennt seinen Dienstplan und seinen Mentor. Der **Dienstplan** ist nach den Vorgaben erstellt. Der **Mentor** ist über die Einarbeitungssituation informiert und vorbereitet. Das **Pflegeteam** ist informiert. Notwendige Anträge und Schlüssel liegen bereit.
Der erste bzw. die ersten Arbeitstage		

Die **Stationsleitung** hält sich (nach Möglichkeit) den ersten Arbeitstag / die ersten Arbeitstage frei von anderen Terminen.
Der **Mentor** bekommt den Einarbeitungskatalog und die Zeit für seine Aufgaben zur Verfügung gestellt.
	Die Stationsleitung
	– gestaltet den ersten Arbeitstag/die ersten Arbeitstage mit Mentor und ausgewählten Kollegen/Personen mit den Inhalten:
	  – Vorstellung des neuen Mitarbeiters bei den Kollegen, Ärzten und weiteren Personen
	  – Einführung in das Leitbild der Einrichtung und die Ziele der Station
	  – Erledigung der Anträge
	  – Übergabe der Schlüssel
	  – Führung über die Station und durch das Haus
	  – Einführung in die Stationsstandards
	  – Einführung in Geräte
	  – Einführung in das Krankenhausinformationssystem und das Intranet
	– führt das Erstgespräch mit dem neuen Mitarbeiter und dem Mentor und legt dabei die Termine für Zwischen- und Endgespräch fest.
	Der neue **Mitarbeiter** wird motiviert nachzufragen und selbstständig Informationen einzuholen.
		Der neue **Mitarbeiter** kennt
		– die anwesenden Mitglieder des interdisziplinären Teams
		– das Leitbild der Einrichtung und die Ziele der Station
		– die Räumlichkeiten der Station
		– den Umgang mit den ersten Geräten
		Der neue Mitarbeiter hat die ersten Erfahrungen mit dem Krankenhausinformationssystem und dem Intranet gesammelt.
		Das **Erstgespräch** ist geführt.

Anhang 1: Einarbeitungsstandard

Struktur	Prozess	Ergebnis
Die eigentliche Einarbeitung		

Die **Einrichtung** stellt die Zeit für eine adäquate Einarbeitung zur Verfügung.	Der Mentor
	– vertieft die Informationen anhand des Einarbeitungskatalogs
	– arbeitet ein
	  – in die Pflegestandards
	  – in die Ablaufstandards
	  – in die Organisationsstandards
	– überprüft die Arbeit des neuen Mitarbeiters und korrigiert bei Bedarf
	Der **Gerätebeauftragte** führt in die Geräte ein.
	Die **Stationsleitung** informiert sich bei dem neuen Mitarbeiter und dem Mentor nach dem Stand der Einarbeitung.
	Das **Team** unterstützt die Einarbeitung und die Integration.
		Der neue **Mitarbeiter** kann selbständig eine Gruppe von Patienten nach den Standards betreuen und versorgen.

Die Probezeit		
Die **Stationsleitung** stellt die notwendige Zeit für Einweisungen und Gespräche zur Verfügung.	Die Einführung in die Geräte wird abgeschlossen. Das Reanimationstraining findet statt. Die Stationsleitung – informiert sich in Abständen bei dem neuen Mitarbeiter und Kollegen nach dem Stand der Einarbeitung, der Selbständigkeit und der Integration in das Team – führt nach etwa 3 Monaten ein Beurteilungsgespräch mit schriftlicher Beurteilung – führt zum Ende der Probezeit ein Endgespräch Das **Team** unterstützt die Einarbeitung und die Integration.	Der neue **Mitarbeiter** kennt – die Pflege-, Ablauf- und Organisationsstandards der Station – das Krankenhausinformationssystem – das Intranet – den Umgang mit den Geräten – das Vorgehen bei einer Reanimation – ist in das Team integriert Der neue Mitarbeiter betreut selbständig eine Gruppe von Patienten. Der neue Mitarbeiter ist im Team integriert und anerkannt. Die anberaumten Gespräche haben stattgefunden. Die Entscheidung zur Übernahme nach der Einarbeitung ist getroffen.

Anhang 2: Konstruktives Mitarbeitergespräch

Wencke Moog

Der Pfleger Herr P. ist 45 Jahre alt und seit 15 Jahren auf der gleichen Station tätig. Die Stationsleitung Frau H. ist 28 Jahre alt und hat seit einem halben Jahr diese Position inne. In den letzten 2 Monaten gab es immer wieder Unstimmigkeiten bezüglich der Personalplanung.

Frau H. schlägt Herrn P. ein Mitarbeitergespräch (Krisengespräch) vor, in dem die Probleme angesprochen werden sollen.

Frau H.: »Ich möchte gerne mit Ihnen ein Mitarbeitergespräch führen. Ich habe in zwei Wochen unseren Besprechungsraum geblockt, so dass wir in einer ungestörten Atmosphäre mal alles ansprechen können, was uns vielleicht Probleme bereitet. Es wäre sehr schön, wenn Sie sich im Vorfeld auch schon ein paar Gedanken machen können und diese auch für sich notieren. Ich hoffe, dass es ein konstruktives Gespräch wird, von dem beide Seiten profitieren können.«

Herr P.: »Ich finde es schon einmal sehr positiv, dass Sie sich für mich Zeit nehmen. Ich werde mich auch auf unser Gespräch vorbereiten.«

Frau H.: Mir liegt viel daran, dass wir einen gemeinsamen Nenner für unsere weitere Zusammenarbeit finden.«

Zwei Wochen später findet das Mitarbeitergespräch statt.

Frau H.: »Hallo Herr P, schön, dass Sie heute gekommen sind und sich auf unser Gespräch vorbereitet haben. Das zeigt mir, dass Sie, genauso wie ich, an der jetzigen Situation arbeiten möchten.«

Herr P.: »Ich habe mir natürlich Gedanken gemacht. Aber im Moment weiß ich nicht, wie wir das Problem lösen können. Ich bin jetzt seit 15 Jahren hier und habe mich immer auch in meiner Freizeit für die Station eingesetzt. Von Ihnen fühle mich wie ein Anfänger behandelt, obwohl Sie noch nicht wirklich lange dabei sind.«

Frau H.: »Es tut mir leid, dass Sie dieses Gefühl haben, aber das war nie meine Absicht. Ich habe beobachtet, dass Ihre Leistung in den letzten Wochen erheblich nachgelassen hat und Sie sehr müde wirken. Wie kann ich helfen?«

Herr P.: »Um ehrlich zu sein, ich habe mich über die letzten Jahre immer wieder über meine Kraft eingesetzt und habe auch mal gehofft hier weiterzukommen. Jetzt fühle ich mich übergangen. Plötzlich ist dann diese Müdigkeit dazugekommen. Ich habe das Gefühl, dass ich jetzt nur noch meine Zeit abzusitzen kann.«

Frau H.: »Das wäre sehr schade, da Sie ein sehr guter Pfleger sind und wir alle im Team Ihre zupackende Art sehr schätzen. Ich mache aber auch mir Gedanken um ihre Müdigkeit, von der Sie berichten. Ich habe das Gefühl, dass die ganze Power der letzten Jahre an ihrer Kraft gezehrt hat. Ich könnte mir vorstellen, dass eine Auszeit ihnen gut tun würde in der sie sich ihrer Familie widmen können. Sie hatten beim letzten Mal berichtet, dass sie sich sehr vernachlässigt gefühlt hat.«

Herr P.: »Ja das stimmt ….«

Frau H.: »Ich möchten Ihnen anbieten kurzfristig Urlaub zu nehmen und eine längere Zeit aus dem Wechseldienst auszusteigen und nur Frühdienst zu machen. Das tut vielleicht auch Ihrer Familie gut.«

Herr P.: »Das ist doch gar nicht möglich, wir sind doch viel zu knapp besetzt.«

Frau H.: »Das ist meine Aufgabe, eine Lösung hierfür zusammen mit der Pflegdirektion zu finden. Wir wollen, dass Sie noch lange bei uns bleiben und Freude an der Arbeit haben. Dafür müssen wir uns anstrengen. Vielleicht denken Sie mal hierüber nach und besprechen das mal mit Ihrer Familie?«

Herr P.: »Na ja, ein Gedanke ist das schon … die werden das zu Hause gar nicht glauben.«

Frau H.: »Ja, die Zeiten ändern sich und auch der Blick auf die Gesundheit der Mitarbeitenden. Hier müssen wir gemeinsam an Lösungen arbeiten. Das ist nicht leicht, aber es ist ein gemeinsamer Weg. Ich freue mich darauf mit Ihnen diesen zu gehen.«

Stichwortverzeichnis

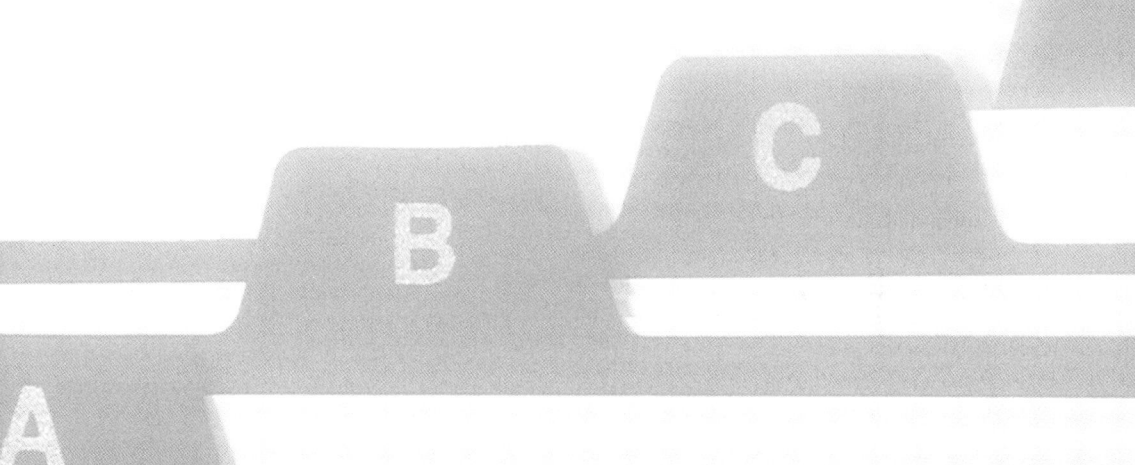

Stichwortverzeichnis

360°-Feedback 129, 148
5-Schicht-Modell 190

A

Abfindungsanspruch 174
Ablauforganisation 93
Abmahnung 172
Abschlussgespräch 110
Abteilungsklima 53
Abteilungsleitung
– Einarbeitung 116
Alderfer, Clayton ▶ ERG-Theorie 28
Altenpflegeeinrichtung 57
Alumninetzwerk 98
ambulante Intensivpflege 50, 61, 63
Amygdala 20
Analyse-Wirkungs-Betrachtung 228
Anforderungsprofil 100
Angehörigenarbeit 189
Anreiz-Beitrags-Theorien 31
Anreizsysteme 45
Appetenz 18, 20
Arbeitnehmerüberlassung 90
Arbeitskräftetausch 92
Arbeitsleistung
– Analyseschema 125
Arbeitsrecht 168
Arbeitsstrukturierung 149
Arbeitsverdichtung 236
Arbeitsverhältnis
– Anfechtung 177
– Beendigung 75, 168, 177
Arbeitszeit, flexible 56, 64, 190
Arbeitszeitmodelle 212, 215
Arbeitszufriedenheit 40
Artefakte 5
Assessment 120, 147
– E- 103
– Einzel- 103
Assessmentaufgaben 103, 148
Assessmentcenter 92, 103, 148
Assessmentverfahren 103
Atkinson, James W. 29
Aufbauorganisation 92
Aufgabenfelder 100
Aufhebungsvertrag 177
Aufstiegsmöglichkeit 92
Austauschtheorien 31
Aversion 18, 20

B

Bedürfnispyramide 26, 235
Behaviorismus 23
Belastungsanalyse 188
Belastungssituation
– Pflegealltag 188
Belohnung 22, 30ff, 42, 56, 218, 231
– extrinsische 35
– gerechte 35
– intrinsische 35
Belohnungsentzug 22
Belohnungssystem 20, 45
Bereichspflege 82, 230
Bestrafung 22, 205, 218
Betriebsklima 27, 53, 63, 183, 199
Betriebsrat 175, 176
– Konfliktarbeit 165
Betriebssport 194
Beurteilung 30, 83, 120ff, 241
– anonyme 136
– ▶ Mitarbeiterbeurteilung 122ff
Beurteilungsampel 115
Beurteilungsfehler 66
Beurteilungsgespräch 134
Beurteilungskriterien 103, 149
Beurteilungsmerkmale 126
Beurteilungssystem 123ff, 155
Beurteilungsverfahren 83, 102, 122, 131
Bewerbermanagement 95
Bewerbertag 98
Bewerbungsdatenbank 95
Bewerbungsgespräch (▶ Vorstellungsgespräch) 102
Bewerbungsunterlagen 101
Bezugspflege 56, 189
Bildungsmaßnahmen 76, 144, 156
Bildungssteuerung 75
body rating 121, 132
Boreout 63
Bundesagentur für Arbeit 97
Burnout 63, 182ff, 216, 236
– drohendes 184
– Prävention 181, 186, 195

C

Campusrecruiting 99
Change Management 8, 15
Checkliste 188,
– Einarbeitung Organisation 111
– Einarbeitungsvorbereitung 109
– Räumlichkeiten 112
– Stationsabläufe 112
christliche Werte 6, 10, 77
– Personalentwicklung 154
Coaching 166, 197, 203
– Charkateristika 204
– Pflegealltag 204
– Tipps 204
complex man 198ff
critical incidents 127, 128

D

Darwin, Charles 26
Deeskalationstraining 192
Demotivation 41
Depersonalisierung 184
Deutsches Institut für angewandte Pflegeforschung (DIP e. V.) 88
Dienstleistungsmentalität 13
Dienstplangestaltung 190, 212
Diversity Management 44, 214

E

economic man 198
Eigenmotivation (▶ Selbstmotivation) 43, 51, 55
Einarbeitung 107
– erster Arbeitstag 110
– Checkliste 109, 111, 112
– Katalog 110, 113
– neuer Mitarbeiter 107ff
– Phasen 108
– Prozess 115
– Schwerpunkte 110
– Standard 240
– Vorbereitung 108
– Ziel 108
Einführungsmappe, stationsbezogene 108
Einstellungsgespräch (▶ Bewerbungsgespräch) 66, 102
Einwurfeinschreiben, Kündigung 169
Einzelassessment 103
emotionale Konditionierung 20
Empathie 20, 55
employee performance 120
employee-engagement-Index 39
employer branding 95
Engagement-Index 43
Entspannungstechniken 194
Entwicklungsgespräche 92, 153
Equity Theory 41
Erfahrungsgedächtnis 21

Stichwortverzeichnis

Erfolgsmotivation 30
Ergebnis-Folge-Erwartung 31
ERG-Theorie 28
– Alderfer, Clayton
Erwartungshaltung 104, 133
– Patienten 55
Erwartungs-Valenz-Theorie 33
Ethik 9, 64, 228
Expertenorganisation 234

F

Fachkompetenz 62, 100, 102, 114,
Fachkräftemangel 88
Fachkraftquote 73
Feedback-Gespräch 130
Flow-Phänomen 38, 46
Fluktuation 39
Fluktuationsrate 108
förmliche Zustellung,
  Kündigung 170
Freistellungsbedarf 89
Fremdbild 121
Freud, Sigmung 26
Frustrations-Regressions-Hypo-
  these 28
Führung 227, 230
– Alltag 200, 203
– Arbeitsrecht 168
– Aufgaben 217, 219
– Erfolgsfaktoren 197
– Gesundheitswesen 53
– Humanvermögen 212
– Kommunikation 228
– Kompetenzen 217, 218
– Konfliktarbeit 160
– Menschenbild 198
– Mitarbeitermotivation 50
– Moderatoransatz 200
– Motivation 235
– Motivationstheorien 43
– Motivationsvoraussetzung 52
– Organigramme 229
– Personalentwicklung 157
– Pflegedienstleitung 73
– Stressmanagement 182
– Tipps 217
– Work-life-Balance 215
– zielorientierte 229
Führungskompetenz 100
Führungskraft
– Aufgaben 15
– Motivierung 42, 51ff
Führungskräftemangel 88
Führungsstil 200ff
– affiliativer 201

– autoritärer 201
– autoritativer 201
– coachender 201
– demokratischer 201
– gesunder 192
– verantwortungsvoller 64
Führungsverhalten 43
fundraising 95
funktionsanalytische Ansatz 127
Funktionspflege 230

G

Gehalt, Leistungsanteil 135
Gerechtigkeitsaspekt 41
Gespräch, klärendes 163
Gesundheit, Mitarbeiter 58, 82
Gesundheitsförderung 194
Gesundheitsmanagement 213, 215
– individuelles 193
– Kommunikation 190
– Mitarbeiter 187
– Pflegepersonal 182
– Prävention 187
– Work-life-Balance 210
Gesundheitsmarkt, Veränderun-
  gen 144
Gesundheitswesen
– Arbeitsverdichtung 210
– Expertenorganisation 234
– Personalpolitik 72
– Strukturveränderung 52
– Wandel 198
Gesundheitszirkel 188
Gewissensstress 185
Gleichgewichtstheorien 31
Greenlaw 36

H

Handlungsalternativen 33
Handlungs-Ergebnis-Erwartung 31
Handlungskompetenz
– Personalentwicklung 145
– Sicherstellung 149
Handlungsmodell 30
Handlungssteuerung 41
Headhunting 98
Helfer-Syndrom 185
Herzberg, Frederick 28
Hierarchieebenen 13
Hirnstamm 19
Hochschulnetzwerke 98
HRM-Instrumente 125

human ressources management
  (HRM) 122
Humanvermögen 212
Hygienefaktoren 28
Hypophyse 19
Hypothalamus 19

I

Ich-Motiv 27
illegitime Aufgaben 40
Individualplanung 149
Individualziele 33
Inhaltstheorien 26
Initiativbewerbung 95
innere Kündigung 39
Interdependenzcharakter 128
Interimsmanagement 90
Interview (▶ Bewerbungsge-
  spräch)

J

Job-Enlargement 149
Job-Enrichment 149
Job Performance 120, 125
Job-Rotation 149

K

Karrierepfade 92
Klageerhebungsfrist 175
Know-how-Transfer 99
Kollegenbeurteilung 131
kollegiale Beratung 163, 197, 203,
  205
– Schulung 205
– Tipps 205
Kollegialität 162
Kollektivplanung 149, 153
Kommunikation 14, 52, 66, 227
– Gesundheitsförderung 190
– Leitfaden 191
– Motivation 235
– Organisationskultur 58
– Personalpolitik 84
– unternehmensinterne 212
Kommunikationskompetenz 54
Kompetenz (▶ Fachkomp-
  etenz) 103, 108, 115, 125, 145ff
– Soziale 100
– strategische 100

- Stressmanagement 192
- unternehmerische 100
Kompetenzmodelle 150
Konflikte 7, 62, 160ff, 191, 232,
- Analyse 162
- Arbeit 160
- Diagnose 162
- Hypothesen 162
- Lösung 163
- Pflegealltag 160
- Psychische 22
- Symptome 162
Kosten-Nutzen-Abwägung
- Personalentwicklung 154
Kulturbegriff 4
Kundenorientierung 4, 6, 11, 12
Kündigung 168
- außerordentliche 175
- betriebsbedingte 174
- Klageerhebungsfrist 175
- ordentliche 168
- personenbedingte 174
- Übergabeeinschreiben 169
- Unwirksamkeit 170
- verhaltensbedingte 172
- Willenserklärung 168
- Zugang 169
- Zurückweisung 170
Kündigungsfrist 170
Kündigungsschutz 170, 171, 175

L

Landespersonalvertretungsgesetz 173
Lawler, Edward E. 34
Leiharbeit 90
leistungsbetonter
   Führungsstil 201
Leistungsbeurteilung 120
Leistungsbeurteilungssystem,
   multimodales 121, 137
Leistungsmotivationstheorie 29
Leistungsstreben 29
Leistungsverhalten 121
Leitbild 12, 52, 53, 57
- Christliches 10
- Einarbeitung 110
- Personalentwicklung 154
Lerntheorie 31
Lernzielkatalog 77
limbisches System 18
LOB-Konzept 64
Locke, Edwin A. 34
Lohnwirksamkeit 135

M

Machtstreben 29
Managementtheorien 229
Managing Diversity 215
Marktbedingungen, Gesundheitssystem 144
Marktmodell 31
Maslow, Abraham 26, 235
Maßregelungsverbot 171
McClelland, David C. 29
Menschenbild 7, 199
- Führung 198
Mentales Training 193
Mentor 110
- Aufgaben 116
- Einarbeitung 116
merkmalsanalytisches
   Verfahren 126
- Nachteile 127
- Vorteile 127
mesolimbisches System 20
Methodenkompetenz 100
Mischtheorien 36
Misserfolgsmotivation 30
Mitarbeiterbefragung 152
Mitarbeiterbeurteilung
- Fehler 133
- Funktion 122
- Kritik 138
- Multiperspektivität 129
- Voraussetzung 139
Mitarbeiterbeurteilung 122
Mitarbeiterbeurteilungsgespräch
- Ablauf 136
Mitarbeiterförderung 82
Mitarbeiterfreistellung 75
Mitarbeiterführung 13
Mitarbeitergespräch 152, 191
- Bildungsmaßnahmen 77
- Gesundheitsgefährdung 188
- jährliches 120
- klärendes 217, 220
- Konfliktarbeit 164
- konstruktives 221, 243
- praktische Übung 220
Mitarbeitergesundheit 58, 82
Mitarbeiternetzwerk 97
Mitarbeiterorientierung 6
Mitarbeiterperspektive 146
Mitarbeiterqualifikation 120
Mitarbeiterzufriedenheit 4
Moderatoransatz, Führung 200
Motivation 17, 24, 235
- Betriebsklima 53
- betriebswirtschaftlich 44
- extrinsische 18, 26, 27
- Förderung 56
- intrinsische 18, 26, 27
- konkrete Faktoren 64
- Kultur 49
- Leistung 38
- Management 41
- Mitarbeiter 44
- Patientenerwartung 55
- Pflegealltag 50, 57, 61
- psychologisch betrachtet 36
Motivationsmodell 34, 122, 235
Motivationstheorien 23
- Anwendung 44
Motivatoren 28
- immaterielle 56
Motive 24
- arbeitsrelevante 45
- betriebliche 45
- biogene 19
- Entstehung 21
- neurowissenschaftliche 18
- physiologische 26
- psychogene 20
- soziogene 20
- soziale 27
Multiprofessionalität 234
multiprofessionelles Team 54
Mund-zu-Mund-Propaganda 97

N

Netzwerke 97
Neuropeptid Y 21
Neurotransmitter 20
Noradrenalin 21
Nucleus accumbens 20
Nutzen-Wahrscheinlichkeits-
   Abwägungen 32

O

Off-the-job-Maßnahmen 147
Organisationskompetenz 54
Organisationskultur 4, 10, 57, 75, 145
- Auswirkungen 223
- Beispiele 59
- Definition 4
- Ebenen 5, 57
- Ethik 9
- familienfreundliche 210
- Funktion 8
- Gesundheitsförderung 182, 195
- Kommunikation 50

- Mitarbeiterbeurteilung 139
- Motivation 17
- Personalentwicklung 150
- Personalpolitik 71, 225

Organisationsstruktur, flexible 44
Organisationsziele 33
Oxytocin 21

P

Patientenrückmeldung 55
peer-rating 131
Personalakte 173
Personalanpassung 73
Personalauswahl 42, 88, 100
Personalbedarfsbestimmung 73
Personalbedarfsplan (▶ Personalplanung) 80
Personalbedarfsplanung 88, 89, 92, 152
Personalbeschaffung 73, 88, 89
- externe 90, 93, 94
- interne 90, 91, 94

Personalbestandsanalyse 152
Personalbeurteilung 120
- Instrumente 123
- Probleme 138

Personalbildung 145, 147
Personaleinsatzplanung 73, 74
Personalentwicklung 55, 92, 120, 131
- Definition 145
- Effizienz 154
- Gespräche 56
- Gesundheitsmanagement 191
- Konzept 151
- Maßnahmen 147
- Mitarbeitergespräch 153, 156
- Mitarbeiterziele 146
- Organisationskultur 150
- Praxisbeispiel 154
- Strategiekonzept 153, 155
- Unternehmensziele 146
- Work-life-Balance 212
- Ziele 146

Personalentwicklung 144
Personalförderung 148
Personalführung 139, 161
- Konflikte 160

Personalleasing 89
Personalplanung (▶ Personalbedarfsplan) 215
Personalpolitik 224, 232
- Organisationskultur 71
- Pflegedienstleitung 72
- Stationsleitung 79

Personalrat 173, 175
Personalschlüssel 189
Personalstrukturen 44
Persönlichkeit 20
Persönlichkeitsförderung
- Mitarbeiter 199

Persönlichkeitstraining 66
Pflegealltag
- Altenheim 57
- ambulante Intensivpflege 61
- Arbeitszeiten 190
- Demenzkranke 192
- Einarbeitung 113
- Führung 230
- Klinik 50
- Konflikte 160
- Motivation 50
- Stress 185
- Zeitdruck 189

Pflegedienstleitung 72, 88
Pflegedokumentation, Zeitfaktor 189
Pflichtenverstoß, Kündigung 173
Porter, Lyman W. 34
Prävention
- Gesundheit 181
- Maßnahmen 182

Primärpflege 56
primary nursing 230
Probearbeitstag 104
Probezeit 104, 113
Problembewältigung, kooperative 228, 235
Projektgruppen 149
Prozessstrukturen 80
Prozesstheorien 26, 30
psychosomatischen Beschwerden 184

Q

Qualifikation 150
Qualitätsmanagement 50
Qualitätszirkel 54, 149

R

Rahmenbedingungen 80
Rahmendienstplanung, langfristige 212
Reaktanz 202
Recruitingveranstaltung 98
Reflexion, Gesundheitsförderung 194

Regeneration 194
Reorganisation 92
Reservebedarf 89
Ressource
- Mitarbeiter 212
- personelle 199
- stressverhindernde 183

Richards M. D. 36
rollenanalytischer Ansatz 128

S

Satisfaktions-Progressions-Hypothese 27
Schulungen 76
- Führungskräfte 66
- Pflegekräfte 66

Schwierige Gespräche
- Beispiel 160

Selbstbeurteilung 131
Selbstbild 121
Selbstfürsorge 194
Selbstkompetenz 100
Selbstmotivation (▶ Eigenmotivation) 41, 236
Selbstpflege 194
Selbstverwirklichung 27
Selbstwirksamkeitserwartung 30
self-efficacy 30
self-fullfilling-prophecy 32
Seminare 65
Serotonin 21
Sicherheitsmotive 26
Sittenwidrigkeit 171
Skinner 31
social sponsoring 95
SOFT-Analyse 134
Sozialauswahl 174
soziale Kompetenz 100
Sozialkapital 213
Sozialverhalten 121
Sozialwirtschaft 145
Spill-over-Hypothese 217
Springkräften 92
Standortbestimmung 122
Stationsklima 53
Stationsleitung 54, 76
- Einarbeitung 116
- Personalpolitik 79

Stationsstrukturen 80
Stationsteam
- Einarbeitung 117

Stellenanzeige 95, 96
Stellenausschreibung 93
Stellenumfangsänderung 92
Stimulus-Response-Theorie 31

Strafandrohung 22
Strategiekonzept
- Personalentwicklung 153, 155
Strategiewechsel, Mitsprache 225
strategische Kompetenz 100
Stress
- Auslöser 40
Stressmanagement 181, 182, 186, 195
- Mitarbeitergespräch 191
- Pflegealltag 185
Stressoren 183, 188, 210
- Burnout 185
- persönliche 183
Substantia nigra 20
Substanz P 21
Supervision 163, 194, 197, 206
- Bedarf 206

T

Taylorismus 228
Teamarbeit 6, 230
- kollegiale Beratung 205
Teambildung 213
Teamentwicklung 55
Teamführung 220
Teamgespräch 163
- Moderation 163
Teamkultur 98
Teamtraining 109, 113, 117
Telefonkontakt, Bewerber 102
Temperament 19
Treuwidrigkeit 170

U

Überformungseffekt 133
Überleitungspflege 189
ungeschriebene Gesetze 4
Unkündbarkeit 171
Unternehmensführung
- Kultur 60
Unternehmensidentifikation 45
Unternehmenskultur ▶ Organisationskultur 4
Unternehmensperspektive 146
Unternehmensziele 4
unternehmerische Kompetenz 100

V

Valenz-Instrumentalitäts-Erwartungstheorie 32
vasoaktives intestinales Peptid 21
Verhaltensbeeinflussung 22
Verhaltensänderung 22
Verhaltensbeurteilung 120
Verhaltenssteuerung 76
Verhaltensverstärker 31
Vermeidungslernen 22
Vernetztheit 225
Versetzung 92
Visitezeiten 189
Vorgesetztenbeurteilung 132
Vorgesetztenperspektive 128
Vorstellungsgespräch (▶ Bewerbungsgespräch) 74, 102
Vroom Viktor H. 32

W

Wachstumsbedürfnis 27, 28
Werbung 95
Werte 9
- Konfliktursache 161
- Kultur 6
- Leitbild 57
- Work-life-Balance 214
Wertekompetenzen 76
Wertewandel, gesellschaftlicher 45
Wertschätzung 40, 43, 51, 63, 203, 236
Wertvorstellung 51
Wettbewerbsfähigkeit
- Personalentwicklung 144
Wettbewerbsvorteil
- Gesundheitsförderung 195
Wissensdatenbanken 215
Work-life-Balance 194, 209
- Definition 211
- gesellschaftliche Perspektive 213
- individuelle Perspektive 216
- organisationale Perspektive 214
- praktische Umsetzung 217
- Stabilität 210

Z

Zeitarbeit 90
Zielplanung
- Konfliktgespräch 165
Zieltheorien 34
Zielvereinbarung 42, 230
zirkuläre Migration 99
Zusatzbedarf 89
Zwei Faktoren-Theorie 28
Zwischengespräch 110, 113